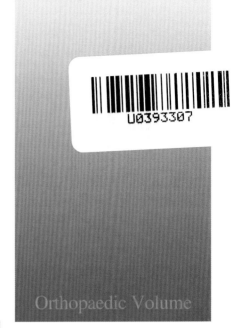

Orthopaedic Volume

骨科分册
临床人体解剖图谱

Atlas of Clinical Human Anatomy

主编
陈金宝

上海科学技术出版社

图书在版编目（CIP）数据

临床人体解剖图谱. 骨科分册 / 陈金宝主编 . － 上海：上海科学技术出版社，2017.8

ISBN 978-7-5478-3453-4

Ⅰ. ①临… Ⅱ. ①陈… Ⅲ. ①骨科学－人体解剖学－图谱 Ⅳ. ① R322-64

中国版本图书馆 CIP 数据核字（2017）第 029554 号

临床人体解剖图谱　骨科分册

主编　陈金宝

上海世纪出版股份有限公司
上海科学技术出版社 出版

（上海钦州南路 71 号　邮政编码 200235）

上海世纪出版股份有限公司发行中心发行

200001　上海福建中路 193 号　www.ewen.co

浙江新华印刷技术有限公司印刷

开本 889×1194　1/16　印张 27.75　插页 4

字数 580 千字

2017 年 8 月第 1 版　2017 年 8 月第 1 次印刷

ISBN 978-7-5478-3453-4/R · 1319

定价：298.00 元

主编简介

曾任职务

中国医科大学教育技术中心主任，网络教育学院常务副院长。卫生部继续医学教育和乡村医生教育的视听教育专家，中华医学会教育技术分会委员、常务委员、副主任委员、主任委员、名誉主任委员，教育部高等医药院校现代教育技术与计算机教学指导委员会委员，中国电化教育协会理事、医学委员会主任委员，辽宁省高等院校电化教育研究会副理事长等职。

承担课题

国家"九五"重点攻关课题"人体解剖学课件""组织胚胎学课件"2项，国家新世纪网络建设工程课题"人体解剖学网络课程""组织胚胎学网络课程"2项，教育部重大研究课题子课题1项，"药理学"国家级优秀网络课程1项，辽宁省科委课题1项，辽宁省教育厅课题1项。

获得奖励

获得卫生部奖6项，教育部奖1项，美国医学电教学会（HESCA）奖1项。辽宁省科技进步一等奖"现代医学教育资源库"1项，辽宁省优秀教学成果一等奖1项，辽宁省优秀教学成果二等奖2项，辽宁省优秀教学成果三等奖1项，辽宁省优秀课件一等奖1项，沈阳市科技进步三等奖1项。

发表论文及著作

在国家级杂志发表的论文、编写出版的教材及专著共140余篇（部）。其中担任专著《医学摄影》主编，担任《断面解剖与MRI、CT、ECT对照图谱》副主编，策划并参加主编的医学彩色图谱有《人体解剖学彩色图谱》《组织胚胎学彩色图谱》《寄生虫学彩色图谱》《病理解剖学彩色图谱》《实验诊断学彩色图谱》5部，主编《实用人体解剖图谱》（4个分册），《人体系统解剖图谱》《人体局部解剖图谱》，策划并参加总主编系列教材54种。

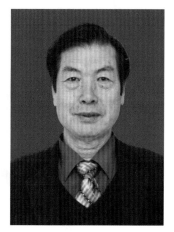

陈金宝

1944年生，山东单县人，1963年考入中国医科大学医疗系学习，1969年毕业。1994年晋升为教授，2000年获得国务院特殊津贴。一直在中国医科大学从事医学图像制作和医学图像处理的研究及资源库建设等工作。

编委名单

主　编

陈金宝

手术入路审阅

朱　悦

副主编

刘　强　段坤昌　齐亚力　周艳芬

季雪芳　孙桂媛　傅　强　陆　宇

编　委

按姓氏笔画排序

王岩峰　丛　林　刘　强　齐亚力

孙桂媛　杨　雄　陆　宇　陈金宝

季雪芳　周艳芬　段坤昌　傅　强

前言

　　《临床人体解剖图谱》是在《实用人体解剖图谱》的基础上，为了方便使用，将内容重新组合，按照临床的学科需要进行分册，即分为骨科分册、腹部外科分册、泌尿外科分册、胸心外科分册、妇产科分册和神经外科分册。各分册为了满足临床需要，增加了部分疾病的影像学、内镜图像和病理学内容，还增加了手术入路解剖学内容。

　　该系列图谱为了充分体现实用性原则，为临床医师提供坚实的解剖学基础，采取了系统解剖、局部解剖、表面解剖、影像解剖和运动解剖相结合，以及正常与变异相结合、大体标本与显微镜切片相结合的方法，充分展示人体的正常结构。此外，在该系列图谱中还包括了有关胚胎学的部分内容。

　　系统解剖部分重点展示骨骼、肌肉、血管和神经的有关内容。局部解剖部分按照内容的需要，进行逐层解剖，用高分辨率数码相机拍摄，用图像处理技术对拍摄的图像进行加工处理，充分显示浅组织、筋膜、肌肉、骨骼、血管、神经的相互位置关系。断面解剖部分是将人体进行水平、矢状和冠状断层，用高分辨率数码相机拍摄，用图像处理技术对拍摄的图像进行修整，对标本在固定过程中的萎缩部分进行适当处理，使图像更加真实。

　　近年影像技术发展很快，设备的分辨率越来越高，我们应用了超声波、X线、CT、ECT和MRI图像，从不同侧面展示人体的正常结构。表面解剖部分根据内容的要求，采用不同的姿势，充分显

示人体的结构，用高分辨率数码相机拍摄后进行加工处理，从而获得高质量的图像。

在本套图谱的编绘过程中，参阅了国内外出版的相关图谱和专著。在此，对出版社和作者表示衷心的感谢。

本套图谱在编绘过程中得到了中国医科大学有关领导，网络教育学院、基础医学院有关教研室，以及临床学院有关科室和专家的大力支持，在此一并表示感谢。

由于作者的水平有限，本套图谱难免存在不当之处或错误，敬请学界专家和读者给予批评指正。

陈金宝

2016 年 4 月

目录

第二章　颈　部

第三章 背 部

第四章 腹腰部

第五章 盆骶部

第六章 上 肢

第七章 下 肢

—— 参考书目 ——

第一章
概 论
骨 骼

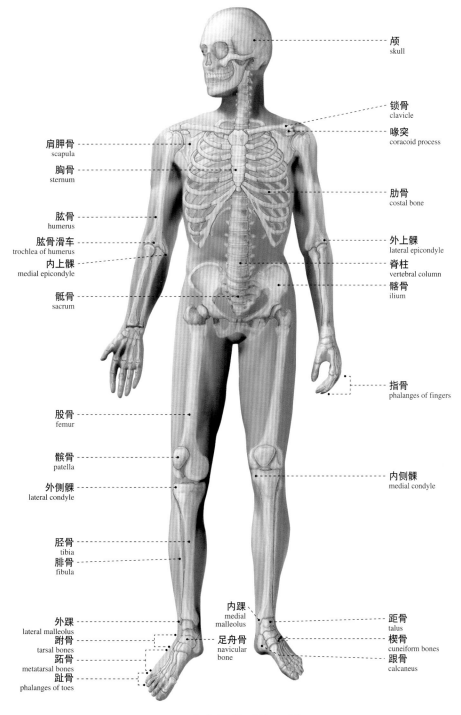

颅
skull

锁骨
clavicle

喙突
coracoid process

肋骨
costal bone

外上髁
lateral epicondyle

脊柱
vertebral column

髂骨
ilium

指骨
phalanges of fingers

内侧髁
medial condyle

距骨
talus

楔骨
cuneiform bones

跟骨
calcaneus

肩胛骨
scapula

胸骨
sternum

肱骨
humerus

肱骨滑车
trochlea of humerus

内上髁
medial epicondyle

骶骨
sacrum

股骨
femur

髌骨
patella

外侧髁
lateral condyle

胫骨
tibia

腓骨
fibula

外踝
lateral malleolus

跗骨
tarsal bones

跖骨
metatarsal bones

趾骨
phalanges of toes

内踝
medial malleolus

足舟骨
navicular bone

1. 全身骨骼（前面观）
Skeleton (anterior aspect)

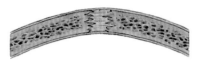

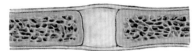

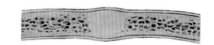

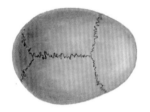

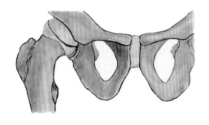

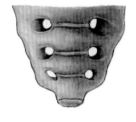

2. 纤维连结（缝）
Fibrous joint (suture)

3. 软骨连结（耻骨联合）
Cartilaginous joint (pubic symphysis)

4. 骨性结合（融合骶骨）
Synostosis (fused sacrum)

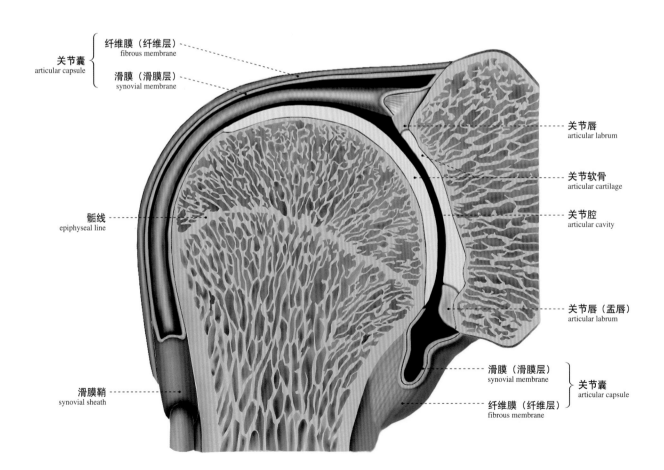

关节囊
articular capsule

纤维膜（纤维层）
fibrous membrane

滑膜（滑膜层）
synovial membrane

关节唇
articular labrum

关节软骨
articular cartilage

关节腔
articular cavity

关节唇（盂唇）
articular labrum

骺线
epiphyseal line

滑膜鞘
synovial sheath

滑膜（滑膜层）
synovial membrane

纤维膜（纤维层）
fibrous membrane

关节囊
articular capsule

5. 滑膜关节
Synovial joint

关节软骨
articular cartilage

骺动脉
epiphyseal artery

骺静脉
epiphyseal venous

骨膜动脉
arcuate artery

滋养动脉
nutrient artery

外环骨板
outer circumferential
lamella

哈弗斯系统
Haversian system

哈弗斯管
Haversian canal

间骨板
interstitial lamella

内环骨板
inner circumferential
lamella

骨外膜
periosteum

骨松质
spongy bone

哈弗斯骨板
Haversian lamella

哈弗斯管
Haversian canal

骨细胞
osteocyte

6. 长骨骨干结构
Diaphyseal structure of long bone

骨髓
bone marrow

长骨的结构

骨组织：骨组织根据骨板的排列方式可分为骨密质和骨松质。骨密质是由骨板紧密排列形成，坚硬耐压，常存在于长骨骨干。骨干表面有多层环形骨板为外环骨板，在髓腔周围排列的为内环骨板。外环骨板的外面与骨膜紧密相连，有隧道横向穿过骨板到达髓腔，骨膜的血管和神经由此管进入骨内。内环骨板和外环骨板是骨密质的主要部分，由许多哈弗斯系统构成。哈弗斯系统中央有一细管称哈弗斯管。骨松质是由骨板排列成的大小不等、相互交织的骨小梁构成。

骨膜：骨膜是一层包裹骨质的纤维组织膜，包围在骨表面的称骨外膜，衬于骨髓腔周围的称骨内膜。骨膜分布有丰富的血管神经，营养骨组织及骨髓。

骨髓：骨髓充填于骨髓腔和骨松质网眼内，有造血功能。

7. 长骨血管神经分布模式图
Diagram of the distribution of the blood vessels and nerves of the long bone

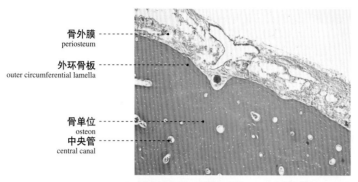

骨外膜
periosteum

外环骨板
outer circumferential lamella

骨单位
osteon

中央管
central canal

近侧端
proximal

近侧端（近侧）
Proximal end (proximal)

8. 长骨骨干（横切面1，HE 染色，×100）
Diaphysis of long bones (transverse section 1, HE staining, ×100)

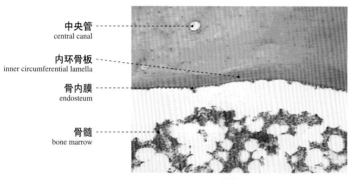

中央管
central canal

内环骨板
inner circumferential lamella

骨内膜
endosteum

骨髓
bone marrow

9. 长骨骨干（横切面2，HE 染色，×100）
Diaphysis of long bones (transverse section 2, HE staining, ×100)

骨干
diaphysis

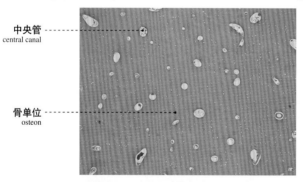

中央管
central canal

骨单位
osteon

10. 长骨骨干（股骨横切面，HE 染色，×100）
Diaphysis of long bone (transverse section of femur, HE staining, ×100)

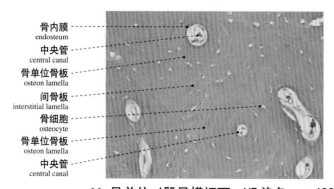

骨内膜
endosteum

中央管
central canal

骨单位骨板
osteon lamella

间骨板
interstitial lamella

骨细胞
osteocyte

骨单位骨板
osteon lamella

中央管
central canal

干骺端（远侧）
metaphysis (distal)

（远侧端）
(distal end)

11. 骨单位（股骨横切面，HE 染色，×400）
Osteon (transverse section of femur, HE staining, ×400)

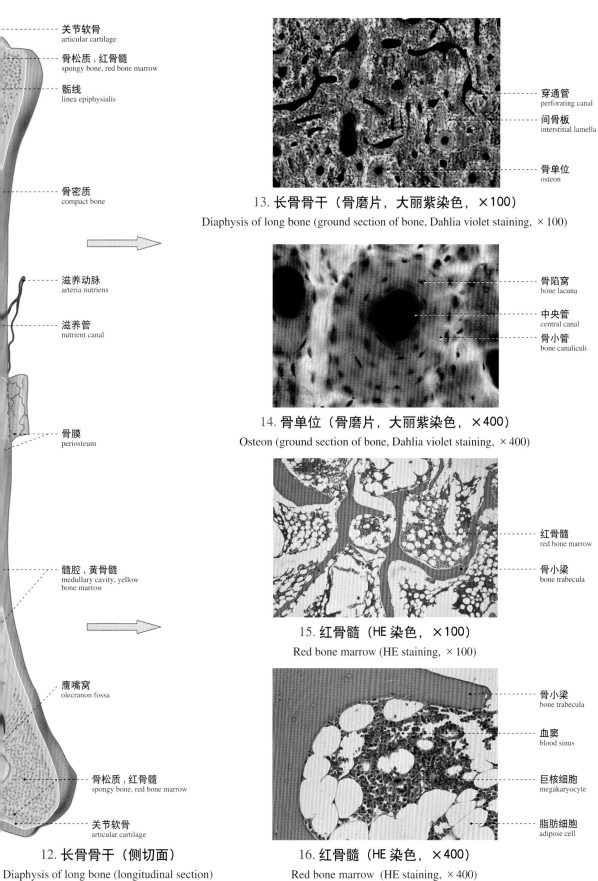

关节软骨
articular cartilage

骨松质，红骨髓
spongy bone, red bone marrow

骺线
linea epiphysialis

骨密质
compact bone

滋养动脉
arteria nutriens

滋养管
nutrient canal

骨膜
periosteum

髓腔，黄骨髓
medullary cavity, yellow
bone marrow

鹰嘴窝
olecranon fossa

骨松质，红骨髓
spongy bone, red bone marrow

关节软骨
articular cartilage

穿通管
perforating canal

间骨板
interstitial lamella

骨单位
osteon

骨陷窝
bone lacuna

中央管
central canal

骨小管
bone canaliculi

红骨髓
red bone marrow

骨小梁
bone trabecula

骨小梁
bone trabecula

血窦
blood sinus

巨核细胞
megakaryocyte

脂肪细胞
adipose cell

13. 长骨骨干（骨磨片，大丽紫染色，×100）
Diaphysis of long bone (ground section of bone, Dahlia violet staining, ×100)

14. 骨单位（骨磨片，大丽紫染色，×400）
Osteon (ground section of bone, Dahlia violet staining, ×400)

15. 红骨髓（HE 染色，×100）
Red bone marrow (HE staining, ×100)

16. 红骨髓（HE 染色，×400）
Red bone marrow (HE staining, ×400)

12. 长骨骨干（侧切面）
Diaphysis of long bone (longitudinal section)

肌 肉

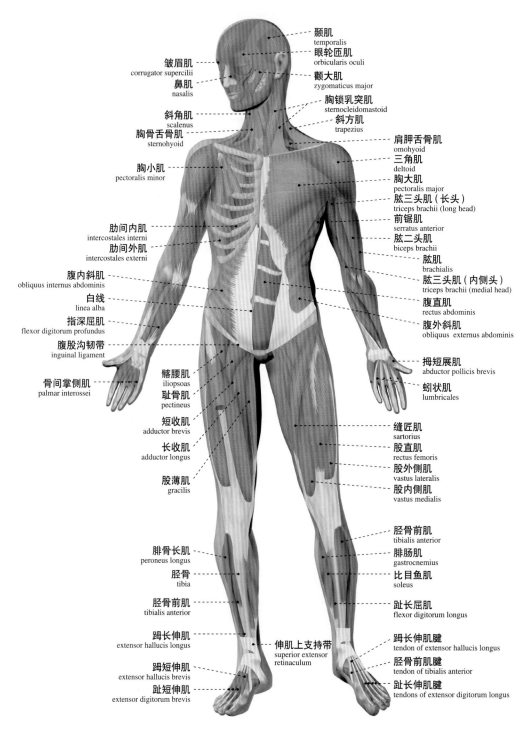

颞肌
temporalis

眼轮匝肌
orbicularis oculi

皱眉肌
corrugator supercilii

鼻肌
nasalis

颧大肌
zygomaticus major

斜角肌
scalenus

胸锁乳突肌
sternocleidomastoid

胸骨舌骨肌
sternohyoid

斜方肌
trapezius

胸小肌
pectoralis minor

肩胛舌骨肌
omohyoid

三角肌
deltoid

胸大肌
pectoralis major

肱三头肌（长头）
triceps brachii (long head)

前锯肌
serratus anterior

肋间内肌
intercostales interni

肱二头肌
biceps brachii

肋间外肌
intercostales externi

肱肌
brachialis

腹内斜肌
obliquus internus abdominis

肱三头肌（内侧头）
triceps brachii (medial head)

白线
linea alba

腹直肌
rectus abdominis

指深屈肌
flexor digitorum profundus

腹外斜肌
obliquus externus abdominis

腹股沟韧带
inguinal ligament

拇短展肌
abductor pollicis brevis

骨间掌侧肌
palmar interossei

蚓状肌
lumbricales

髂腰肌
iliopsoas

耻骨肌
pectineus

缝匠肌
sartorius

短收肌
adductor brevis

股直肌
rectus femoris

长收肌
adductor longus

股外侧肌
vastus lateralis

股薄肌
gracilis

股内侧肌
vastus medialis

胫骨前肌
tibialis anterior

腓肠肌
gastrocnemius

腓骨长肌
peroneus longus

比目鱼肌
soleus

胫骨
tibia

趾长屈肌
flexor digitorum longus

胫骨前肌
tibialis anterior

拇长伸肌
extensor hallucis longus

拇长伸肌腱
tendon of extensor hallucis longus

伸肌上支持带
superior extensor retinaculum

胫骨前肌腱
tendon of tibialis anterior

拇短伸肌
extensor hallucis brevis

趾短伸肌
extensor digitorum brevis

趾长伸肌腱
tendons of extensor digitorum longus

17. 全身肌肉（前面观）
Muscles of the body (anterior aspect)

血 管

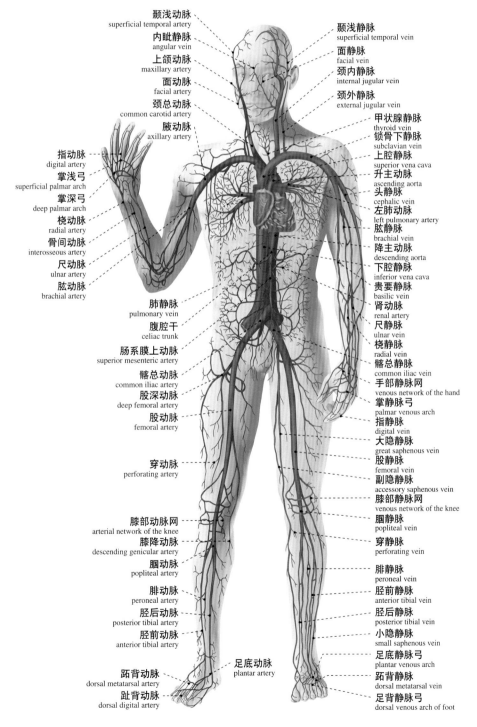

颞浅动脉
superficial temporal artery

内眦静脉
angular vein

上颌动脉
maxillary artery

面动脉
facial artery

颈总动脉
common carotid artery

腋动脉
axillary artery

指动脉
digital artery

掌浅弓
superficial palmar arch

掌深弓
deep palmar arch

桡动脉
radial artery

骨间动脉
interosseous artery

尺动脉
ulnar artery

肱动脉
brachial artery

肺静脉
pulmonary vein

腹腔干
celiac trunk

肠系膜上动脉
superior mesenteric artery

髂总动脉
common iliac artery

股深动脉
deep femoral artery

股动脉
femoral artery

穿动脉
perforating artery

膝部动脉网
arterial network of the knee

膝降动脉
descending genicular artery

腘动脉
popliteal artery

腓动脉
peroneal artery

胫后动脉
posterior tibial artery

胫前动脉
anterior tibial artery

跖背动脉
dorsal metatarsal artery

趾背动脉
dorsal digital artery

足底动脉
plantar artery

颞浅静脉
superficial temporal vein

面静脉
facial vein

颈内静脉
internal jugular vein

颈外静脉
external jugular vein

甲状腺静脉
thyroid vein

锁骨下静脉
subclavian vein

上腔静脉
superior vena cava

升主动脉
ascending aorta

头静脉
cephalic vein

左肺动脉
left pulmonary artery

肱静脉
brachial vein

降主动脉
descending aorta

下腔静脉
inferior vena cava

贵要静脉
basilic vein

肾动脉
renal artery

尺静脉
ulnar vein

桡静脉
radial vein

髂总静脉
common iliac vein

手部静脉网
venous network of the hand

掌静脉弓
palmar venous arch

指静脉
digital vein

大隐静脉
great saphenous vein

股静脉
femoral vein

副隐静脉
accessory saphenous vein

膝部静脉网
venous network of the knee

腘静脉
popliteal vein

穿静脉
perforating vein

腓静脉
peroneal vein

胫前静脉
anterior tibial vein

胫后静脉
posterior tibial vein

小隐静脉
small saphenous vein

足底静脉弓
plantar venous arch

跖背静脉
dorsal metatarsal vein

足背静脉弓
dorsal venous arch of foot

18. 血管分布模式图
Diagram of the distrbution of the blood vessels

神　经

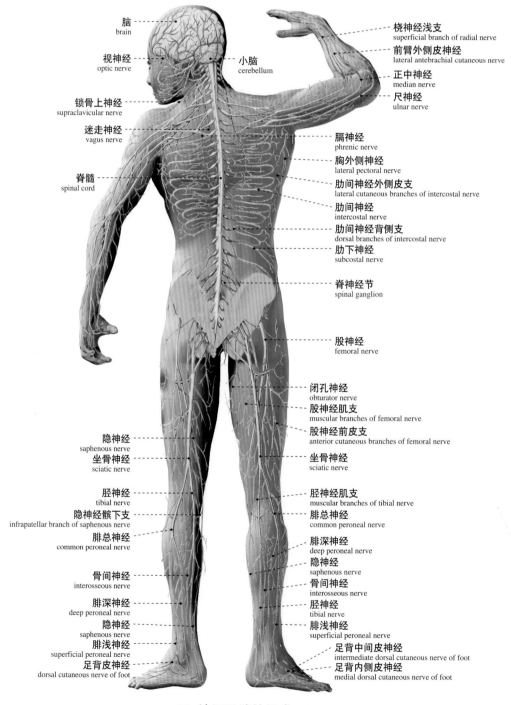

脑
brain

视神经
optic nerve

小脑
cerebellum

桡神经浅支
superficial branch of radial nerve

前臂外侧皮神经
lateral antebrachial cutaneous nerve

正中神经
median nerve

尺神经
ulnar nerve

锁骨上神经
supraclavicular nerve

迷走神经
vagus nerve

膈神经
phrenic nerve

胸外侧神经
lateral pectoral nerve

肋间神经外侧皮支
lateral cutaneous branches of intercostal nerve

肋间神经
intercostal nerve

肋间神经背侧支
dorsal branches of intercostal nerve

肋下神经
subcostal nerve

脊神经节
spinal ganglion

脊髓
spinal cord

股神经
femoral nerve

闭孔神经
obturator nerve

股神经肌支
muscular branches of femoral nerve

股神经前皮支
anterior cutaneous branches of femoral nerve

隐神经
saphenous nerve

坐骨神经
sciatic nerve

坐骨神经
sciatic nerve

胫神经
tibial nerve

胫神经肌支
muscular branches of tibial nerve

隐神经髌下支
infrapatellar branch of saphenous nerve

腓总神经
common peroneal nerve

腓总神经
common peroneal nerve

腓深神经
deep peroneal nerve

隐神经
saphenous nerve

骨间神经
interosseous nerve

骨间神经
interosseous nerve

胫神经
tibial nerve

腓深神经
deep peroneal nerve

腓浅神经
superficial peroneal nerve

隐神经
saphenous nerve

足背中间皮神经
intermediate dorsal cutaneous nerve of foot

腓浅神经
superficial peroneal nerve

足背皮神经
dorsal cutaneous nerve of foot

足背内侧皮神经
medial dorsal cutaneous nerve of foot

19. 神经系统的组成
Composition of the nervous system

第二章

颈 部

颈部韧带

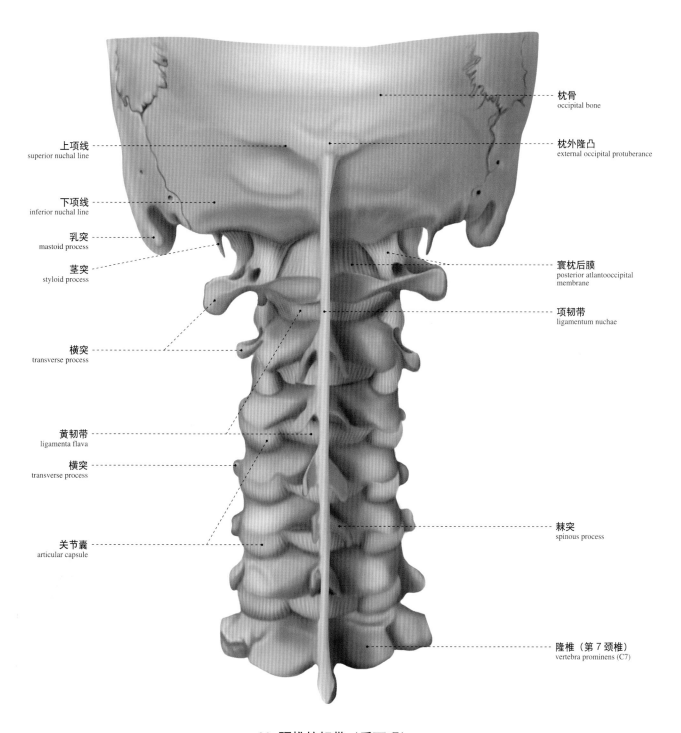

枕骨
occipital bone

上项线
superior nuchal line

枕外隆凸
external occipital protuberance

下项线
inferior nuchal line

乳突
mastoid process

茎突
styloid process

寰枕后膜
posterior atlantooccipital membrane

项韧带
ligamentum nuchae

横突
transverse process

黄韧带
ligamenta flava

横突
transverse process

棘突
spinous process

关节囊
articular capsule

隆椎（第 7 颈椎）
vertebra prominens (C7)

20. 颈椎的韧带（后面观）
Ligaments of the cervical vertebrae (posterior aspect)

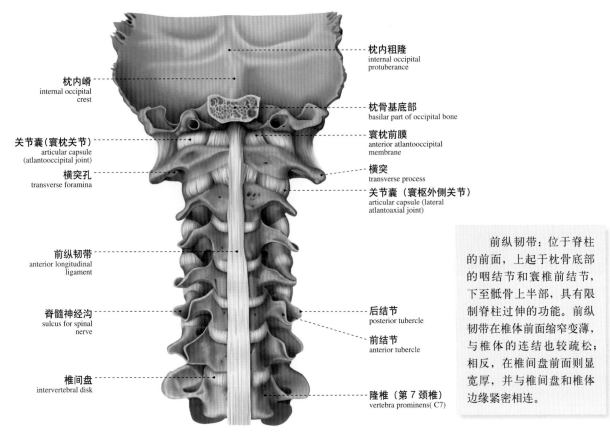

枕内粗隆
internal occipital
protuberance

枕内嵴
internal occipital
crest

枕骨基底部
basilar part of occipital bone

关节囊（寰枕关节）
articular capsule
(atlantooccipital joint)

寰枕前膜
anterior atlantooccipital
membrane

横突孔
transverse foramina

横突
transverse process

关节囊（寰枢外侧关节）
articular capsule (lateral
atlantoaxial joint)

前纵韧带
anterior longitudinal
ligament

脊髓神经沟
sulcus for spinal
nerve

后结节
posterior tubercle

前结节
anterior tubercle

椎间盘
intervertebral disk

隆椎（第7颈椎）
vertebra prominens(C7)

前纵韧带：位于脊柱的前面，上起于枕骨底部的咽结节和寰椎前结节，下至骶骨上半部，具有限制脊柱过伸的功能。前纵韧带在椎体前面缩窄变薄，与椎体的连结也较疏松；相反，在椎间盘前面则显宽厚，并与椎间盘和椎体边缘紧密相连。

21. 颈椎的韧带（前面观）
Ligaments of the cervical vertebrae (anterior aspect)

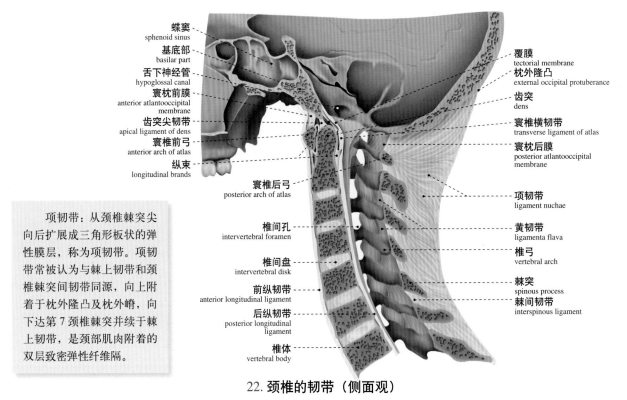

蝶窦
sphenoid sinus

基底部
basilar part

舌下神经管
hypoglossal canal

寰枕前膜
anterior atlantooccipital
membrane

齿突尖韧带
apical ligament of dens

寰椎前弓
anterior arch of atlas

纵束
longitudinal brands

寰椎后弓
posterior arch of atlas

椎间孔
intervertebral foramen

椎间盘
intervertebral disk

前纵韧带
anterior longitudinal ligament

后纵韧带
posterior longitudinal
ligament

椎体
vertebral body

覆膜
tectorial membrane

枕外隆凸
external occipital protuberance

齿突
dens

寰椎横韧带
transverse ligament of atlas

寰枕后膜
posterior atlantooccipital
membrane

项韧带
ligament nuchae

黄韧带
ligamenta flava

椎弓
vertebral arch

棘突
spinous process

棘间韧带
interspinous ligament

项韧带：从颈椎棘突尖向后扩展成三角形板状的弹性膜层，称为项韧带。项韧带常被认为与棘上韧带和颈椎棘突间韧带同源，向上附着于枕外隆凸及枕外嵴，向下达第7颈椎棘突并续于棘上韧带，是颈部肌肉附着的双层致密弹性纤维隔。

22. 颈椎的韧带（侧面观）
Ligaments of the cervical vertebrae (lateral aspect)

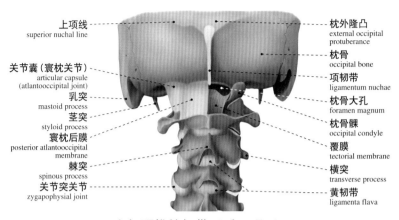

上项线
superior nuchal line

关节囊（寰枕关节）
articular capsule
(atlantooccipital joint)

乳突
mastoid process

茎突
styloid process

寰枕后膜
posterior atlantooccipital
membrane

棘突
spinous process

关节突关节
zygapophysial joint

枕外隆凸
external occipital
protuberance

枕骨
occipital bone

项韧带
ligamentum nuchae

枕骨大孔
foramen magnum

枕骨髁
occipital condyle

覆膜
tectorial membrane

横突
transverse process

黄韧带
ligamenta flava

后纵韧带：后纵韧带位于椎管内椎体的后方，窄而坚韧。为脊柱的长韧带，起自枢椎并与覆盖枢椎椎体覆膜相续，下达骶骨。与椎间盘纤维环及椎体上下缘紧密连接，而与椎体结合较为疏松，有限制脊柱过度前屈的作用。其长度与前纵韧带相当，与椎体相贴部分比较狭细，但在椎间盘处较宽，后纵韧带有限制脊柱过分前屈及防止椎间盘向后脱出。

23. 上部颈椎的韧带（后面观 1）
Ligaments of the upper cervical spine (posterior aspect 1)

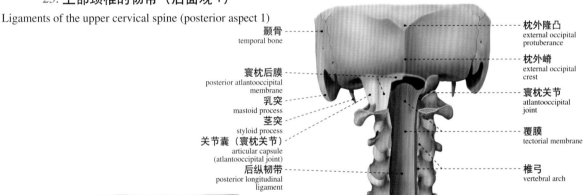

颞骨
temporal bone

寰枕后膜
posterior atlantooccipital
membrane

乳突
mastoid process

茎突
styloid process

关节囊（寰枕关节）
articular capsule
(atlantooccipital joint)

后纵韧带
posterior longitudinal
ligament

枕外隆凸
external occipital
protuberance

枕外嵴
external occipital
crest

寰枕关节
atlantooccipital
joint

覆膜
tectorial membrane

椎弓
vertebral arch

24. 上部颈椎的韧带（后面观 2）
Ligaments of the upper cervical spine (posterior aspect 2)

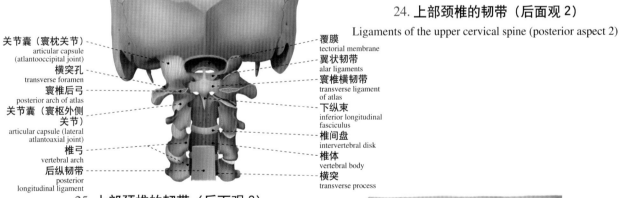

关节囊（寰枕关节）
articular capsule
(atlantooccipital joint)

横突孔
transverse foramen

寰椎后弓
posterior arch of atlas

关节囊（寰枢外侧关节）
articular capsule (lateral
atlantoaxial joint)

椎弓
vertebral arch

后纵韧带
posterior
longitudinal ligament

覆膜
tectorial membrane

翼状韧带
alar ligaments

寰椎横韧带
transverse ligament
of atlas

下纵束
inferior longitudinal
fasciculus

椎间盘
intervertebral disk

椎体
vertebral body

横突
transverse process

25. 上部颈椎的韧带（后面观 3）
Ligaments of the upper cervical spine (posterior aspect 3)

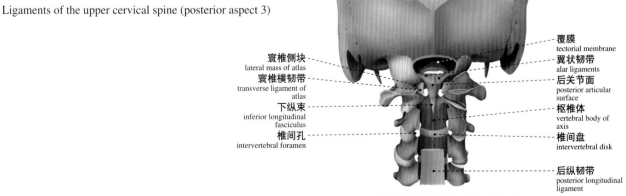

寰椎侧块
lateral mass of atlas

寰椎横韧带
transverse ligament of
atlas

下纵束
inferior longitudinal
fasciculus

椎间孔
intervertebral foramen

覆膜
tectorial membrane

翼状韧带
alar ligaments

后关节面
posterior articular
surface

枢椎体
vertebral body of
axis

椎间盘
intervertebral disk

后纵韧带
posterior longitudinal
ligament

26. 上部颈椎的韧带（后面观 4）
Ligaments of the upper cervical spine (posterior aspect 4)

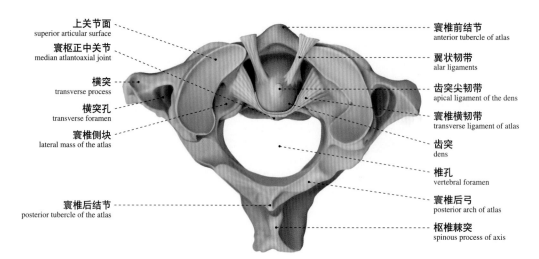

上关节面
superior articular surface

寰枢正中关节
median atlantoaxial joint

横突
transverse process

横突孔
transverse foramen

寰椎侧块
lateral mass of the atlas

寰椎后结节
posterior tubercle of the atlas

寰椎前结节
anterior tubercle of atlas

翼状韧带
alar ligaments

齿突尖韧带
apical ligament of the dens

寰椎横韧带
transverse ligament of atlas

齿突
dens

椎孔
vertebral foramen

寰椎后弓
posterior arch of atlas

枢椎棘突
spinous process of axis

27. 寰枢正中关节韧带
Ligaments of the median atlanto-axial joint

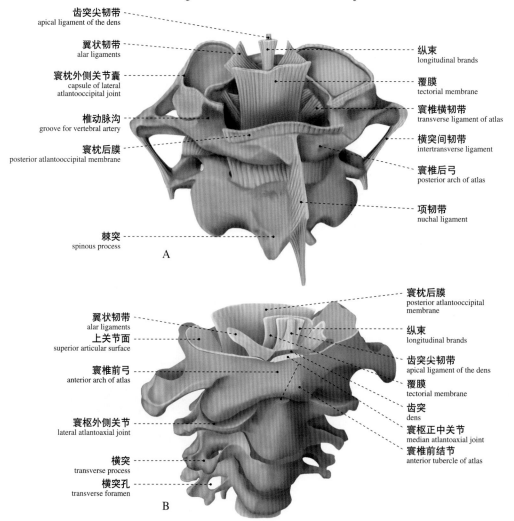

齿突尖韧带
apical ligament of the dens

翼状韧带
alar ligaments

寰枕外侧关节囊
capsule of lateral
atlantooccipital joint

椎动脉沟
groove for vertebral artery

寰枕后膜
posterior atlantooccipital membrane

棘突
spinous process

A

纵束
longitudinal brands

覆膜
tectorial membrane

寰椎横韧带
transverse ligament of atlas

横突间韧带
intertransverse ligament

寰椎后弓
posterior arch of atlas

项韧带
nuchal ligament

翼状韧带
alar ligaments

上关节面
superior articular surface

寰椎前弓
anterior arch of atlas

寰枢外侧关节
lateral atlantoaxial joint

横突
transverse process

横突孔
transverse foramen

B

寰枕后膜
posterior atlantooccipital
membrane

纵束
longitudinal brands

齿突尖韧带
apical ligament of the dens

覆膜
tectorial membrane

齿突
dens

寰枢正中关节
median atlantoaxial joint

寰椎前结节
anterior tubercle of atlas

28. 颅颈关节韧带
Ligaments of the craniovertebral joints

A. 后上面观；B. 前上面观

颈部肌肉

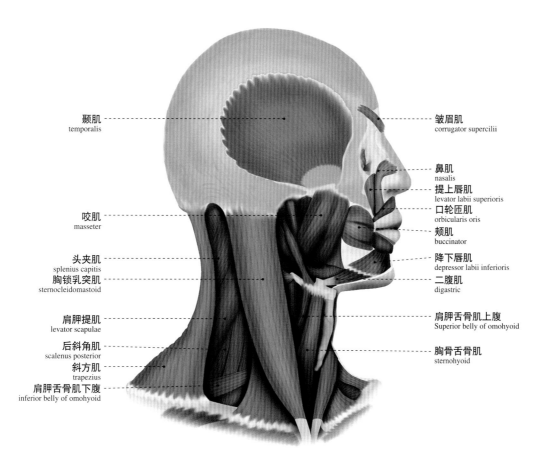

颞肌 temporalis
皱眉肌 corrugator supercilii
鼻肌 nasalis
提上唇肌 levator labii superioris
咬肌 masseter
口轮匝肌 orbicularis oris
颊肌 buccinator
头夹肌 splenius capitis
降下唇肌 depressor labii inferioris
胸锁乳突肌 sternocleidomastoid
二腹肌 digastric
肩胛提肌 levator scapulae
肩胛舌骨肌上腹 Superior belly of omohyoid
后斜角肌 scalenus posterior
斜方肌 trapezius
胸骨舌骨肌 sternohyoid
肩胛舌骨肌下腹 inferior belly of omohyoid

29. 头颈肌浅层（外侧面观）
Superficial layer of the muscles of the head and neck (lateral aspect)

胸锁乳突肌：胸锁乳突肌起自胸骨柄和锁骨的胸骨端，二头汇合后，斜向上后方，止于乳突。下固定时，一侧作用可使头转向对侧，并向同侧倾斜；当头部处于正常姿势时，肌肉合力通过寰枕关节横轴的后面而使头前屈。上固定时，上提胸廓帮助吸气。此肌一侧收缩，使头向同侧倾斜，并向对侧回旋。两侧同时收缩，可使头后仰。

头夹肌：头夹肌位于斜方肌深面，为不规则三角形扁肌；肩胛提肌位于项部两侧，斜方肌的深面，起自上4个颈椎的横突，止于肩胛骨的上角；菱形肌位于背上部斜方肌的深面，起自第6、7颈椎和第1~4胸椎的棘突，止于肩胛骨的内侧缘。头夹肌受颈神经（C2~C5）后支支配，肩胛提肌和菱形肌受肩胛背神经支配。

斜角肌：每侧三块，按位置分别命名为前、中、后斜角肌，均起自颈椎横突，纤维斜向外下，分别止于第1、2肋骨。在前、中斜角肌和第1肋骨之间，形成三角形间隙，称斜角肌间隙，内有锁骨下动脉和臂丛神经通过，故临床上将麻醉剂注入此间隙，进行臂丛神经阻滞麻醉。前斜角肌肥厚或痉挛，可压迫锁骨下动脉和臂丛，引起前斜角肌综合征。

斜方肌：位于颈部和背部的皮下，属于背部的浅层肌。一侧成三角形，左右两侧相合构成斜方形，称为斜方肌。该肌起自上项线、枕外粗隆、项韧带、第7颈椎和全部胸椎的棘突，止于锁骨外侧1/3部分、肩峰和肩胛冈。该肌的作用是使肩胛骨向脊柱靠拢，上部下行纤维收缩，使肩胛骨上提、上回旋、后缩；中部横纤维收缩，使肩胛骨后缩，靠近脊柱；下部上行纤维收缩，使肩胛骨下降和上回旋；上下两部纤维同时收缩，则使肩胛骨向上移动。肩胛骨固定时：一侧收缩，使头向同侧屈；两侧斜方肌收缩使头后仰。

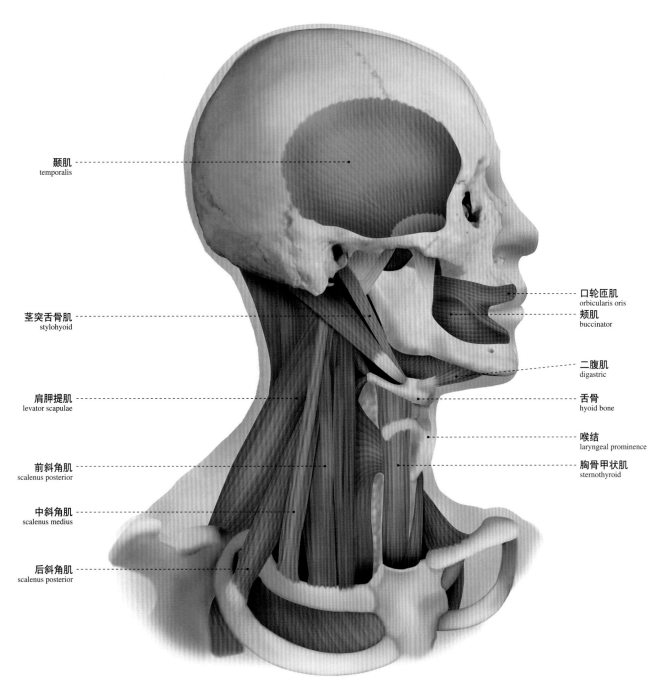

颞肌
temporalis

口轮匝肌
orbicularis oris

颊肌
buccinator

茎突舌骨肌
stylohyoid

二腹肌
digastric

肩胛提肌
levator scapulae

舌骨
hyoid bone

喉结
laryngeal prominence

前斜角肌
scalenus posterior

胸骨甲状肌
sternothyroid

中斜角肌
scalenus medius

后斜角肌
scalenus posterior

30. 头颈肌深层（外侧面观）

Deep layer of the muscles of the head and neck (lateral aspect)

　　肩胛提肌：位于项部两侧，肌肉向上部位于胸锁乳突肌深侧，下部位于斜方肌的深面，为一对带状长肌，起自上 4 块颈椎的横突，肌纤维斜向后下稍外方，止于肩胛骨上角和肩胛骨脊柱缘的上部。其作用是上提肩胛骨并使肩胛骨下角转向内，如果肩胛骨固定时，可使颈向同侧屈曲。

　　斜角肌：每侧三块，按位置分别命名为前、中、后斜角肌，均起自颈椎横突，纤维斜向外下，分别止于第 1、2 肋骨。其作用是一侧收缩使颈侧屈，两侧同时收缩可上提第 1、2 肋帮助深呼吸。如果肋骨固定，则可使颈前屈。在前、中斜角肌和第 1 肋骨之间，形成三角形间隙，称斜角肌间隙，内有锁骨下动脉和臂丛神经通过，故临床上将麻药注入此间隙，进行臂丛阻滞麻醉。前斜角肌肥厚或痉挛，可压迫锁骨下动脉和臂丛，引起前斜角肌综合征。

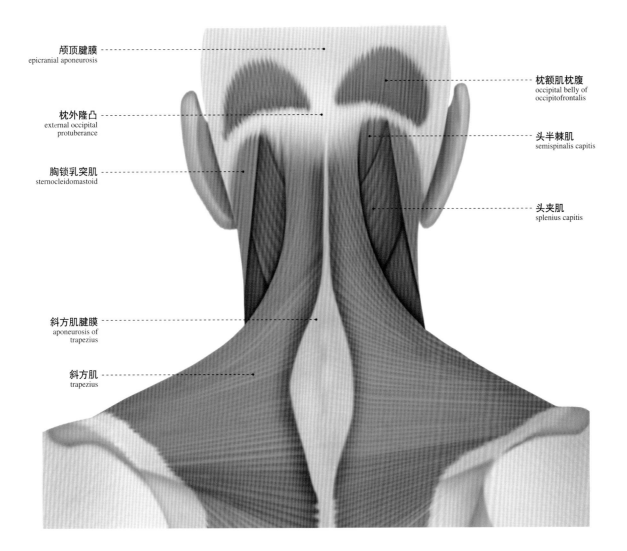

颅顶腱膜
epicranial aponeurosis

枕额肌枕腹
occipital belly of
occipitofrontalis

枕外隆凸
external occipital
protuberance

头半棘肌
semispinalis capitis

胸锁乳突肌
sternocleidomastoid

头夹肌
splenius capitis

斜方肌腱膜
aponeurosis of
trapezius

斜方肌
trapezius

31. 颈部肌群浅层（后面观）
Superficial layer of the neck muscles (posterior aspect)

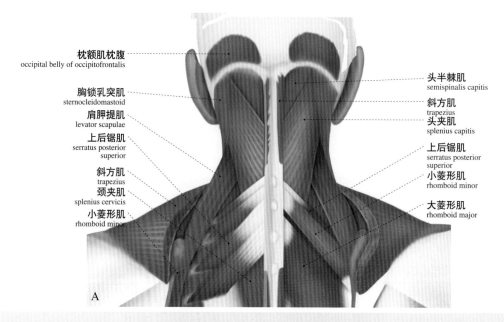

枕额肌枕腹
occipital belly of occipitofrontalis

胸锁乳突肌
sternocleidomastoid

肩胛提肌
levator scapulae

上后锯肌
serratus posterior superior

斜方肌
trapezius

颈夹肌
splenius cervicis

小菱形肌
rhomboid minor

头半棘肌
semispinalis capitis

斜方肌
trapezius

头夹肌
splenius capitis

上后锯肌
serratus posterior superior

小菱形肌
rhomboid minor

大菱形肌
rhomboid major

A

　　上后锯肌：位于菱形肌深面，起于项韧带下部以及第 6、7 颈椎和第 1、2 胸椎棘突，肌纤维斜向外下方，止于第 2~5 肋骨肋角的外侧面，作用为上提肋骨以助吸气。

　　夹肌：起自项韧带下部、第 7 颈椎棘突和上位胸椎棘突，肌纤维斜向外上方，分为头夹肌和颈夹肌。头夹肌在胸锁乳突肌上端的深面，止于乳突下部和上项线的外侧部。颈夹肌在头夹肌的外侧和下方，止于上位三个椎的横突。一侧夹肌收缩使头转向同侧，双侧收缩使头颈后仰。二肌均由第 2~5 颈神经后支的外侧支支配。

　　菱形肌：呈菱形，位于斜方肌中部深面。由小菱形肌和大菱形肌共同构成。菱形肌起自第 6、7 颈椎和第 1~4 胸椎棘突，止于肩胛骨内侧缘。其作用是牵引肩胛骨向内上并向脊柱靠拢。

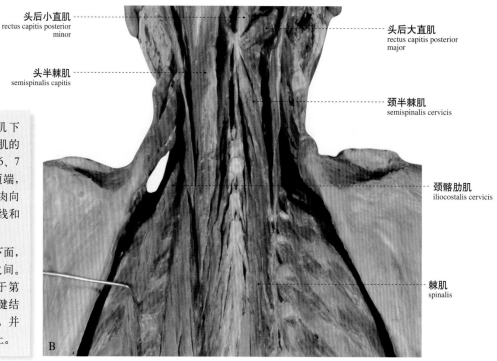

头后小直肌
rectus capitis posterior minor

头半棘肌
semispinalis capitis

头后大直肌
rectus capitis posterior major

颈半棘肌
semispinalis cervicis

颈髂肋肌
iliocostalis cervicis

棘肌
spinalis

　　头半棘肌：位于夹肌下面，在颈最长肌和头最长肌的内侧。头半棘肌起始于第 6、7 胸椎和第 7 颈椎横突的顶端，各腱结合成一块宽阔的肌肉向上，并附着至枕骨的上项线和下项线之间。

　　颈半棘肌：位于夹肌下面，在头半棘肌和背半棘肌之间。颈半棘肌以一串腱起始于第 1~6 胸椎横突的顶端，各腱结合成一块宽阔的肌肉向上，并附着至第 2~5 颈椎的棘突上。

B

32. 颈部肌群深层（后面观）
Deep layer of the neck muscles (posterior aspect)

A. 模式图；B. 解剖图 1

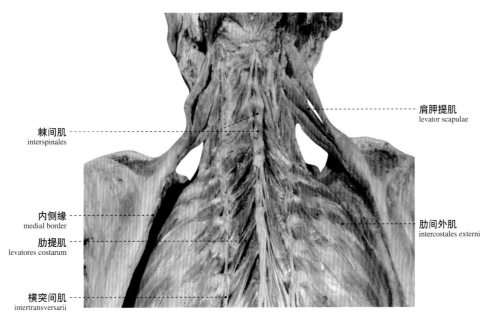

棘间肌
interspinales

内侧缘
medial border

肋提肌
levatores costarum

横突间肌
intertransversarii

肩胛提肌
levator scapulae

肋间外肌
intercostales externi

32. 颈部肌群深层（后面观）（续）
Deep layer of the neck muscles (posterior aspect)

C. 解剖图 2

肋间外肌：起自上位肋的下缘，肌纤维斜向前下，止于下位肋的上缘。肋间外肌和膈肌构成主要的呼吸肌，在呼吸时发挥重要作用。吸气时，肋间外肌收缩，肋骨向上、向外运动，体积增大，内压减小，从而完成吸气；呼气时，肋间外肌舒张，肋骨向下、向内运动，体积减小，内压增大，从而完成呼气。

表1 颈部肌肉

肌 名		起 点	止 点	主要作用	神经支配
颈浅肌 颈外侧肌	颈阔肌	三角肌、胸大肌筋膜	口角	紧张颈部皮肤	面神经
	胸锁乳突肌	胸骨柄、锁骨的胸骨端	颞骨乳突	一侧收缩使头向同侧屈，两侧收缩使头向后仰	副神经
颈前肌 舌骨上肌群	二腹肌	后腹：乳突；前腹：下颌体	以中间腱附于舌骨体	降下颌骨，上提舌骨	前腹：三叉神经 后腹：面神经
	下颌舌骨肌	下颌体面	舌骨体	上提舌骨	三叉神经
	茎突舌骨肌	茎突	舌骨	上提舌骨	面神经
	颏舌骨肌	颏棘	舌骨	上提舌骨	第1颈神经前支
舌骨下肌群	肩胛舌骨肌	与名称一致		下降舌骨	颈襻
	胸骨舌骨肌				
	胸骨甲状肌				
	甲状舌骨肌				
颈深肌 外侧群	前斜角肌	颈椎横突	第1肋上面	上提第1~2肋助吸气	颈神经前支
	中斜角肌				
	后斜角肌		第2肋上面		

颈部血管、淋巴与神经

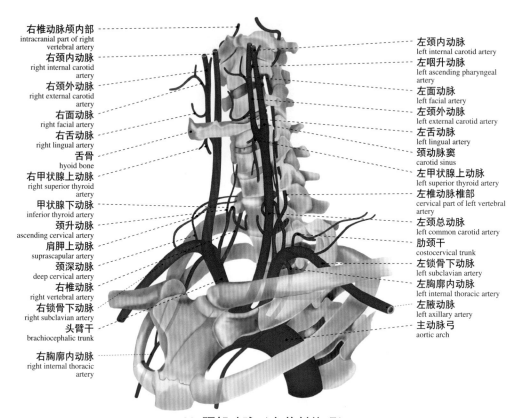

右椎动脉颅内部
intracranial part of right vertebral artery

右颈内动脉
right internal carotid artery

右颈外动脉
right external carotid artery

右面动脉
right facial artery

右舌动脉
right lingual artery

舌骨
hyoid bone

右甲状腺上动脉
right superior thyroid artery

甲状腺下动脉
inferior thyroid artery

颈升动脉
ascending cervical artery

肩胛上动脉
suprascapular artery

颈深动脉
deep cervical artery

右椎动脉
right vertebral artery

右锁骨下动脉
right subclavian artery

头臂干
brachiocephalic trunk

右胸廓内动脉
right internal thoracic artery

左颈内动脉
left internal carotid artery

左咽升动脉
left ascending pharyngeal artery

左面动脉
left facial artery

左颈外动脉
left external carotid artery

左舌动脉
left lingual artery

颈动脉窦
carotid sinus

左甲状腺上动脉
left superior thyroid artery

左椎动脉椎部
cervical part of left vertebral artery

左颈总动脉
left common carotid artery

肋颈干
costocervical trunk

左锁骨下动脉
left subclavian artery

左胸廓内动脉
left internal thoracic artery

左腋动脉
left axillary artery

主动脉弓
aortic arch

33. 颈部动脉（左前斜位观）
Arteries of the neck (left anterior oblique aspect)

颈总动脉：颈总动脉是头颈部的动脉主干，左、右各一条。右颈总动脉起自头臂干，左颈总动脉直接起自主动脉弓。两侧颈总动脉均沿食管、气管和喉的外侧上升，到甲状软骨上缘处分为颈内动脉和颈外动脉。颈总动脉外侧有颈内静脉，两者间的后方有迷走神经，三者共同包于筋膜鞘内。在颈总动脉分为颈内、外动脉处，有两个重要结构，即颈动脉窦和颈动脉小球。颈动脉窦是颈内动脉起始处膨大的部分。壁内有感觉神经末梢，称为压力感受器。当血压升高或降低时，可反射性地改变心率和末梢血管口径，以调节血压。颈动脉小球是一个椭圆形的小体，位于颈内、外动脉分叉处的稍后方，以结缔组织连于动脉壁上。小球内含有化学感受器，可感受血液中二氧化碳分压、氧分压和氢离子的浓度变化。当血中氧分压降低或二氧化碳分压升高时，反射性地促使呼吸加深加快。

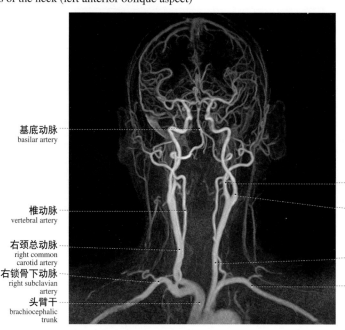

基底动脉
basilar artery

椎动脉
vertebral artery

右颈总动脉
right common carotid artery

右锁骨下动脉
right subclavian artery

头臂干
brachiocephalic trunk

颈外动脉
external carotid artery

颈内动脉
internal carotid artery

左颈总动脉
left common carotid artery

左锁骨下动脉
left subclavian artery

34. 头颈部数字减影血管造影（前后位）
DSA of the head and neck (anteroposterior view)

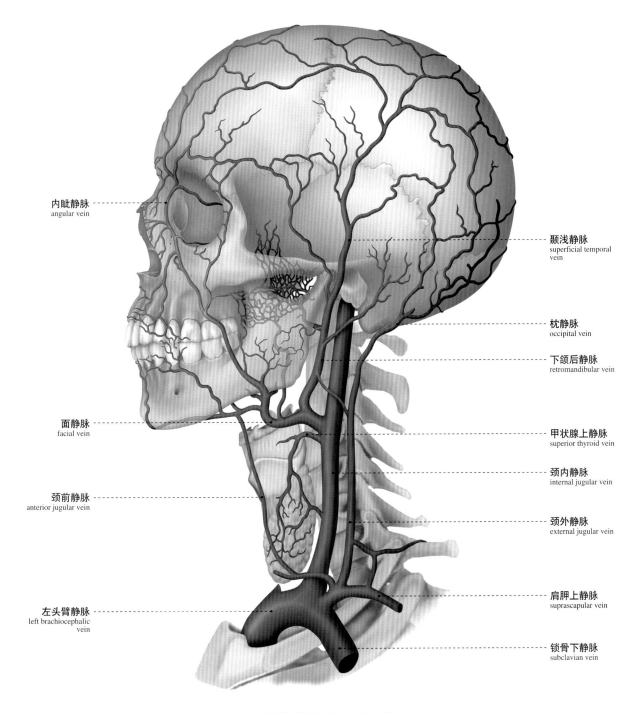

内眦静脉
angular vein

颞浅静脉
superficial temporal vein

枕静脉
occipital vein

下颌后静脉
retromandibular vein

面静脉
facial vein

甲状腺上静脉
superior thyroid vein

颈内静脉
internal jugular vein

颈前静脉
anterior jugular vein

颈外静脉
external jugular vein

肩胛上静脉
suprascapular vein

左头臂静脉
left brachiocephalic vein

锁骨下静脉
subclavian vein

35. 头颈部浅静脉（侧面观）
Superficial veins of the head and neck (lateral aspect)

颈外静脉：是颈部最大的浅静脉，由下颌后静脉的后支和耳后静脉、枕静脉等汇合而成，沿胸锁乳突肌浅面斜向下后行，在锁骨中点上方 2~5 cm 穿颈深筋膜注入锁骨下静脉或静脉角。颈外静脉是小儿静脉穿刺的常用部位。颈外静脉主要收集耳郭、枕部及颈前区浅层的静脉血。该静脉末端虽有一对瓣膜，但不能阻止血液反流。当上腔静脉血回心受阻时，可致颈外静脉扩张。因为颈外静脉与颈深筋膜结合紧密，当静脉壁受伤破裂时，管腔不易闭合，可致气体栓塞。

颈内静脉：颈内静脉上于颈静脉孔处与颅内乙状窦相续，与颈内动脉和颈总动脉同行在颈动脉鞘内，至胸锁关节后方与锁骨下静脉汇合成头臂静脉。

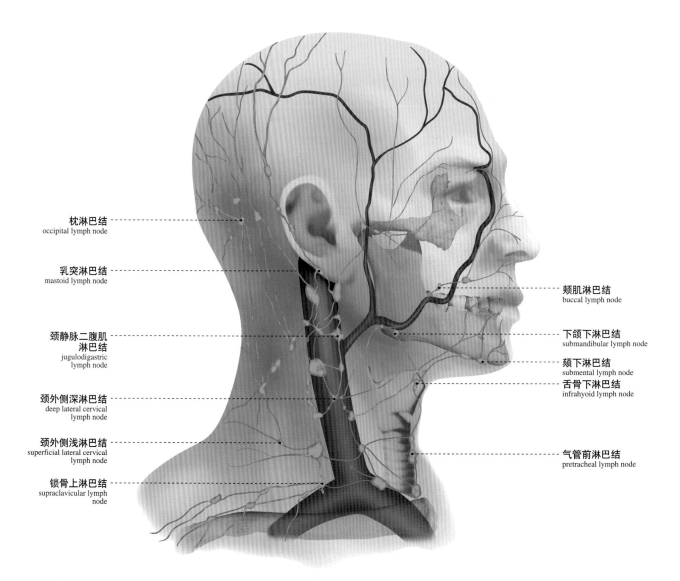

枕淋巴结
occipital lymph node

乳突淋巴结
mastoid lymph node

颈静脉二腹肌
淋巴结
jugulodigastric
lymph node

颈外侧深淋巴结
deep lateral cervical
lymph node

颈外侧浅淋巴结
superficial lateral cervical
lymph node

锁骨上淋巴结
supraclavicular lymph
node

颊肌淋巴结
buccal lymph node

下颌下淋巴结
submandibular lymph node

颏下淋巴结
submental lymph node

舌骨下淋巴结
infrahyoid lymph node

气管前淋巴结
pretracheal lymph node

36. 头颈部淋巴管和淋巴结（侧面观）
Lymphatic vessels and lymph nodes of the head and neck (lateral aspect)

颈外侧深淋巴结：主要沿颈内静脉排列成纵行的淋巴结群，上自颅底，下至颈根部。通常以肩胛舌骨肌下腹为界，分为上、下两群。上群为颈外侧上深淋巴结，下群为颈外侧下深淋巴结。

颈外侧浅淋巴结：颈外侧浅淋巴结沿颈外静脉排列，收纳枕、耳后及腮腺淋巴结引流的淋巴，输出管注入颈外侧深淋巴结。

锁骨上淋巴结：颈外侧深淋巴结中，位于锁骨下动脉和臂丛附近的称锁骨上淋巴结。锁骨上淋巴结沿颈外静脉排列，收纳枕、耳后及腮腺淋巴结引流的淋巴，输出管注入颈外侧深淋巴结。食管癌和胃癌后期，癌细胞可经胸导管上行，再经左颈干逆流至左锁骨上淋巴结。胸部肿瘤如肺癌可向右侧锁骨上淋巴结转移，胃癌多向左侧锁骨上淋巴结群转移，因此处为胸导管进颈静脉的入口，这种肿大的淋巴结称为 Virchow 淋巴结，常为胃癌、食管癌、肺癌转移的标志，可毫无症状。

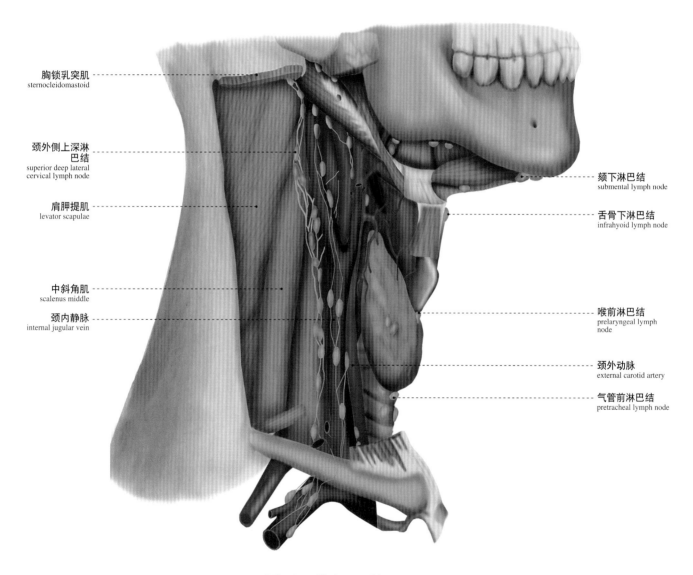

胸锁乳突肌
sternocleidomastoid

颈外侧上深淋巴结
superior deep lateral cervical lymph node

肩胛提肌
levator scapulae

中斜角肌
scalenus middle

颈内静脉
internal jugular vein

颏下淋巴结
submental lymph node

舌骨下淋巴结
infrahyoid lymph node

喉前淋巴结
prelaryngeal lymph node

颈外动脉
external carotid artery

气管前淋巴结
pretracheal lymph node

37. 颈部淋巴管和淋巴结（侧面观）
Lymphatic vessels and lymph nodes of the neck (lateral aspect)

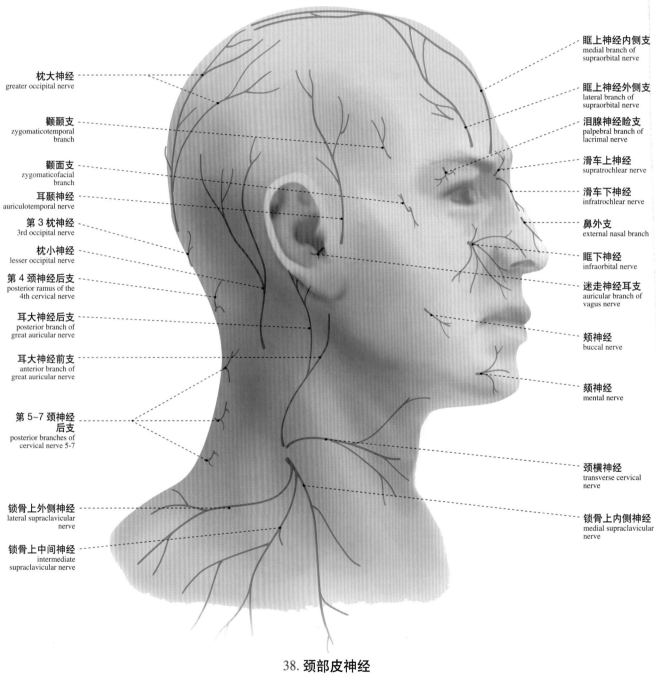

枕大神经
greater occipital nerve

颧颞支
zygomaticotemporal branch

颧面支
zygomaticofacial branch

耳颞神经
auriculotemporal nerve

第 3 枕神经
3rd occipital nerve

枕小神经
lesser occipital nerve

第 4 颈神经后支
posterior ramus of the 4th cervical nerve

耳大神经后支
posterior branch of great auricular nerve

耳大神经前支
anterior branch of great auricular nerve

第 5~7 颈神经后支
posterior branches of cervical nerve 5-7

锁骨上外侧神经
lateral supraclavicular nerve

锁骨上中间神经
intermediate supraclavicular nerve

眶上神经内侧支
medial branch of supraorbital nerve

眶上神经外侧支
lateral branch of supraorbital nerve

泪腺神经睑支
palpebral branch of lacrimal nerve

滑车上神经
supratrochlear nerve

滑车下神经
infratrochlear nerve

鼻外支
external nasal branch

眶下神经
infraorbital nerve

迷走神经耳支
auricular branch of vagus nerve

颊神经
buccal nerve

颏神经
mental nerve

颈横神经
transverse cervical nerve

锁骨上内侧神经
medial supraclavicular nerve

38. 颈部皮神经
Cutaneous nerve of the neck

颈部皮神经主要由锁骨上外侧神经、锁骨上内侧神经、锁骨上中间神经、颈横神经、耳大神经、第 4~7 颈神经后支发出皮支，负责该区的感觉。

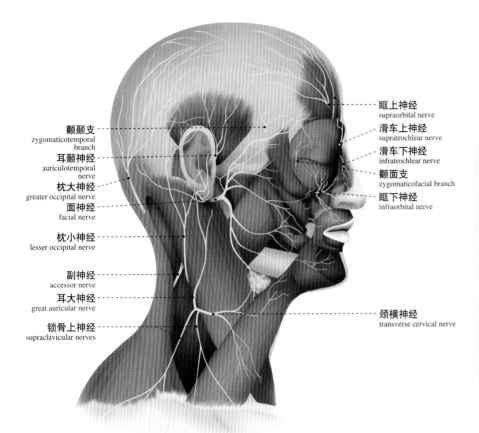

颧颞支
zygomaticotemporal branch

耳颞神经
auriculotemporal nerve

枕大神经
greater occipital nerve

面神经
facial nerve

枕小神经
lesser occipital nerve

副神经
accessor nerve

耳大神经
great auricular nerve

锁骨上神经
supraclavicular nerves

眶上神经
supraorbital nerve

滑车上神经
supratrochlear nerve

滑车下神经
infratrochlear nerve

颧面支
zygomaticofacial branch

眶下神经
infraorbital nerve

颈横神经
transverse cervical nerve

枕小神经：沿胸锁乳突肌后缘上行，分布于枕部及耳郭背面上部的皮肤。

耳大神经：沿胸锁乳突肌表面向耳垂方向上行，分布于耳郭及附近的皮肤，是可供移植的神经干之一。

锁骨上神经：有2~4支成辐射状行于下外方，分布于颈侧区、胸壁上部和肩部皮肤。

颈横神经：经沿胸锁乳突肌表面向前行，分布于颈部皮肤。

39. 头颈部感觉神经分布
Distribution of sensory nerves of the head and neck

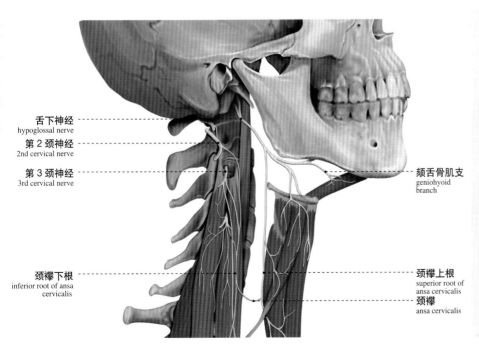

舌下神经
hypoglossal nerve

第2颈神经
2nd cervical nerve

第3颈神经
3rd cervical nerve

颈襻下根
inferior root of ansa cervicalis

颏舌骨肌支
geniohyoid branch

颈襻上根
superior root of ansa cervicalis

颈襻
ansa cervicalis

颈襻：颈襻是由颈神经襻上下根连接形成的襻状结构。上根来源于第1颈神经，下根由第2、3颈神经降支形成。第1颈神经前支的部分纤维随舌下神经走行，在颈动脉三角内离开此神经，称为舌下神经降支，沿颈内动脉及颈总动脉浅面下行，又名颈襻上根。第2、3颈神经前支的纤维，经过颈丛联合，发出降支，称为颈襻下根，沿颈内静脉浅面下行。上、下两根在肩胛舌骨肌中间腱上缘，适平环状软骨弓处，在颈动脉鞘浅面合成颈襻。颈襻支配胸骨舌骨肌、胸骨甲状肌和肩胛舌骨肌。他们的功能主要是在收缩时压低舌骨和喉部，帮助吞咽和说话。

40. 头颈部运动神经支配
Motor innervation of the head and neck

颈部局部解剖

去除皮肤及皮下组织，暴露大面积的颈阔肌。颈阔肌是颈部皮下组织中的一层扁阔肌，它的深面有自下颌角下降至锁骨中央的颈外静脉和颈部主要的皮神经通过。颈横神经和锁骨上神经穿至皮下，管理此区的皮肤感觉。

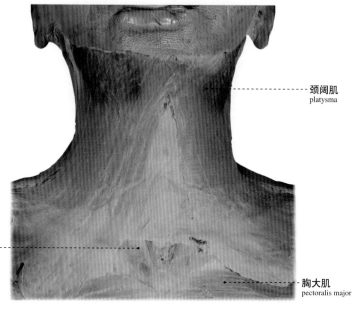

颈阔肌
platysma

胸锁乳突肌
胸骨头
sternal head of
sternocleidomastoid

胸大肌
pectoralis major

41. 颈前区局部解剖 1
Topography of anterior region of the neck 1

肩胛舌骨肌：在胸骨舌骨肌的外侧，为细长带状肌，分为上腹、下腹，与位于胸锁乳突肌下部深面的中间腱相连。

胸骨舌骨肌：为窄带状肌，位于颈部前面正中线的两侧。起自胸骨柄和锁骨胸骨端后面，抵止于舌骨体内侧部，有下降舌骨和喉的作用。胸骨舌骨肌受舌下神经支配。

颈动脉三角由二腹肌后腹、肩胛舌骨肌上腹、胸锁乳突肌前缘围成。其三角内主要结构是颈内静脉、颈总动脉。颈内静脉为颈部最大的静脉干。上于颈静脉孔处与颅内乙状窦相续，与颈内动脉和颈总动脉同行在颈动脉鞘内。至胸锁关节后方与锁骨下静脉汇合成头臂静脉。右颈总动脉起自头臂干，左颈总动脉直接起自主动脉弓。两侧颈总动脉均沿食管、气管和喉的外侧上升，到甲状软骨上缘处分为颈内动脉和颈外动脉。

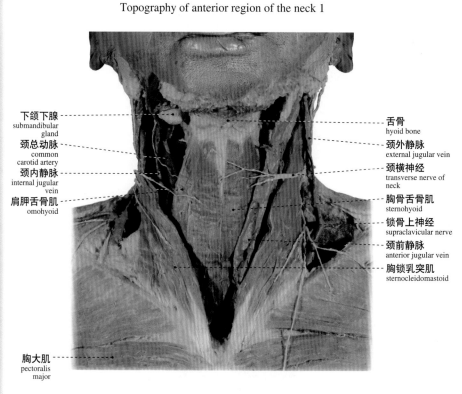

下颌下腺
submandibular
gland

颈总动脉
common
carotid artery

颈内静脉
internal jugular
vein

肩胛舌骨肌
omohyoid

胸大肌
pectoralis
major

舌骨
hyoid bone

颈外静脉
external jugular vein

颈横神经
transverse nerve of
neck

胸骨舌骨肌
sternohyoid

锁骨上神经
supraclavicular nerve

颈前静脉
anterior jugular vein

胸锁乳突肌
sternocleidomastoid

42. 颈前区局部解剖 2
Topography of anterior region of the neck 2

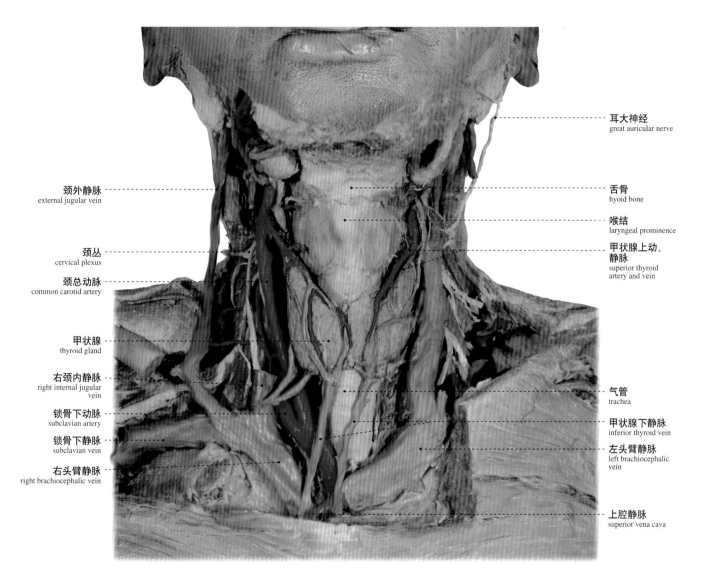

耳大神经
great auricular nerve

颈外静脉
external jugular vein

舌骨
hyoid bone

喉结
laryngeal prominence

颈丛
cervical plexus

甲状腺上动、
静脉
superior thyroid
artery and vein

颈总动脉
common carotid artery

甲状腺
thyroid gland

右颈内静脉
right internal jugular
vein

气管
trachea

锁骨下动脉
subclavian artery

甲状腺下静脉
inferior thyroid vein

锁骨下静脉
subclavian vein

左头臂静脉
left brachiocephalic
vein

右头臂静脉
right brachiocephalic vein

上腔静脉
superior vena cava

43. 颈前区局部解剖 3
Topography of anterior region of the neck 3

　　甲状腺呈 "H" 形，由峡部和两个侧叶构成。峡部一般位于第 2~4 气管软骨的前面，侧叶上极一般平甲状软骨中点，下极平第 5、6 气管环。侧叶下极有时可达胸骨上窝或深入胸骨柄后，称胸骨后甲状腺。甲状腺肿大时常压迫气管，造成呼吸困难。

　　甲状腺的血液供应主要是成对的甲状腺上动脉和甲状腺下动脉。甲状腺上动脉多数起于颈外动脉，甲状腺下动脉大多起于甲状颈干，有的还起自甲状腺最下动脉。

　　甲状腺的静脉是由甲状腺浅面和气管前面的静脉丛汇合成甲状腺上、中和下三对静脉。甲状腺上静脉注入颈内静脉，甲状腺中静脉注入颈内静脉，甲状腺下静脉汇入头臂静脉。两侧甲状腺下静脉常在气管前面和夹部的属支吻合形成甲状腺奇静脉丛。在夹部下做气管切开术时，应注意这些血管的止血，避免因出血影响手术。

　　支配甲状腺的神经来自交感和副交感神经。交感神经来自颈交感神经干的颈中和颈下节，一般认为随同血管进入腺体。副交感神经来自迷走神经。

斜角肌：每侧3块，按位置排列命名为前、中、后斜角肌，均起自颈椎横突，纤维斜向外下，分别止于第1、2肋骨。在前、中斜角肌和第1肋骨之间，形成三角形间隙，称斜角肌间隙，内有锁骨下动脉和臂丛神经通过，故临床上将麻药注入此间隙，进行臂丛神经阻滞麻醉。前斜角肌肥厚或痉挛，可压迫锁骨下动脉和臂丛，引起前斜角肌综合征。

颈根部：颈根部是指颈部与胸部之间的接壤区域。前界为胸骨柄，后界为第1胸椎体，两侧为第1肋。

迷走神经：下行于右颈总动脉和右颈内静脉之间，经锁骨下动脉第1段前面时发出右喉返神经，绕经锁骨下动脉的下面和后方返回颈部。左迷走神经在左颈总动脉和左颈内静脉之间下行入胸腔。

膈神经：由第3~5颈神经前支组成。位于前斜角肌前面，椎前筋膜深面；其前方还有胸锁乳突肌、肩胛舌骨肌中间腱、颈内静脉、颈横动脉和肩胛上动脉；内侧有颈升动脉上行。该神经在胸膜顶的前内侧，迷走神经的外侧，穿锁骨下动、静脉之间进入胸腔。

颈上神经节：呈纺锤状，位于第1、2或第2、3颈椎的横突水平，在颅底部和迷走神经的节状神经节距离很近，位于其后方。自颈上神经节发出的主要分支有：颈内动脉神经、颈内静脉神经、颈外动脉神经、心上神经、喉咽支以及支配上部颈椎及韧带的细小分支。

颈中神经节：位于第6颈椎水平，可呈圆形、三角形、棱形或星形，较小，甚至可以缺失。颈中神经节发出的分支有：至第4~6颈脊神经的灰交通支、颈总动脉丛、甲状腺下丛和心中神经。

颈下神经节：位于第7颈椎横突与第1肋骨头之间，椎动脉部的后方，第8颈神经的前方。颈下神经节的分支有：至第6~8颈脊神经的灰交通支、椎动脉丛、锁骨下丛和心下神经。

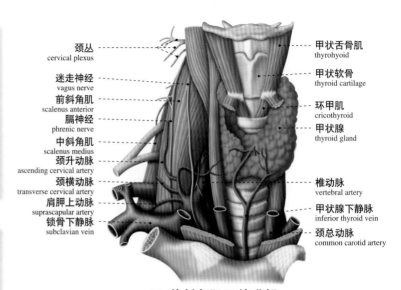

颈丛 cervical plexus
迷走神经 vagus nerve
前斜角肌 scalenus anterior
膈神经 phrenic nerve
中斜角肌 scalenus medius
颈升动脉 ascending cervical artery
颈横动脉 transverse cervical artery
肩胛上动脉 suprascapular artery
锁骨下静脉 subclavian vein

甲状舌骨肌 thyrohyoid
甲状软骨 thyroid cartilage
环甲肌 cricothyroid
甲状腺 thyroid gland
椎动脉 vertebral artery
甲状腺下静脉 inferior thyroid vein
颈总动脉 common carotid artery

44. 前斜角肌及其毗邻
Scalenus anterior and its neighbourhood

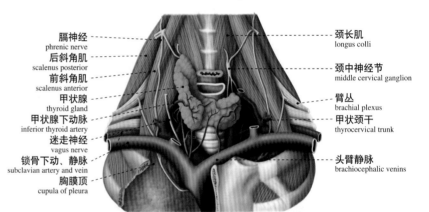

膈神经 phrenic nerve
后斜角肌 scalenus posterior
前斜角肌 scalenus anterior
甲状腺 thyroid gland
甲状腺下动脉 inferior thyroid artery
迷走神经 vagus nerve
锁骨下动、静脉 subclavian artery and vein
胸膜顶 cupula of pleura

颈长肌 longus colli
颈中神经节 middle cervical ganglion
臂丛 brachial plexus
甲状颈干 thyrocervical trunk
头臂静脉 brachiocephalic venins

45. 颈根部的结构（前面观1）
Structure of the root of neck (front aspect 1)

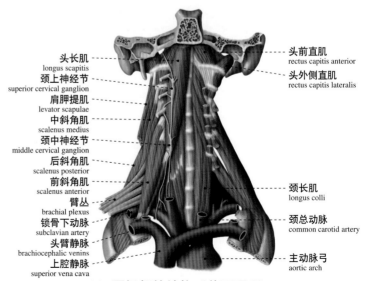

头长肌 longus scapitis
颈上神经节 superior cervical ganglion
肩胛提肌 levator scapulae
中斜角肌 scalenus medius
颈中神经节 middle cervical ganglion
后斜角肌 scalenus posterior
前斜角肌 scalenus anterior
臂丛 brachial plexus
锁骨下动脉 subclavian artery
头臂静脉 brachiocephalic venins
上腔静脉 superior vena cava

头前直肌 rectus capitis anterior
头外侧直肌 rectus capitis lateralis
颈长肌 longus colli
颈总动脉 common carotid artery
主动脉弓 aortic arch

46. 颈根部的结构（前面观2）
Structure of the root of neck (front aspect 2)

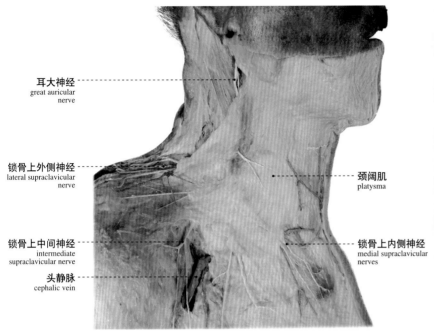

耳大神经
great auricular nerve

锁骨上外侧神经
lateral supraclavicular nerve

锁骨上中间神经
intermediate supraclavicular nerve

头静脉
cephalic vein

颈阔肌
platysma

锁骨上内侧神经
medial supraclavicular nerves

颈部外侧的皮肤柔软、较薄，活动性大，横纹明显。因此，手术时常选用横切口或弧形切口，这样既有利于愈合，又不致产生较大瘢痕。

该区皮下组织亦称颈浅筋膜，含有颈阔肌。此肌起自胸肌筋膜，向上抵止于下颌骨下缘并延续至口角附近的皮肤。两侧颈阔肌在下颌骨下缘处互相接近。此肌如因外伤或手术横断时，应予以复位缝合，以防因肌纤维回缩形成较宽的瘢痕，或皮肤与深部器官粘连而影响颈部的活动及面部的表情。

47. 颈外侧区局部解剖 1

Topography of lateral region of the neck 1

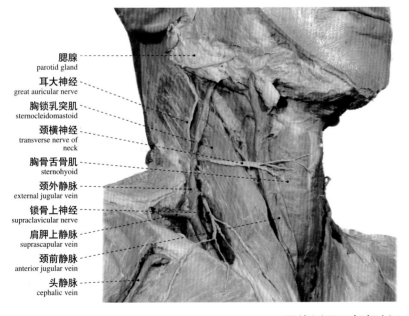

腮腺
parotid gland

耳大神经
great auricular nerve

胸锁乳突肌
sternocleidomastoid

颈横神经
transverse nerve of neck

胸骨舌骨肌
sternohyoid

颈外静脉
external jugular vein

锁骨上神经
supraclavicular nerve

肩胛上静脉
suprascapular vein

颈前静脉
anterior jugular vein

头静脉
cephalic vein

颈外静脉：为颈部最粗大的浅静脉，位于胸锁乳突肌浅层，沿胸锁乳突肌表面下行。颈外静脉由前、后两根合成，前根为面后静脉的后支，后根由枕静脉与耳后静脉合成，主要收集枕部、颈外侧部皮肤与肌肉的静脉血。一般情况下两根在平下颌角处汇合。颈外静脉最终在锁骨中点上方约 2.5 cm 处穿深筋膜汇入锁骨下静脉。

颈前静脉：由颏及下颌等处小静脉汇合而成，位于舌骨下肌浅层沿中线两侧下行，进入胸骨上间隙内，转向外侧，经胸锁乳突肌深面，注入颈外静脉，静脉内无瓣膜。左、右颈前静脉在胸骨上间隙内有一横行的吻合支，称为颈静脉弓。在做颈正中切口时，要特别注意该血管弓。颈前静脉走行于舌骨下肌浅层，在做甲状腺手术时如果需横断舌骨下肌时，常先结扎此静脉，预防出血。

48. 颈外侧区局部解剖 2

Topography of lateral region of the neck 2

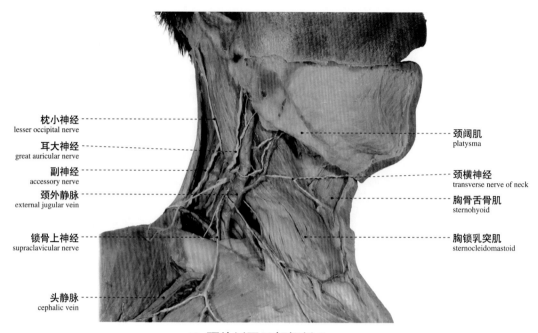

枕小神经
lesser occipital nerve

耳大神经
great auricular nerve

副神经
accessory nerve

颈外静脉
external jugular vein

锁骨上神经
supraclavicular nerve

头静脉
cephalic vein

颈阔肌
platysma

颈横神经
transverse nerve of neck

胸骨舌骨肌
sternohyoid

胸锁乳突肌
sternocleidomastoid

49. 颈外侧区局部解剖 3
Topography of lateral region of the neck 3

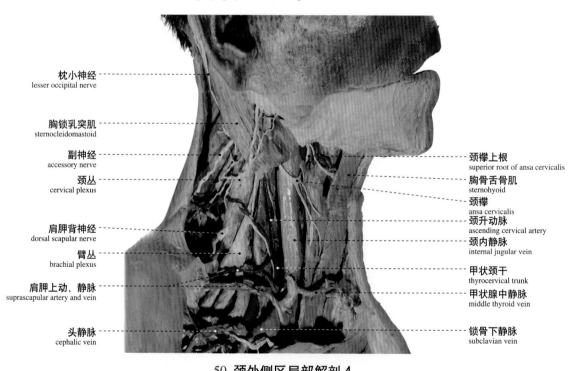

枕小神经
lesser occipital nerve

胸锁乳突肌
sternocleidomastoid

副神经
accessory nerve

颈丛
cervical plexus

肩胛背神经
dorsal scapular nerve

臂丛
brachial plexus

肩胛上动、静脉
suprascapular artery and vein

头静脉
cephalic vein

颈襻上根
superior root of ansa cervicalis

胸骨舌骨肌
sternohyoid

颈襻
ansa cervicalis

颈升动脉
ascending cervical artery

颈内静脉
internal jugular vein

甲状颈干
thyrocervical trunk

甲状腺中静脉
middle thyroid vein

锁骨下静脉
subclavian vein

50. 颈外侧区局部解剖 4
Topography of lateral region of the neck 4

　　耳大神经：耳大神经起于第 2、3 颈神经，为颈丛皮支中最大的分支。它绕过胸锁乳突肌后缘，向上前方斜跨胸锁乳突肌表面，向下颌角方向走行，然后穿过颈深筋膜，沿颈外静脉后侧并与其平行上升，分成前、中、后三个终支，分布于腮腺、嚼肌下部、耳垂、耳郭后和乳突部的皮肤。

　　锁骨上神经：分为 3 支，行向外下方。在锁骨上缘处浅出，分布于颈前外侧部、胸前壁上部和肩部等处皮肤。

　　颈横神经：横过胸锁乳突肌中部，穿颈阔肌浅面向前，分布到颈前区皮肤。

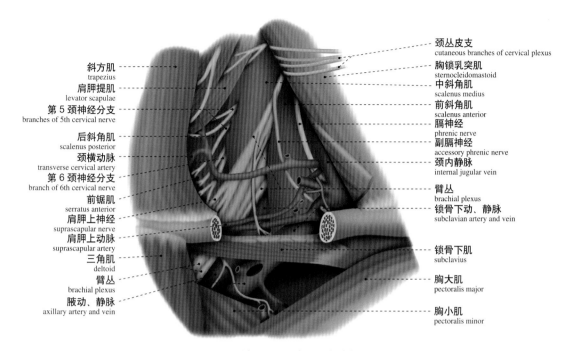

斜方肌
trapezius

肩胛提肌
levator scapulae

第 5 颈神经分支
branches of 5th cervical nerve

后斜角肌
scalenus posterior

颈横动脉
transverse cervical artery

第 6 颈神经分支
branch of 6th cervical nerve

前锯肌
serratus anterior

肩胛上神经
suprascapular nerve

肩胛上动脉
suprascapular artery

三角肌
deltoid

臂丛
brachial plexus

腋动、静脉
axillary artery and vein

颈丛皮支
cutaneous branches of cervical plexus

胸锁乳突肌
sternocleidomastoid

中斜角肌
scalenus medius

前斜角肌
scalenus anterior

膈神经
phrenic nerve

副膈神经
accessory phrenic nerve

颈内静脉
internal jugular vein

臂丛
brachial plexus

锁骨下动、静脉
subclavian artery and vein

锁骨下肌
subclavius

胸大肌
pectoralis major

胸小肌
pectoralis minor

51. 锁骨上三角及其结构
Supraclavicular triangle and its structure

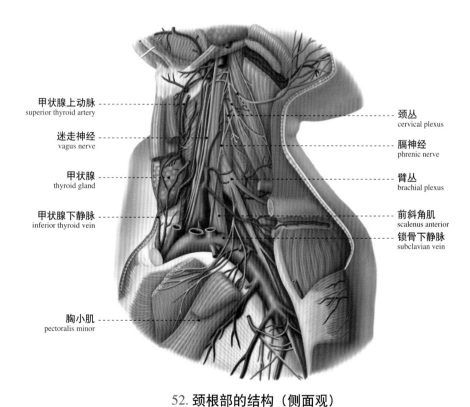

甲状腺上动脉
superior thyroid artery

迷走神经
vagus nerve

甲状腺
thyroid gland

甲状腺下静脉
inferior thyroid vein

胸小肌
pectoralis minor

颈丛
cervical plexus

膈神经
phrenic nerve

臂丛
brachial plexus

前斜角肌
scalenus anterior

锁骨下静脉
subclavian vein

52. 颈根部的结构（侧面观）
Structure of the root of neck (lateral aspect)

　　锁骨上三角：位于胸锁乳突肌后缘，肩胛舌骨肌下腹与锁骨中 1/3 上缘之间，体表呈明显凹陷，故又称锁骨上大窝。锁骨上三角的中心结构是前斜角肌，其前方有纵行的膈神经、横行的锁骨下静脉及其属支和肩胛上动脉、颈横动脉。

颈部手术入路

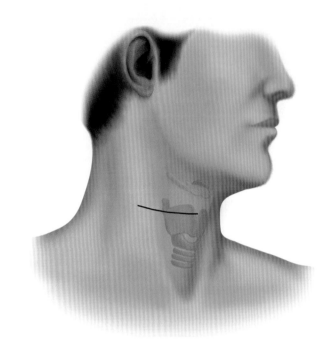

53. 颈椎前侧入路 1

Anterior approach of cervical vertebrae 1

在病变颈椎的相应平面沿皮纹做横切口，从中线斜行延伸至胸锁乳突肌后缘。

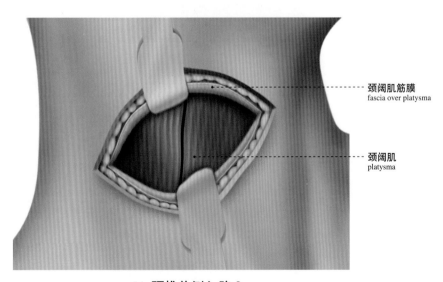

颈阔肌筋膜
fascia over platysma

颈阔肌
platysma

54. 颈椎前侧入路 2

Anterior approach of cervical vertebrae 2

沿皮肤切口切开颈阔肌上的筋膜鞘，沿其纤维方向纵行分开颈阔肌。

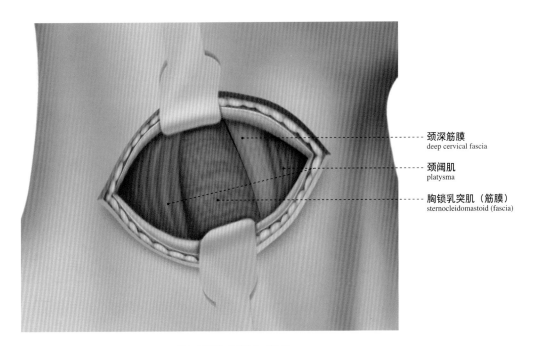

颈深筋膜
deep cervical fascia

颈阔肌
platysma

胸锁乳突肌（筋膜）
sternocleidomastoid (fascia)

55. 颈椎前侧入路 3

Anterior approach of cervical vertebrae 3

在胸锁乳突肌前缘切开其前方筋膜。

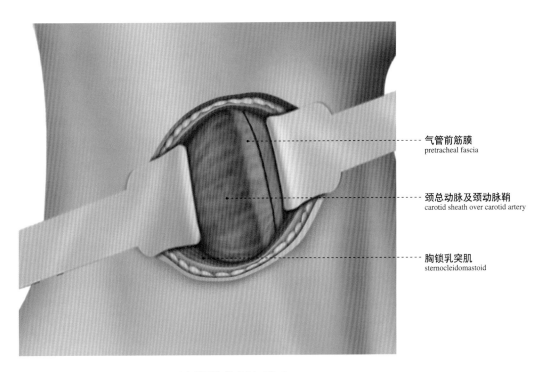

气管前筋膜
pretracheal fascia

颈总动脉及颈动脉鞘
carotid sheath over carotid artery

胸锁乳突肌
sternocleidomastoid

56. 颈椎前侧入路 4

Anterior approach of cervical vertebrae 4

向外侧牵开胸锁乳突肌，向内侧牵开胸骨舌骨肌、胸骨甲状肌和甲状腺。在颈动脉鞘内侧切开气管前筋膜。

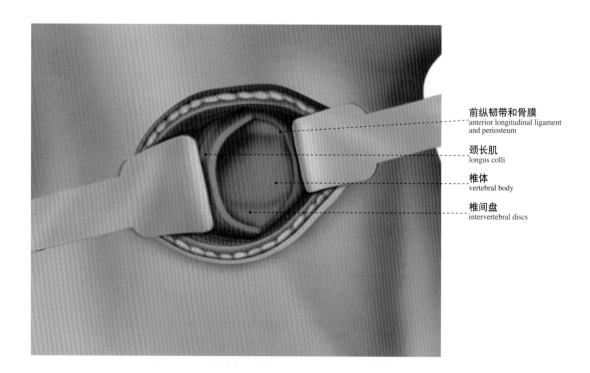

57. 颈椎前侧入路 5

Anterior approach of cervical vertebrae 5

将胸锁乳突肌和颈动脉鞘牵向外侧,将带状肌、气管和食管牵向内侧,显露颈长肌和椎前筋膜。

椎前筋膜
prevertebral fascia

颈长肌
longus colli

胸锁乳突肌
sternocleidomastoid

58. 颈椎前侧入路 6

Anterior approach of cervical vertebrae 6

将颈长肌从椎体前部骨膜下剥离,并将剥开的部分牵向外侧显露椎体及椎间盘前面。

前纵韧带和骨膜
anterior longitudinal ligament and periosteum

颈长肌
longus colli

椎体
vertebral body

椎间盘
intervertebral discs

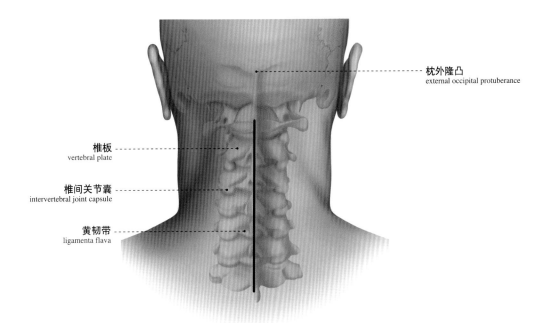

枕外隆凸
external occipital protuberance

椎板
vertebral plate

椎间关节囊
intervertebral joint capsule

黄韧带
ligamenta flava

59. 颈椎后侧入路 1

Posterior approach of cervical vertebrae 1

以病变棘突为中心，做颈后正中直切口，切口长度根据所需要显露的颈椎数而定。

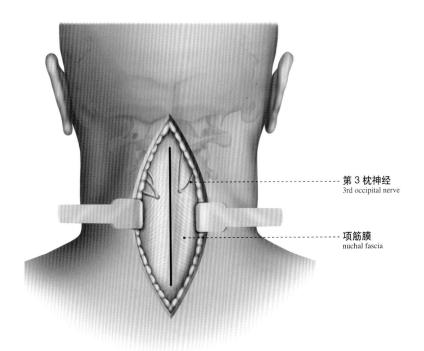

第 3 枕神经
3rd occipital nerve

项筋膜
nuchal fascia

60. 颈椎后侧入路 2

Posterior approach of cervical vertebrae 2

切开皮肤后，沿正中线切开筋膜。注意第 3 枕神经的位置。

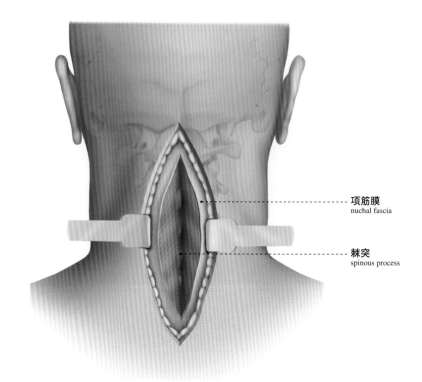

項筋膜
nuchal fascia

棘突
spinous process

61. 颈椎后侧入路 3

Posterior approach of cervical vertebrae 3

继续向深面切开项韧带，一直向下剥离至棘突。

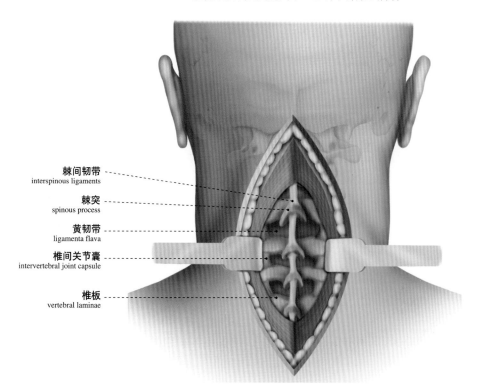

棘间韧带
interspinous ligaments

棘突
spinous process

黄韧带
ligamenta flava

椎间关节囊
intervertebral joint capsule

椎板
vertebral laminae

62. 颈椎后侧入路 4

Posterior approach of cervical vertebrae 4

显露椎板、椎间小关节及横突起始部，尽量向外侧剥离。

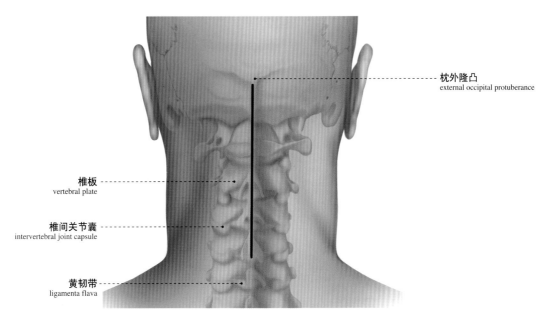

枕外隆凸
external occipital protuberance

椎板
vertebral plate

椎间关节囊
intervertebral joint capsule

黄韧带
ligamenta flava

63. 第 1 ～ 2 颈椎后侧入路 1

Posterior approach of 1~2 cervical vertebrae 1

由枕外隆凸向下，沿后正中线做 6~8 cm 直切口。

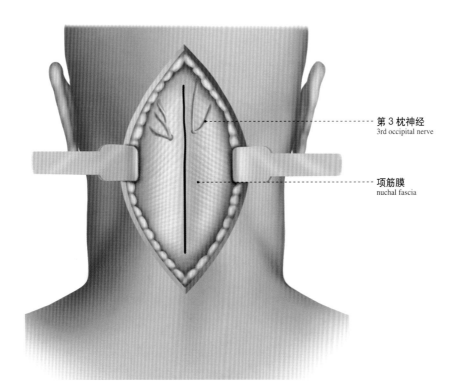

第 3 枕神经
3rd occipital nerve

项筋膜
nuchal fascia

64. 第 1 ～ 2 颈椎后侧入路 2

Posterior approach of 1~2 cervical vertebrae 2

切开皮肤及皮下组织后，沿皮肤切口在正中线切开筋膜和项韧带。

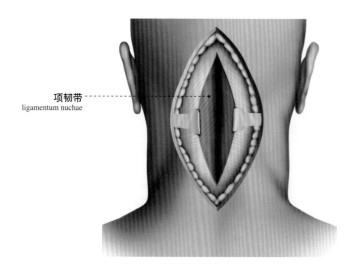

项韧带
ligamentum nuchae

65. 第 1～2 颈椎后侧入路 3

Posterior approach of 1~2 cervical vertebrae 3

切开筋膜和项韧带，直至第 2 颈椎棘突。

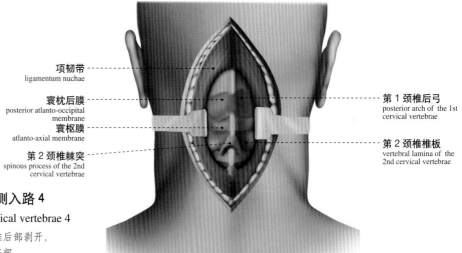

项韧带
ligamentum nuchae

寰枕后膜
posterior atlanto-occipital membrane

寰枢膜
atlanto-axial membrane

第 2 颈椎棘突
spinous process of the 2nd cervical vertebrae

第 1 颈椎后弓
posterior arch of the 1st cervical vertebrae

第 2 颈椎椎板
vertebral lamina of the 2nd cervical vertebrae

66. 第 1～2 颈椎后侧入路 4

Posterior approach of 1~2 cervical vertebrae 4

将颈部椎旁肌由第 1~2 颈椎后部剥开，
一直向上至枕骨基底部。

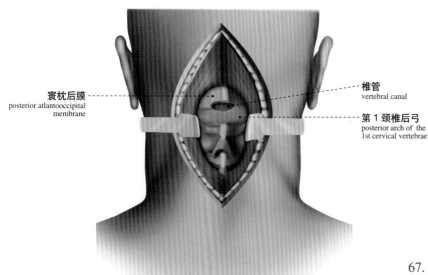

寰枕后膜
posterior atlantooccipital membrane

椎管
vertebral canal

第 1 颈椎后弓
posterior arch of the 1st cervical vertebrae

67. 第 1～2 颈椎后侧入路 5

Posterior approach of 1~2 cervical vertebrae 5

如果需要，可切除第 1 颈椎与枕骨之间寰枕后膜。

第三章

背 部

背部肌肉

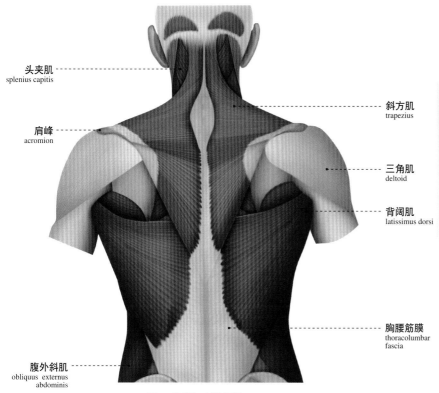

头夹肌
splenius capitis

肩峰
acromion

斜方肌
trapezius

三角肌
deltoid

背阔肌
latissimus dorsi

胸腰筋膜
thoracolumbar fascia

腹外斜肌
obliquus externus abdominis

背阔肌：是全身最大的扁肌，位于背的下半部和胸的后外侧。起自下 6 个胸椎的棘突、全部腰椎棘突、骶正中嵴及髂嵴后部等处，肌束向外上方集中，以扁腱止于肱骨小结节嵴。其作用是使肱骨内收、旋内和后伸。当上肢上举固定时，可引体向上。

68. 背肌（浅层）
Muscles of the back (superficial layer)

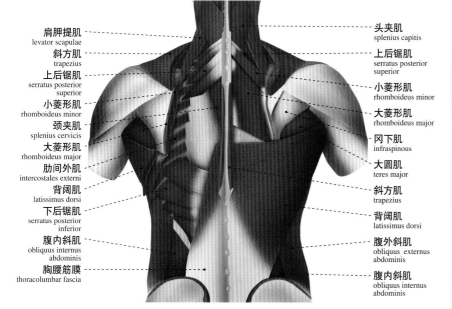

肩胛提肌
levator scapulae

斜方肌
trapezius

上后锯肌
serratus posterior superior

小菱形肌
rhomboideus minor

颈夹肌
splenius cervicis

大菱形肌
rhomboideus major

肋间外肌
intercostales externi

背阔肌
latissimus dorsi

下后锯肌
serratus posterior inferior

腹内斜肌
obliquus internus abdominis

胸腰筋膜
thoracolumbar fascia

头夹肌
splenius capitis

上后锯肌
serratus posterior superior

小菱形肌
rhomboideus minor

大菱形肌
rhomboideus major

冈下肌
infraspinous

大圆肌
teres major

斜方肌
trapezius

背阔肌
latissimus dorsi

腹外斜肌
obliquus externus abdominis

腹内斜肌
obliquus internus abdominis

上后锯肌：位于菱形肌深面，起于项韧带下部和第 6、7 颈椎，以及第 1、2 胸椎棘突，肌纤维斜向外下方，止于第 2~5 肋骨肋角的外侧面。其作用是上提肋骨以助吸气。

下后锯肌：位于背阔肌中部的深面，借腱膜起自下位两个胸椎棘突及上位两个腰椎棘突，肌纤维斜向外上方，止于下 4 肋骨肋角外面，其作用是下拉肋骨向后，并固定肋骨，协助膈的吸气运动。受肋间神经支配。

大菱形肌：起于胸椎第 1~4 棘突，止于肩胛骨脊柱缘。大菱形肌与小菱形肌之间有一层非常薄的蜂窝组织层。

小菱形肌：起于颈椎第 6、7 棘突，止于肩胛骨脊柱缘。

69. 背肌（深层）
Muscles of the back (deep layer)

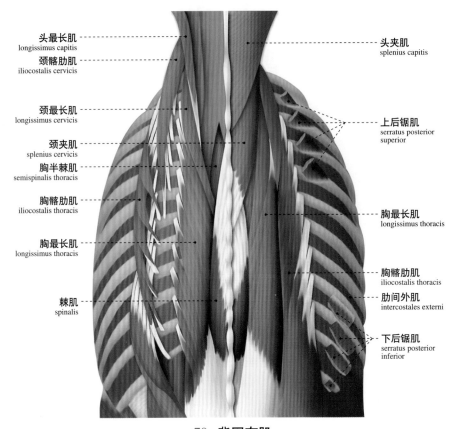

头最长肌
longissimus capitis

颈髂肋肌
iliocostalis cervicis

颈最长肌
longissimus cervicis

颈夹肌
splenius cervicis

胸半棘肌
semispinalis thoracis

胸髂肋肌
iliocostalis thoracis

胸最长肌
longissimus thoracis

棘肌
spinalis

头夹肌
splenius capitis

上后锯肌
serratus posterior
superior

胸最长肌
longissimus thoracis

胸髂肋肌
iliocostalis thoracis

肋间外肌
intercostales externi

下后锯肌
serratus posterior
inferior

70. 背固有肌
Intrinsic back muscles

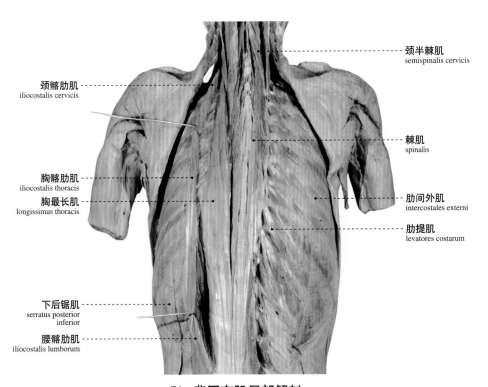

颈髂肋肌
iliocostalis cervicis

胸髂肋肌
iliocostalis thoracis

胸最长肌
longissimus thoracis

下后锯肌
serratus posterior
inferior

腰髂肋肌
iliocostalis lumborum

颈半棘肌
semispinalis cervicis

棘肌
spinalis

肋间外肌
intercostales externi

肋提肌
levatores costarum

71. 背固有肌局部解剖
Topography of the intrinsic back muscles

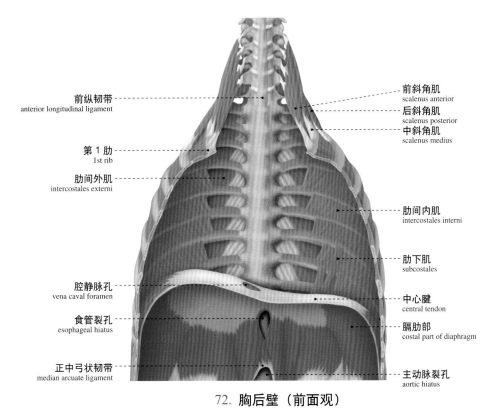

前纵韧带
anterior longitudinal ligament

第 1 肋
1st rib

肋间外肌
intercostales externi

腔静脉孔
vena caval foramen

食管裂孔
esophageal hiatus

正中弓状韧带
median arcuate ligament

前斜角肌
scalenus anterior

后斜角肌
scalenus posterior

中斜角肌
scalenus medius

肋间内肌
intercostales interni

肋下肌
subcostales

中心腱
central tendon

膈肋部
costal part of diaphragm

主动脉裂孔
aortic hiatus

72. 胸后壁（前面观）
Posterior wall of the chest (anterior aspect)

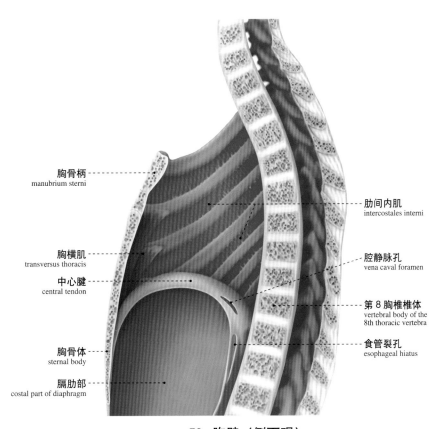

胸骨柄
manubrium sterni

胸横肌
transversus thoracis

中心腱
central tendon

胸骨体
sternal body

膈肋部
costal part of diaphragm

肋间内肌
intercostales interni

腔静脉孔
vena caval foramen

第 8 胸椎椎体
vertebral body of the
8th thoracic vertebra

食管裂孔
esophageal hiatus

73. 胸壁（侧面观）
Thoracic wall (lateral aspect)

背部血管

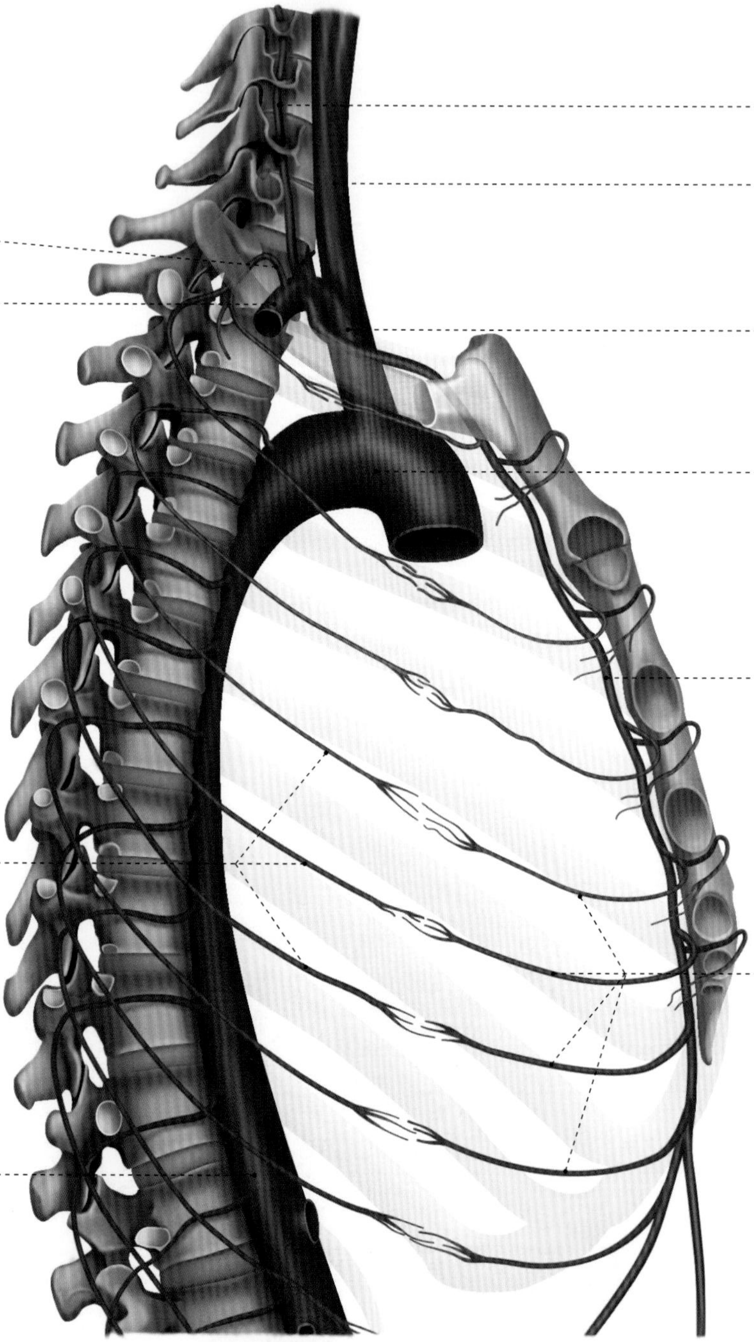

椎动脉
vertebral artery

颈总动脉
common carotid artery

胸最上动脉
highest thoracic artery

锁骨下动脉
subclavian artery

头臂干
brachiocephalic trunk

主动脉弓
aortic arch

胸廓内动脉
internal thoracic artery

肋间后动脉
posterior intercostal arteries

肋间前动脉
anterior intercostal arteries

胸主动脉
thoracic aorta

74. 胸壁动脉（侧面观）
Arteries of the chest wall (lateral aspect)

胸廓内动脉：在锁骨下动脉第一段椎动脉起始处的相对侧发出，向下入胸腔，经第1~7肋软骨后面（距胸骨外侧缘1.5 cm处）下降。分为肌膈动脉和腹壁上动脉，后者穿膈肌进入腹直肌鞘内，并与腹壁下动脉吻合。胸廓内动脉沿途分支分布于胸前壁、乳房、心包和膈。

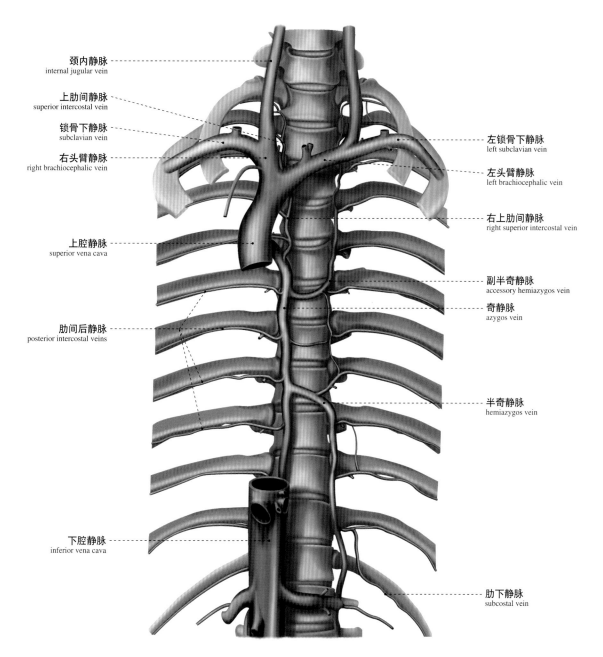

颈内静脉
internal jugular vein

上肋间静脉
superior intercostal vein

锁骨下静脉
subclavian vein

右头臂静脉
right brachiocephalic vein

左锁骨下静脉
left subclavian vein

左头臂静脉
left brachiocephalic vein

右上肋间静脉
right superior intercostal vein

上腔静脉
superior vena cava

副半奇静脉
accessory hemiazygos vein

奇静脉
azygos vein

肋间后静脉
posterior intercostal veins

半奇静脉
hemiazygos vein

下腔静脉
inferior vena cava

肋下静脉
subcostal vein

75. 胸壁静脉（前面观）

Veins of the chest wall (anterior aspect)

奇静脉：起自右腰升静脉，在右侧上升至第 7、8 胸椎高度，接受左侧的半奇静脉和副半奇静脉的横干。奇静脉达第 4 胸椎高度，形成奇静脉弓转向前行，跨越右肺根上缘，注入上腔静脉。奇静脉沿途收纳食管、纵隔、心包和支气管来的静脉，还接受右侧的除第 1 肋间静脉以外的肋间静脉的汇入。

半奇静脉：起自左腰升静脉，穿膈主动脉裂孔，上行于脊柱左前方，至第 8 胸椎平面转向右行注入奇静脉。

副半奇静脉：收纳左侧第 4~7 肋间静脉，有时还收纳左主支气管静脉。副半奇静脉在脊柱左侧下行，于第 7 胸椎平面注入奇静脉。

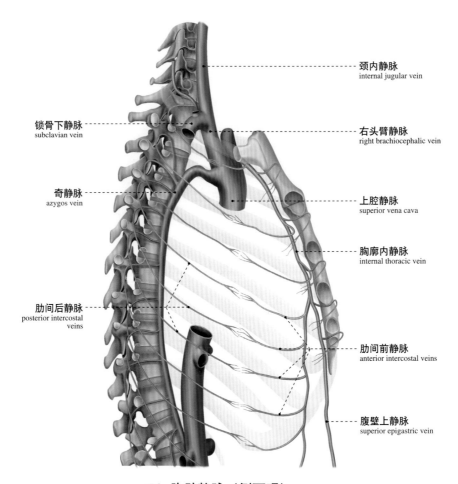

颈内静脉
internal jugular vein

锁骨下静脉
subclavian vein

右头臂静脉
right brachiocephalic vein

奇静脉
azygos vein

上腔静脉
superior vena cava

胸廓内静脉
internal thoracic vein

肋间后静脉
posterior intercostal
veins

肋间前静脉
anterior intercostal veins

腹壁上静脉
superior epigastric vein

76. 胸壁静脉（侧面观）

Veins of the chest wall (lateral aspect)

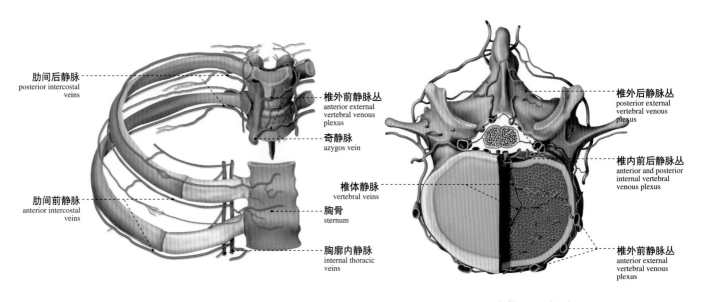

肋间后静脉
posterior intercostal
veins

椎外前静脉丛
anterior external
vertebral venous
plexus

奇静脉
azygos vein

肋间前静脉
anterior intercostal
veins

椎体静脉
vertebral veins

胸骨
sternum

胸廓内静脉
internal thoracic
veins

椎外后静脉丛
posterior external
vertebral venous
plexus

椎内前后静脉丛
anterior and posterior
internal vertebral
venous plexus

椎外前静脉丛
anterior external
vertebral venous
plexus

77. 肋骨周围静脉

Veins around the ribs

78. 胸椎周围静脉

Veins around thoracic vertebrae

背部局部解剖

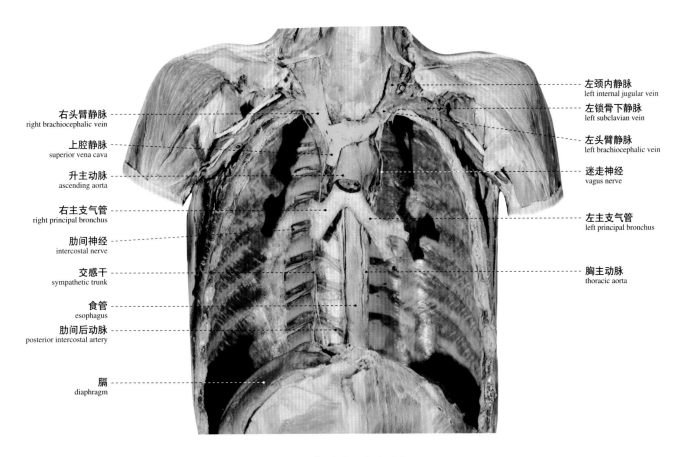

右头臂静脉
right brachiocephalic vein

上腔静脉
superior vena cava

升主动脉
ascending aorta

右主支气管
right principal bronchus

肋间神经
intercostal nerve

交感干
sympathetic trunk

食管
esophagus

肋间后动脉
posterior intercostal artery

膈
diaphragm

左颈内静脉
left internal jugular vein

左锁骨下静脉
left subclavian vein

左头臂静脉
left brachiocephalic vein

迷走神经
vagus nerve

左主支气管
left principal bronchus

胸主动脉
thoracic aorta

79. 胸后壁局部解剖 1
Topography of the posterior thoracic wall 1

肋间神经：是脊神经的一部分，沿肋间分布。和肋下神经构成胸神经，胸神经皮支在胸、腹壁的节段性分布规律有临床意义，可确定脊髓病变的位置。

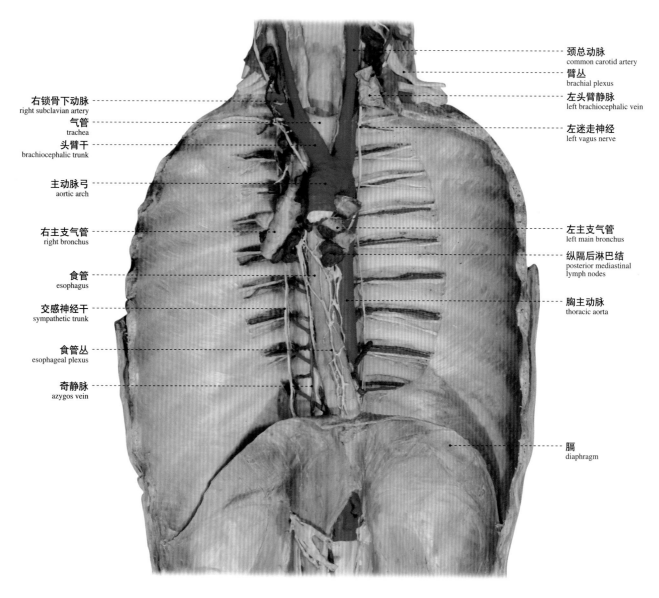

右锁骨下动脉
right subclavian artery

气管
trachea

头臂干
brachiocephalic trunk

主动脉弓
aortic arch

右主支气管
right bronchus

食管
esophagus

交感神经干
sympathetic trunk

食管丛
esophageal plexus

奇静脉
azygos vein

颈总动脉
common carotid artery

臂丛
brachial plexus

左头臂静脉
left brachiocephalic vein

左迷走神经
left vagus nerve

左主支气管
left main bronchus

纵隔后淋巴结
posterior mediastinal
lymph nodes

胸主动脉
thoracic aorta

膈
diaphragm

80. 胸后壁局部解剖 2
Topography of the posterior thoracic wall 2

　　交感神经干：交感神经是自主神经的一部分。由中枢部、交感干、神经节、神经和神经丛组成。中枢部位于脊髓胸段全长及腰髓 1~3 节段的灰质侧角。交感干位于脊柱两侧，由交感干神经节和节间支连接而成，可分颈、胸、腰、骶和尾 5 部分。调节心脏及其他内脏器官的活动。

　　奇静脉：起自右腰升静脉，在右侧上升至第 7、8 胸椎高度，接受左侧的半奇静脉和副半奇静脉的横干。奇静脉达第 4 胸椎高度，形成奇静脉弓转向前行，跨越右肺根上缘，注入上腔静脉。奇静脉沿途收纳食管、纵隔、心包和支气管来的静脉，还接受右侧的除第 1 肋间静脉以外的肋间静脉的汇入。

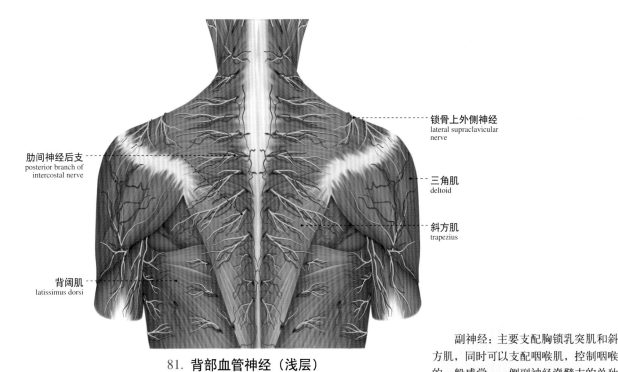

肋间神经后支
posterior branch of
intercostal nerve

锁骨上外侧神经
lateral supraclavicular
nerve

三角肌
deltoid

斜方肌
trapezius

背阔肌
latissimus dorsi

81. 背部血管神经（浅层）
Blood vessels and nerves of the back (superficial layer)

　　副神经：主要支配胸锁乳突肌和斜方肌，同时可以支配咽喉肌，控制咽喉的一般感觉。一侧副神经脊髓支的单独损伤或其脊髓核损害时，同侧胸锁乳突肌及斜方肌瘫痪，并有萎缩。因对侧胸锁乳突肌占优势，故平静时下颏转向患侧，而在用力时向对侧转头无力，患侧肩下垂，不能耸肩，肩胛骨位置偏斜，其所支配的肌肉萎缩。因肩胛骨移位，臂丛神经受到慢性牵拉，使患侧上肢上举和外展受限制。双侧损害时，患者头颈后仰及前屈无力。

头夹肌
splenius capitis

肩胛提肌
levator scapulae

副神经
accessory nerve

颈横动脉
transverse cervical artery

斜方肌
trapezius

小菱形肌
rhomboideus minor

大菱形肌
rhomboideus major

三角肌
deltoid

肩胛骨内侧缘
medial border of scapular

82. 背部血管、神经和肌肉
Blood vessels, nerves and muscles of the back

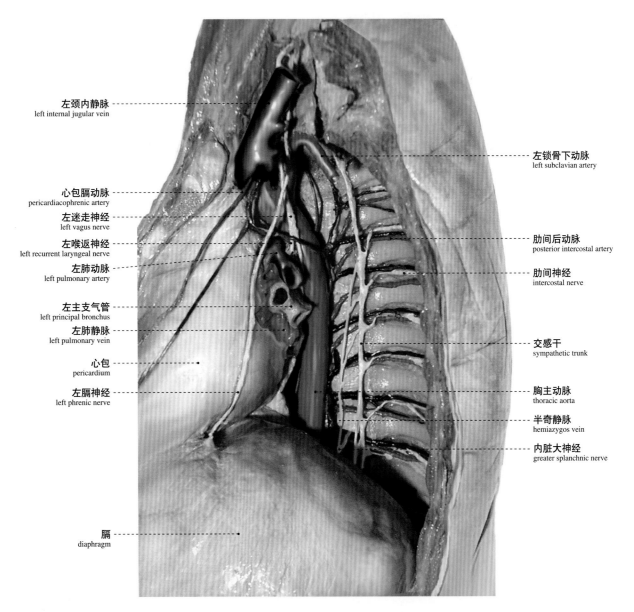

左颈内静脉
left internal jugular vein

心包膈动脉
pericardiacophrenic artery

左迷走神经
left vagus nerve

左喉返神经
left recurrent laryngeal nerve

左肺动脉
left pulmonary artery

左主支气管
left principal bronchus

左肺静脉
left pulmonary vein

心包
pericardium

左膈神经
left phrenic nerve

膈
diaphragm

左锁骨下动脉
left subclavian artery

肋间后动脉
posterior intercostal artery

肋间神经
intercostal nerve

交感干
sympathetic trunk

胸主动脉
thoracic aorta

半奇静脉
hemiazygos vein

内脏大神经
greater splanchnic nerve

83. 纵隔（左侧面观）
Mediastinum (left aspect)

可见左主支气管、左肺动脉和左肺静脉的断面。肺根前方为心包，后方有胸主动脉、左迷走神经。左颈总动脉和左锁骨下动脉之间，可见左膈神经和左迷走神经。主动脉下缘与肺动脉之间可见左喉返神经返绕主动脉弓，因喉返神经夹于肺动脉和主动脉弓之间，肺动脉严重扩张时，可压迫喉返神经而致声音嘶哑。

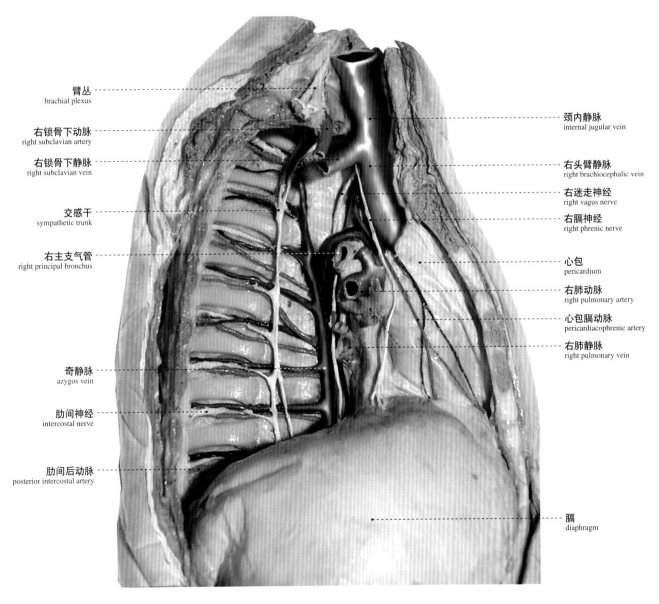

臂丛
brachial plexus

右锁骨下动脉
right subclavian artery

右锁骨下静脉
right subclavian vein

交感干
sympathetic trunk

右主支气管
right principal bronchus

奇静脉
azygos vein

肋间神经
intercostal nerve

肋间后动脉
posterior intercostal artery

颈内静脉
internal jugular vein

右头臂静脉
right brachiocephalic vein

右迷走神经
right vagus nerve

右膈神经
right phrenic nerve

心包
pericardium

右肺动脉
right pulmonary artery

心包膈动脉
pericardiacophrenic artery

右肺静脉
right pulmonary vein

膈
diaphragm

84. 纵隔（右侧面观）
Mediastinum (right aspect)

　　约在中间偏后处可见右肺根的断面。奇静脉弓跨过右肺根上方后接续奇静脉，向前注入上腔静脉。心包位于肺根前方。右迷走神经在奇静脉弓深面。右膈神经与心包膈血管相伴行，经右肺根之前，沿心包侧壁下降至膈。右侧胸交感干列于脊柱的右侧。

背部手术入路

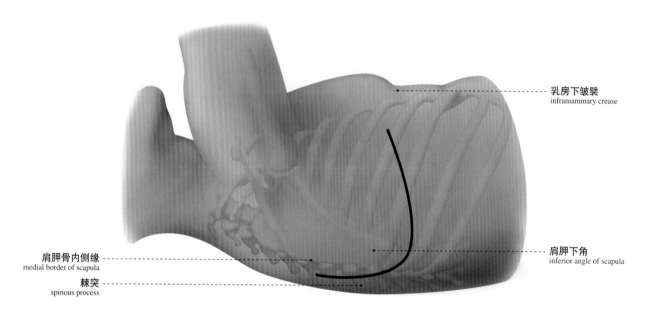

乳房下皱襞
inframammary crease

肩胛下角
inferior angle of scapula

肩胛骨内侧缘
medial border of scapula

棘突
spinous process

85. 胸椎前侧入路 1

Anterior approach of thoracic vertebra 1

切口起自肩胛骨下角下方两横指处，将切口向前弯向乳房下皱襞，后部向上方延伸到胸椎方向。此切口通常位于第 7 肋骨上。

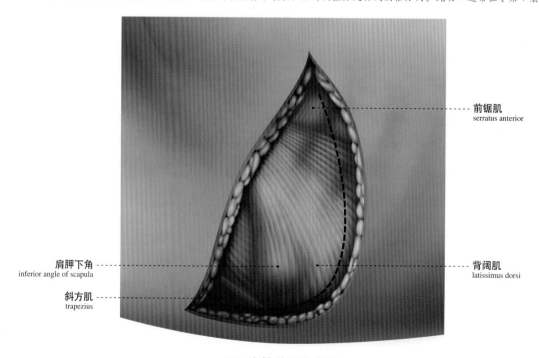

前锯肌
serratus anterior

背阔肌
latissimus dorsi

肩胛下角
inferior angle of scapula

斜方肌
trapezius

86. 胸椎前侧入路 2

Anterior approach of thoracic vertebra 2

沿皮肤切口线在后侧切开背阔肌。

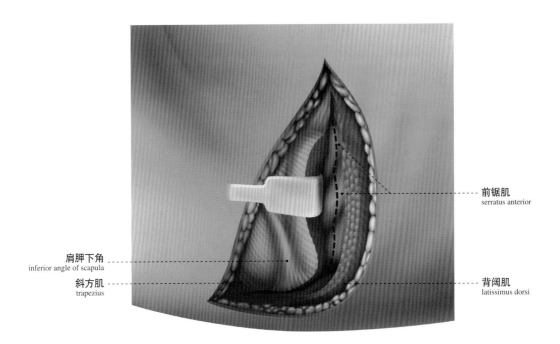

前锯肌
serratus anterior

肩胛下角
inferior angle of scapula

斜方肌
trapezius

背阔肌
latissimus dorsi

87. 胸椎前侧入路 3
Anterior approach of thoracic vertebra 3

沿皮肤切口线切开前锯肌直到肋骨。

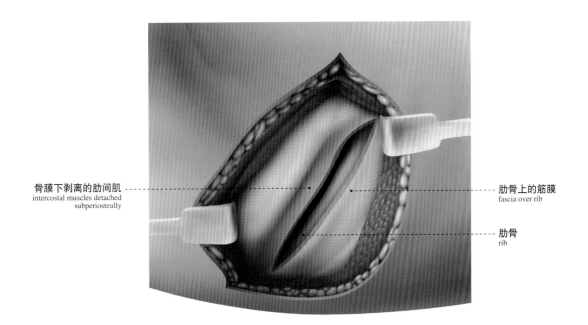

骨膜下剥离的肋间肌
intercostal muscles detached
subperiosteally

肋骨上的筋膜
fascia over rib

肋骨
rib

88. 胸椎前侧入路 4
Anterior approach of thoracic vertebra 4

切开附着于肩胛骨上的肌肉，将肩胛骨向近侧提起，以显露其下方的肋骨在此肋骨的上缘切开其骨膜。

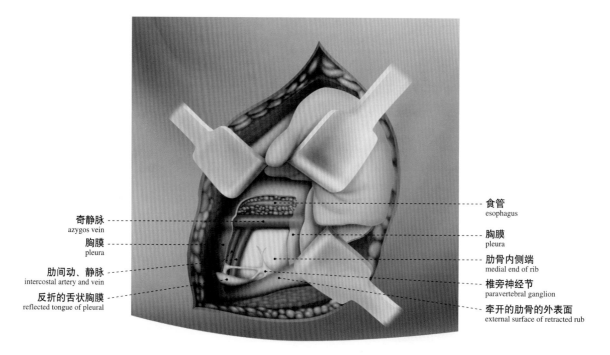

奇静脉
azygos vein

肋间静脉
intercostal vein

胸膜切口
incision in pleura

食管
esophagus

肋骨
rib

椎旁神经节
paravertebral ganglion

89. 胸椎前侧入路 5

Anterior approach of thoracic vertebra 5

将萎陷的肺向前方牵开。在椎体上判明食管。在食管侧方切开胸膜，以便将食管牵开。

奇静脉
azygos vein

胸膜
pleura

肋间动、静脉
intercostal artery and vein

反折的舌状胸膜
reflected tongue of pleural

食管
esophagus

胸膜
pleura

肋骨内侧端
medial end of rib

椎旁神经节
paravertebral ganglion

牵开的肋骨的外表面
external surface of retracted rub

90. 胸椎前侧入路 6

Anterior approach of thoracic vertebra 6

游离食管并将其从椎体前面牵开。结扎越过手术野的肋间后血管。

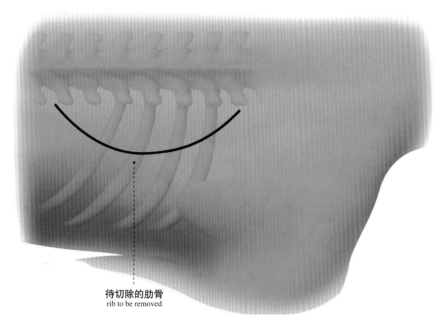

待切除的肋骨
rib to be removed

91. 胸椎后侧入路 1

Posterior approach of thoracic vertebra 1

在相应棘突外侧做弧形切口，切口的中心在待切除的肋骨上。

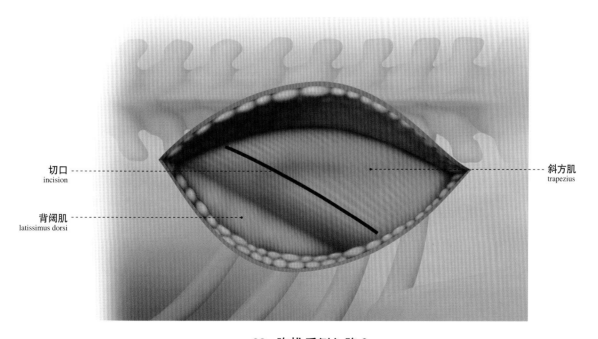

切口
incision

背阔肌
latissimus dorsi

斜方肌
trapezius

92. 胸椎后侧入路 2

Posterior approach of thoracic vertebra 2

沿皮肤切口切开皮下脂肪及筋膜，沿斜方肌纤维切开该肌。

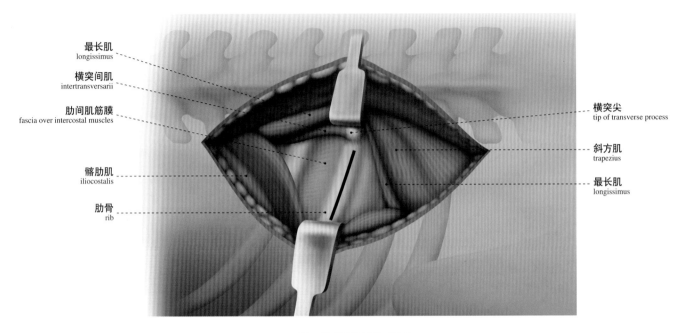

最长肌
longissimus

横突间肌
intertransversarii

肋间肌筋膜
fascia over intercostal muscles

髂肋肌
iliocostalis

肋骨
rib

横突尖
tip of transverse process

斜方肌
trapezius

最长肌
longissimus

93. 胸椎后侧入路 3
Posterior approach of thoracic vertebra 3

在准备切除的肋骨后面一直切到骨质。在横突上将肌肉向内、外侧分开。切开肋骨上的骨膜。

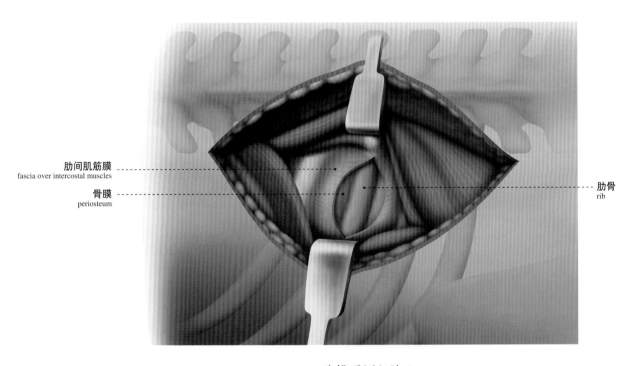

肋间肌筋膜
fascia over intercostal muscles

骨膜
periosteum

肋骨
rib

94. 胸椎后侧入路 4
Posterior approach of thoracic vertebra 4

骨膜下剥离：将肋骨上所有的肌肉附着均予剥开。

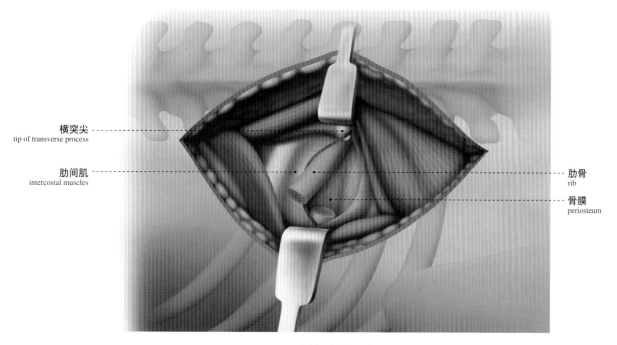

横突尖
tip of transverse process

肋间肌
intercostal muscles

肋骨
rib

骨膜
periosteum

95. 胸椎后侧入路 5
Posterior approach of thoracic vertebra 5

将肋骨在离中线 6~8 cm 处剪断。将其内段提起，仔细切除残留肌肉附着点及肋横突韧带。

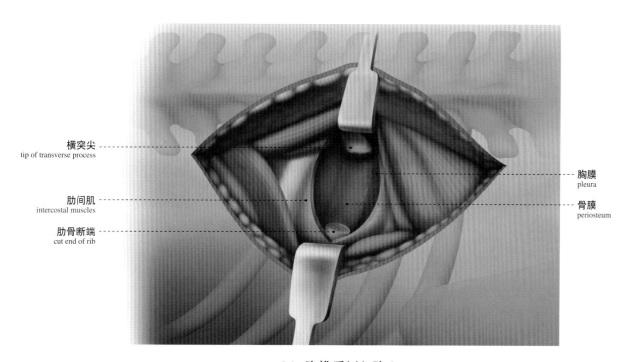

横突尖
tip of transverse process

肋间肌
intercostal muscles

肋骨断端
cut end of rib

胸膜
pleura

骨膜
periosteum

96. 胸椎后侧入路 6
Posterior approach of thoracic vertebra 6

将肋骨内段转动以完成切除。

第四章

腹腰部

腰部骨骼与韧带

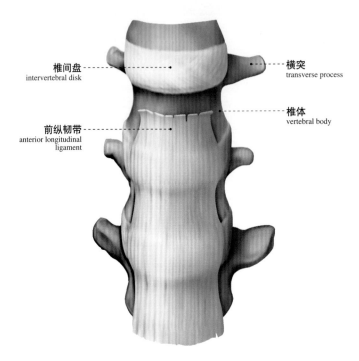

椎间盘
intervertebral disk

横突
transverse process

椎体
vertebral body

前纵韧带
anterior longitudinal ligament

97. 前纵韧带（前面观）
Anterior longitudinal ligament (anterior aspect)

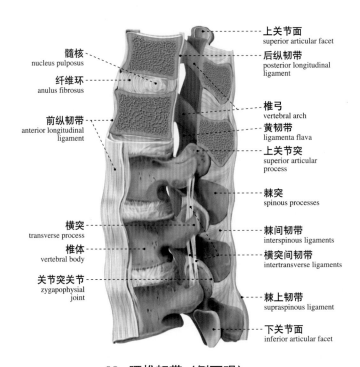

髓核
nucleus pulposus

纤维环
anulus fibrosus

前纵韧带
anterior longitudinal ligament

横突
transverse process

椎体
vertebral body

关节突关节
zygapophysial joint

上关节面
superior articular facet

后纵韧带
posterior longitudinal ligament

椎弓
vertebral arch

黄韧带
ligamenta flava

上关节突
superior articular process

棘突
spinous processes

棘间韧带
interspinous ligaments

横突间韧带
intertransverse ligaments

棘上韧带
supraspinous ligament

下关节面
inferior articular facet

98. 腰椎韧带（侧面观）
Ligaments ot the lumbar vertebras (lateral aspect)

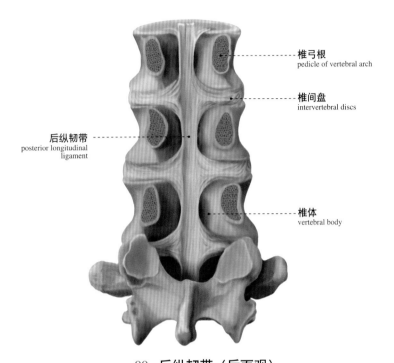

99. 后纵韧带（后面观）

Posterior longitudinal ligament (posterior aspect)

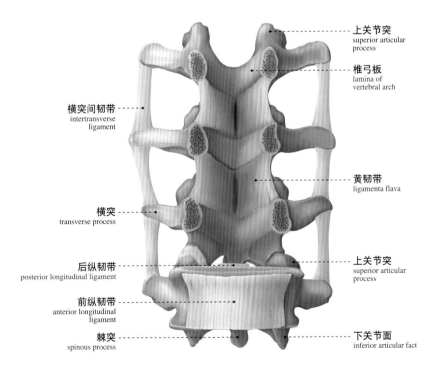

100. 黄韧带和横突间韧带（前面观）

Ligamenta flava and intertransverse ligaments (anterior aspect)

腰部肌肉

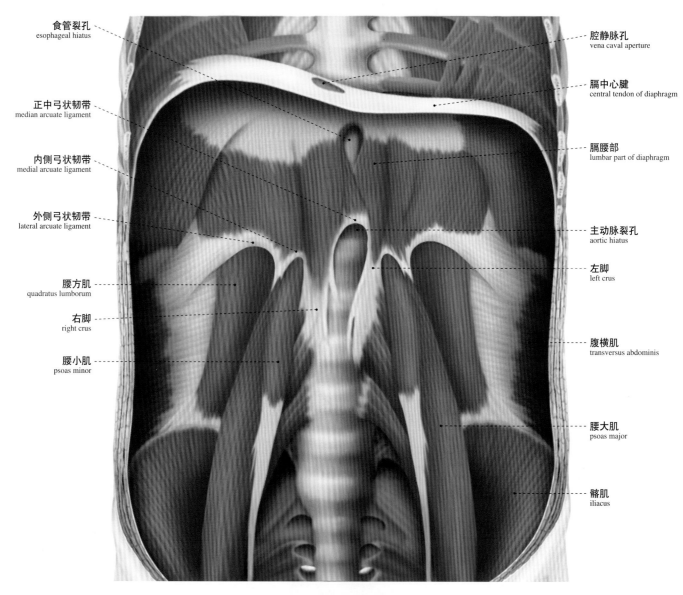

食管裂孔
esophageal hiatus

正中弓状韧带
median arcuate ligament

内侧弓状韧带
medial arcuate ligament

外侧弓状韧带
lateral arcuate ligament

腰方肌
quadratus lumborum

右脚
right crus

腰小肌
psoas minor

腔静脉孔
vena caval aperture

膈中心腱
central tendon of diaphragm

膈腰部
lumbar part of diaphragm

主动脉裂孔
aortic hiatus

左脚
left crus

腹横肌
transversus abdominis

腰大肌
psoas major

髂肌
iliacus

101. 腰肌（前面观）
Lumbar muscles (anterior aspect)

腰大肌：也称大腰肌，为一长梭形肌肉，起自腰椎两旁，与髂肌共同终点于股骨小转子上，合称"髂腰肌"。

腰方肌：自第12肋骨下缘和第1~4腰椎横突髂嵴的后部，止于髂嵴上缘。作用是下降和固定第12肋，并使脊柱侧屈和后伸。受腰神经前支支配。这条肌肉对于治疗腰痛有很重要的意义。

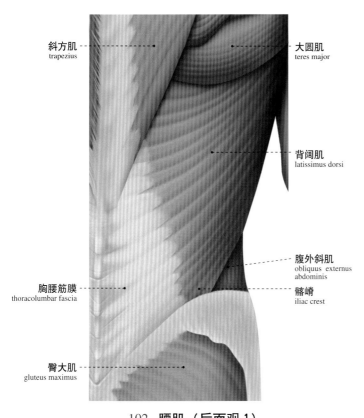

斜方肌
trapezius

大圆肌
teres major

背阔肌
latissimus dorsi

腹外斜肌
obliquus externus
abdominis

髂嵴
iliac crest

胸腰筋膜
thoracolumbar fascia

臀大肌
gluteus maximus

102. 腰肌（后面观 1）
Lumbar muscles (posterior aspect 1)

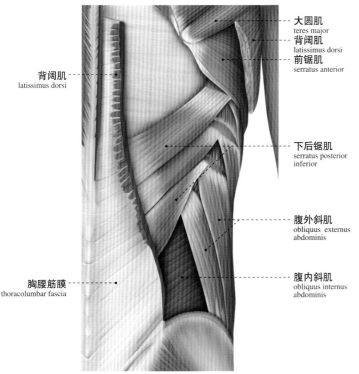

大圆肌
teres major

背阔肌
latissimus dorsi

前锯肌
serratus anterior

背阔肌
latissimus dorsi

下后锯肌
serratus posterior
inferior

腹外斜肌
obliquus externus
abdominis

腹内斜肌
obliquus internus
abdominis

胸腰筋膜
thoracolumbar fascia

103. 腰肌（后面观 2）
Lumbar muscles (posterior aspect 2)

　　腹外斜肌：腹外斜肌起自第 5~12 肋骨的外面，上部肌齿与前锯肌肌齿相交错，下部肌齿与背阔肌肌齿相交错。肌纤维斜向前下方，后下部的肌纤维止于髂嵴前部的外唇；前上部的肌纤维向前下，于髂前上棘与脐的连线处移行为腱膜，称腹外斜肌腱膜，腱膜的最下方附于髂前上棘与耻骨结节。受下 6 对胸神经的前支支配。

　　最长肌：在髂肋肌的内侧，自下而上也分为三部：即胸最长肌、颈最长肌和头最长肌。除起于总腱外，还起自全部胸椎和第 5~7 颈椎横突，止于全部胸椎横突及其附近的肋骨、上部颈椎横突和颞骨乳突。一侧收缩时，使脊柱向同侧屈曲；两侧收缩，能竖直躯干。胸和颈最长肌受脊神经后支支配，头最长肌受脊神经支配。

　　髂肋肌：位于最外侧，自下而上分为三部：即腰髂肋肌、胸髂肋肌和颈髂肋肌，这三部分肌互相重叠。腰髂肋肌起自骶棘肌的总腱，肌纤维向上，借许多腱束止于下 6 个肋骨肋角的下缘。同样，胸髂肋肌起自腰髂肋肌 6 个肋骨角的止点的内侧，向上分别止于 6 个肋骨角的下缘。颈髂肋肌起自胸髂肋肌在上 6 个肋骨止点的内侧，止于第 4~6 颈椎横突的后结节。全肌虽然分为三部，但纤维互相重叠，外形上是一块肌肉。此肌通过肋骨作用于脊柱，一侧收缩时，使躯干向同侧屈；两侧收缩时，则竖直躯干。髂肋肌受脊神经后支支配。

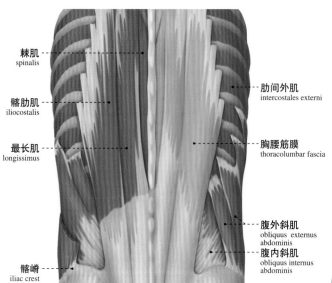

棘肌
spinalis

髂肋肌
iliocostalis

最长肌
longissimus

髂嵴
iliac crest

肋间外肌
intercostales externi

胸腰筋膜
thoracolumbar fascia

腹外斜肌
obliquus externus abdominis

腹内斜肌
obliquus internus abdominis

104. 腰肌（后面观 3）
Lumbar muscles (posterior aspect 3)

棘肌：在最长肌的内侧，紧贴棘突的两侧，可分为胸棘肌、颈棘肌和头棘肌，前者位于胸背面的中部，起自总腱和下部胸椎棘突，肌束一般越过 1~2 个棘突，抵止于上部胸椎棘突；颈棘肌和头棘肌较胸棘肌尤为弱小，位于项部。胸棘肌伸脊柱胸段，项棘肌伸脊柱颈段。棘肌受脊神经后支支配。

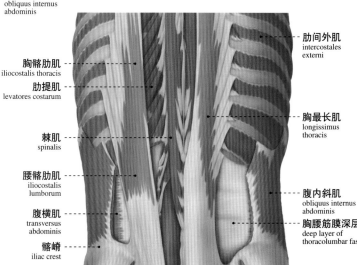

胸髂肋肌
iliocostalis thoracis

肋提肌
levatores costarum

棘肌
spinalis

腰髂肋肌
iliocostalis lumborum

腹横肌
transversus abdominis

髂嵴
iliac crest

肋间外肌
intercostales externi

胸最长肌
longissimus thoracis

腹内斜肌
obliquus internus abdominis

胸腰筋膜深层
deep layer of thoracolumbar fascia

105. 腰肌（后面观 4）
Lumbar muscles (posterior aspect 4)

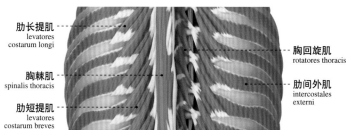

肋长提肌
levatores costarum longi

胸棘肌
spinalis thoracis

肋短提肌
levatores costarum breves

第 12 肋
12th rib

腰棘间肌
interspinales lumborum

腹横肌
transversus abdominis

腹横肌腱膜
aponeurosis of transversus abdominis

髂嵴
iliac crest

胸回旋肌
rotatores thoracis

肋间外肌
intercostales externi

腰横突间内侧肌
intertransversarii mediales lumborum

腰横突间外侧肌
intertransversarii laterales lumborum

横突
transverse processes

腰方肌
quadratus lumborum

106. 腰肌（后面观 5）
Lumbar muscles (posterior aspect 5)

腹腰部血管、淋巴与神经

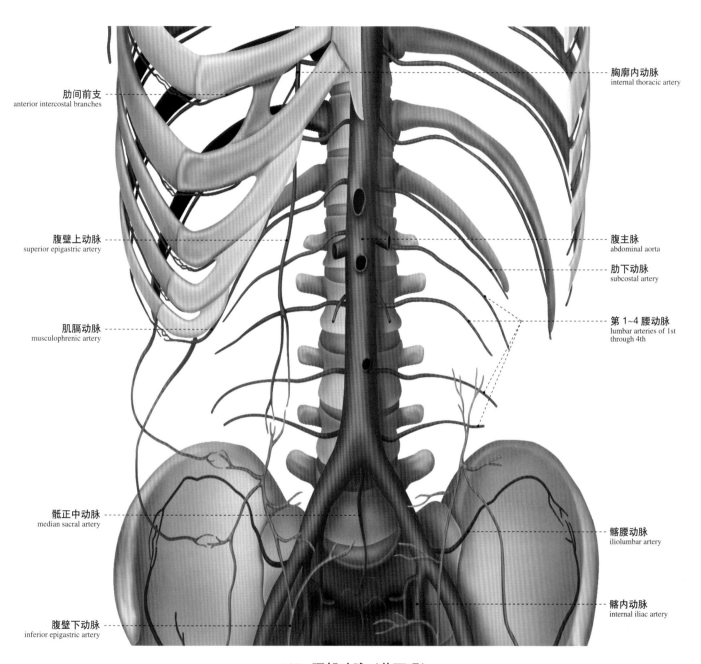

肋间前支
anterior intercostal branches

胸廓内动脉
internal thoracic artery

腹壁上动脉
superior epigastric artery

腹主脉
abdominal aorta

肋下动脉
subcostal artery

肌膈动脉
musculophrenic artery

第1~4腰动脉
lumbar arteries of 1st through 4th

骶正中动脉
median sacral artery

髂腰动脉
iliolumbar artery

髂内动脉
internal iliac artery

腹壁下动脉
inferior epigastric artery

107. 腰部动脉（前面观）
Lumbar arteries (anterior aspect)

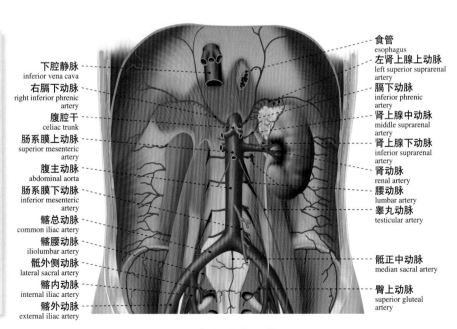

胸廓内动脉
internal thoracic artery

肋间前支
anterior intercostal branches

肌膈动脉
musculophrenic artery

腹壁上动脉
superior epigastric artery

肋间后动脉
posterior intercostal artery

腹主动脉
abdominal aorta

肋下动脉
subcostal artery

腹壁下动脉
inferior epigastric artery

腹壁下动脉：在近腹股沟韧带中点稍内侧处发自髂外动脉，在腹股沟管深环内侧的腹膜外组织内斜向上内，穿腹横筋膜上行于腹直肌与腹直肌鞘后层之间，至脐平面附近与发自胸廓内动脉的腹壁上动脉吻合，并与肋间动脉的终末支在腹直肌外侧缘吻合。腹壁下动脉的体表投影为腹股沟韧带中点稍内侧与脐的连线。临床上做腹腔穿刺时，应在此投影的外上方进针。

108. 腰部动脉（侧面观）
Lumbar arteries (lateral aspect)

腹主动脉：腹主动脉是人体的大动脉，直接延续于发自左心室的主动脉、胸主动脉，沿脊柱左侧下行，主要负责腹腔脏器和腹壁的血液供应。腹主动脉分为脏支和壁支。

脏支又分为腹腔干、肠系膜上动脉、肠系膜下动脉、肾上腺中动脉、肾动脉、睾丸动脉（或卵巢动脉）。腹腔干又分支为胃左动脉和肝总动脉。肝总动脉又分支为肝固有动脉、胃右动脉和胃十二指肠动脉。

壁支包括膈下动脉、腰动脉和骶正中动脉等。

下腔静脉
inferior vena cava

右膈下动脉
right inferior phrenic artery

腹腔干
celiac trunk

肠系膜上动脉
superior mesenteric artery

腹主动脉
abdominal aorta

肠系膜下动脉
inferior mesenteric artery

髂总动脉
common iliac artery

髂腰动脉
iliolumbar artery

骶外侧动脉
lateral sacral artery

髂内动脉
internal iliac artery

髂外动脉
external iliac artery

食管
esophagus

左肾上腺上动脉
left superior suprarenal artery

膈下动脉
inferior phrenic artery

肾上腺中动脉
middle suprarenal artery

肾上腺下动脉
inferior suprarenal artery

肾动脉
renal artery

腰动脉
lumbar artery

睾丸动脉
testicular artery

骶正中动脉
median sacral artery

臀上动脉
superior gluteal artery

109. 腹主动脉（前面观）
Abdominal aorta (anterior aspect)

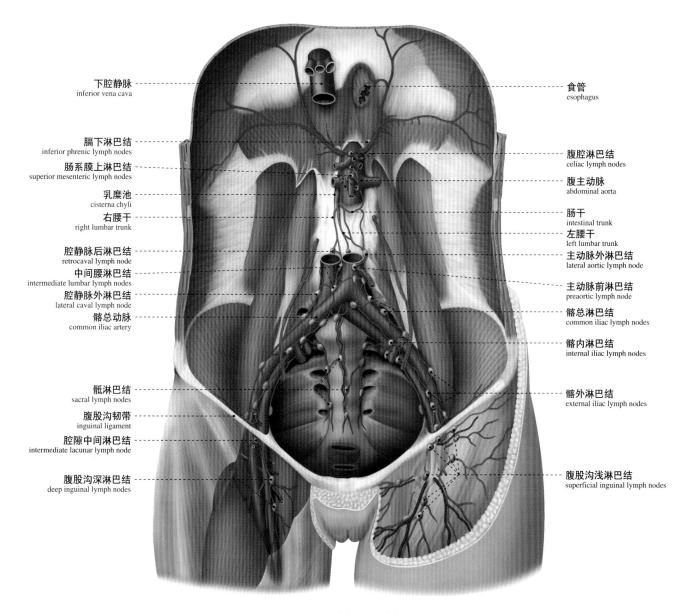

下腔静脉
inferior vena cava

膈下淋巴结
inferior phrenic lymph nodes

肠系膜上淋巴结
superior mesenteric lymph nodes

乳糜池
cisterna chyli

右腰干
right lumbar trunk

腔静脉后淋巴结
retrocaval lymph node

中间腰淋巴结
intermediate lumbar lymph nodes

腔静脉外淋巴结
lateral caval lymph node

髂总动脉
common iliac artery

骶淋巴结
sacral lymph nodes

腹股沟韧带
inguinal ligament

腔隙中间淋巴结
intermediate lacunar lymph node

腹股沟深淋巴结
deep inguinal lymph nodes

食管
esophagus

腹腔淋巴结
celiac lymph nodes

腹主动脉
abdominal aorta

肠干
intestinal trunk

左腰干
left lumbar trunk

主动脉外淋巴结
lateral aortic lymph node

主动脉前淋巴结
preaortic lymph node

髂总淋巴结
common iliac lymph nodes

髂内淋巴结
internal iliac lymph nodes

髂外淋巴结
external iliac lymph nodes

腹股沟浅淋巴结
superficial inguinal lymph nodes

110. 腹部淋巴结
Lymph nodes in the abdomen

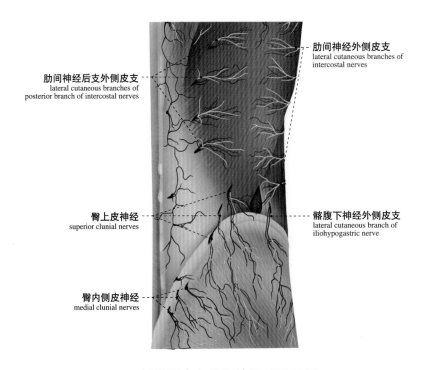

肋间神经外侧皮支
lateral cutaneous branches
of intercostal nerves

肋间神经前皮支
anterior cutaneous branches of
intercostal nerves

髂腹下神经外侧皮支
lateral cutaneous branch of
iliohypogastric nerve

111. 腹部浅层血管和神经（前面观）
Blood vessels and nerves of the superficial layer of the abdomen (anterior aspect)

肋间神经外侧皮支
lateral cutaneous branches of
intercostal nerves

肋间神经后支外侧皮支
lateral cutaneous branches of
posterior branch of intercostal nerves

臀上皮神经
superior clunial nerves

髂腹下神经外侧皮支
lateral cutaneous branch of
iliohypogastric nerve

臀内侧皮神经
medial clunial nerves

112. 腰部浅层皮血管和神经（后面观）
Superficial cutaneous vessels and nerves of the posterior waist (posterior aspect)

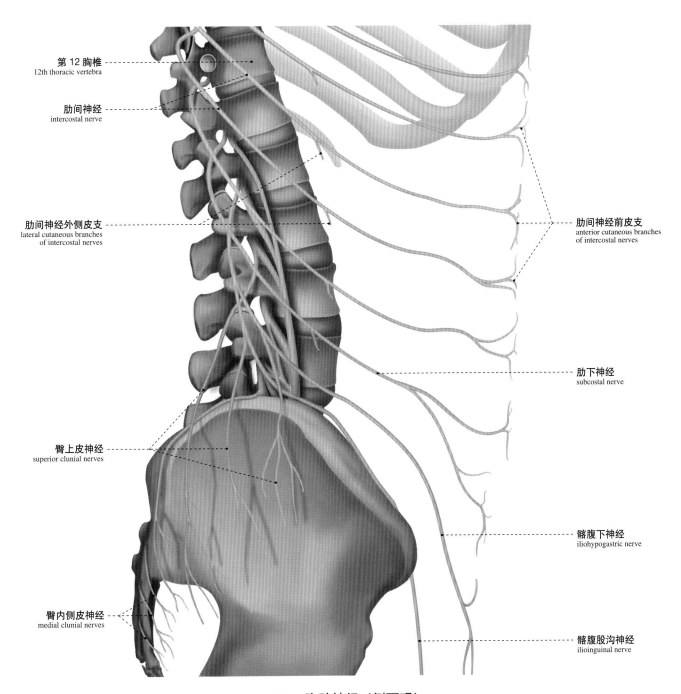

第 12 胸椎
12th thoracic vertebra

肋间神经
intercostal nerve

肋间神经外侧皮支
lateral cutaneous branches
of intercostal nerves

臀上皮神经
superior clunial nerves

臀内侧皮神经
medial clunial nerves

肋间神经前皮支
anterior cutaneous branches
of intercostal nerves

肋下神经
subcostal nerve

髂腹下神经
iliohypogastric nerve

髂腹股沟神经
ilioinguinal nerve

113. 腹壁神经（侧面观）
Nerves of the abdominal wall (lateral aspect)

腹部局部解剖

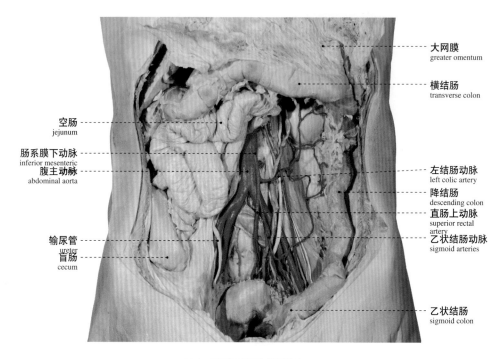

空肠
jejunum

肠系膜下动脉
inferior mesenteric

腹主动脉
abdominal aorta

输尿管
ureter

盲肠
cecum

大网膜
greater omentum

横结肠
transverse colon

左结肠动脉
left colic artery

降结肠
descending colon

直肠上动脉
superior rectal artery

乙状结肠动脉
sigmoid arteries

乙状结肠
sigmoid colon

114. 腹部局部解剖 1
Topography of the abdomen 1

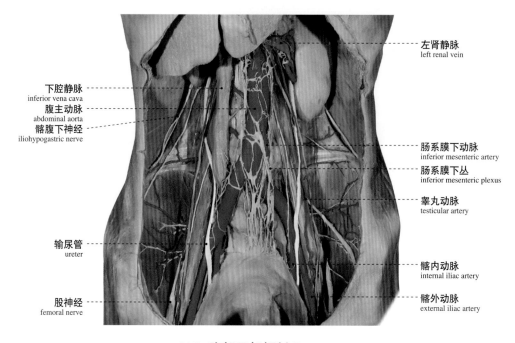

下腔静脉
inferior vena cava

腹主动脉
abdominal aorta

髂腹下神经
iliohypogastric nerve

输尿管
ureter

股神经
femoral nerve

左肾静脉
left renal vein

肠系膜下动脉
inferior mesenteric artery

肠系膜下丛
inferior mesenteric plexus

睾丸动脉
testicular artery

髂内动脉
internal iliac artery

髂外动脉
external iliac artery

115. 腹部局部解剖 2
Topography of the abdomen 2

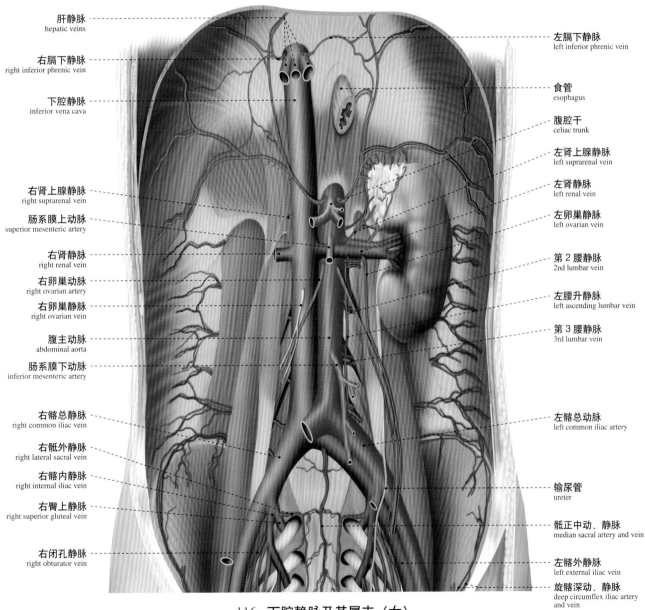

肝静脉
hepatic veins

右膈下静脉
right inferior phrenic vein

下腔静脉
inferior vena cava

右肾上腺静脉
right suprarenal vein

肠系膜上动脉
superior mesenteric artery

右肾静脉
right renal vein

右卵巢动脉
right ovarian artery

右卵巢静脉
right ovarian vein

腹主动脉
abdominal aorta

肠系膜下动脉
inferior mesenteric artery

右髂总静脉
right common iliac vein

右骶外静脉
right lateral sacral vein

右髂内静脉
right internal iliac vein

右臀上静脉
right superior gluteal vein

右闭孔静脉
right obturator vein

左膈下静脉
left inferior phrenic vein

食管
esophagus

腹腔干
celiac trunk

左肾上腺静脉
left suprarenal vein

左肾静脉
left renal vein

左卵巢静脉
left ovarian vein

第2腰静脉
2nd lumbar vein

左腰升静脉
left ascending lumbar vein

第3腰静脉
3rd lumbar vein

左髂总动脉
left common iliac artery

输尿管
ureter

骶正中动、静脉
median sacral artery and vein

左髂外静脉
left external iliac vein

旋髂深动、静脉
deep circumflex iliac artery and vein

116. 下腔静脉及其属支（女）
Inferior vena cava and its tributaries (female)

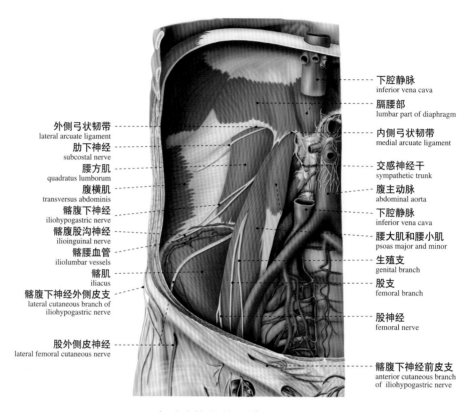

外侧弓状韧带
lateral arcuate ligament

肋下神经
subcostal nerve

腰方肌
quadratus lumborum

腹横肌
transversus abdominis

髂腹下神经
iliohypogastric nerve

髂腹股沟神经
ilioinguinal nerve

髂腰血管
iliolumbar vessels

髂肌
iliacus

髂腹下神经外侧皮支
lateral cutaneous branch of
iliohypogastric nerve

股外侧皮神经
lateral femoral cutaneous nerve

下腔静脉
inferior vena cava

膈腰部
lumbar part of diaphragm

内侧弓状韧带
medial arcuate ligament

交感神经干
sympathetic trunk

腹主动脉
abdominal aorta

下腔静脉
inferior vena cava

腰大肌和腰小肌
psoas major and minor

生殖支
genital branch

股支
femoral branch

股神经
femoral nerve

髂腹下神经前皮支
anterior cutaneous branch
of iliohypogastric nerve

117. 腹后壁的血管和神经（前面观 1）
Blood vessels and nerves of the posterior abdominal wall (anterior aspect 1)

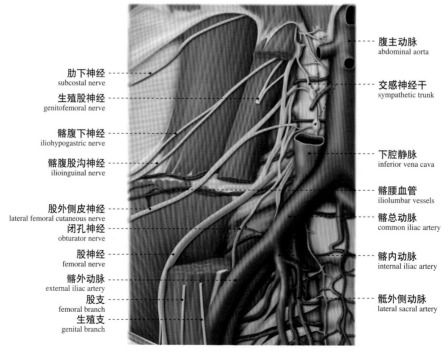

肋下神经
subcostal nerve

生殖股神经
genitofemoral nerve

髂腹下神经
iliohypogastric nerve

髂腹股沟神经
ilioinguinal nerve

股外侧皮神经
lateral femoral cutaneous nerve

闭孔神经
obturator nerve

股神经
femoral nerve

髂外动脉
external iliac artery

股支
femoral branch

生殖支
genital branch

腹主动脉
abdominal aorta

交感神经干
sympathetic trunk

下腔静脉
inferior vena cava

髂腰血管
iliolumbar vessels

髂总动脉
common iliac artery

髂内动脉
internal iliac artery

骶外侧动脉
lateral sacral artery

118. 腹后壁的血管和神经（前面观 2）
Blood vessels and nerves of the posterior abdominal wall (anterior aspect 2)

腹腰部手术入路

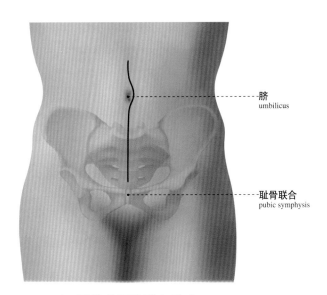

脐
umbilicus

耻骨联合
pubic symphysis

119. 腰椎前经腹膜入路 1
Anterior lumbar vertebra via peritoneum approach 1

从脐稍下方至耻骨联合稍上方做正中线纵切口，向上绕脐左侧延伸切口。

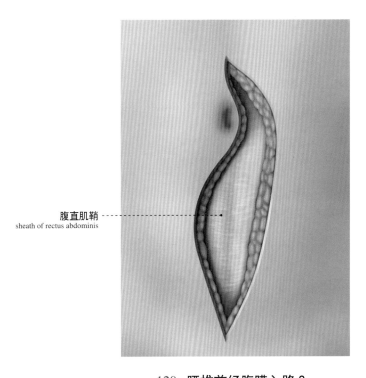

腹直肌鞘
sheath of rectus abdominis

120. 腰椎前经腹膜入路 2
Anterior lumbar vertebra via peritoneum approach 2

沿皮肤切口线切开脂肪到达腹直肌纤维鞘，纵行切开此鞘。

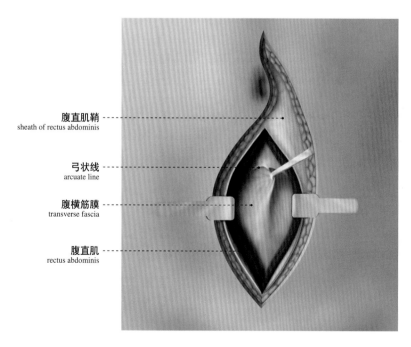

腹直肌鞘前层（外面）
anterior layer of sheath of rectus abdominis
(external surface)

腹直肌
rectus abdominis

腹直肌鞘前层（内面）
anterior layer of sheath of rectus
abdominis (internal surface)

121. 腰椎前经腹膜入路 3

Anterior lumbar vertebra via peritoneum approach 3

在中线分开两侧腹直肌以显露腹膜。

腹直肌鞘
sheath of rectus abdominis

弓状线
arcuate line

腹横筋膜
transverse fascia

腹直肌
rectus abdominis

122. 腰椎前经腹膜入路 4

Anterior lumbar vertebra via peritoneum approach 4

用镊子夹起腹膜并将其切开。

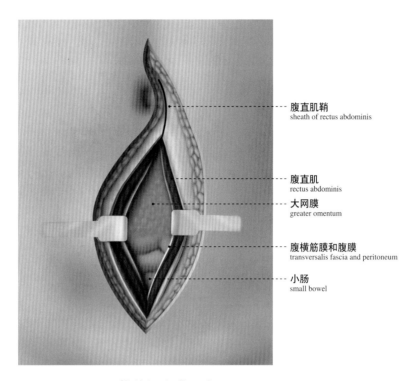

腹直肌鞘
sheath of rectus abdominis

腹直肌
rectus abdominis

大网膜
greater omentum

腹横筋膜和腹膜
transversalis fascia and peritoneum

小肠
small bowel

123. 腰椎前经腹膜入路 5

Anterior lumbar vertebra via peritoneum approach 5

注意保护腹膜腔内容，小心延长切口上半部，在中线上切开白线。

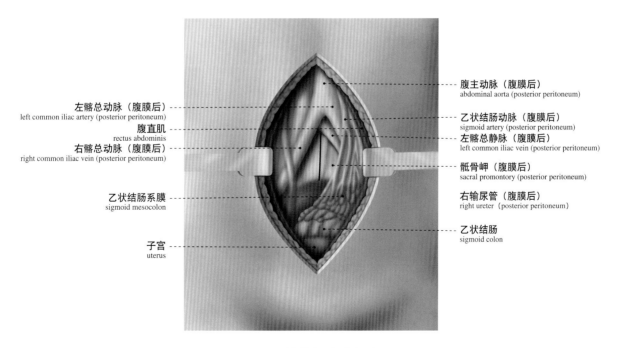

左髂总动脉（腹膜后）
left common iliac artery (posterior peritoneum)

腹直肌
rectus abdominis

右髂总动脉（腹膜后）
right common iliac vein (posterior peritoneum)

乙状结肠系膜
sigmoid mesocolon

子宫
uterus

腹主动脉（腹膜后）
abdominal aorta (posterior peritoneum)

乙状结肠动脉（腹膜后）
sigmoid artery (posterior peritoneum)

左髂总静脉（腹膜后）
left common iliac vein (posterior peritoneum)

骶骨岬（腹膜后）
sacral promontory (posterior peritoneum)

右输尿管（腹膜后）
right ureter (posterior peritoneum)

乙状结肠
sigmoid colon

124. 腰椎前经腹膜入路 6

Anterior lumbar vertebra via peritoneum approach 6

将腹直肌向外侧牵开，将膀胱向远侧牵开。在头低位下小心地使肠管移向头侧，仍保留在腹膜腔内。将后腹膜纵行切开。

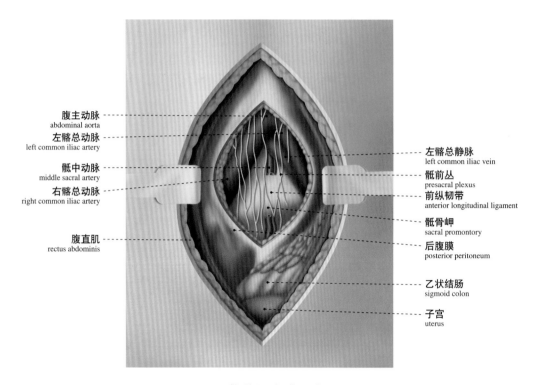

腹主动脉
abdominal aorta

左髂总动脉
left common iliac artery

骶中动脉
middle sacral artery

右髂总动脉
right common iliac artery

腹直肌
rectus abdominis

左髂总静脉
left common iliac vein

骶前丛
presacral plexus

前纵韧带
anterior longitudinal ligament

骶骨岬
sacral promontory

后腹膜
posterior peritoneum

乙状结肠
sigmoid colon

子宫
uterus

125. 腰椎前经腹膜入路 7

Anterior lumbar vertebra via peritoneum approach 7

牵开后腹膜以观察腹主动脉及下腔静脉的分叉，结扎骶中动脉，判明腹主动脉及骶骨岬前面的骶前副交感神经丛。

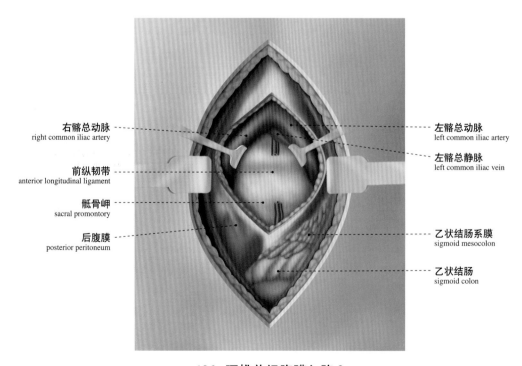

右髂总动脉
right common iliac artery

前纵韧带
anterior longitudinal ligament

骶骨岬
sacral promontory

后腹膜
posterior peritoneum

左髂总动脉
left common iliac artery

左髂总静脉
left common iliac vein

乙状结肠系膜
sigmoid mesocolon

乙状结肠
sigmoid colon

126. 腰椎前经腹膜入路 8

Anterior lumbar vertebra via peritoneum approach 8

按需要游离大血管以增大显露，骨膜下剥离显露 L5~S1 椎间盘。

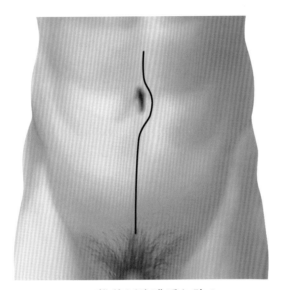

127. 腰椎前侧腹膜后入路 1

Anterior lumbar vertebra via retroperitoneal approach 1

从脐下方至耻骨联合稍上方做正中线纵切口，向上弧形绕过脐左侧延伸至脐上 2~3 cm。

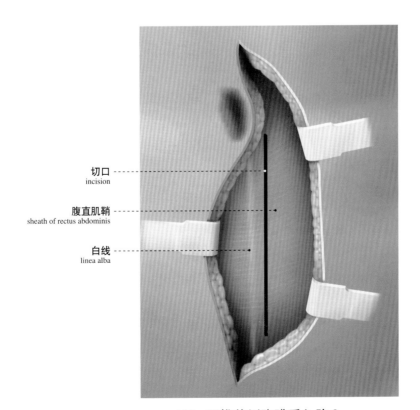

切口
incision

腹直肌鞘
sheath of rectus abdominis

白线
linea alba

128. 腰椎前侧腹膜后入路 2

Anterior lumbar vertebra via retroperitoneal approach 2

沿皮肤切口线切开脂肪到达腹直肌纤维鞘，纵行切开此鞘。

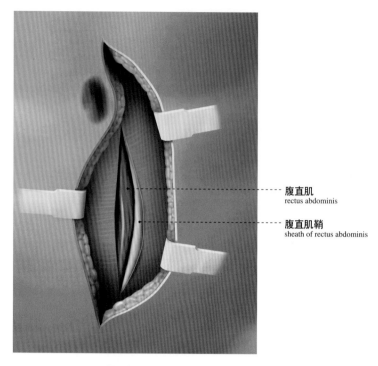

腹直肌
rectus abdominis

腹直肌鞘
sheath of rectus abdominis

129. 腰椎前侧腹膜后入路 3

Anterior lumbar vertebra via retroperitoneal approach 3

在腹直肌内缘纵行切开腹直肌筋膜。

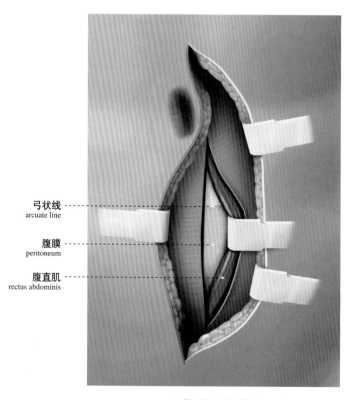

弓状线
arcuate line

腹膜
peritoneum

腹直肌
rectus abdominis

130. 腰椎前侧腹膜后入路 4

Anterior lumbar vertebra via retroperitoneal approach 4

从腹直肌内侧缘提起并牵开腹直肌，显露弓状线及腹膜。

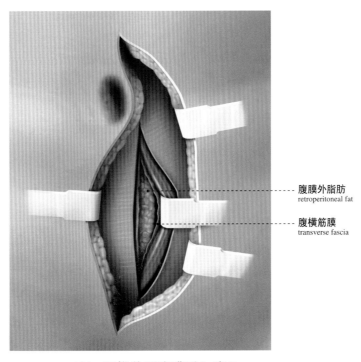

131. 腰椎前侧腹膜后入路 5

Anterior lumbar vertebra via retroperitoneal approach 5

在腹直肌背侧向下腹部钝性剥离。

腹膜外脂肪
retroperitoneal fat

腹横筋膜
transverse fascia

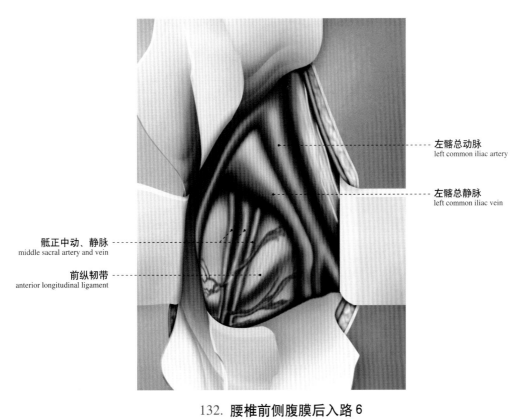

左髂总动脉
left common iliac artery

左髂总静脉
left common iliac vein

骶正中动、静脉
middle sacral artery and vein

前纵韧带
anterior longitudinal ligament

132. 腰椎前侧腹膜后入路 6

Anterior lumbar vertebra via retroperitoneal approach 6

继续向左下腹钝性剥离则可显露腹膜外脂肪，其下方可见腰大肌。

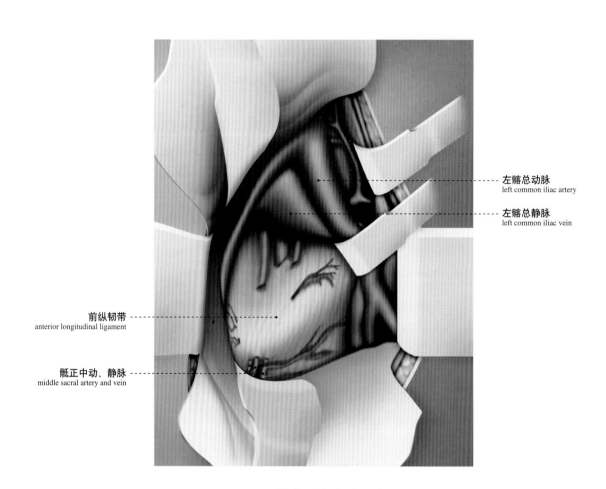

左髂总动脉
left common iliac artery

左髂总静脉
left common iliac vein

前纵韧带
anterior longitudinal ligament

骶正中动、静脉
middle sacral artery and vein

133. 腰椎前侧腹膜后入路 7

Anterior lumbar vertebra via retroperitoneal approach 7

钝性将 L5~S1 椎间盘和骶骨岬前方软组织推向内侧，显示骶正中动、静脉。

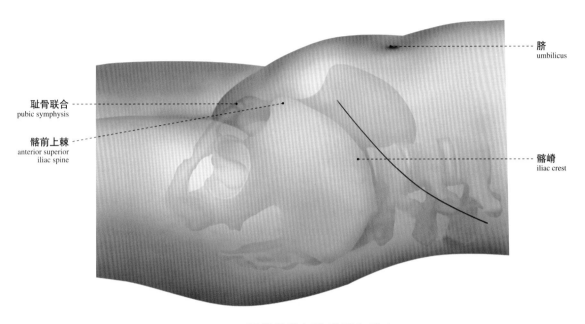

耻骨联合
pubic symphysis

髂前上棘
anterior superior
iliac spine

脐
umbilicus

髂嵴
iliac crest

134. 腰椎前外侧腹膜后入路 1

Anterior lateral lumbar vertebra via retroperitoneal approach 1

切口从第 12 肋后半部向下到脐及耻骨联合中点平面的腹直肌外缘做腹侧方斜切口。

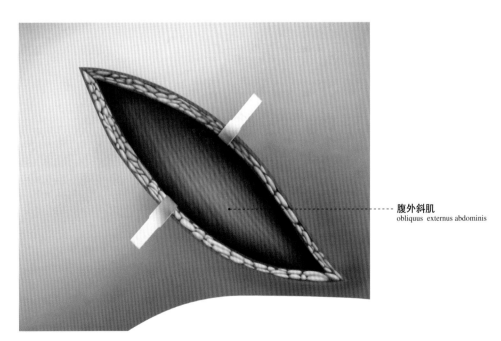

腹外斜肌
obliquus externus abdominis

135. 腰椎前外侧腹膜后入路 2

Anterior lateral lumbar vertebra via retroperitoneal approach 2

沿皮肤切口及纤维走向切开腹外斜肌及其腱膜。

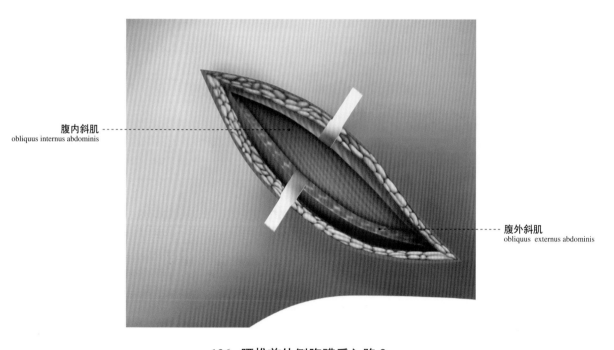

腹内斜肌
obliquus internus abdominis

腹外斜肌
obliquus externus abdominis

136. 腰椎前外侧腹膜后入路 3

Anterior lateral lumbar vertebra via retroperitoneal approach 3

沿皮肤切口线即与肌纤维走向相垂直地切开腹内斜肌。

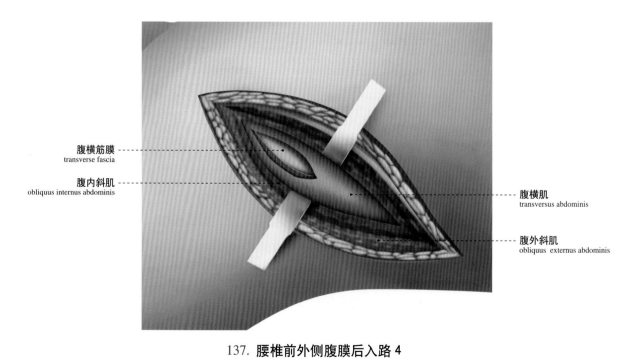

腹横筋膜
transverse fascia

腹内斜肌
obliquus internus abdominis

腹横肌
transversus abdominis

腹外斜肌
obliquus externus abdominis

137. 腰椎前外侧腹膜后入路 4

Anterior lateral lumbar vertebra via retroperitoneal approach 4

沿皮肤切口线切开深面的腹横肌，显露腹横筋膜。

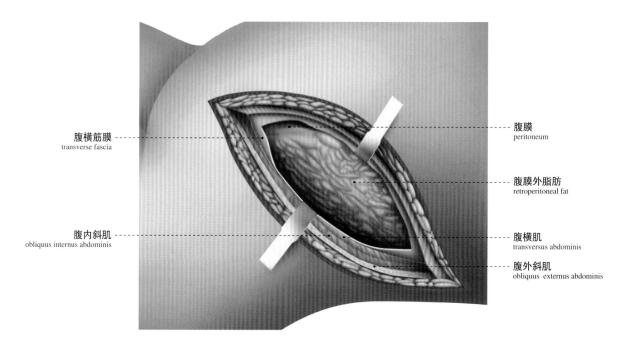

腹横筋膜
transverse fascia

腹内斜肌
obliquus internus abdominis

腹膜
peritoneum

腹膜外脂肪
retroperitoneal fat

腹横肌
transversus abdominis

腹外斜肌
obliquus externus abdominis

138. 腰椎前外侧腹膜后入路 5

Anterior lateral lumbar vertebra via retroperitoneal approach 5

在切口的前部，辨明腹膜及其内容物。在后部，辨明腹膜后脂肪。

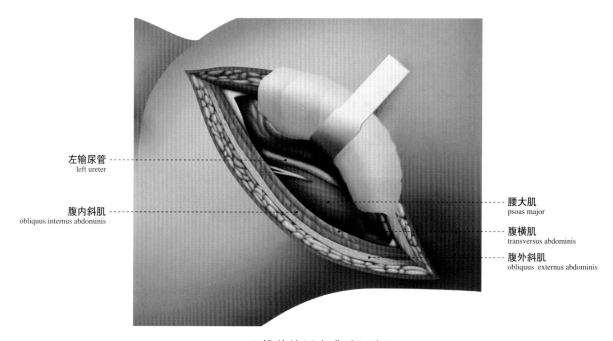

左输尿管
left ureter

腹内斜肌
obliquus internus abdominis

腰大肌
psoas major

腹横肌
transversus abdominis

腹外斜肌
obliquus externus abdominis

139. 腰椎前外侧腹膜后入路 6

Anterior lateral lumbar vertebra via retroperitoneal approach 6

用手指钝性剥离，在腹膜后脂肪和腰肌筋膜之间剥出一界面。

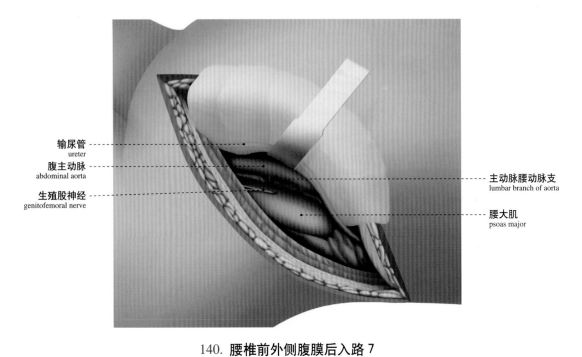

140. 腰椎前外侧腹膜后入路 7

Anterior lateral lumbar vertebra via retroperitoneal approach 7

游离腹腔及其内容物，将它们向内侧推开。

输尿管 ureter
腹主动脉 abdominal aorta
生殖股神经 genitofemoral nerve
主动脉腰动脉支 lumbar branch of aorta
腰大肌 psoas major

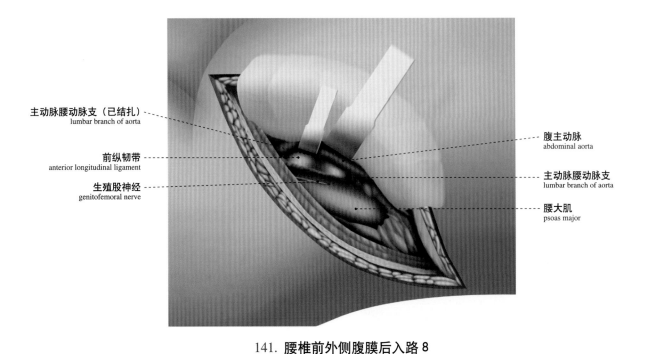

141. 腰椎前外侧腹膜后入路 8

Anterior lateral lumbar vertebra via retroperitoneal approach 8

结扎腰血管，游离下腔静脉以到达椎体前部。

主动脉腰动脉支（已结扎）lumbar branch of aorta
前纵韧带 anterior longitudinal ligament
生殖股神经 genitofemoral nerve
腹主动脉 abdominal aorta
主动脉腰动脉支 lumbar branch of aorta
腰大肌 psoas major

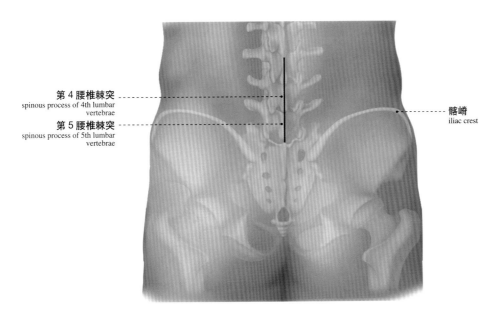

第 4 腰椎棘突
spinous process of 4th lumbar vertebrae

第 5 腰椎棘突
spinous process of 5th lumbar vertebrae

髂嵴
iliac crest

142. 腰椎后侧入路 1

Posterior approach lumbar vertebra 1

从病变平面上一棘突到下一棘突在棘突上做纵切口。

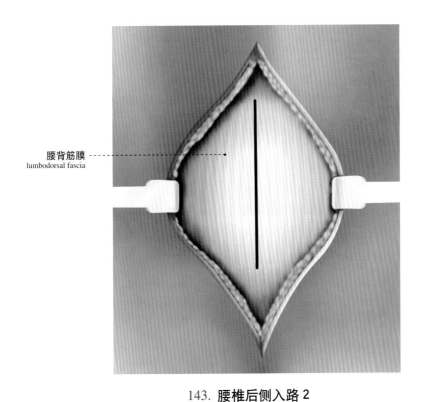

腰背筋膜
lumbodorsal fascia

143. 腰椎后侧入路 2

Posterior approach lumbar vertebra 2

沿皮肤切口方向切开皮下脂肪和筋膜，直到切至棘突，骨膜下剥离椎旁肌。

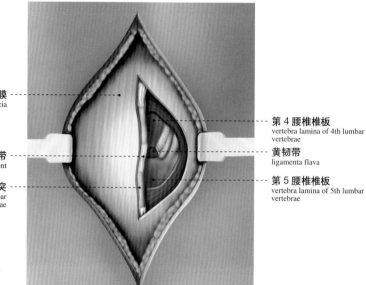

腰背筋膜
lumbodorsal fascia

第4腰椎椎板
vertebra lamina of 4th lumbar vertebrae

棘间韧带
interspinal ligament

黄韧带
ligamenta flava

第5腰椎棘突
spinous process of 5th lumbar vertebrae

第5腰椎椎板
vertebra lamina of 5th lumbar vertebrae

144. 腰椎后侧入路 3
Posterior approach lumbar vertebra 3

从棘突及椎板直到椎间小关节剥离椎旁肌。将椎旁肌骨膜下整块地从骨质剥开。

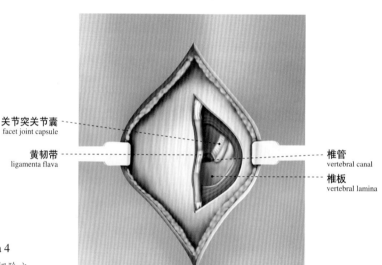

关节突关节囊
facet joint capsule

黄韧带
ligamenta flava

椎管
vertebral canal

椎板
vertebral lamina

145. 腰椎后侧入路 4
Posterior approach lumbar vertebra 4

在下位椎板上缘的附着处切开黄韧带并切除之。

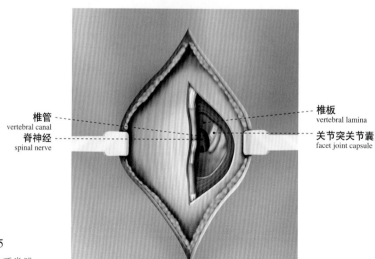

椎管
vertebral canal

脊神经
spinal nerve

椎板
vertebral lamina

关节突关节囊
facet joint capsule

146. 腰椎后侧入路 5
Posterior approach lumbar vertebra 5

直接在黄韧带和硬膜外脂肪下面的是蓝白色的硬脊膜。

第五章
盆骶部
盆骶部骨骼及韧带

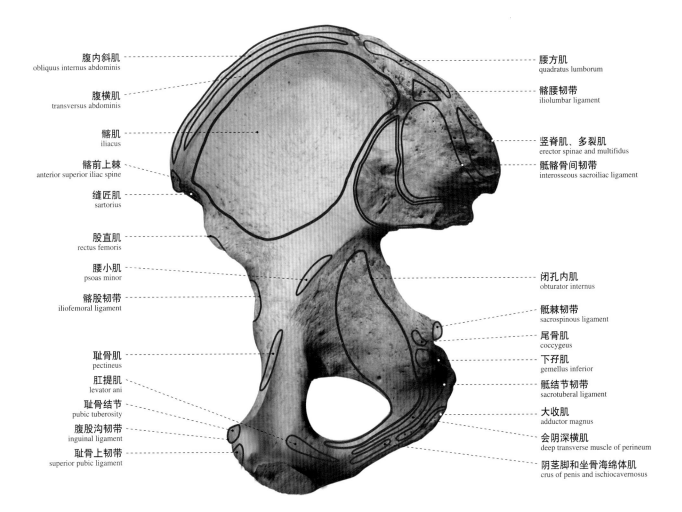

腹内斜肌
obliquus internus abdominis

腹横肌
transversus abdominis

髂肌
iliacus

髂前上棘
anterior superior iliac spine

缝匠肌
sartorius

股直肌
rectus femoris

腰小肌
psoas minor

髂股韧带
iliofemoral ligament

耻骨肌
pectineus

肛提肌
levator ani

耻骨结节
pubic tuberosity

腹股沟韧带
inguinal ligament

耻骨上韧带
superior pubic ligament

腰方肌
quadratus lumborum

髂腰韧带
iliolumbar ligament

竖脊肌、多裂肌
erector spinae and multifidus

骶髂骨间韧带
interosseous sacroiliac ligament

闭孔内肌
obturator internus

骶棘韧带
sacrospinous ligament

尾骨肌
coccygeus

下孖肌
gemellus inferior

骶结节韧带
sacrotuberal ligament

大收肌
adductor magnus

会阴深横肌
deep transverse muscle of perineum

阴茎脚和坐骨海绵体肌
crus of penis and ischiocavernosus

147. 髋骨肌肉附着部位（内面观）
Muscles attachment sites of the hip bone (internal aspect)

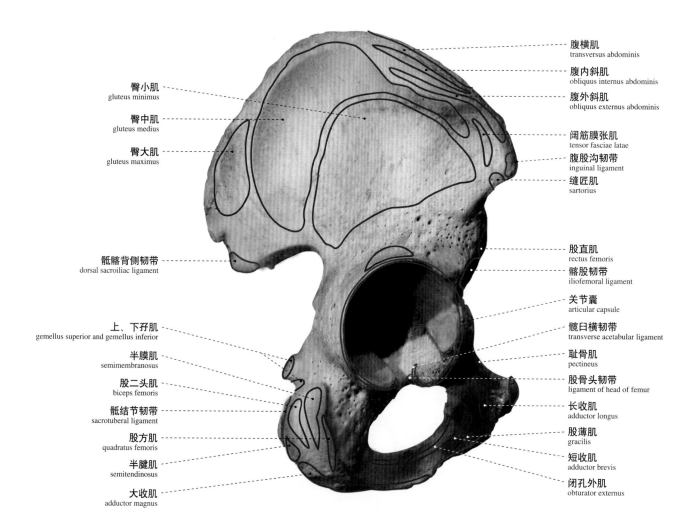

臀小肌
gluteus minimus

臀中肌
gluteus medius

臀大肌
gluteus maximus

骶髂背侧韧带
dorsal sacroiliac ligament

上、下孖肌
gemellus superior and gemellus inferior

半膜肌
semimembranosus

股二头肌
biceps femoris

骶结节韧带
sacrotuberal ligament

股方肌
quadratus femoris

半腱肌
semitendinosus

大收肌
adductor magnus

腹横肌
transversus abdominis

腹内斜肌
obliquus internus abdominis

腹外斜肌
obliquus externus abdominis

阔筋膜张肌
tensor fasciae latae

腹股沟韧带
inguinal ligament

缝匠肌
sartorius

股直肌
rectus femoris

髂股韧带
iliofemoral ligament

关节囊
articular capsule

髋臼横韧带
transverse acetabular ligament

耻骨肌
pectineus

股骨头韧带
ligament of head of femur

长收肌
adductor longus

股薄肌
gracilis

短收肌
adductor brevis

闭孔外肌
obturator externus

148. 髋骨肌肉附着部位（外面观）
Muscles attachment sites of the hip bone (external aspect)

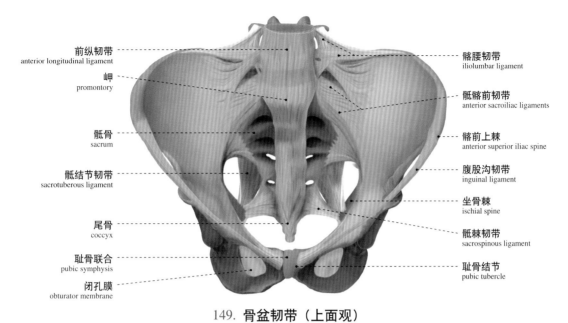

前纵韧带
anterior longitudinal ligament

岬
promontory

骶骨
sacrum

骶结节韧带
sacrotuberous ligament

尾骨
coccyx

耻骨联合
pubic symphysis

闭孔膜
obturator membrane

髂腰韧带
iliolumbar ligament

骶髂前韧带
anterior sacroiliac ligaments

髂前上棘
anterior superior iliac spine

腹股沟韧带
inguinal ligament

坐骨棘
ischial spine

骶棘韧带
sacrospinous ligament

耻骨结节
pubic tubercle

149. 骨盆韧带（上面观）
Ligaments of the pelvic (superior aspect)

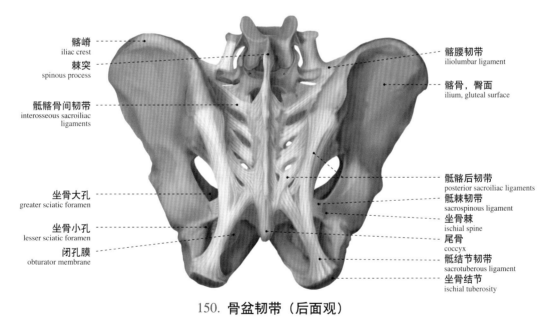

髂嵴
iliac crest

棘突
spinous process

骶髂骨间韧带
interosseous sacroiliac ligaments

坐骨大孔
greater sciatic foramen

坐骨小孔
lesser sciatic foramen

闭孔膜
obturator membrane

髂腰韧带
iliolumbar ligament

髂骨，臀面
ilium, gluteal surface

骶髂后韧带
posterior sacroiliac ligaments

骶棘韧带
sacrospinous ligament

坐骨棘
ischial spine

尾骨
coccyx

骶结节韧带
sacrotuberous ligament

坐骨结节
ischial tuberosity

150. 骨盆韧带（后面观）
Ligaments of the pelvic (posterior aspect)

骶髂前韧带：宽而薄，位于关节的前面，连接骶骨骨盆面的侧缘与髂骨耳状面的前缘。

骶结节韧带：为强韧的扇状韧带，位于骨盆的后下部。起自髂后下棘、骶骨下部的外侧缘和尾骨的上部，斜向外下方，经骶棘韧带的后方，止于坐骨结节的内侧缘，有一部分纤维则呈钩状，继续延伸至坐骨支，称为镰状突。

骶棘韧带：位于骶结节韧带的前方，较薄，呈三角形。起自骶骨和尾骨的外侧缘，向外方与骶结节韧带交叉后，止于坐骨棘。

髂腰韧带：为肥厚而强韧的三角形韧带。起自第5腰椎横突前面、横突尖部的后面及第4腰椎横突的前面和下缘，呈放射状止于髂嵴的内唇。

盆骶部肌肉

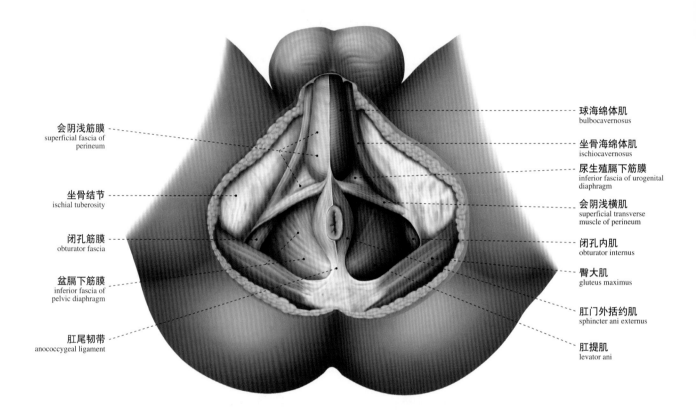

会阴浅筋膜
superficial fascia of perineum

坐骨结节
ischial tuberosity

闭孔筋膜
obturator fascia

盆膈下筋膜
inferior fascia of pelvic diaphragm

肛尾韧带
anococcygeal ligament

球海绵体肌
bulbocavernosus

坐骨海绵体肌
ischiocavernosus

尿生殖膈下筋膜
inferior fascia of urogenital diaphragm

会阴浅横肌
superficial transverse muscle of perineum

闭孔内肌
obturator internus

臀大肌
gluteus maximus

肛门外括约肌
sphincter ani externus

肛提肌
levator ani

151. 男性盆底浅层筋膜
Superficial fasciae of the male pelvic floor

　　肛提肌：薄而宽，起于耻骨后面与坐骨棘之间的肛提肌腱弓，纤维行向内下，止于会阴中心腱、直肠壁、尾骨和肛尾韧带，左右联合成漏斗状。肛提肌有参与构成盆膈、加强盆底、承托盆腔脏器以维持其正常位置，固定会阴中心腱，增加腹压，钩绕并维持直肠盆部与直肠肛门间角度，以节制排便和缩小阴道口等作用。肛提肌受第2~4骶神经和阴部神经支配。

　　筋膜：覆盖盆膈肌的筋膜称盆膈筋膜，覆盖盆膈肌上面的称盆膈上筋膜，下面者称盆膈下筋膜。盆膈下筋膜于盆筋膜腱弓处与闭孔筋膜相续，向下内移行于肛门外括约肌的筋膜，向后续于尾筋膜。

　　闭孔筋膜：较强厚，被覆于闭孔内肌盆面。闭孔筋膜在耻骨联合盆面稍外侧与坐骨连线之间部分增厚而成盆筋膜腱弓，又称为肛提肌腱弓，以作肛提肌起点。腱弓以上部分闭孔筋膜增厚，以下部分较为薄弱，参与构成坐骨直肠窝外侧壁。

会阴浅筋膜 superficial fascia of perineum	球海绵体肌 bulbocavernosus
会阴中心腱 perineal central tendon	坐骨海绵体肌 ischiocavernosus
坐骨结节 ischial tuberosity	尿生殖膈下筋膜 inferior fascia of urogenital diaphragm
盆膈下筋膜 inferior fascia of pelvic diaphragm	会阴浅横肌 superficial transverse muscle of perineum
肛尾韧带 anococcygeal ligament	闭孔内肌 obturator internus
尾骨 coccyx	肛提肌 levator ani
	肛门外括约肌 sphincter ani externus

152. 女性盆底浅层筋膜
Superficial fasciae of the female pelvic floor

　　尿生殖膈：由尿生殖膈上、下筋膜及其间的会阴深横肌和尿道括约肌组成的结构称尿生殖膈。在尿生殖三角内，男性有尿道，女性有尿道和阴道通过。尿生殖膈的作用是加强盆底，协助承托盆腔脏器。

　　会阴中心腱：在男性位于肛管与阴茎根之间，在女性位于肛管与阴道前庭后端之间，是一肌性结缔组织结节，具有加固盆底、承托盆内脏器的作用。女性的会阴中心腱较男性发达，分娩时伸展扩张较大，应注意保护，避免撕裂，故产科所谓的保护会阴，主要就是保护会阴中心腱以防裂伤。

　　肛门外括约肌：是由环绕在肛门内括约肌周围的骨骼肌构成，有较强的控制排便功能。

　　闭孔内肌：闭孔内肌为大腿外旋肌。闭孔内肌上下方各有一小肌，即上孖肌和下孖肌。

　　梨状肌：梨状肌起于第 2、3、4 骶椎前面，分布于小骨盆的内面，经坐骨大孔入臀部，止于股骨大转子后面。此肌因急、慢性损伤，或加上解剖上变异，易发生损伤性炎性改变，刺激或压迫神经，从而产生腰腿痛，称为梨状肌综合征。

　　尾骨肌：位于肛提肌后外方，骶棘韧带的前方；起自坐骨棘，止于尾骨的外侧缘；由第 4、5 骶神经分支支配。

　　坐骨海绵体肌：坐骨海绵体肌起自坐骨结节，男性止于阴茎，海绵体收缩时会压迫阴茎海绵体根部，阻止静脉回流，参与阴茎勃起，又称阴茎勃起肌；在女性此肌较薄弱，止于阴蒂脚，收缩时压迫阴蒂脚，阻止阴蒂内静脉血的回流，协助阴蒂勃起，故在女性又称为阴蒂勃起肌。

　　耻骨直肠肌：起自耻骨盆面的肌束，后行绕过直肠肛管交界处两侧和后方，与对侧肌纤维连接，构成 U 形襻，它可拉直肠肛管交界处向前，有肛门括约肌的作用。

　　髂尾肌：止于尾骨侧缘及肛尾韧带，有固定直肠的作用。

盆骶部血管、淋巴与神经

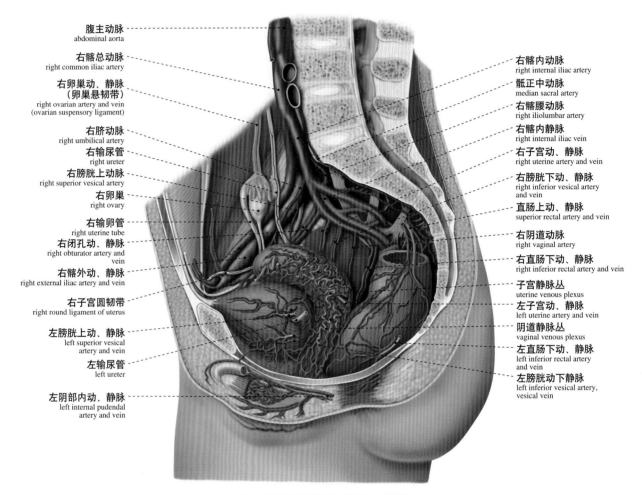

腹主动脉
abdominal aorta

右髂总动脉
right common iliac artery

右卵巢动、静脉
（卵巢悬韧带）
right ovarian artery and vein
(ovarian suspensory ligament)

右脐动脉
right umbilical artery

右输尿管
right ureter

右膀胱上动脉
right superior vesical artery

右卵巢
right ovary

右输卵管
right uterine tube

右闭孔动、静脉
right obturator artery and
vein

右髂外动、静脉
right external iliac artery and vein

右子宫圆韧带
right round ligament of uterus

左膀胱上动、静脉
left superior vesical
artery and vein

左输尿管
left ureter

左阴部内动、静脉
left internal pudendal
artery and vein

右髂内动脉
right internal iliac artery

骶正中动脉
median sacral artery

右髂腰动脉
right iliolumbar artery

右髂内静脉
right internal iliac vein

右子宫动、静脉
right uterine artery and vein

右膀胱下动、静脉
right inferior vesical artery
and vein

直肠上动、静脉
superior rectal artery and vein

右阴道动脉
right vaginal artery

右直肠下动、静脉
right inferior rectal artery and vein

子宫静脉丛
uterine venous plexus

左子宫动、静脉
left uterine artery and vein

阴道静脉丛
vaginal venous plexus

左直肠下动、静脉
left inferior rectal artery
and vein

左膀胱动下静脉
left inferior vesical artery,
vesical vein

153. 女性盆腔器官的动、静脉
Arteries and veins of the pelvic organs in the female

　　髂总静脉：由髂内、外静脉合成。右髂总静脉还可能有两支。左、右髂总静脉常在腹主动脉末端分叉处右侧平第 5 腰椎合成下腔静脉，也偶可于其左侧合成。

　　髂外静脉：髂外静脉可收纳腹壁下静脉、旋髂深静脉，少部分异常可见闭孔静脉经股环上方亦汇入此静脉。髂外静脉向上可直接汇入下腔静脉，或参与下腔静脉的形成。

　　髂内静脉：始于坐骨大孔上缘附近，伴行于同名动脉后内侧。两侧距髂总动脉分叉点下方由髂内、外静脉合成髂总静脉。髂内静脉属支有脏、壁两类，壁支中除髂腰静脉可汇入髂总静脉末段或髂内静脉外，其余均汇入髂内静脉。脏支呈丛，起于脏器，集合成干，汇入髂内静脉。髂内静脉有 1~3 支，以 1 支多见，可直接参加下腔静脉合成。

　　骶正中静脉：位于骶骨盆面，伴同名动脉上行，一般汇入左髂总静脉或分别汇于两髂总静脉交角处，也可汇入下腔静脉。骶前静脉丛有此静脉参与构成。

　　直肠上静脉：始于直肠静脉丛，向上经直肠后方，行于同名动脉左侧，经乙状结肠系膜根，续于肠系膜下静脉。

　　卵巢静脉：起自卵巢附近子宫阔韧带两层间的蔓状静脉丛，经卵巢悬韧带向上伴同名动脉，一般左侧汇入左肾静脉，右侧汇入下腔静脉。

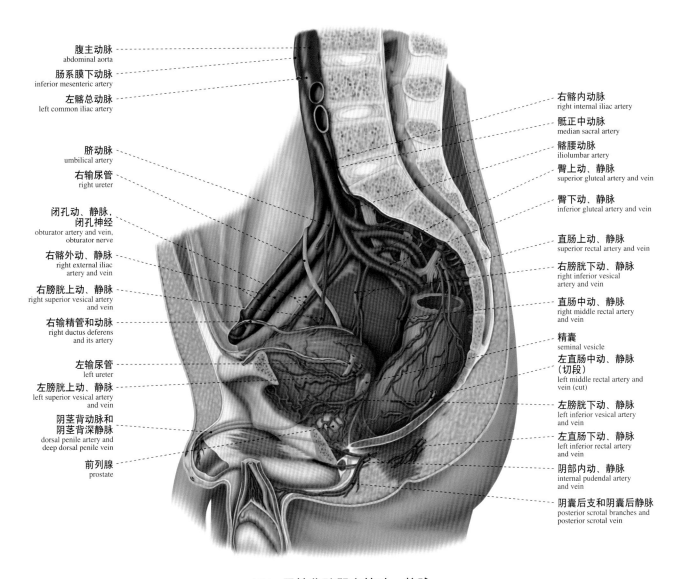

腹主动脉
abdominal aorta

肠系膜下动脉
inferior mesenteric artery

左髂总动脉
left common iliac artery

脐动脉
umbilical artery

右输尿管
right ureter

闭孔动、静脉，
闭孔神经
obturator artery and vein,
obturator nerve

右髂外动、静脉
right external iliac
artery and vein

右膀胱上动、静脉
right superior vesical artery
and vein

右输精管和动脉
right ductus deferens
and its artery

左输尿管
left ureter

左膀胱上动、静脉
left superior vesical artery
and vein

阴茎背动脉和
阴茎背深静脉
dorsal penile artery and
deep dorsal penile vein

前列腺
prostate

右髂内动脉
right internal iliac artery

骶正中动脉
median sacral artery

髂腰动脉
iliolumbar artery

臀上动、静脉
superior gluteal artery and vein

臀下动、静脉
inferior gluteal artery and vein

直肠上动、静脉
superior rectal artery and vein

右膀胱下动、静脉
right inferior vesical
artery and vein

直肠中动、静脉
right middle rectal artery
and vein

精囊
seminal vesicle

左直肠中动、静脉
（切段）
left middle rectal artery and
vein (cut)

左膀胱下动、静脉
left inferior vesical artery
and vein

左直肠下动、静脉
left inferior rectal artery
and vein

阴部内动、静脉
internal pudendal artery
and vein

阴囊后支和阴囊后静脉
posterior scrotal branches and
posterior scrotal vein

154. 男性盆腔器官的动、静脉
Arteries and veins of the pelvic organs in the male

　　髂总动脉：于骶髂关节前方，小骨盆入口缘上方分为髂外动脉和髂内动脉。髂总动脉分叉平面以平第5腰椎到腰骶椎间盘之间者居多，分叉角度为10°~45°。

　　髂外动脉：沿腰大肌内侧缘下行，经腹股沟韧带下方至股前部移行于股动脉。髂外动脉在其近端前方，右侧有输尿管跨越，在女性两侧有卵巢血管跨越，其远段前方，男性有输精管、女性有子宫圆韧带跨越；后内侧为髂内静脉；外侧为睾丸血管（男）和生殖股神经伴行。其分支有腹壁下动脉和旋髂深动脉。

　　髂内动脉：沿骨盆后外侧壁下行，达坐骨大孔上缘附近分为前、后两干。前干走向坐骨棘，后干走向坐骨大孔。前干主要分出脏支，后干主要分出壁支。脏支有脐动脉、膀胱下动脉、直肠下动脉、阴部内动脉、子宫动脉。脐动脉近端发出膀胱上动脉，膀胱上动脉至阴道的分支称尿道支。阴部内动脉分支至肛门、阴茎（阴蒂）、阴囊（阴唇）和膀胱，至肛门的称肛动脉。阴道动脉相当于男性的膀胱下动脉。壁支有髂腰动脉、骶外侧动脉、臀上动脉、臀下动脉、闭孔动脉、直肠上动脉、骶正中动脉、卵巢动脉。

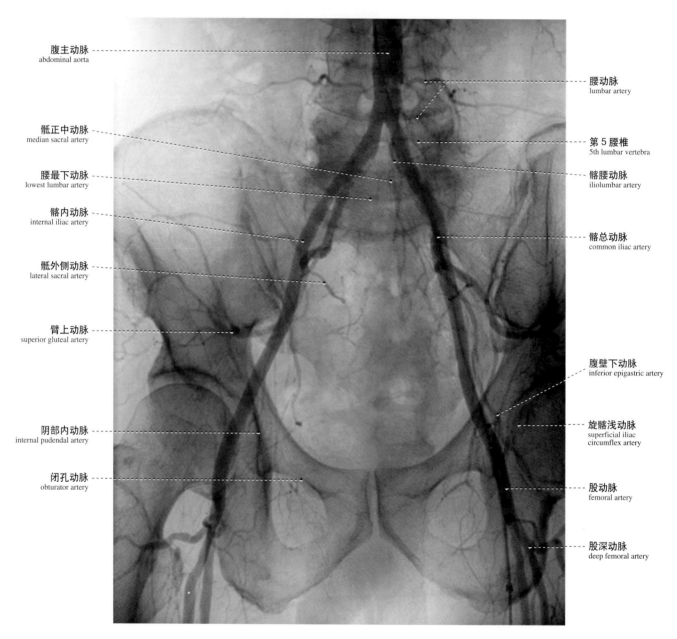

腹主动脉
abdominal aorta

骶正中动脉
median sacral artery

腰最下动脉
lowest lumbar artery

髂内动脉
internal iliac artery

骶外侧动脉
lateral sacral artery

臀上动脉
superior gluteal artery

阴部内动脉
internal pudendal artery

闭孔动脉
obturator artery

腰动脉
lumbar artery

第 5 腰椎
5th lumbar vertebra

髂腰动脉
iliolumbar artery

髂总动脉
common iliac artery

腹壁下动脉
inferior epigastric artery

旋髂浅动脉
superficial iliac
circumflex artery

股动脉
femoral artery

股深动脉
deep femoral artery

155. 盆腔动脉数字减影血管造影
DSA of the pelvis arteries

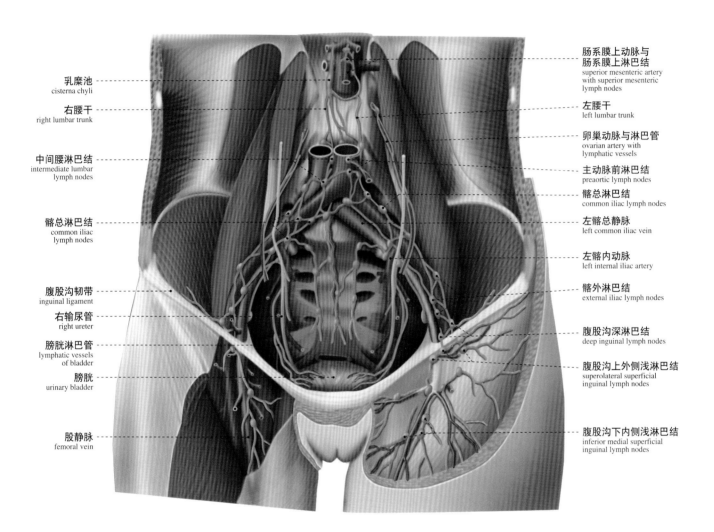

乳糜池
cisterna chyli

右腰干
right lumbar trunk

中间腰淋巴结
intermediate lumbar
lymph nodes

髂总淋巴结
common iliac
lymph nodes

腹股沟韧带
inguinal ligament

右输尿管
right ureter

膀胱淋巴管
lymphatic vessels
of bladder

膀胱
urinary bladder

股静脉
femoral vein

肠系膜上动脉与
肠系膜上淋巴结
superior mesenteric artery
with superior mesenteric
lymph nodes

左腰干
left lumbar trunk

卵巢动脉与淋巴管
ovarian artery with
lymphatic vessels

主动脉前淋巴结
preaortic lymph nodes

髂总淋巴结
common iliac lymph nodes

左髂总静脉
left common iliac vein

左髂内动脉
left internal iliac artery

髂外淋巴结
external iliac lymph nodes

腹股沟深淋巴结
deep inguinal lymph nodes

腹股沟上外侧浅淋巴结
superolateral superficial
inguinal lymph nodes

腹股沟下内侧浅淋巴结
inferior medial superficial
inguinal lymph nodes

156. 膀胱的盆腔淋巴结和淋巴回流
Pelvic lymph nodes and the lymphatic drainage of the bladder

　　髂外淋巴结：沿髂外动脉排列，经腹股沟浅、深淋巴结的输出管，收纳下肢和脐以下腹前壁的淋巴，还直接接受膀胱、前列腺和子宫的淋巴。

　　髂内淋巴结：沿髂内动脉及其分支排列，收纳盆内所有脏器、会阴深部结构、臀部和股后部的淋巴。

　　骶淋巴结：沿骶正中动脉和骶外侧动脉排列，收纳盆后壁、直肠、子宫颈和前列腺的淋巴。

　　从膀胱的淋巴通常首先到达膀胱外侧淋巴结和膀胱前、后淋巴结（统称为膀胱结）。这些淋巴结中嵌入膀胱周围盆腔结缔组织内，由于比较深，因此很难看到。从这些淋巴结直接或间接引流，沿着两个主要途径，到达腹主动脉和下腔静脉周围的外侧淋巴结也就是腰淋巴结，最后进入腰干。

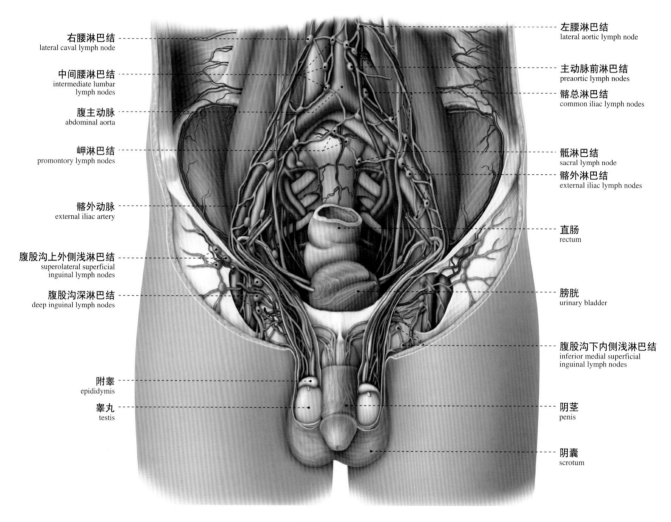

右腰淋巴结
lateral caval lymph node

中间腰淋巴结
intermediate lumbar
lymph nodes

腹主动脉
abdominal aorta

岬淋巴结
promontory lymph nodes

髂外动脉
external iliac artery

腹股沟上外侧浅淋巴结
superolateral superficial
inguinal lymph nodes

腹股沟深淋巴结
deep inguinal lymph nodes

附睾
epididymis

睾丸
testis

左腰淋巴结
lateral aortic lymph node

主动脉前淋巴结
preaortic lymph nodes

髂总淋巴结
common iliac lymph nodes

骶淋巴结
sacral lymph node

髂外淋巴结
external iliac lymph nodes

直肠
rectum

膀胱
urinary bladder

腹股沟下内侧浅淋巴结
inferior medial superficial
inguinal lymph nodes

阴茎
penis

阴囊
scrotum

157. 男性生殖器的淋巴回流
Lymphatic drainage of the male genitalis

　　所有从男性生殖器的淋巴通过各群体壁淋巴结，最终引导至分布在腹主动脉和下腔静脉周围的腰淋巴结。
　　睾丸和附睾的淋巴沿着睾丸管直接引流到左和右腰淋巴结。输精管的淋巴引流到髂淋巴结，引流到髂外淋巴结的多，引流到髂内淋巴结的少。精囊的淋巴引流到髂外淋巴结和髂内淋巴结。前列腺的淋巴回流有多种途径，有的到髂外淋巴结，有的到髂内淋巴结，还有的到骶淋巴结。

肠系膜间丛
intermesenteric plexus

肠系膜下丛
inferior mesenteric plexus

腰内脏神经
lumbar splanchnic nerve

交通支
communicantes branch

输尿管丛
ureteric plexus

上腹下丛
superior hypogastric plexus

右腹下神经丛
right hypogastric plexus

卵巢丛
ovarian plexus

闭孔神经
obturator nerve

右下腹下丛
right inferior hypogastric plexus

膀胱丛
vesical plexus

右子宫阴道丛
right uterovaginal plexus

腰神经节交感干
sympathetic trunk lumbar ganglia

腰神经腹支
lumbar nerves ventral rami

第 5 腰椎
5th lumbar vertebra

左腹下神经
left hypogastric nerve

第 1 骶神经前支
anterior branch of
1st sacral nerve

腰骶干
lumbosacral trunk

骶丛
sacral plexus

盆内脏神经
pelvic splanchnic nerves

阴部神经
pudendal nerve

右侧直肠丛
right rectal plexus

158. 女性生殖器自主神经支配
Autonomic innervation of the female genitalia

　　闭孔神经：起自腰丛沿腰大肌内侧缘进入盆腔侧壁，与闭孔血管一同穿闭膜管入股部，分为前、后两支，支配股内收肌群、闭孔外肌和股内侧皮肤。

　　骶丛：由腰骶干和所有骶神经与尾神经的前支组成。呈三角形，前方为髂内血管和输尿管，左前方有乙状结肠系膜，右前方有回肠襻。骶丛支配臀部、会阴和下肢，其分支主要有臀上神经、臀下神经、阴部神经、股后皮神经和坐骨神经等。

　　骶交感干：位于盆后壁、骶骨盆面骶前孔内侧或其前方。一般由 4~5 个骶交感神经节、尾神经节和节间支构成。尾神经节不成对，由两侧骶交感干末端于尾骨盆面汇合而成，又称奇神经节。两侧骶交感干间有横支相连，骶交感神经节与骶、尾神经前支之间有交通支相连。

　　盆内脏神经：又名盆神经，属副交感神经，较细小，共 3 支。由第 2~4 骶神经的前支中的副交感神经节前纤维组成，并加入盆丛。节后纤维分布于结肠左曲以下的消化管、盆内脏器及外阴等。

　　盆丛：又称下腹下丛。男性位于直肠和膀胱底两侧；女性位于直肠、子宫颈、阴道穹隆和膀胱两侧，并延入子宫阔韧带基底部。盆丛发出纤维分布于盆内脏器，可直接或伴随髂内动脉分支走行，其纤维亦形成丛，有直肠下丛、膀胱丛、前列腺丛和子宫阴道丛等，丛内亦有神经节。

　　子宫、输卵管和卵巢的交感神经纤维，主要来自内脏小神经、内脏最小神经和腰内脏神经。副交感神经纤维来自盆内脏神经。

　　女性生殖器的神经分布：子宫、输卵管、阴道接受来自下腹下丛自主神经支配。交感部分来自内脏小神经、内脏最小神经和腰内脏神经。副交感神经纤维来自盆内脏神经（S2~S4）。下腹下丛的分支形成突出的子宫阴道丛位于子宫两侧，卵巢可能会获得额外的从下腹下丛沿输卵管走行的自主神经支配。

肠系膜间丛
intermesenteric plexus

肠系膜下丛
inferior mesenteric plexus

腰内脏神经
lumbar splanchnic nerves

交通支
rami anastomoticus

输尿管丛
ureteral plexus

上腹下丛
superior hypogastric plexus

右腹下神经
right hypogastric nerve

髂丛
iliac plexus

闭孔神经
obturator nerve

输精管丛
deferential plexus

精囊
seminal vesicle

膀胱丛
vesical plexus

前列腺
prostate

阴茎海绵体神经
cavernous never of penis

阴茎背神经
dorsal penile nerve

交感干神经节，腰椎
sympathetic trunk, lumbar ganglia

腰神经腹侧支
lumbar ventral rami

第 5 腰椎
5th lumbar vertebra

腰骶干
lumbosacral trunk

左腹下神经
left hypogastric nerve

盆内脏神经
pelvic splanchnic nerves

直肠中丛
medius rectal plexus

阴部神经
pudendal nerve

直肠下丛
inferior rectal plexus

前列腺丛
prostatic plexus

直肠下神经
inferior rectal nerves

阴囊后神经
posterior scrotal nerves

159. 男性生殖器自主神经支配
Autonomic innervation of the male genitalia

支配睾丸和附睾的交感神经纤维形成内脏小神经、内脏最小神经和腰内脏神经。腰骶内脏神经支配附属性腺（前列腺、精囊腺和尿道球腺）、阴茎和输精管。发自盆腔内脏神经的副交感神经支配男性生殖器。交感神经和副交感神经纤维组成下腹下丛，并接收腹下神经。成对的下腹下丛，是支配泌尿器官的神经丛，然后分成多个神经丛支配生殖器官。

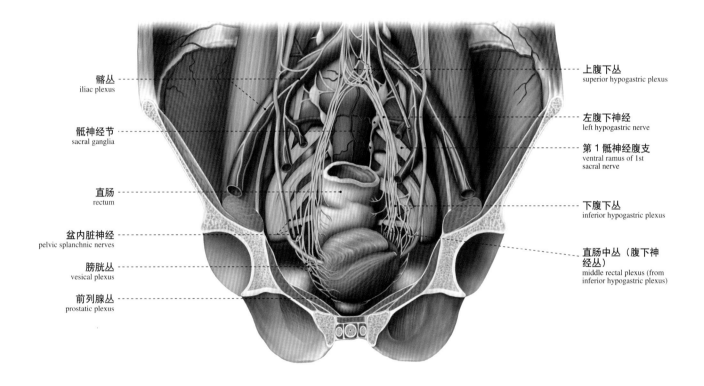

髂丛
iliac plexus

骶神经节
sacral ganglia

直肠
rectum

盆内脏神经
pelvic splanchnic nerves

膀胱丛
vesical plexus

前列腺丛
prostatic plexus

上腹下丛
superior hypogastric plexus

左腹下神经
left hypogastric nerve

第 1 骶神经腹支
ventral ramus of 1st
sacral nerve

下腹下丛
inferior hypogastric plexus

直肠中丛（腹下神
经丛）
middle rectal plexus (from
inferior hypogastric plexus)

160. 膀胱和直肠的自主神经支配
Autonomic innervation of the bladder and rectum

　　直肠自主神经支配：由腰骶内脏神经通过下腹下丛支配中低位直肠。

　　膀胱主自神经支配：膀胱接收从腰骶内脏神经的交感神经纤维，它接收的副交感神经纤维来自盆内脏神经。

　　肛门的运动神经支配：由阴部神经分支的肛神经支配肛门外括约肌，由第 2~4 骶神经分支支配肛提肌。肛门外括约肌和肛提肌部分由自主神经支配。

　　肛门的感觉神经支配：肛神经分布肛门及周围皮肤，它们传输触觉特别是痛觉。肛门周围的皮肤极端对痛觉敏感，甚至在肛门皮肤有炎性小的裂口也会非常疼痛。

盆骶部局部解剖

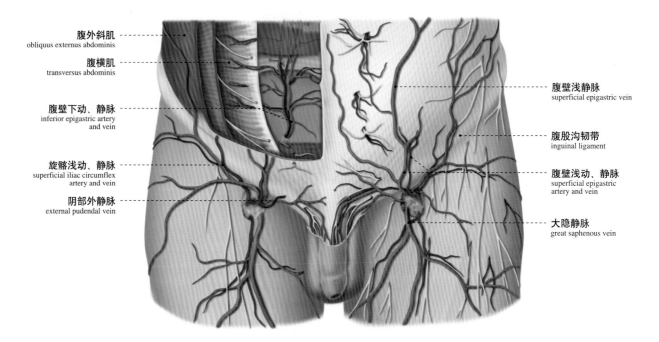

腹外斜肌
obliquus externus abdominis

腹横肌
transversus abdominis

腹壁下动、静脉
inferior epigastric artery and vein

旋髂浅动、静脉
superficial iliac circumflex artery and vein

阴部外静脉
external pudendal vein

腹壁浅静脉
superficial epigastric vein

腹股沟韧带
inguinal ligament

腹壁浅动、静脉
superficial epigastric artery and vein

大隐静脉
great saphenous vein

161. 男性盆部前壁血管和神经
Blood vessels and nerves of the male pelvic anterior wall

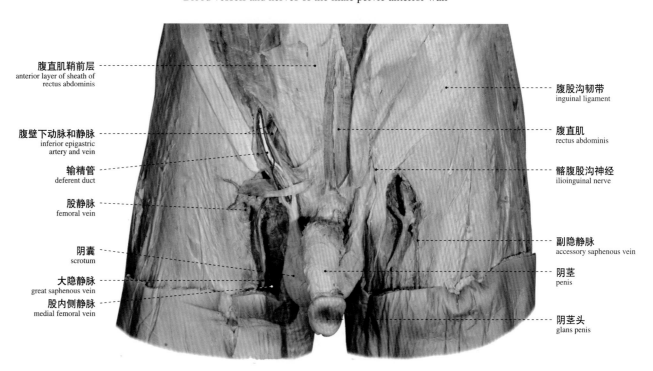

腹直肌鞘前层
anterior layer of sheath of rectus abdominis

腹壁下动脉和静脉
inferior epigastric artery and vein

输精管
deferent duct

股静脉
femoral vein

阴囊
scrotum

大隐静脉
great saphenous vein

股内侧静脉
medial femoral vein

腹股沟韧带
inguinal ligament

腹直肌
rectus abdominis

髂腹股沟神经
ilioinguinal nerve

副隐静脉
accessory saphenous vein

阴茎
penis

阴茎头
glans penis

162. 男性盆部前壁局部解剖
Topography of the male pelvic anterior wall

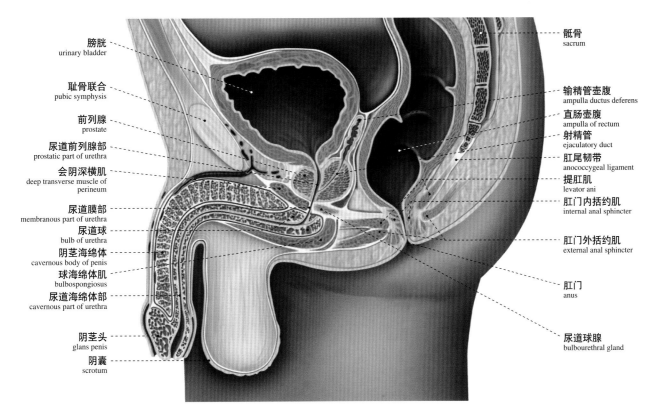

膀胱
urinary bladder

耻骨联合
pubic symphysis

前列腺
prostate

尿道前列腺部
prostatic part of urethra

会阴深横肌
deep transverse muscle of perineum

尿道膜部
membranous part of urethra

尿道球
bulb of urethra

阴茎海绵体
cavernous body of penis

球海绵体肌
bulbospongiosus

尿道海绵体部
cavernous part of urethra

阴茎头
glans penis

阴囊
scrotum

骶骨
sacrum

输精管壶腹
ampulla ductus deferens

直肠壶腹
ampulla of rectum

射精管
ejaculatory duct

肛尾韧带
anococcygeal ligament

提肛肌
levator ani

肛门内括约肌
internal anal sphincter

肛门外括约肌
external anal sphincter

肛门
anus

尿道球腺
bulbourethral gland

163. 男性盆部（正中矢状断面）
Male pelvis (median sagittal section)

直肠：位于盆腔后部，上平第3骶椎高度接乙状结肠，向下穿盆膈延续为肛管，全长12~15 cm。直肠在矢状面上有两个弯曲，即上部的骶曲和下部的会阴曲。直肠下部较为膨大称直肠壶腹。

膀胱：是一囊状贮尿器官。位于盆腔前部，耻骨联合的后方，属腹膜间位器官，其前壁、侧壁和底的下部均无腹膜覆盖。其形态、大小、位置及壁的厚薄均随年龄、性别及尿液的充盈程度而有所不同。

输尿管：在盆部输尿管分为盆部和壁内部。左输尿管越过左髂总动脉末端，右输尿管越过右髂外动脉始段入盆腔，即为输尿管盆部。输尿管向下斜穿膀胱壁，开口在膀胱三角的外上角，这一段称为输尿管壁内部，长约1.5 cm。输尿管壁内部、输尿管与肾盂移行处和输尿管跨越髂血管处是输尿管3个狭窄部位，常是结石滞留处。

前列腺：位于膀胱颈和尿生殖膈之间。上部宽大为前列腺底，与膀胱颈邻接，其前部有尿道穿入，后部有左、右射精管向前下穿入；下端尖细为前列腺尖，向下与尿生殖膈接触，两侧有前列腺提肌绕过，尿道从尖部穿出。

输精管盆部、射精管及精囊：输精管盆段起自腹股沟管腹环处续腹股沟部，在腹膜深面向后下内行，越过髂外动、静脉的前方进入盆腔。沿盆侧壁行向后下，跨过脐动脉索、闭孔血管、神经和膀胱血管，然后从前内侧与输尿管交叉，继而转至膀胱底。输精管约在精囊上端平面以下膨大的部分为输精管壶腹，其末端逐渐变细，与精囊管以锐角的形式汇合成射精管，向前下穿前列腺底的后部，开口于尿道前列腺部。精囊为一对长椭圆形的囊状腺体，位于前列腺底的后上方，输精管壶腹的后外侧，前贴膀胱，后邻直肠。

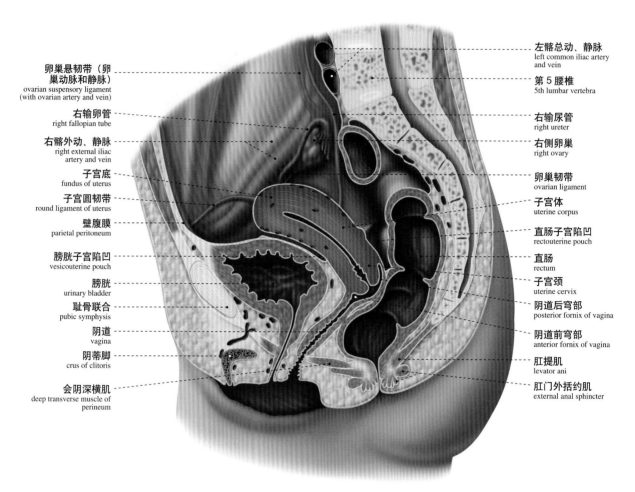

卵巢悬韧带（卵巢动脉和静脉）
ovarian suspensory ligament (with ovarian artery and vein)

右输卵管
right fallopian tube

右髂外动、静脉
right external iliac artery and vein

子宫底
fundus of uterus

子宫圆韧带
round ligament of uterus

壁腹膜
parietal peritoneum

膀胱子宫陷凹
vesicouterine pouch

膀胱
urinary bladder

耻骨联合
pubic symphysis

阴道
vagina

阴蒂脚
crus of clitoris

会阴深横肌
deep transverse muscle of perineum

左髂总动、静脉
left common iliac artery and vein

第5腰椎
5th lumbar vertebra

右输尿管
right ureter

右侧卵巢
right ovary

卵巢韧带
ovarian ligament

子宫体
uterine corpus

直肠子宫陷凹
rectouterine pouch

直肠
rectum

子宫颈
uterine cervix

阴道后穹部
posterior fornix of vagina

阴道前穹部
anterior fornix of vagina

肛提肌
levator ani

肛门外括约肌
external anal sphincter

164. 女性盆部（正中矢状断面）

Female pelvis (median sagittal section)

　　子宫：位于盆腔中央，前为膀胱，后为直肠，最下端宫颈外口恰位于坐骨棘间线的平面上。其前面隔着膀胱子宫陷凹与膀胱上面相邻，子宫颈阴道上部的前方借膀胱阴道隔与膀胱底部相邻，子宫后面隔着直肠子宫陷凹及直肠阴道隔和直肠相邻，两侧与输卵管和卵巢相邻，上方与小襻相邻，下方接阴道。站立时子宫体向前下方倾斜，与躯干纵轴相比子宫前倾。子宫体与子宫颈之间有一弯曲，呈100°~130°角，即子宫体部的倾斜度大于子宫颈部，子宫体纵轴与子宫颈纵轴延长线向前相互交叉称子宫前屈。以前屈的子宫为正常的子宫位置，子宫的位置受周围器官状态的影响，如膀胱充盈、直肠胀满，均可改变子宫的位置。

　　卵巢：为腹膜内位器官，左、右各一，呈扁椭圆形，其大小、形状和位置随年龄、发育及是否妊娠而异。卵巢分上、下两端和后两缘，以及内、外两面。上端被输卵管围绕，称输卵管端；下端以卵巢固有韧带连于子宫角，故名子宫端。前缘借卵巢系膜连于子宫阔韧带腹膜后层，称系膜缘。

　　输卵管：为一对细长弯曲的管状器官，位于阔韧带的上缘，内侧与子宫角相连，外端游离，以伞端与卵巢靠近。女性生殖管道（阴道、子宫、输卵管）通过输卵管腹腔口与腹膜腔通连，卵巢排出的卵经此口进入输卵管，受精部位通常在输卵管壶腹处。

　　阴道：位于子宫下方，为前、后壁相贴的肌性管道，富有伸展性，上端包绕子宫颈阴道部，下端开口于阴道前庭。其长轴斜向前下，与子宫长轴相交，形成向前开放的直角。阴道前、后壁不等长，前壁较短。

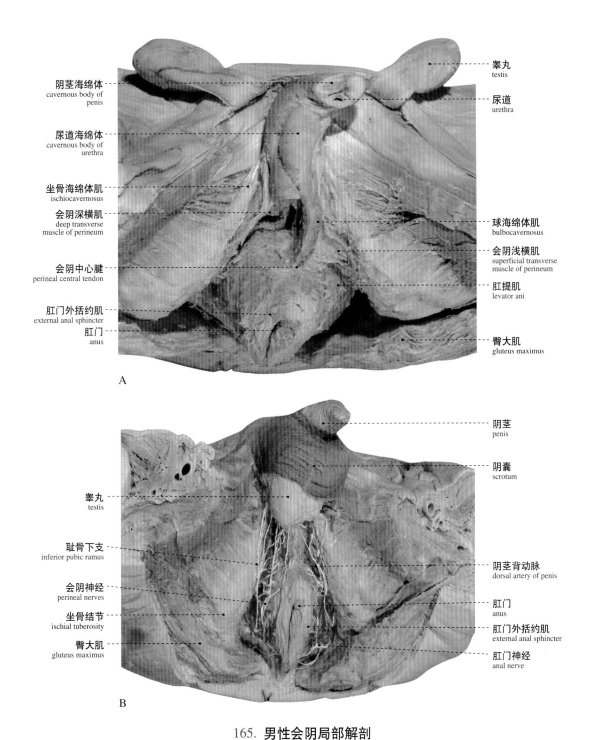

阴茎海绵体
cavernous body of penis

尿道海绵体
cavernous body of urethra

坐骨海绵体肌
ischiocavernosus

会阴深横肌
deep transverse muscle of perineum

会阴中心腱
perineal central tendon

肛门外括约肌
external anal sphincter

肛门
anus

睾丸
testis

尿道
urethra

球海绵体肌
bulbocavernosus

会阴浅横肌
superficial transverse muscle of perineum

肛提肌
levator ani

臀大肌
gluteus maximus

A

阴茎
penis

阴囊
scrotum

睾丸
testis

耻骨下支
inferior pubic ramus

会阴神经
perineal nerves

坐骨结节
ischial tuberosity

臀大肌
gluteus maximus

阴茎背动脉
dorsal artery of penis

肛门
anus

肛门外括约肌
external anal sphincter

肛门神经
anal nerve

B

165. 男性会阴局部解剖
Topography of the male perineum

A. 浅层；B. 深层

　　会阴：是指两股内侧之间，盆膈以下封闭骨盆下口的全部软组织。境界略呈菱形，前为耻骨联合下缘及耻骨弓韧带，两侧角为耻骨弓、坐骨结节和骶结节韧带，后为尾骨尖。两侧坐骨结节之间的连线将会阴分为前后两个三角区，前方为尿生殖区，后方为肛区。狭义的男性会阴是指阴囊根部与肛门之间的软组织。

　　会阴神经：伴行会阴动脉进入浅隙，发出阴囊后神经与阴囊后动脉伴行。它的肌支除支配浅隙内会阴浅横肌、球海绵体肌和坐骨海绵体肌之外，还支配深隙内的会阴深横肌、尿道括约肌、肛门外括约肌和肛提肌。

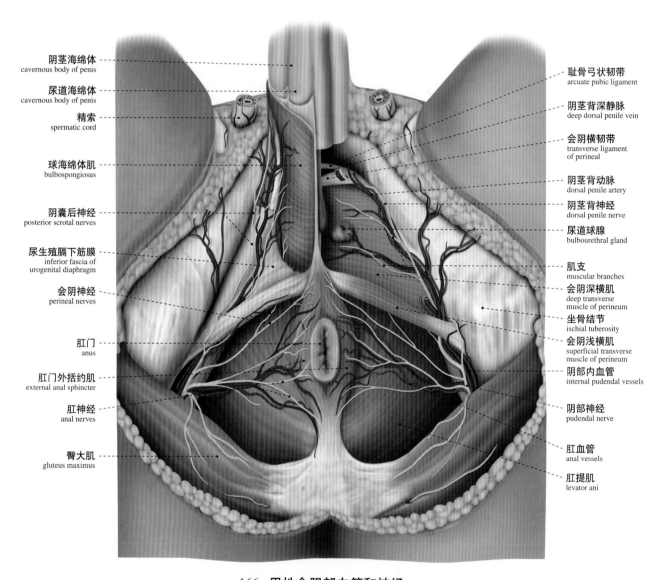

阴茎海绵体
cavernous body of penis

尿道海绵体
cavernous body of penis

精索
spermatic cord

球海绵体肌
bulbospongiosus

阴囊后神经
posterior scrotal nerves

尿生殖膈下筋膜
inferior fascia of
urogenital diaphragm

会阴神经
perineal nerves

肛门
anus

肛门外括约肌
external anal sphincter

肛神经
anal nerves

臀大肌
gluteus maximus

耻骨弓状韧带
arcuate pubic ligament

阴茎背深静脉
deep dorsal penile vein

会阴横韧带
transverse ligament
of perineal

阴茎背动脉
dorsal penile artery

阴茎背神经
dorsal penile nerve

尿道球腺
bulbourethral gland

肌支
muscular branches

会阴深横肌
deep transverse
muscle of perineum

坐骨结节
ischial tuberosity

会阴浅横肌
superficial transverse
muscle of perineum

阴部内血管
internal pudendal vessels

阴部神经
pudendal nerve

肛血管
anal vessels

肛提肌
levator ani

166. 男性会阴部血管和神经
Blood vessels and nerves of the male perineum

　　动脉：阴部内动脉自梨状肌下孔穿出骨盆，绕坐骨棘外面，穿坐骨小孔入坐骨直肠窝，在窝侧壁阴部管内前进至尿生殖
三角后缘，分为会阴动脉。阴部内动脉在阴部管内分出 2~3 支肛动脉，穿筋膜向内横过坐骨直肠窝，分布于肛门周围和肛管，
与直肠下动脉吻合。

　　静脉：齿状线以下的直肠下静脉丛向下汇入肛静脉，肛静脉注入阴部内静脉，与同名动脉伴行，汇于臀下静脉。

　　神经：阴部神经起于第 2~4（也可能起自 2、3 或 3、4）骶神经的前股，自梨状肌下孔穿出盆腔至臀部，跨过坐骨棘，在
阴部内动、静脉的内侧，穿坐骨小孔入阴部管内，分为 3 支，即肛神经、会阴神经及阴茎背神经。

盆骶部手术入路

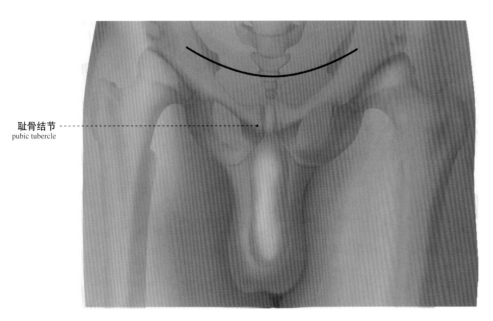

耻骨结节
pubic tubercle

167. 耻骨联合前侧入路 1
Anterior approach of pubic symphysis 1
沿皮肤切口方向切开脂肪，牵开皮缘显露腹直肌前鞘。

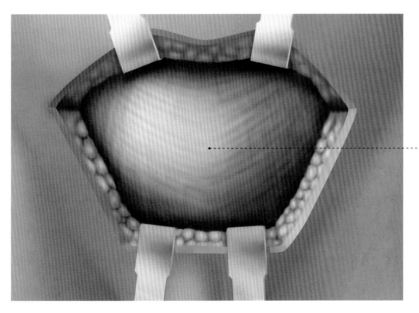

腹直肌鞘
sheath of rectus abdominis

168. 耻骨联合前侧入路 2
Anterior approach of pubic symphysis 2
触及耻骨结节，沿皮纹方向以耻骨联合上方 1 cm 为中心做一弧形切口。

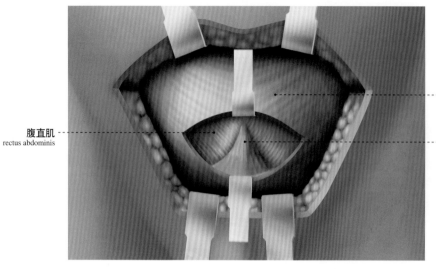

腹直肌鞘
sheath of rectus abdominis

腹直肌
rectus abdominis

锥状肌
pyramidalis

169. 耻骨联合前侧入路 3

Anterior approach of pubic symphysis 3

在耻骨联合上方 1 cm 横断腹直肌鞘，显露腹直肌和锥状肌。

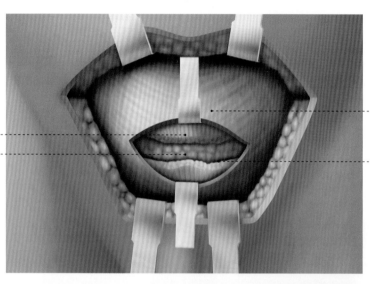

腹直肌鞘
sheath of rectus abdominis

腹直肌
rectus abdominis

腹膜外脂肪
extraperitoneal fat

耻骨上支
superior ramus of pubis

170. 耻骨联合前侧入路 4

Anterior approach of pubic symphysis 4

在腹直肌止点上方 1 cm 处切断并把断端牵向上方，即可显露耻骨上支。

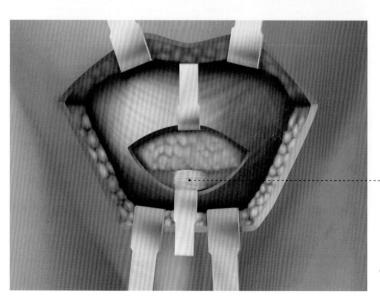

耻骨联合
pubic symphysis

171. 耻骨联合前侧入路 5

Anterior approach of pubic symphysis 5

已经显露耻骨联合和耻骨上支。

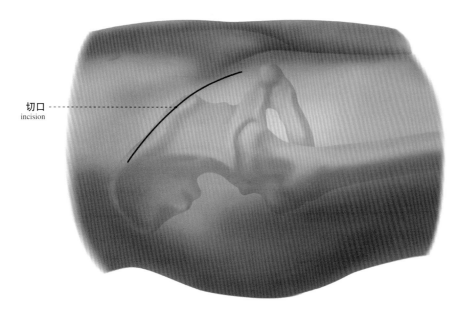

切口
incision

172. 骶髂关节前侧入路 1
Anterior approach of sacroiliac joint 1

自髂前上棘后方 7 cm 处沿髂嵴做一长弧形切口，切口向前内沿腹股沟韧带方向延长 5 cm。

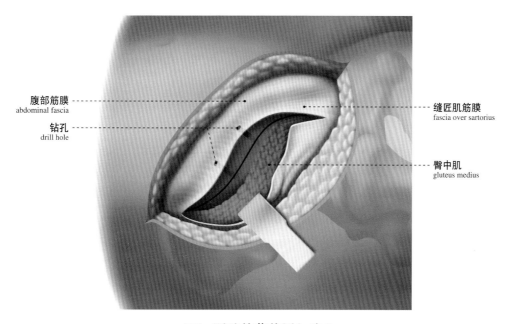

腹部筋膜
abdominal fascia

钻孔
drill hole

缝匠肌筋膜
fascia over sartorius

臀中肌
gluteus medius

173. 骶髂关节前侧入路 2
Anterior approach of sacroiliac joint 2

沿骨盆外侧壁分离肌肉，在髂嵴上预先钻孔，在髂嵴下方 1 cm 用摆锯切开皮质。

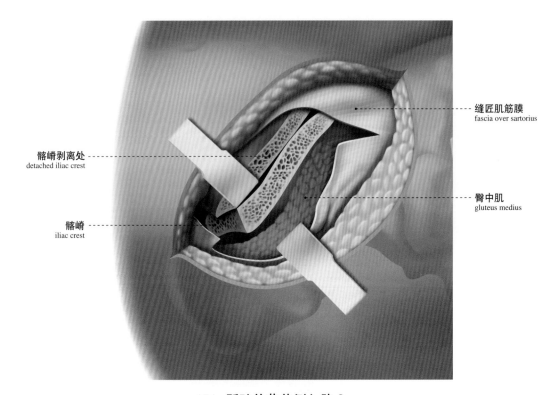

缝匠肌筋膜
fascia over sartorius

髂嵴剥离处
detached iliac crest

臀中肌
gluteus medius

髂嵴
iliac crest

174. 骶髂关节前侧入路 3

Anterior approach of sacroiliac joint 3

用骨刀切开内侧皮质完成截骨。

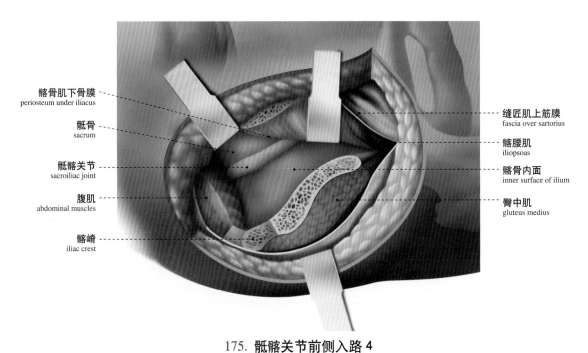

髂骨肌下骨膜
periosteum under iliacus

骶骨
sacrum

骶髂关节
sacroiliac joint

腹肌
abdominal muscles

髂嵴
iliac crest

缝匠肌上筋膜
fascia over sartorius

髂腰肌
iliopsoas

髂骨内面
inner surface of ilium

臀中肌
gluteus medius

175. 骶髂关节前侧入路 4

Anterior approach of sacroiliac joint 4

从骨盆内侧壁分离髂肌，显露位于下方的骶髂关节。

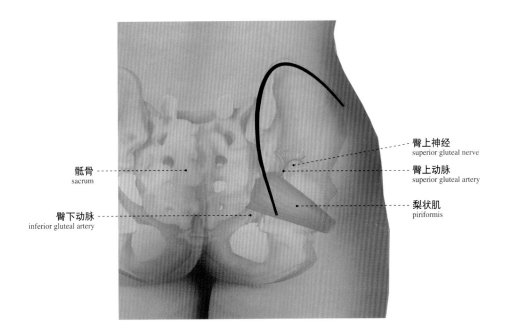

臀上神经
superior gluteal nerve

臀上动脉
superior gluteal artery

梨状肌
piriformis

骶骨
sacrum

臀下动脉
inferior gluteal artery

176. 骶髂关节后侧入路 1

Posterior approach of sacroiliac joint 1

自髂后上棘远端和外侧各 3 cm 做弧形切口，经过髂后上棘，沿髂嵴至其最高点。

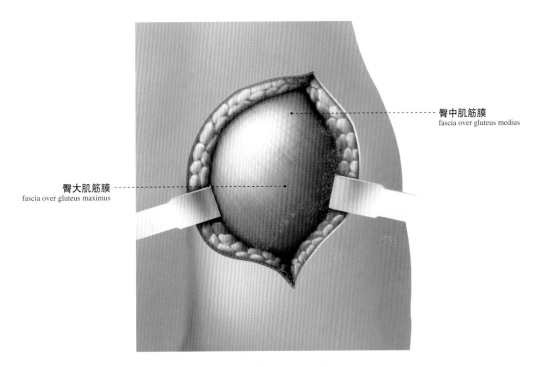

臀中肌筋膜
fascia over gluteus medius

臀大肌筋膜
fascia over gluteus maximus

177. 骶髂关节后侧入路 2

Posterior approach of sacroiliac joint 2

分离皮下脂肪，显露覆盖臀大肌和臀中肌的筋膜。

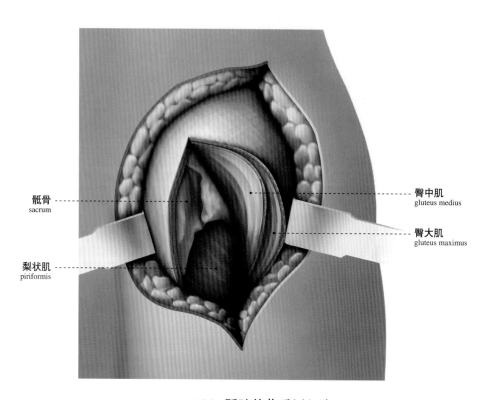

骶骨
sacrum

梨状肌
piriformis

臀中肌
gluteus medius

臀大肌
gluteus maximus

178. 骶髂关节后侧入路 3

Posterior approach of sacroiliac joint 3

自骨盆外侧壁翻转臀大肌和臀中肌。

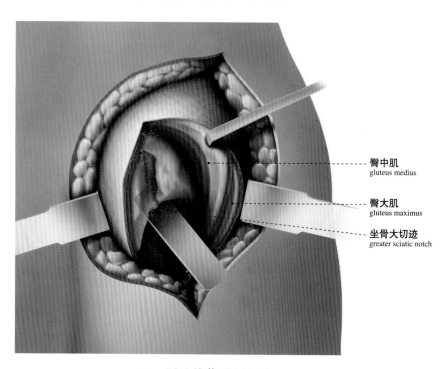

臀中肌
gluteus medius

臀大肌
gluteus maximus

坐骨大切迹
greater sciatic notch

179. 骶髂关节后侧入路 4

Posterior approach of sacroiliac joint 4

部分剥离梨状肌起点，从坐骨大切迹伸入一个手指，从前面触摸骶髂关节。

第六章

上 肢

上肢骨骼

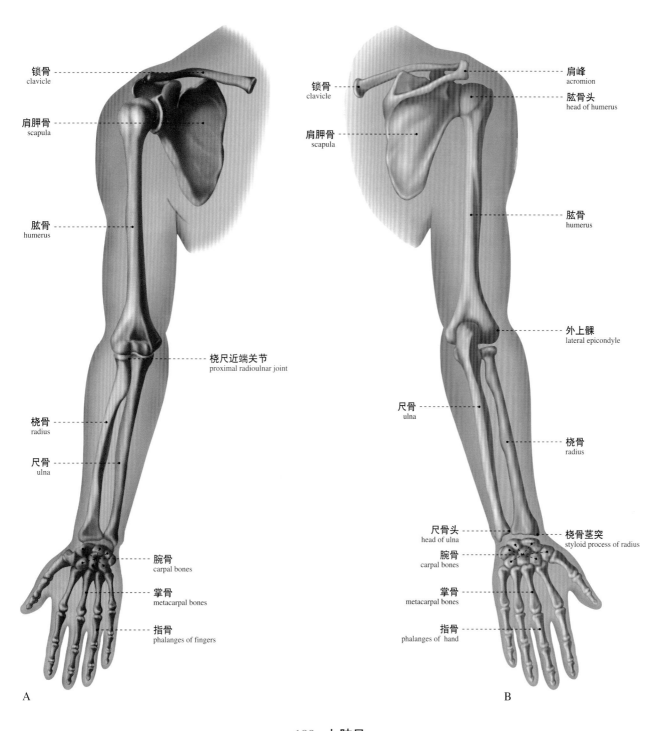

锁骨
clavicle

肩胛骨
scapula

肱骨
humerus

桡尺近端关节
proximal radioulnar joint

桡骨
radius

尺骨
ulna

腕骨
carpal bones

掌骨
metacarpal bones

指骨
phalanges of fingers

锁骨
clavicle

肩胛骨
scapula

尺骨
ulna

尺骨头
head of ulna

腕骨
carpal bones

掌骨
metacarpal bones

指骨
phalanges of hand

肩峰
acromion

肱骨头
head of humerus

肱骨
humerus

外上髁
lateral epicondyle

桡骨
radius

桡骨茎突
styloid process of radius

A

B

180. 上肢骨
Bones of the upper limb

A. 前面观；B. 后面观

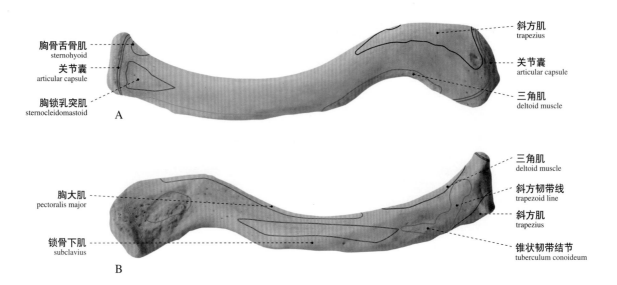

胸骨舌骨肌
sternohyoid

关节囊
articular capsule

胸锁乳突肌
sternocleidomastoid

A

斜方肌
trapezius

关节囊
articular capsule

三角肌
deltoid muscle

胸大肌
pectoralis major

锁骨下肌
subclavius

B

三角肌
deltoid muscle

斜方韧带线
trapezoid line

斜方肌
trapezius

锥状韧带结节
tuberculum conoideum

181. 锁骨肌肉附着部位

Muscles attachment sites of the clavicular

A. 上面观；B. 下面观

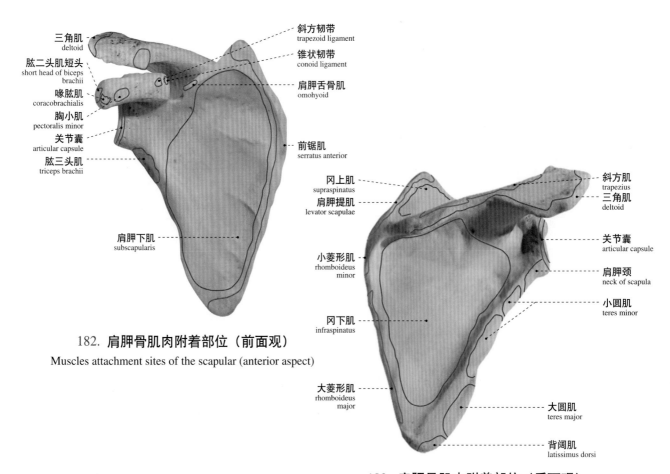

三角肌
deltoid

肱二头肌短头
short head of biceps brachii

喙肱肌
coracobrachialis

胸小肌
pectoralis minor

关节囊
articular capsule

肱三头肌
triceps brachii

肩胛下肌
subscapularis

斜方韧带
trapezoid ligament

锥状韧带
conoid ligament

肩胛舌骨肌
omohyoid

前锯肌
serratus anterior

182. 肩胛骨肌肉附着部位（前面观）

Muscles attachment sites of the scapular (anterior aspect)

冈上肌
supraspinatus

肩胛提肌
levator scapulae

小菱形肌
rhomboideus minor

冈下肌
infraspinatus

大菱形肌
rhomboideus major

斜方肌
trapezius

三角肌
deltoid

关节囊
articular capsule

肩胛颈
neck of scapula

小圆肌
teres minor

大圆肌
teres major

背阔肌
latissimus dorsi

183. 肩胛骨肌肉附着部位（后面观）

Muscles attachment sites of the scapular (posterior aspect)

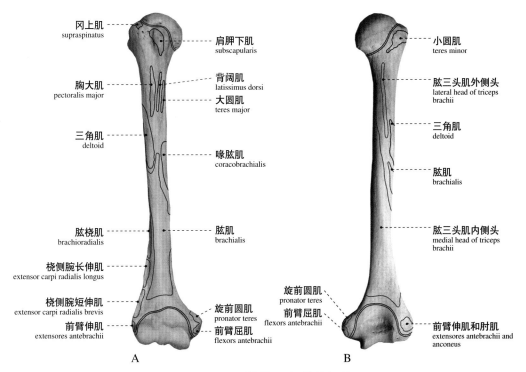

冈上肌
supraspinatus

肩胛下肌
subscapularis

胸大肌
pectoralis major

背阔肌
latissimus dorsi

大圆肌
teres major

三角肌
deltoid

喙肱肌
coracobrachialis

肱桡肌
brachioradialis

肱肌
brachialis

桡侧腕长伸肌
extensor carpi radialis longus

桡侧腕短伸肌
extensor carpi radialis brevis

前臂伸肌
extensores antebrachii

旋前圆肌
pronator teres

前臂屈肌
flexors antebrachii

小圆肌
teres minor

肱三头肌外侧头
lateral head of triceps brachii

三角肌
deltoid

肱肌
brachialis

肱三头肌内侧头
medial head of triceps brachii

旋前圆肌
pronator teres

前臂屈肌
flexors antebrachii

前臂伸肌和肘肌
extensores antebrachii and anconeus

A   B

184. 肱骨肌肉附着部位

Muscles attachment sites of the humeral

A. 前面观；B. 后面观

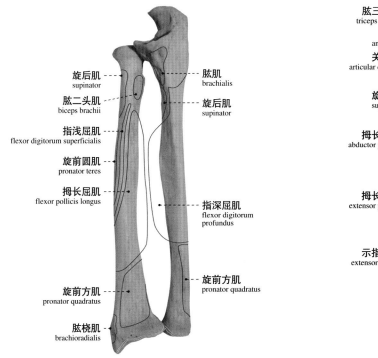

旋后肌
supinator

肱二头肌
biceps brachii

指浅屈肌
flexor digitorum superficialis

旋前圆肌
pronator teres

拇长屈肌
flexor pollicis longus

旋前方肌
pronator quadratus

肱桡肌
brachioradialis

肱肌
brachialis

旋后肌
supinator

指深屈肌
flexor digitorum profundus

旋前方肌
pronator quadratus

185. 桡骨和尺骨肌肉附着部位（前面观）

Muscles attachment sites of the radius and ulna (anterior aspect)

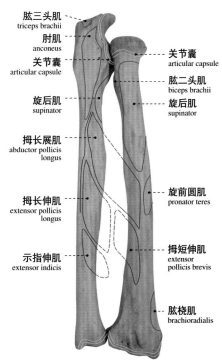

肱三头肌
triceps brachii

肘肌
anconeus

关节囊
articular capsule

旋后肌
supinator

拇长展肌
abductor pollicis longus

拇长伸肌
extensor pollicis longus

示指伸肌
extensor indicis

关节囊
articular capsule

肱二头肌
biceps brachii

旋后肌
supinator

旋前圆肌
pronator teres

拇短伸肌
extensor pollicis brevis

肱桡肌
brachioradialis

186. 桡骨和尺骨肌肉附着部位（后面观）

Muscles attachment sites of the radius and ulna (posterior aspect)

指深屈肌
flexor digitorum profundus

指浅屈肌
flexor digitorum superficialis

骨间背侧肌
dorsal interossei

拇长屈肌
flexor pollicis longus

骨间掌侧肌
palmar interossei

小指展肌
abductor digiti minimi

小指屈肌
flexor digiti minimi

拇收肌
adductor pollicis

拇短展肌
abductor pollicis brevis

小指对掌肌
opponens digiti minimi

拇短屈肌
flexor pollicis brevis

拇收肌
adductor pollicis

拇对掌肌
opponens pollicis

小指短屈肌
flexor digiti minimi brevis

拇短屈肌
flexor pollicis brevis

桡侧腕屈肌
flexor carpi radialis

拇长展肌
abductor pollicis longus

小指对掌肌
opponens digiti minimi

拇短屈肌
flexor pollicis brevis

小指展肌
abductor digiti minimi

拇对掌肌
opponens pollicis

拇短展肌
abductor pollicis brevis

187. 手骨肌肉附着部位（掌面观）
Muscles attachment sites of the bones of the hand (palmar aspect)

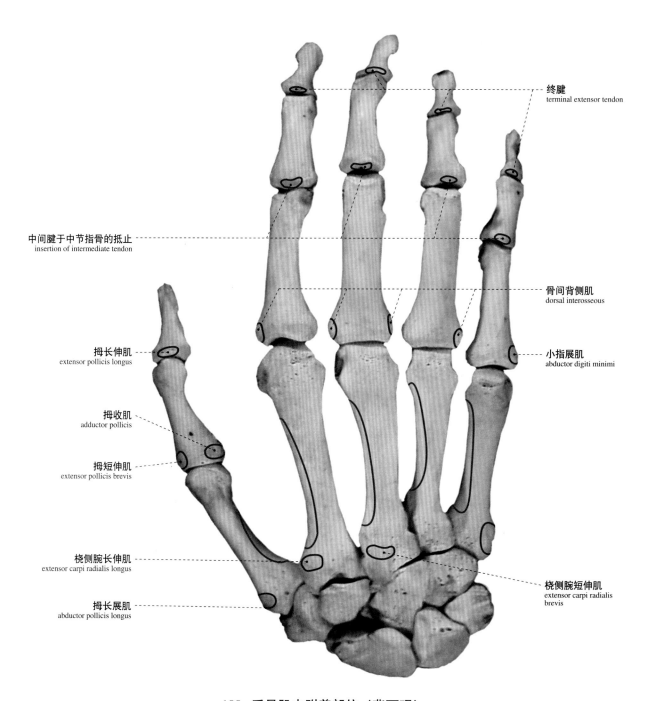

终腱
terminal extensor tendon

中间腱于中节指骨的抵止
insertion of intermediate tendon

骨间背侧肌
dorsal interosseous

拇长伸肌
extensor pollicis longus

小指展肌
abductor digiti minimi

拇收肌
adductor pollicis

拇短伸肌
extensor pollicis brevis

桡侧腕长伸肌
extensor carpi radialis longus

桡侧腕短伸肌
extensor carpi radialis brevis

拇长展肌
abductor pollicis longus

188. 手骨肌肉附着部位（背面观）
Muscles attachment sites of the bones of the hand (dorsal aspect)

上肢肌肉

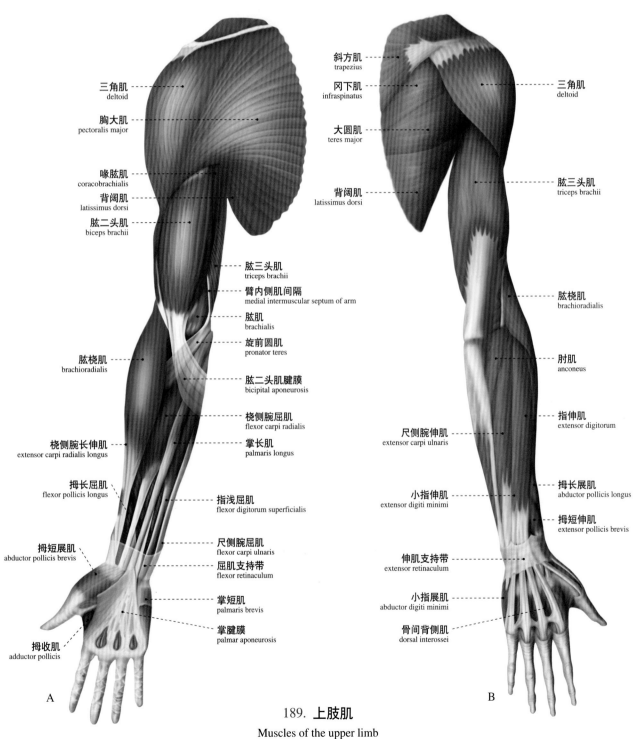

三角肌
deltoid

胸大肌
pectoralis major

喙肱肌
coracobrachialis

背阔肌
latissimus dorsi

肱二头肌
biceps brachii

肱桡肌
brachioradialis

桡侧腕长伸肌
extensor carpi radialis longus

拇长屈肌
flexor pollicis longus

拇短展肌
abductor pollicis brevis

拇收肌
adductor pollicis

肱三头肌
triceps brachii

臂内侧肌间隔
medial intermuscular septum of arm

肱肌
brachialis

旋前圆肌
pronator teres

肱二头肌腱膜
bicipital aponeurosis

桡侧腕屈肌
flexor carpi radialis

掌长肌
palmaris longus

指浅屈肌
flexor digitorum superficialis

尺侧腕屈肌
flexor carpi ulnaris

屈肌支持带
flexor retinaculum

掌短肌
palmaris brevis

掌腱膜
palmar aponeurosis

斜方肌
trapezius

冈下肌
infraspinatus

大圆肌
teres major

背阔肌
latissimus dorsi

三角肌
deltoid

肱三头肌
triceps brachii

肱桡肌
brachioradialis

肘肌
anconeus

指伸肌
extensor digitorum

尺侧腕伸肌
extensor carpi ulnaris

小指伸肌
extensor digiti minimi

伸肌支持带
extensor retinaculum

小指展肌
abductor digiti minimi

骨间背侧肌
dorsal interossei

拇长展肌
abductor pollicis longus

拇短伸肌
extensor pollicis brevis

A

B

189. 上肢肌
Muscles of the upper limb

A. 前面观；B. 后面观

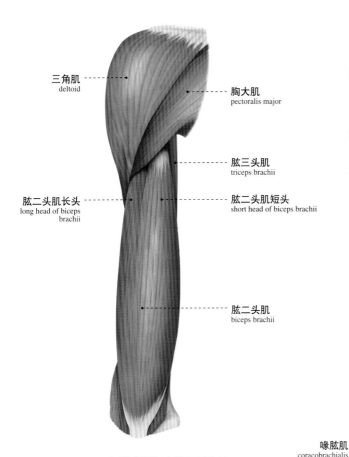

三角肌
deltoid

胸大肌
pectoralis major

肱三头肌
triceps brachii

肱二头肌长头
long head of biceps brachii

肱二头肌短头
short head of biceps brachii

肱二头肌
biceps brachii

190. 肩臂部肌（前面观 1）

Muscles of the shoulder and the arm (anterior aspect 1)

　　肱二头肌：位于上臂前侧，整肌呈梭形，有长、短二头。长头起于肩胛骨盂上粗隆，短头起于肩胛骨喙突。长、短二头于肱骨中部汇合为肌腹，下行至肱骨下端，集成肌腱止于桡骨粗隆和前臂筋腱膜。近固定时，肱二头肌使前臂在肘关节处屈和旋外，使上臂在肩关节处屈。远固定时，肱二头肌使上臂向前臂靠拢。

　　三角肌：呈三角形。起自锁骨的外侧段、肩峰和肩胛冈，肌束逐渐向外下方集中，止于肱骨三角肌粗隆。肱骨上端由于三角肌的覆盖，使肩关节呈圆隆形。如肩关节向下脱位或三角肌瘫痪萎缩，则可形成"方形肩"体征。其作用是使肩关节外展，其前部肌纤维收缩可使肩关节前屈并略旋内；后部肌纤维收缩可使肩关节后伸并略旋外。

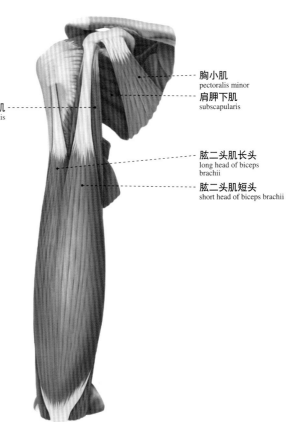

喙肱肌
coracobrachialis

胸小肌
pectoralis minor

肩胛下肌
subscapularis

肱二头肌长头
long head of biceps brachii

肱二头肌短头
short head of biceps brachii

191. 肩臂部肌（前面观 2）

Muscles of the shoulder and the arm (anterior aspect 2)

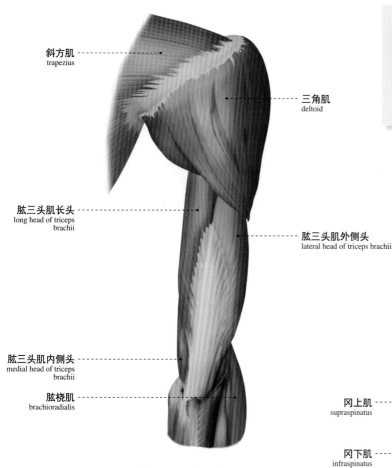

斜方肌
trapezius

三角肌
deltoid

肱三头肌长头
long head of triceps
brachii

肱三头肌外侧头
lateral head of triceps brachii

肱三头肌内侧头
medial head of triceps
brachii

肱桡肌
brachioradialis

192. 肩臂部肌（后面观1）

Muscles of the shoulder and the arm (posterior aspect 1)

肱三头肌：起端有三个头，长头以长腱起自肩胛骨盂下结节，向下行经大、小圆肌之间；外侧头与内侧头分别起自肱骨后面桡神经沟的外上方和内下方的骨面，三个头向下以一坚韧的肌腱止于尺骨鹰嘴。作用是伸肘关节，长头还可使肩关节伸和内收。

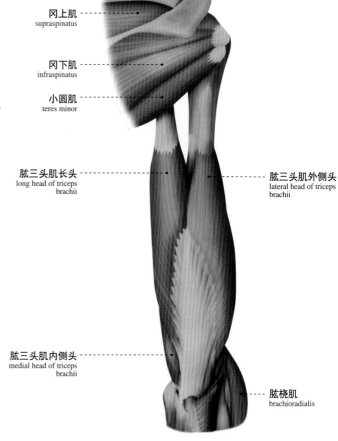

冈上肌
supraspinatus

冈下肌
infraspinatus

小圆肌
teres minor

肱三头肌长头
long head of triceps
brachii

肱三头肌外侧头
lateral head of triceps
brachii

肱三头肌内侧头
medial head of triceps
brachii

肱桡肌
brachioradialis

冈上肌：冈上肌起始于肩胛骨的冈上窝，肌腱在喙突肩峰韧带及肩峰下滑囊下面、肩关节囊上面的狭小间隙通过，止于肱骨大结节上部。该肌受肩胛上神经支配，其作用是上臂外展时的起动。

冈下肌：位于肩胛骨背面的冈下窝内，部分被三角肌和斜方肌遮盖，为三角形的扁肌。起于冈下窝，止于肱骨大结节中部。近固定时，可使上臂旋外、内收和伸。

小圆肌：位于冈下肌下方，冈下窝内，肩关节的后面。起始于肩胛骨的腋窝缘上2/3背面，经肩关节后部，抵止于肱骨大结节下部。部分肌被三角肌和斜方肌覆盖，在上臂充分外展和三角肌后部放松的情况下，可触及肌肉的大部分。该肌受腋神经（C5~C7）支配，其作用是与冈下肌协同使上臂外旋并内收。

193. 肩臂部肌（后面观2）

Muscles of the shoulder and the arm (posterior aspect 2)

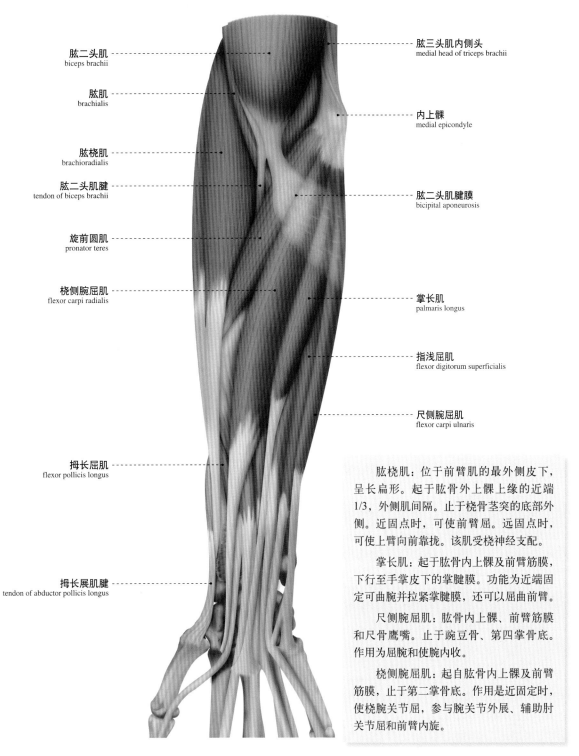

肱二头肌
biceps brachii

肱肌
brachialis

肱桡肌
brachioradialis

肱二头肌腱
tendon of biceps brachii

旋前圆肌
pronator teres

桡侧腕屈肌
flexor carpi radialis

拇长屈肌
flexor pollicis longus

拇长展肌腱
tendon of abductor pollicis longus

肱三头肌内侧头
medial head of triceps brachii

内上髁
medial epicondyle

肱二头肌腱膜
bicipital aponeurosis

掌长肌
palmaris longus

指浅屈肌
flexor digitorum superficialis

尺侧腕屈肌
flexor carpi ulnaris

　　肱桡肌：位于前臂肌的最外侧皮下，呈长扁形。起于肱骨外上髁上缘的近端1/3，外侧肌间隔。止于桡骨茎突的底部外侧。近固点时，可使前臂屈。远固点时，可使上臂向前靠拢。该肌受桡神经支配。

　　掌长肌：起于肱骨内上髁及前臂筋膜，下行至手掌皮下的掌腱膜。功能为近端固定可曲腕并拉紧掌腱膜，还可以屈曲前臂。

　　尺侧腕屈肌：肱骨内上髁、前臂筋膜和尺骨鹰嘴。止于豌豆骨、第四掌骨底。作用为屈腕和使腕内收。

　　桡侧腕屈肌：起自肱骨内上髁及前臂筋膜，止于第二掌骨底。作用是近固定时，使桡腕关节屈，参与腕关节外展、辅助肘关节屈和前臂内旋。

194. 前臂肌（前面观1）
Forearm muscles (anterior aspect 1)

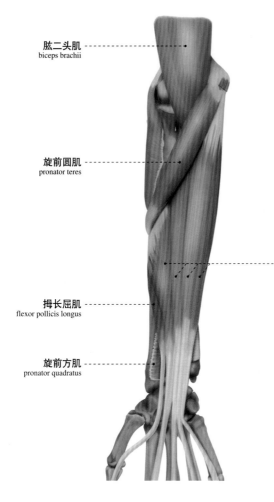

肱二头肌
biceps brachii

旋前圆肌
pronator teres

指浅屈肌
flexor digitorum superficialis

拇长屈肌
flexor pollicis longus

旋前方肌
pronator quadratus

195. 前臂肌（前面观 2）
Forearm muscles (anterior aspect 2)

旋前圆肌：肱头起自内上髁，尺头起自尺骨冠突，止于桡骨中部前内侧面。其作用是屈肘并使前臂旋前。受正中神经支配。

指浅屈肌：肱尺头起自内上髁、尺骨冠突，桡头起自桡骨前面，止于第 2~5 指中节指骨底。其作用是屈腕、使手内收。受正中神经支配。

拇长屈肌：起于桡骨中部前面前臂骨间膜，止于拇指远节指骨底。其作用是屈拇指。受正中神经支配。

旋前方肌：起于尺骨前面下 1/4，止于桡骨前面下 1/4。其作用是前臂旋前。受正中神经支配。

肱肌
brachialis

旋后肌
supinator

指深屈肌
flexor digitorum profundus

拇长屈肌
flexor pollicis longus

旋前方肌
pronator quadratus

196. 前臂肌（前面观 3）
Forearm muscles (anterior aspect 3)

指深屈肌：起自尺骨前面上 2/3 前臂骨间膜，止于第 2~5 指远节指骨底。其作用是屈指、屈腕。受正中神经和尺神经支配。

旋后肌：起自外上髁、桡骨环状韧带等部，止于桡骨上 1/3 外面。其作用是使前臂旋后。受桡神经支配。

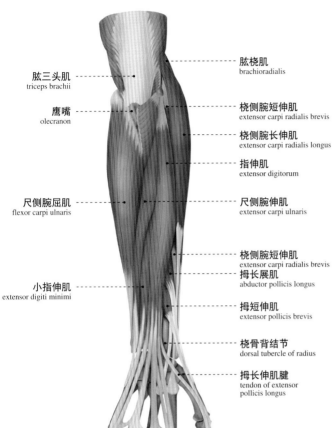

肱三头肌
triceps brachii

鹰嘴
olecranon

尺侧腕屈肌
flexor carpi ulnaris

小指伸肌
extensor digiti minimi

肱桡肌
brachioradialis

桡侧腕短伸肌
extensor carpi radialis brevis

桡侧腕长伸肌
extensor carpi radialis longus

指伸肌
extensor digitorum

尺侧腕伸肌
extensor carpi ulnaris

桡侧腕短伸肌
extensor carpi radialis brevis

拇长展肌
abductor pollicis longus

拇短伸肌
extensor pollicis brevis

桡骨背结节
dorsal tubercle of radius

拇长伸肌腱
tendon of extensor pollicis longus

197. 前臂肌（后面观 1）
Forearm muscles (posterior aspect 1)

小指伸肌：起自肱骨外上髁，止于小指指背腱膜。其作用是伸腕、伸小指。受桡神经支配。

桡侧腕长伸肌：起自肱骨外缘下方、外上髁嵴及肌间隔，止于第 2 掌骨底背面。其作用是伸腕、使手外展。受桡神经支配。

桡侧腕短伸肌：起自肱骨外上髁、桡骨环状韧带，止于第 3 掌骨底背面。其作用是伸腕、使手外展。受桡神经支配。

指伸肌：起自肱骨外上髁、前臂筋膜，止于第 2~5 指中、远节指骨底。其作用是伸指、伸腕。受桡神经支配。

拇长展肌：起自尺桡骨后面、前臂骨间膜，止于第 1 掌骨底。其作用是外展拇指、使手外展。受桡神经支配。

拇短伸肌：起自桡骨后面、前臂骨间膜，止于拇指近节指骨底。其作用是伸近节拇指、使拇指外展。受桡神经支配。

拇长伸肌：起自前臂骨间膜、尺骨中部后面，止于拇指远节指骨底。其作用是伸拇指。受桡神经支配。

尺侧腕伸肌：肱头起自外上髁、桡侧副韧带，尺头起自尺骨后缘，止于第 5 掌骨底背面。其作用是伸腕、使手内收。受桡神经支配。

示指伸肌：起自尺骨后面、前臂骨间膜，止于示指中节指骨。其作用是伸示指。受桡神经支配。

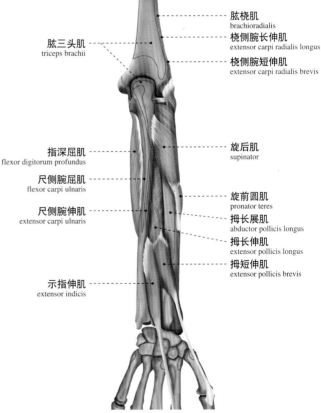

肱三头肌
triceps brachii

指深屈肌
flexor digitorum profundus

尺侧腕屈肌
flexor carpi ulnaris

尺侧腕伸肌
extensor carpi ulnaris

示指伸肌
extensor indicis

肱桡肌
brachioradialis

桡侧腕长伸肌
extensor carpi radialis longus

桡侧腕短伸肌
extensor carpi radialis brevis

旋后肌
supinator

旋前圆肌
pronator teres

拇长展肌
abductor pollicis longus

拇长伸肌
extensor pollicis longus

拇短伸肌
extensor pollicis brevis

198. 前臂肌（后面观 2）
Forearm muscles (posterior aspect 2)

骨间背侧肌：起自掌骨体相对面，止于第 2~4 指近节指骨底、指背腱膜。其作用是使第 2 和第 4 指由中指散开。受尺神经支配。

小指展肌：起自豌豆骨等部，止于小指近节指骨。其作用是外展小指。受尺神经深支支配。

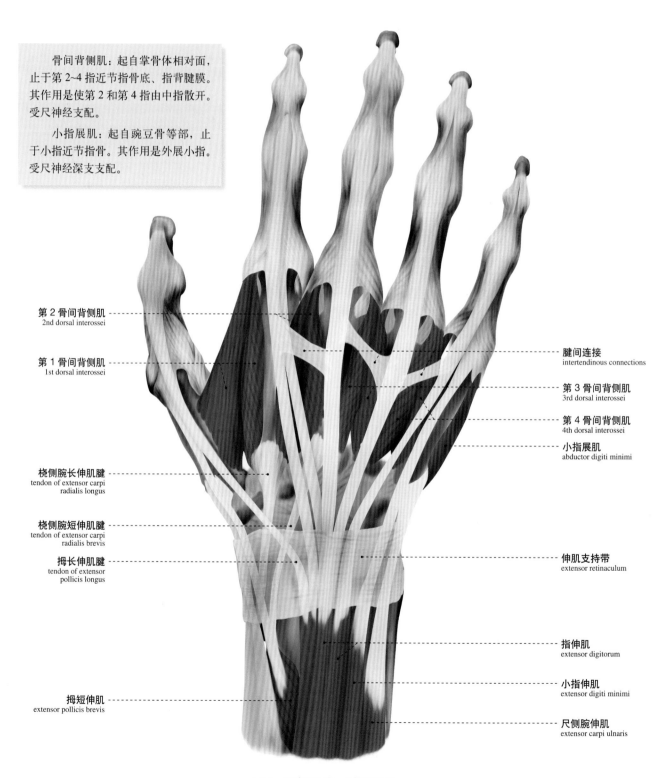

第 2 骨间背侧肌
2nd dorsal interossei

第 1 骨间背侧肌
1st dorsal interossei

桡侧腕长伸肌腱
tendon of extensor carpi radialis longus

桡侧腕短伸肌腱
tendon of extensor carpi radialis brevis

拇长伸肌腱
tendon of extensor pollicis longus

拇短伸肌
extensor pollicis brevis

腱间连接
intertendinous connections

第 3 骨间背侧肌
3rd dorsal interossei

第 4 骨间背侧肌
4th dorsal interossei

小指展肌
abductor digiti minimi

伸肌支持带
extensor retinaculum

指伸肌
extensor digitorum

小指伸肌
extensor digiti minimi

尺侧腕伸肌
extensor carpi ulnaris

199. 手部肌肉（背侧面）
Muscles of the hand (dorsal aspect)

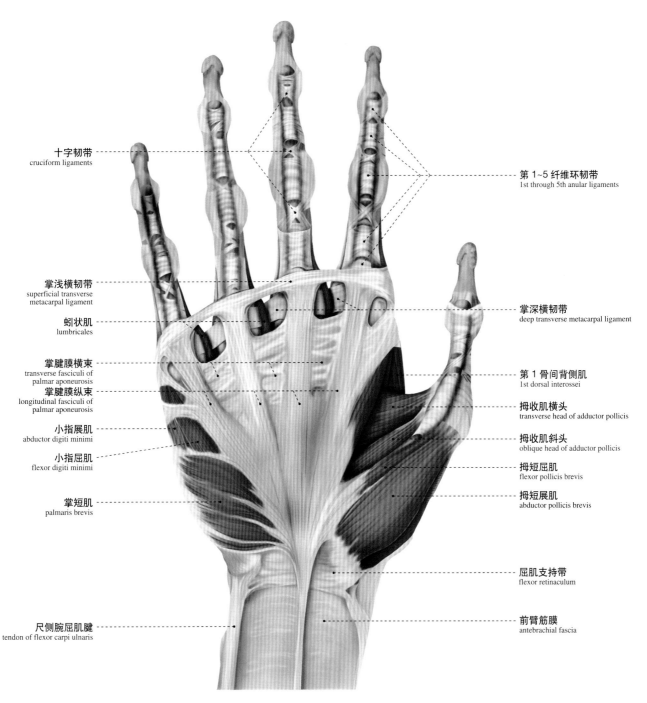

十字韧带
cruciform ligaments

第 1~5 纤维环韧带
1st through 5th anular ligaments

掌浅横韧带
superficial transverse
metacarpal ligament

蚓状肌
lumbricales

掌深横韧带
deep transverse metacarpal ligament

掌腱膜横束
transverse fasciculi of
palmar aponeurosis

掌腱膜纵束
longitudinal fasciculi of
palmar aponeurosis

第 1 骨间背侧肌
1st dorsal interossei

拇收肌横头
transverse head of adductor pollicis

小指展肌
abductor digiti minimi

拇收肌斜头
oblique head of adductor pollicis

小指屈肌
flexor digiti minimi

拇短屈肌
flexor pollicis brevis

拇短展肌
abductor pollicis brevis

掌短肌
palmaris brevis

屈肌支持带
flexor retinaculum

前臂筋膜
antebrachial fascia

尺侧腕屈肌腱
tendon of flexor carpi ulnaris

200. 手部肌肉（掌侧面 1）
Muscles of the hand (palmar aspect 1)

掌短肌：起自掌腱膜尺侧缘，止于手尺侧缘皮肤。其作用是紧张掌腱膜。受尺神经浅支支配。

小指展肌：起自豌豆骨等部，止于小指近节指骨。其作用是外展小指。受尺神经深支支配。

拇收肌：斜头起自第 2、3 掌骨底掌面，横头起自第 3 掌骨掌面，止于拇指近节指骨底、内侧籽骨。其作用是内收拇指、屈拇指。受尺神经深支支配。

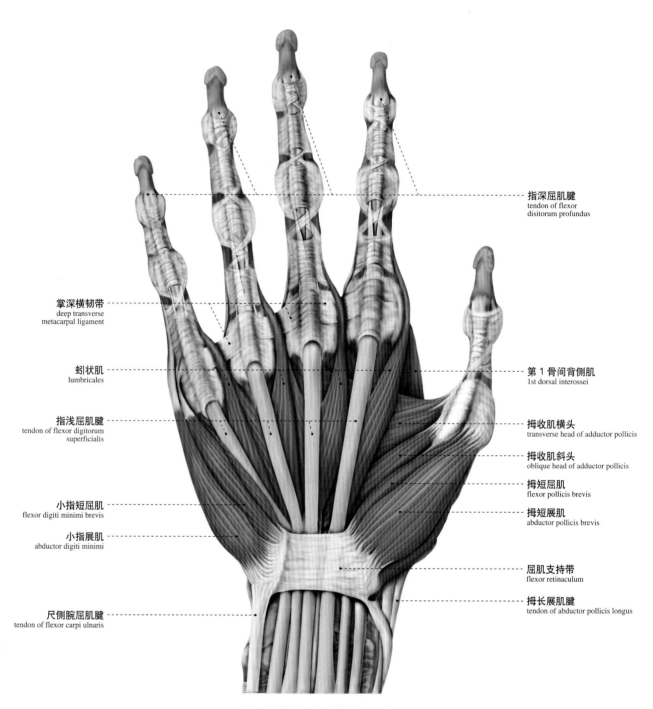

指深屈肌腱
tendon of flexor
disitorum profundus

掌深横韧带
deep transverse
metacarpal ligament

蚓状肌
lumbricales

指浅屈肌腱
tendon of flexor digitorum
superficialis

小指短屈肌
flexor digiti minimi brevis

小指展肌
abductor digiti minimi

尺侧腕屈肌腱
tendon of flexor carpi ulnaris

第 1 骨间背侧肌
1st dorsal interossei

拇收肌横头
transverse head of adductor pollicis

拇收肌斜头
oblique head of adductor pollicis

拇短屈肌
flexor pollicis brevis

拇短展肌
abductor pollicis brevis

屈肌支持带
flexor retinaculum

拇长展肌腱
tendon of abductor pollicis longus

201. 手部肌肉（掌侧面2）
Muscles of the hand (palmar aspect 2)

　　蚓状肌：起自指深屈肌腱桡侧，止于第2~5指指背腱膜外侧缘。其作用是屈掌指关节、伸指间关节。受正中神经和尺神经支配。

　　拇短展肌：起自屈肌支持带、舟骨，止于拇指近节指骨底。其作用是外展拇指。受正中神经支配。

　　拇短屈肌：起自屈肌支持带、大多角骨，止于拇指近节指骨底。其作用是屈拇指近节指骨。受正中神经支配。

　　小指短屈肌：起自钩骨、屈肌支持带，止于拇指近节指骨底。其作用屈小指。受尺神经支配。

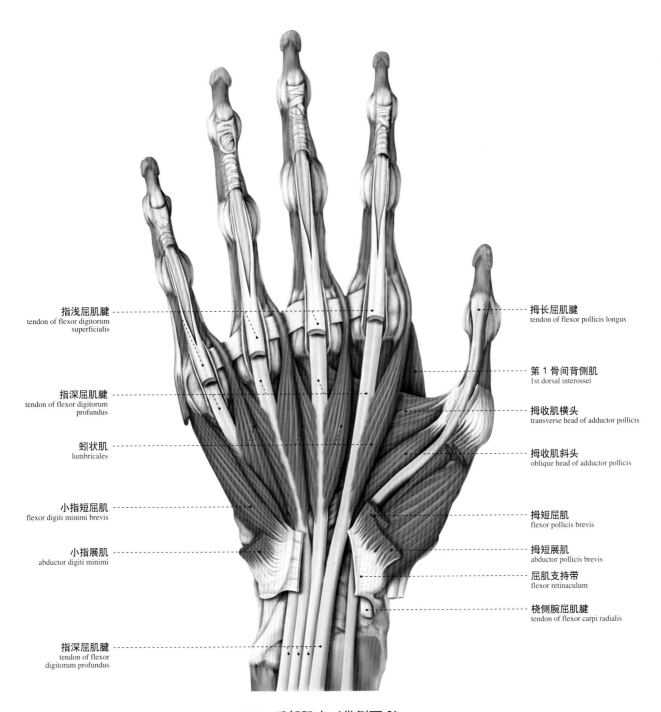

指浅屈肌腱
tendon of flexor digitorum
superficialis

指深屈肌腱
tendon of flexor digitorum
profundus

蚓状肌
lumbricales

小指短屈肌
flexor digiti minimi brevis

小指展肌
abductor digiti minimi

指深屈肌腱
tendon of flexor
digitorum profundus

拇长屈肌腱
tendon of flexor pollicis longus

第 1 骨间背侧肌
1st dorsal interossei

拇收肌横头
transverse head of adductor pollicis

拇收肌斜头
oblique head of adductor pollicis

拇短屈肌
flexor pollicis brevis

拇短展肌
abductor pollicis brevis

屈肌支持带
flexor retinaculum

桡侧腕屈肌腱
tendon of flexor carpi radialis

202. 手部肌肉（掌侧面 3）

Muscles of the hand (palmar aspect 3)

小指短屈肌：起自钩骨、屈肌支持带骨，止于小指近节指骨底。其作用是屈小指。受尺神经支配。

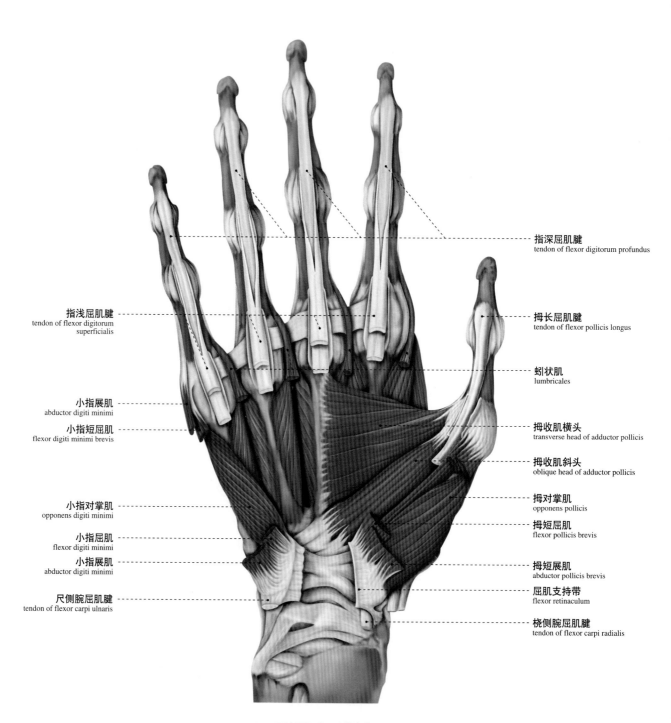

指浅屈肌腱
tendon of flexor digitorum
superficialis

小指展肌
abductor digiti minimi

小指短屈肌
flexor digiti minimi brevis

小指对掌肌
opponens digiti minimi

小指屈肌
flexor digiti minimi

小指展肌
abductor digiti minimi

尺侧腕屈肌腱
tendon of flexor carpi ulnaris

指深屈肌腱
tendon of flexor digitorum profundus

拇长屈肌腱
tendon of flexor pollicis longus

蚓状肌
lumbricales

拇收肌横头
transverse head of adductor pollicis

拇收肌斜头
oblique head of adductor pollicis

拇对掌肌
opponens pollicis

拇短屈肌
flexor pollicis brevis

拇短展肌
abductor pollicis brevis

屈肌支持带
flexor retinaculum

桡侧腕屈肌腱
tendon of flexor carpi radialis

203. 手部肌肉（掌侧面 4）
Muscles of the hand (palmar aspect 4)

小指对掌肌：起自钩骨、屈肌支持带骨，止于第 5 掌骨内侧。其作用是使小指对掌。受尺神经支配。

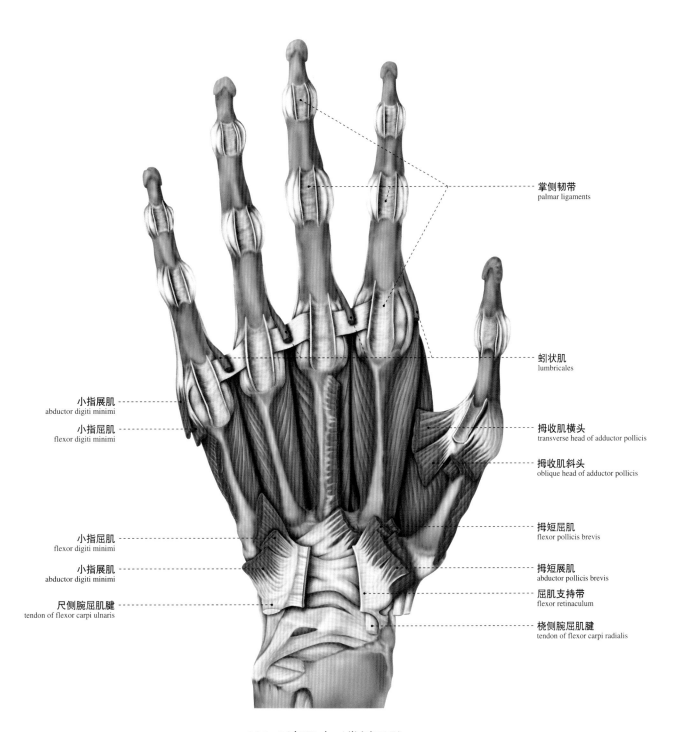

掌侧韧带
palmar ligaments

蚓状肌
lumbricales

小指展肌
abductor digiti minimi

小指屈肌
flexor digiti minimi

拇收肌横头
transverse head of adductor pollicis

拇收肌斜头
oblique head of adductor pollicis

小指屈肌
flexor digiti minimi

小指展肌
abductor digiti minimi

尺侧腕屈肌腱
tendon of flexor carpi ulnaris

拇短屈肌
flexor pollicis brevis

拇短展肌
abductor pollicis brevis

屈肌支持带
flexor retinaculum

桡侧腕屈肌腱
tendon of flexor carpi radialis

204. 手部肌肉（掌侧面 5）
Muscles of the hand (palmar aspect 5)

表 2 上肢肌肉

	肌 名	起 点	止 点	主要作用	神经支配
背浅肌	斜方肌	上项线、枕外隆凸、项韧带、胸椎棘突等	锁骨肩峰端、肩峰及肩胛冈	提、降肩或拉肩胛骨向后；肩胛骨固定时，两侧肌收缩可使头后仰	副神经
	背阔肌	下6个胸椎及全部腰椎棘突、骶中间嵴等	肱骨小结节嵴	内收、内旋和后伸肱骨，也可上提躯干	胸背神经
	肩胛提肌	上4个颈椎横突	肩胛骨上角	上提肩胛骨或使颈屈向同侧	肩胛背神经
	菱形肌	下位颈椎及上位胸椎棘突	肩胛骨内侧缘	拉肩胛骨向内上	肩胛背神经
胸肌 · 胸上肢肌	胸大肌	锁骨内半、胸骨及上6~7肋软骨	肱骨大结节嵴	内收、内旋肱骨或提肋助吸气	胸外侧神经
	胸小肌	第3~5肋骨前端	肩胛骨喙突	拉肩胛向前下或提肋助吸气	胸内侧神经
	锁骨下肌	第1肋胸骨端上面	锁骨肩峰端下	拉锁骨向下内，增强胸锁关节	锁骨下神经
	前锯肌	第1~9肋骨	肩胛骨内侧缘	拉肩胛骨向前，提肋助吸气	胸长神经
肩肌	三角肌	锁骨外1/3、肩峰及肩胛冈	肱骨三角肌粗隆	使臂外展、前屈和后伸	腋神经
	冈上肌	冈上窝	大结节上压迹	使臂外展	肩胛上神经
	冈下肌	冈下窝	大结节中压迹	使臂外旋	肩胛上神经
	小圆肌	肩胛骨外侧缘	大结节下压迹	使臂外旋	腋神经
	大圆肌	肩胛下角背面	肱骨小结节嵴	使臂内收、内旋	肩胛下神经
	肩胛下肌	肩胛骨肋面	肱骨小结节	使臂内收、内旋	肩胛下神经
臂肌 · 前群	肱二头肌	长头：盂上结节 短头：喙突	桡骨粗隆	屈臂和前臂，并使前臂旋后	肌皮神经
	喙肱肌	喙突	肱骨中部前内面	使臂内收、前屈	肌皮神经
	肱肌	肱骨下半前面	尺骨粗隆	屈前臂	肌皮神经
臂肌 · 后群	肱三头肌	长头：盂下结节 内侧头：桡神经沟以下骨面 外侧头：桡神经沟以上骨面	尺骨鹰嘴	伸前臂	桡神经
	肘肌	肱骨外上髁	鹰嘴外侧面	伸前臂，紧张肘关节	桡神经
前臂肌前群 · 浅层	肱桡肌	肱骨外缘下部、臂外侧肌间隔	桡骨茎突	屈肘并使前臂旋前	桡神经
	旋前圆肌	肱头：内上髁 尺头：尺骨冠突	桡骨中部前内面	同上	正中神经
	桡侧腕屈肌	肱骨内上髁、前臂筋膜	第2、3掌骨底掌面	屈腕，使前臂旋前	正中神经
	掌长肌	同上	掌腱膜	紧张掌腱膜	正中神经
	指浅屈肌	肱尺头：内上髁、尺骨冠突 桡头：桡骨前面	第2~5指中节指骨底	屈腕，使手内收	正中神经
	尺侧腕屈肌	肱头：内上髁 尺头：鹰嘴和尺骨后缘上2/3	豌豆骨、钩骨及第5掌骨底	屈腕，使手内收	尺神经
前臂肌前群 · 深层	拇长屈肌	桡骨中部前面，前臂骨间膜	拇指远指骨	屈拇指	正中神经
	指深屈肌	尺骨前面上2/3前臂骨间膜	第2~5指远节指骨底	屈指，屈腕	正中神经 尺神经
	旋前方肌	尺骨前面下1/4	桡骨前面下1/4	使前臂旋前	正中神经

上肢血管淋巴与神经

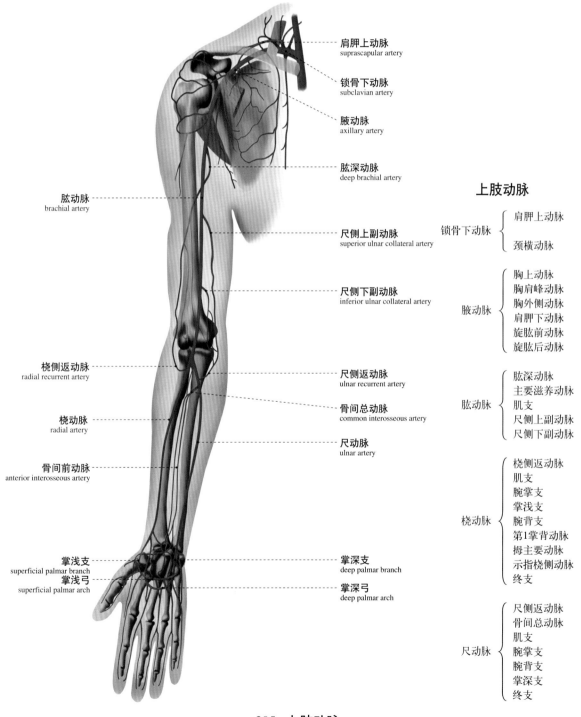

肩胛上动脉
suprascapular artery

锁骨下动脉
subclavian artery

腋动脉
axillary artery

肱深动脉
deep brachial artery

肱动脉
brachial artery

尺侧上副动脉
superior ulnar collateral artery

尺侧下副动脉
inferior ulnar collateral artery

桡侧返动脉
radial recurrent artery

尺侧返动脉
ulnar recurrent artery

骨间总动脉
common interosseous artery

桡动脉
radial artery

尺动脉
ulnar artery

骨间前动脉
anterior interosseous artery

掌浅支
superficial palmar branch

掌浅弓
superficial palmar arch

掌深支
deep palmar branch

掌深弓
deep palmar arch

上肢动脉

锁骨下动脉 { 肩胛上动脉 / 颈横动脉

腋动脉 { 胸上动脉 / 胸肩峰动脉 / 胸外侧动脉 / 肩胛下动脉 / 旋肱前动脉 / 旋肱后动脉

肱动脉 { 肱深动脉 / 主要滋养动脉 / 肌支 / 尺侧上副动脉 / 尺侧下副动脉

桡动脉 { 桡侧返动脉 / 肌支 / 腕掌支 / 掌浅支 / 腕背支 / 第1掌背动脉 / 拇主要动脉 / 示指桡侧动脉 / 终支

尺动脉 { 尺侧返动脉 / 骨间总动脉 / 肌支 / 腕掌支 / 腕背支 / 掌深支 / 终支

205. 上肢动脉
Arteries of the upper limb

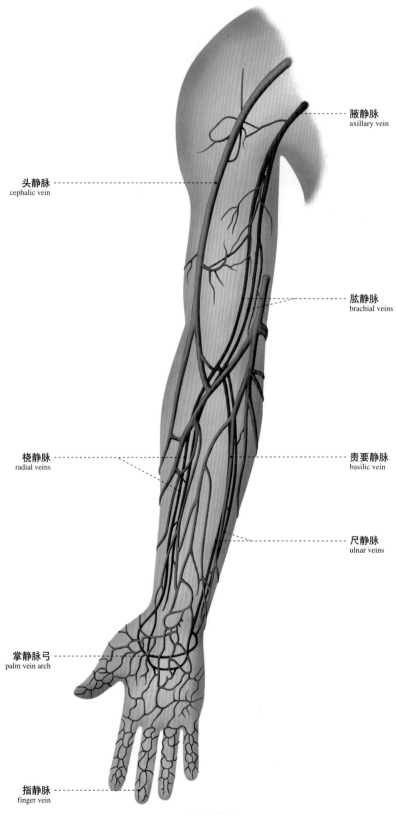

腋静脉
axillary vein

头静脉
cephalic vein

肱静脉
brachial veins

桡静脉
radial veins

贵要静脉
basilic vein

尺静脉
ulnar veins

掌静脉弓
palm vein arch

指静脉
finger vein

206. 上肢静脉
Veins of the upper limb

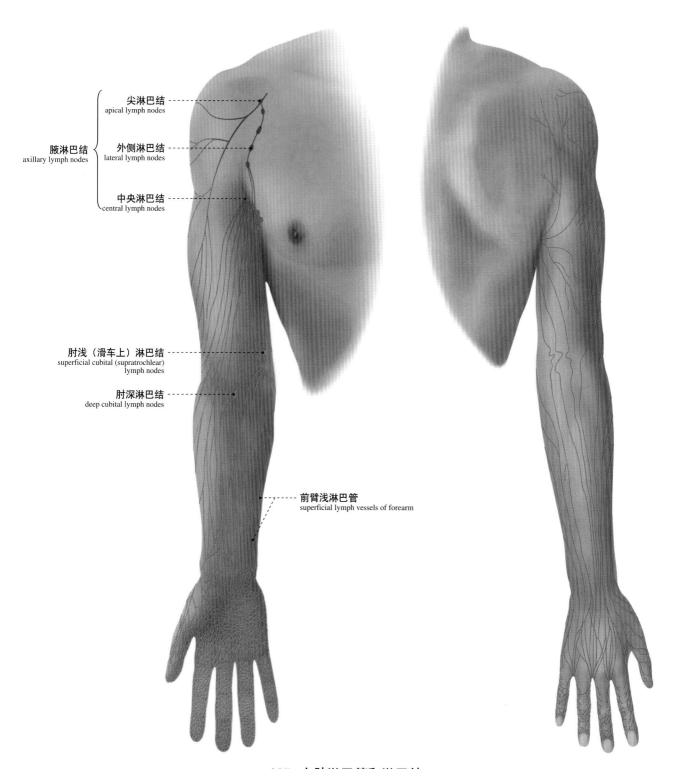

尖淋巴结
apical lymph nodes

腋淋巴结
axillary lymph nodes

外侧淋巴结
lateral lymph nodes

中央淋巴结
central lymph nodes

肘浅（滑车上）淋巴结
superficial cubital (supratrochlear)
lymph nodes

肘深淋巴结
deep cubital lymph nodes

前臂浅淋巴管
superficial lymph vessels of forearm

207. 上肢淋巴管和淋巴结
Lymph vessels and lymph nodes of the upper limb

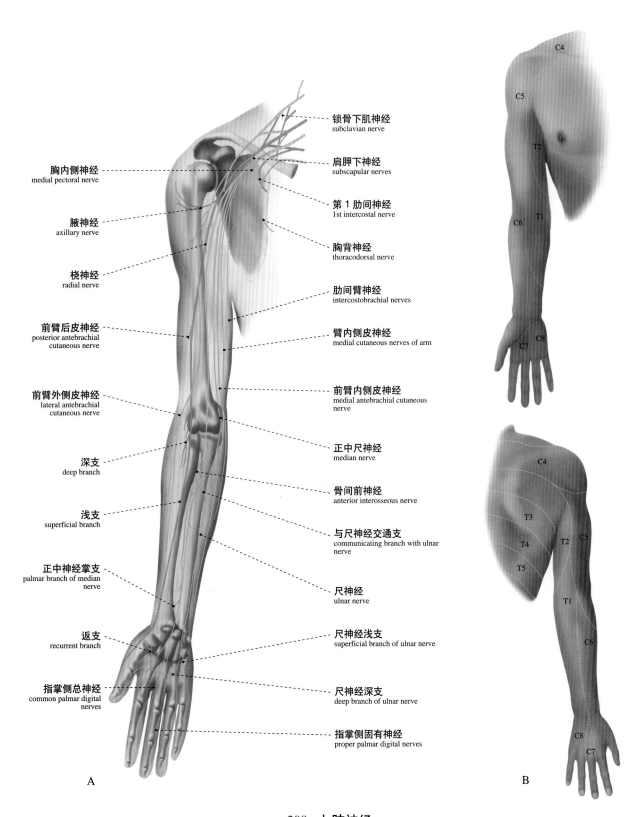

锁骨下肌神经
subclavian nerve

肩胛下神经
subscapular nerves

第 1 肋间神经
1st intercostal nerve

胸背神经
thoracodorsal nerve

肋间臂神经
intercostobrachial nerves

臂内侧皮神经
medial cutaneous nerves of arm

前臂内侧皮神经
medial antebrachial cutaneous nerve

正中尺神经
median nerve

骨间前神经
anterior interosseous nerve

与尺神经交通支
communicating branch with ulnar nerve

尺神经
ulnar nerve

尺神经浅支
superficial branch of ulnar nerve

尺神经深支
deep branch of ulnar nerve

指掌侧固有神经
proper palmar digital nerves

胸内侧神经
medial pectoral nerve

腋神经
axillary nerve

桡神经
radial nerve

前臂后皮神经
posterior antebrachial cutaneous nerve

前臂外侧皮神经
lateral antebrachial cutaneous nerve

深支
deep branch

浅支
superficial branch

正中神经掌支
palmar branch of median nerve

返支
recurrent branch

指掌侧总神经
common palmar digital nerves

A

B

208. 上肢神经

Nerves of the upper limb

A. 神经走行；B. 皮肤神经节段分布

颈丛（C1~C4 前支）分布上肢的部分
　　皮支
　　　　颈横神经（C2、C3）：支配颈前面皮肤
　　　　锁骨上神经（C3、C4）：支配锁骨区和肩部皮肤
　　肌支
　　　　胸锁乳突肌支（C2、C3）
　　　　斜方肌支（C3、C4）
　　　　中斜角肌支（C3、C4）
　　　　前斜角肌支（C4）
　　　　肩胛提肌支（C2、C3）
　　　　与舌下神经的交通支（颈襻）（C2、C3）：支配肩胛舌骨肌

臂丛（C5~C8、T1 前支）
　　肩胛背神经（C3~C5）：支配菱形肌和肩胛提肌
　　胸长神经（C5~C7）：支配前锯肌
　　锁骨下肌神经（C5）：支配锁骨下肌
　　肩胛上神经（C5、C6）：支配冈上、下肌
　　胸外侧神经（C5~T1）：支配胸大肌
　　胸内侧神经（C5~T1）：支配胸大、小肌
　　胸背神经（C6~C8）：支配背阔肌
　　上肩胛下神经（C5、C6）：支配肩胛下肌上部
　　下肩胛下神经（C5、C6）：支配肩胛下肌下部和大圆肌
　　臂内侧皮神经（C8~T1）：支配臂内侧面皮肤
　　前臂内侧皮神经（C8~T1）：支配前臂内侧面皮肤
　　肌皮神经（C5~C7）
　　　　肌支：支配喙肱肌、肱肌、肱二头肌
　　　　皮支：前臂外侧皮神经（C5、C6），支配前臂外侧面皮肤
　　正中神经（C6~T1）
　　　　肌支：旋前圆肌支、桡侧腕屈肌支、掌长肌支、指浅屈肌支
　　　　骨间前神经：拇长屈肌支、指深屈肌支、旋前方肌与尺神经的交通支
　　　　掌支：支配手掌面部分皮肤
　　　　指掌侧总神经：第1、2、3指掌侧总神经末端各分成2支指掌侧固有神经；第1指掌侧总神经另发一返支，支
　　　　　　　　　　　配鱼际肌；第1、2指掌侧总神经各发一蚓状肌支，支配第1、2蚓状肌
　　　　指掌侧固有神经：支配桡侧3个半指掌面皮肤，另发背支支配远侧一节半指背面的皮肤和指甲
　　尺神经（C7~T1）
　　　　肘关节支
　　　　肌支：尺侧腕屈肌支、指深屈肌支
　　　　掌皮支：支配手掌部分皮肤
　　　　手背支：末端分成指背神经
　　　　浅支：指掌侧总神经、指掌侧固有神经、掌短肌支
　　　　深支：支配小鱼际肌，第3、4蚓状肌，全部骨间肌，拇收肌和拇短屈肌深头，另发腕关节支支配腕关节
　　桡神经（C6~T1）
　　　　肌支：肱三头肌长头支、外侧头支、内侧头支、肱肌支、肱桡肌支、桡侧腕长伸肌支
　　　　臂后皮神经
　　　　臂外侧下皮神经
　　　　前臂后皮神经
　　　　肘关节支
　　　　深支：桡侧腕短伸肌支、旋后肌支，并延续于骨间后神经
　　　　骨间后神经：指伸肌支、小指伸肌支、尺侧腕伸肌支、拇长伸肌支、示指伸肌支、拇长展肌支、拇短伸肌支
　　　　浅支：指背神经
　　腋神经（C5、C6）
　　　　肌支：三角肌支、小圆支
　　　　臂外侧上皮神经

上肢神经

肩 部

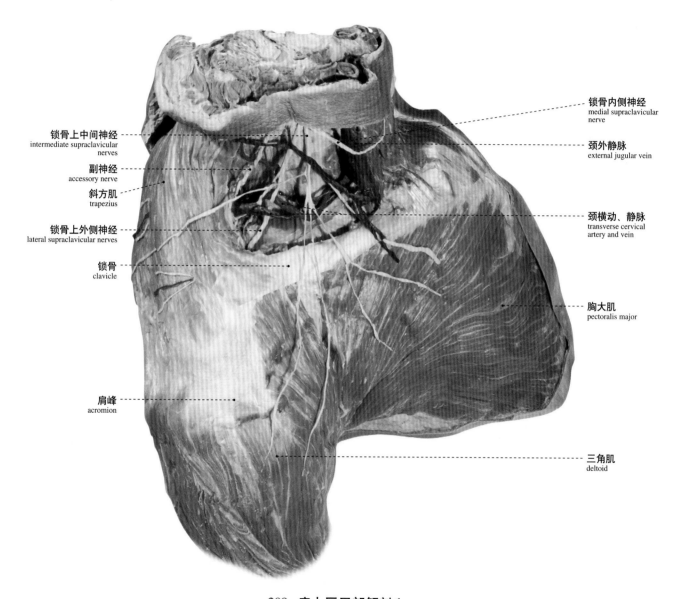

锁骨上中间神经
intermediate supraclavicular
nerves

副神经
accessory nerve

斜方肌
trapezius

锁骨上外侧神经
lateral supraclavicular nerves

锁骨
clavicle

肩峰
acromion

锁骨内侧神经
medial supraclavicular
nerve

颈外静脉
external jugular vein

颈横动、静脉
transverse cervical
artery and vein

胸大肌
pectoralis major

三角肌
deltoid

209. 肩上区局部解剖 1
Topography of superior region of the shoulder 1

锁骨上外侧神经、锁骨上中间神经和锁骨上内侧神经分布于肩的后面、上面和前面。

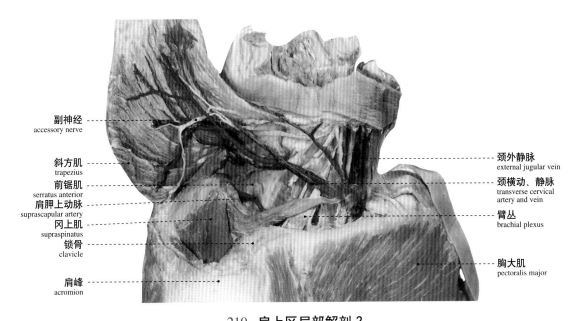

副神经
accessory nerve

斜方肌
trapezius

前锯肌
serratus anterior

肩胛上动脉
suprascapular artery

冈上肌
supraspinatus

锁骨
clavicle

肩峰
acromion

颈外静脉
external jugular vein

颈横动、静脉
transverse cervical artery and vein

臂丛
brachial plexus

胸大肌
pectoralis major

210. 肩上区局部解剖 2

Topography of superior region of the shoulder 2

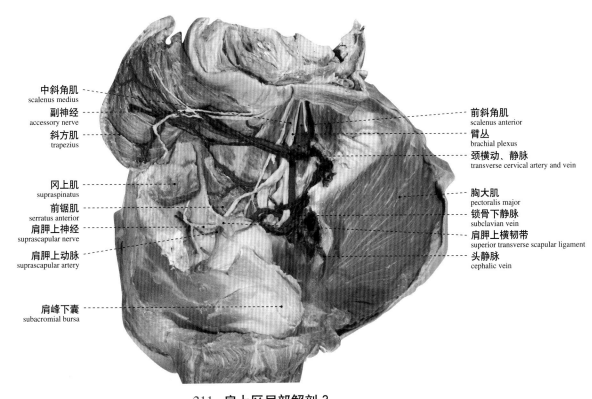

中斜角肌
scalenus medius

副神经
accessory nerve

斜方肌
trapezius

冈上肌
supraspinatus

前锯肌
serratus anterior

肩胛上神经
suprascapular nerve

肩胛上动脉
suprascapular artery

肩峰下囊
subacromial bursa

前斜角肌
scalenus anterior

臂丛
brachial plexus

颈横动、静脉
transverse cervical artery and vein

胸大肌
pectoralis major

锁骨下静脉
subclavian vein

肩胛上横韧带
superior transverse scapular ligament

头静脉
cephalic vein

211. 肩上区局部解剖 3

Topography of superior region of the shoulder 3

斜方肌从止端翻向后，可见到颈横动、静脉。颈横动脉浅支供应斜方肌的上、中部，深支供应斜方肌的中、下部。副神经自胸锁乳突肌后缘中、上 1/3 交点处斜向外下，经枕三角至斜方肌前缘中、下 1/3 交点处深面进入斜方肌。

肩胛上神经起自臂丛上干，向后走行经肩胛上切迹进入冈上窝，继而伴肩胛上动脉一起绕行肩胛冈外缘转入冈下窝，分布于冈上肌、冈下肌和肩胛关节。肩胛上切迹处该神经最易损伤，损伤后表现出冈上肌和冈下肌无力、肩胛关节疼痛等症状。

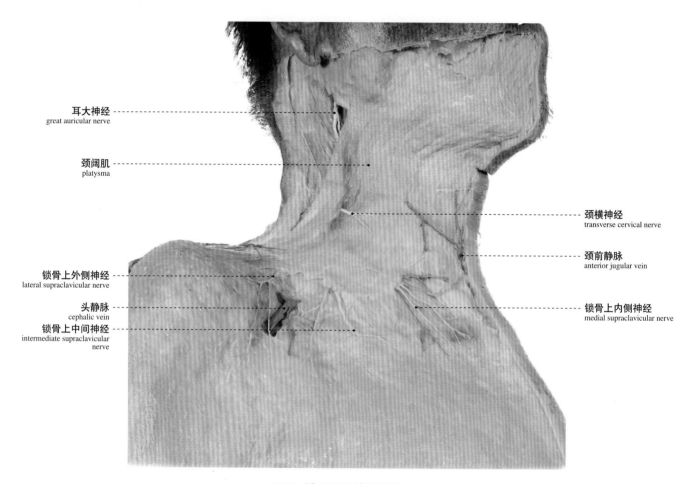

耳大神经
great auricular nerve

颈阔肌
platysma

颈横神经
transverse cervical nerve

颈前静脉
anterior jugular vein

锁骨上外侧神经
lateral supraclavicular nerve

头静脉
cephalic vein

锁骨上中间神经
intermediate supraclavicular
nerve

锁骨上内侧神经
medial supraclavicular nerve

212. 锁骨区局部解剖 1
Topography of the clavicular region 1

　　颈阔肌位于颈部浅筋膜中，为一皮肌，薄而宽阔，也属于表情肌。起自胸大肌和三角肌表面的深筋膜，向上止于口角。颈部手术时，应将切断的颈阔肌缝合，以免形成比较宽的瘢痕。锁骨上神经和颈横神经皮支管理该区的皮肤感觉。

　　颈外侧区又名颈后三角，是由胸锁乳突肌后缘、斜方肌前缘和锁骨中 1/3 所围成的三角形区域。肩胛舌骨肌下腹斜行此区至肩胛骨，又将此区分为肩胛舌骨肌斜方肌三角（枕三角）和肩胛舌骨肌锁骨三角。颈外侧区的顶是皮肤、浅筋膜、颈深筋膜的浅层，底则为椎前筋膜。颈外侧区内的主要结构有：副神经、颈丛的皮神经、臂丛及锁骨下动脉、静脉、淋巴结等。

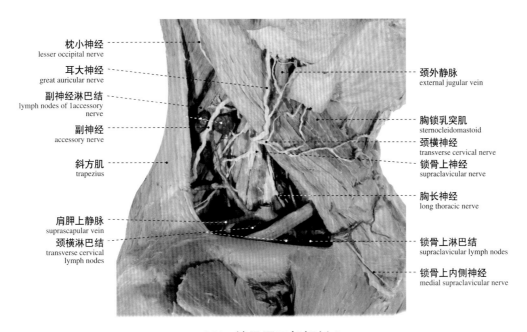

枕小神经
lesser occipital nerve

耳大神经
great auricular nerve

副神经淋巴结
lymph nodes of 1 accessory
nerve

副神经
accessory nerve

斜方肌
trapezius

肩胛上静脉
suprascapular vein

颈横淋巴结
transverse cervical
lymph nodes

颈外静脉
external jugular vein

胸锁乳突肌
sternocleidomastoid

颈横神经
transverse cervical nerve

锁骨上神经
supraclavicular nerve

胸长神经
long thoracic nerve

锁骨上淋巴结
supraclavicular lymph nodes

锁骨上内侧神经
medial supraclavicular nerve

213. 锁骨区局部解剖 2
Topography of the clavicular region 2

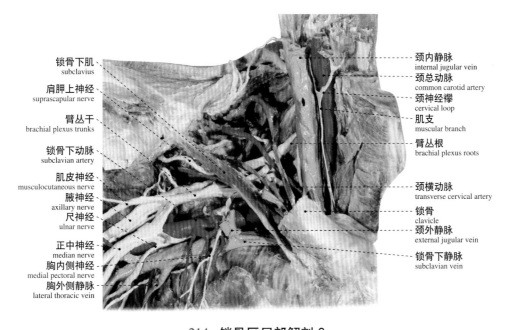

锁骨下肌
subclavius

肩胛上神经
suprascapular nerve

臂丛干
brachial plexus trunks

锁骨下动脉
subclavian artery

肌皮神经
musculocutaneous nerve

腋神经
axillary nerve

尺神经
ulnar nerve

正中神经
median nerve

胸内侧神经
medial pectoral nerve

胸外侧静脉
lateral thoracic vein

颈内静脉
internal jugular vein

颈总动脉
common carotid artery

颈神经襻
cervical loop

肌支
muscular branch

臂丛根
brachial plexus roots

颈横动脉
transverse cervical artery

锁骨
clavicle

颈外静脉
external jugular vein

锁骨下静脉
subclavian vein

214. 锁骨区局部解剖 3
Topography of the clavicular region 3

　　副神经由颅根和脊髓根组成。颅根的纤维为特殊内脏运动纤维，起自疑核，自迷走神经根下方出脑后与脊髓根同行，经颈静脉孔出颅，加入迷走神经，支配咽喉肌。脊髓根起自脊髓颈部的副神经脊髓核，由颈神经前后根之间出脊髓，在椎管内上行，经枕骨大孔入颅腔，与颅根汇合一起出颅腔。出颅腔后，又与颅根分开，绕颈内静脉行向外下，支配胸锁乳突肌和斜方肌。

　　切除锁骨，显示臂丛，锁骨下动脉及其分支和锁骨下静脉及其分支。

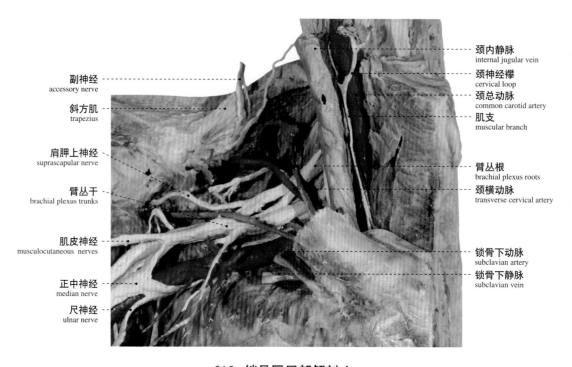

副神经
accessory nerve

斜方肌
trapezius

肩胛上神经
suprascapular nerve

臂丛干
brachial plexus trunks

肌皮神经
musculocutaneous nerves

正中神经
median nerve

尺神经
ulnar nerve

颈内静脉
internal jugular vein

颈神经襻
cervical loop

颈总动脉
common carotid artery

肌支
muscular branch

臂丛根
brachial plexus roots

颈横动脉
transverse cervical artery

锁骨下动脉
subclavian artery

锁骨下静脉
subclavian vein

215. 锁骨区局部解剖 4
Topography of the clavicular region 4

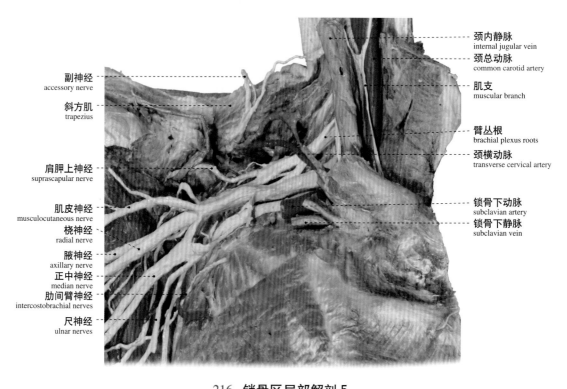

副神经
accessory nerve

斜方肌
trapezius

肩胛上神经
suprascapular nerve

肌皮神经
musculocutaneous nerve

桡神经
radial nerve

腋神经
axillary nerve

正中神经
median nerve

肋间臂神经
intercostobrachial nerves

尺神经
ulnar nerves

颈内静脉
internal jugular vein

颈总动脉
common carotid artery

肌支
muscular branch

臂丛根
brachial plexus roots

颈横动脉
transverse cervical artery

锁骨下动脉
subclavian artery

锁骨下静脉
subclavian vein

216. 锁骨区局部解剖 5
Topography of the clavicular region 5

重点显示臂丛发出的肩胛上神经、肌皮神经、桡神经、腋神经、正中神经和尺神经。

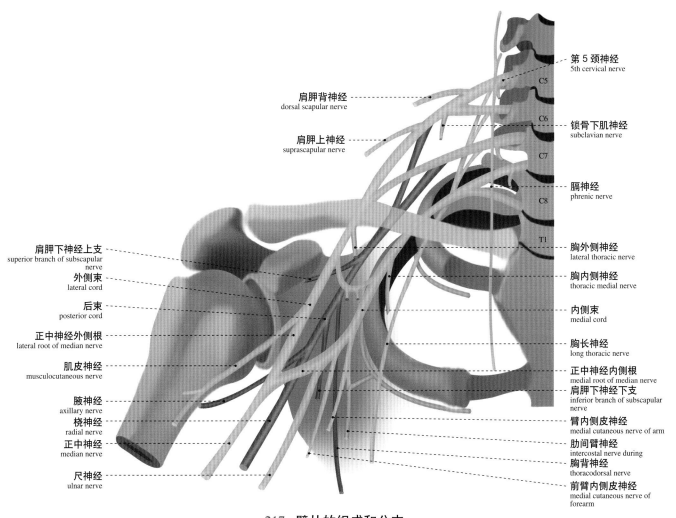

第 5 颈神经
5th cervical nerve

肩胛背神经
dorsal scapular nerve

肩胛上神经
suprascapular nerve

C5

C6

锁骨下肌神经
subclavian nerve

C7

膈神经
phrenic nerve

C8

肩胛下神经上支
superior branch of subscapular nerve

外侧束
lateral cord

后束
posterior cord

正中神经外侧根
lateral root of median nerve

肌皮神经
musculocutaneous nerve

腋神经
axillary nerve

桡神经
radial nerve

正中神经
median nerve

尺神经
ulnar nerve

T1

胸外侧神经
lateral thoracic nerve

胸内侧神经
thoracic medial nerve

内侧束
medial cord

胸长神经
long thoracic nerve

正中神经内侧根
medial root of median nerve

肩胛下神经下支
inferior branch of subscapular nerve

臂内侧皮神经
medial cutaneous nerve of arm

肋间臂神经
intercostal nerve during

胸背神经
thoracodorsal nerve

前臂内侧皮神经
medial cutaneous nerve of forearm

217. 臂丛的组成和分支
Constitution and branches of the brachial plexus

　　臂丛主要由第 5、6、7、8 颈神经和第 1 胸神经的前支构成。这些前支称为臂丛的根，根在穿经斜角肌间隙处合成为上、中、下 3 个大的神经干。第 5、6 颈神经合成上干，第 8 颈神经和第 1 胸神经合成下干，第 7 颈神经单独延续成中干。每个干在前斜角肌外缘处又分为前、后两股。这些股在锁骨下动脉的后方行向外下，进入腋腔，并围绕腋动脉的周围，上、中干的前股合并成外侧束，下干的前股单独成为内侧束，三个干的后股合成后束。由三个束分别发出正中神经、肌皮神经、尺神经、桡神经及腋神经等的主要神经支。臂丛在锁骨中点后方比较集中，位置浅表，容易摸到，常作为臂丛阻滞麻醉的部位。

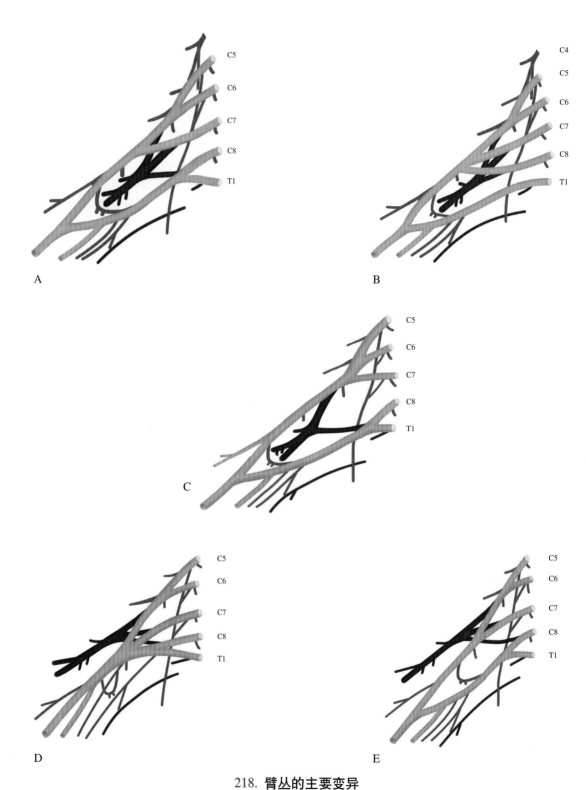

218. 臂丛的主要变异

Principle variations of the brachial plexus

A. 根异位：C5、C6 居前斜角肌前方；B. 根变异：前置型，有 C4 参加。干变异：四干型；C. 干变异：双干型，C5~C7 成上干，C8、T1
成下干；D. 股、束变异：二束型，内外侧束合成前束，三后股合成后束；E. 束异位：后束向外移位

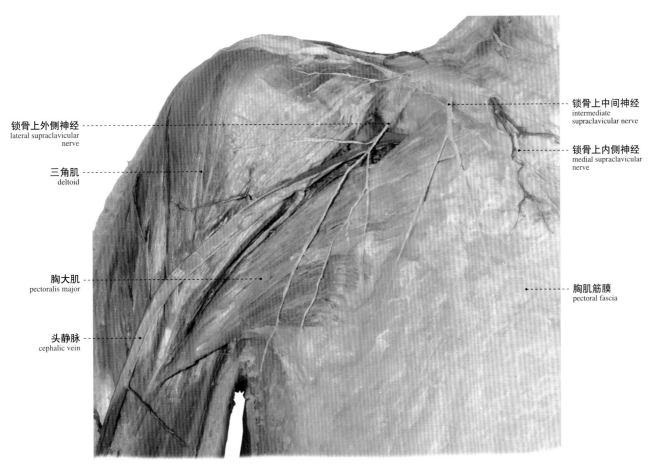

锁骨上外侧神经
lateral supraclavicular
nerve

三角肌
deltoid

胸大肌
pectoralis major

头静脉
cephalic vein

锁骨上中间神经
intermediate
supraclavicular nerve

锁骨上内侧神经
medial supraclavicular
nerve

胸肌筋膜
pectoral fascia

219. 肩前区和腋区局部解剖 1

Topography of anterior region of the shoulder and the axillary region 1

　　锁骨上神经的三个分支为锁骨上外侧神经、锁骨上中间神经和锁骨上内侧神经。分布于肩前面和肩外面。头静脉走行于三角胸肌沟中，沿途收纳一些属支，上行渐潜入沟内，至三角肌、胸大肌三角间沟行至锁骨下窝，穿深筋膜注入腋静脉或锁骨下静脉。头静脉既是肩前手术入路的一个标志，又是寻找腋血管的一个向导，有时还可从头静脉插管进入心脏。

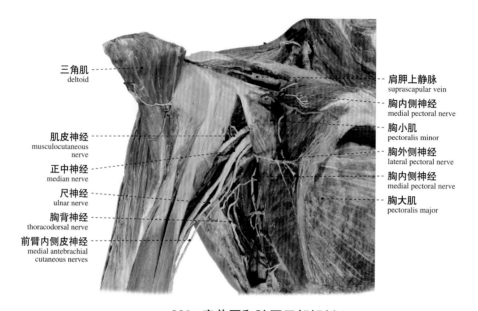

三角肌
deltoid

肩胛上静脉
suprascapular vein

胸内侧神经
medial pectoral nerve

肌皮神经
musculocutaneous
nerve

正中神经
median nerve

尺神经
ulnar nerve

胸背神经
thoracodorsal nerve

前臂内侧皮神经
medial antebrachial
cutaneous nerves

胸小肌
pectoralis minor

胸外侧神经
lateral pectoral nerve

胸内侧神经
medial pectoral nerve

胸大肌
pectoralis major

220. 肩前区和腋区局部解剖 2

Topography of anterior region of the shoulder and the axillary region 2

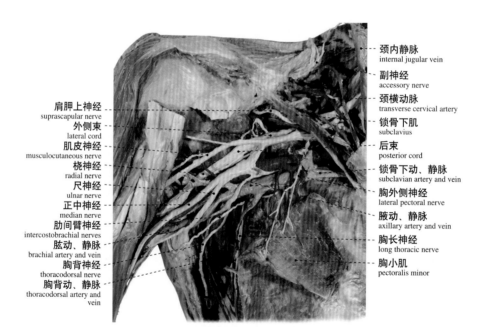

肩胛上神经
suprascapular nerve

外侧束
lateral cord

肌皮神经
musculocutaneous nerve

桡神经
radial nerve

尺神经
ulnar nerve

正中神经
median nerve

肋间臂神经
intercostobrachial nerves

肱动、静脉
brachial artery and vein

胸背神经
thoracodorsal nerve

胸背动、静脉
thoracodorsal artery and
vein

颈内静脉
internal jugular vein

副神经
accessory nerve

颈横动脉
transverse cervical artery

锁骨下肌
subclavius

后束
posterior cord

锁骨下动、静脉
subclavian artery and vein

胸外侧神经
lateral pectoral nerve

腋动、静脉
axillary artery and vein

胸长神经
long thoracic nerve

胸小肌
pectoralis minor

221. 肩前区和腋区局部解剖 3

Topography of anterior region of the shoulder and the axillary region 3

　　显示三角肌胸大肌深面以喙突为中心的各结构。腋血管神经束行于胸小肌深面并显露于下缘深处。胸外侧神经行于胸大肌和胸小肌之间，主要支配胸大肌上半。胸内侧神经穿过胸小肌，主要支配胸小肌和胸大肌下半。胸大肌移植术中需注意其神经支配。

　　重点显示臂丛的走行及构成，动脉、静脉的分支及诸结构的毗邻关系。臂丛从斜角肌间隙走出，居腋动脉上后外方，浅面有颈横动、静脉横过。腋血管神经束经过锁骨下肌后方，向下外行。腋静脉居内侧，腋动脉在外侧。臂丛的外侧束、后束和内侧束及它们的分支分别围拥腋动脉的外、后、内方。肩胛上神经发自臂丛上干，向外行经肩胛舌骨肌和斜方肌深面，支配冈上、下肌。肌皮神经在胸小肌下缘发自外侧束，支配喙肱肌。

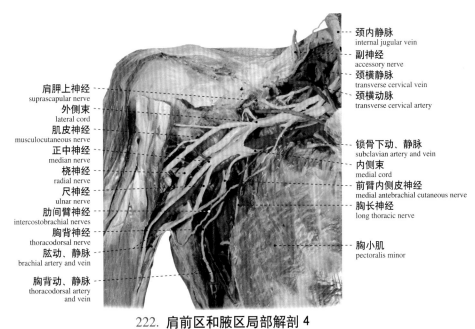

颈内静脉
internal jugular vein

副神经
accessory nerve

颈横静脉
transverse cervical vein

颈横动脉
transverse cervical artery

锁骨下动、静脉
subclavian artery and vein

内侧束
medial cord

前臂内侧皮神经
medial antebrachial cutaneous nerve

胸长神经
long thoracic nerve

胸小肌
pectoralis minor

肩胛上神经
suprascapular nerve

外侧束
lateral cord

肌皮神经
musculocutaneous nerve

正中神经
median nerve

桡神经
radial nerve

尺神经
ulnar nerve

肋间臂神经
intercostobrachial nerves

胸背神经
thoracodorsal nerve

肱动、静脉
brachial artery and vein

胸背动、静脉
thoracodorsal artery and vein

222. 肩前区和腋区局部解剖 4

Topography of anterior region of the shoulder and the axillary region 4

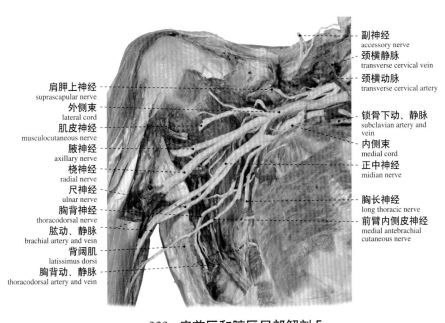

副神经
accessory nerve

颈横静脉
transverse cervical vein

颈横动脉
transverse cervical artery

锁骨下动、静脉
subclavian artery and vein

内侧束
medial cord

正中神经
midian nerve

胸长神经
long thoracic nerve

前臂内侧皮神经
medial antebrachial cutaneous nerve

肩胛上神经
suprascapular nerve

外侧束
lateral cord

肌皮神经
musculocutaneous nerve

腋神经
axillary nerve

桡神经
radial nerve

尺神经
ulnar nerve

胸背神经
thoracodorsal nerve

肱动、静脉
brachial artery and vein

背阔肌
latissimus dorsi

胸背动、静脉
thoracodorsal artery and vein

223. 肩前区和腋区局部解剖 5

Topography of anterior region of the shoulder and the axillary region 5

　　切除锁骨下肌和腋静脉，进一步显示臂丛的股、束和分支。臂丛内侧束、外侧束及其终支形如"Y"形。图中可见臂丛及臂丛分支的各神经。还可见腋动脉分支。

　　臂丛发出的胸背神经沿肩胛下肌腋缘伴肩胛下动脉和胸背动脉下行，进入背阔肌的腋面。腋神经为后束一终支，沿肩胛下肌表面向下外斜行，进入四边间隙。桡神经为后束的最大终支，于窝中发出肱三头肌长头支、内侧头支及臂后皮神经。胸长神经自臂丛干后面发出，居臂丛内后方，紧贴前锯肌表面下降，沿途发分支配前锯肌各肌齿。在根治乳腺癌时必须保护该神经。

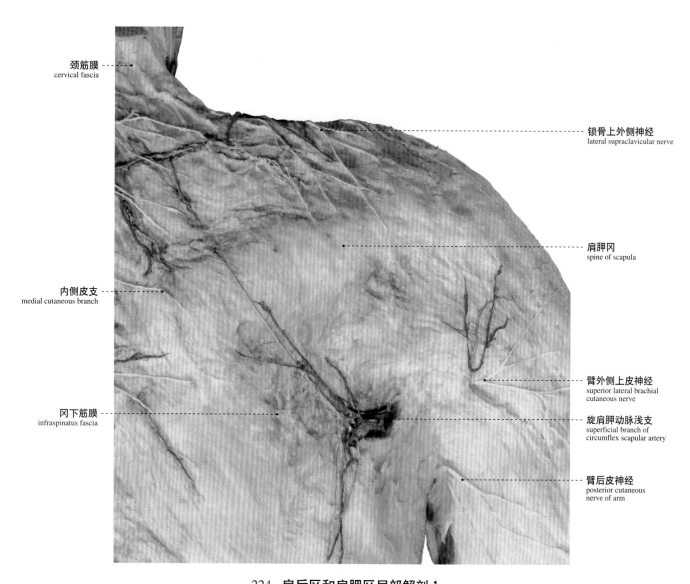

颈筋膜
cervical fascia

锁骨上外侧神经
lateral supraclavicular nerve

肩胛冈
spine of scapula

内侧皮支
medial cutaneous branch

臂外侧上皮神经
superior lateral brachial cutaneous nerve

旋肩胛动脉浅支
superficial branch of circumflex scapular artery

冈下筋膜
infraspinatus fascia

臂后皮神经
posterior cutaneous nerve of arm

224. 肩后区和肩胛区局部解剖 1

Topography of posterior region of the shoulder and the scapular region 1

第1~6 胸神经后支的内侧皮支水平外行，以第三内侧皮支最长，管理肩胛区的感觉。臂外侧上皮神经为腋神经后支的终末皮支，分布肩后外面。肩胛骨区有一些皮血管分布，其中以旋肩胛动静脉的皮支最粗，经三边间隙穿出皮下。

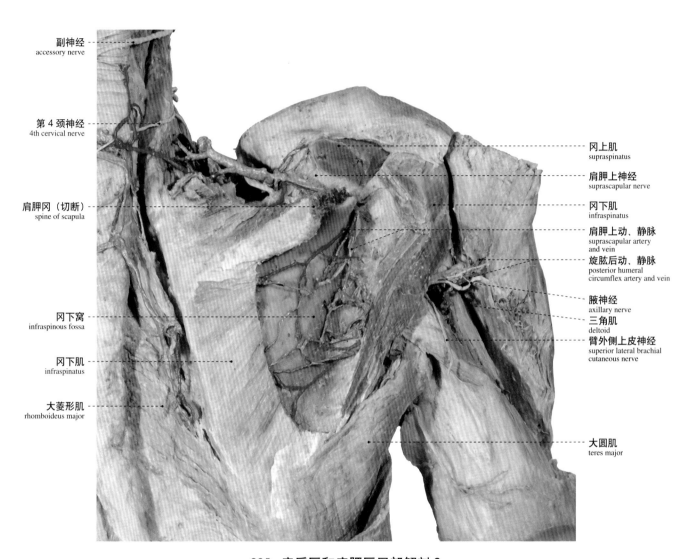

副神经
accessory nerve

第 4 颈神经
4th cervical nerve

肩胛冈（切断）
spine of scapula

冈下窝
infraspinous fossa

冈下肌
infraspinatus

大菱形肌
rhomboideus major

冈上肌
supraspinatus

肩胛上神经
suprascapular nerve

冈下肌
infraspinatus

肩胛上动、静脉
suprascapular artery
and vein

旋肱后动、静脉
posterior humeral
circumflex artery and vein

腋神经
axillary nerve

三角肌
deltoid

臂外侧上皮神经
superior lateral brachial
cutaneous nerve

大圆肌
teres major

225. 肩后区和肩胛区局部解剖 2

Topography of posterior region of the shoulder and the scapular region 2

　　该图可见第 4 颈神经和副神经支配斜方肌。肩胛上动、静脉沿肩胛舌骨肌下腹深面达肩胛骨上缘，经肩胛上横韧带上方入冈上窝，继弓形绕过冈盂切迹入冈下窝，参与肩胛动脉网。肩胛上神经经过肩胛上横韧带下方的肩胛切迹入冈上窝，发出分支支配冈上肌及肩关节囊和肩锁关节，继入冈下窝，发出分支支配冈下肌。旋肱后动、静脉和腋神经及腋神经发出的臂外侧上皮神经出四边间隙至三角肌深面。

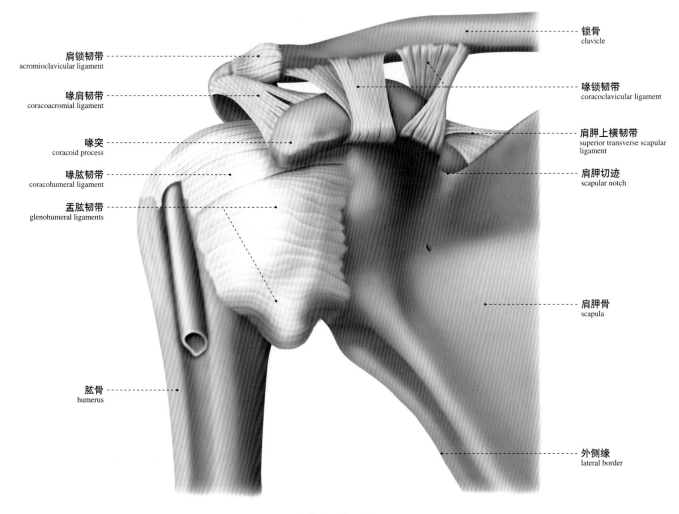

肩锁韧带
acromioclavicular ligament

喙肩韧带
coracoacromial ligament

喙突
coracoid process

喙肱韧带
coracohumeral ligament

盂肱韧带
glenohumeral ligaments

肱骨
humerus

锁骨
clavicle

喙锁韧带
coracoclavicular ligament

肩胛上横韧带
superior transverse scapular ligament

肩胛切迹
scapular notch

肩胛骨
scapula

外侧缘
lateral border

226. 肩关节韧带（前面观 1）
Ligaments of the shoulder joint (anterior aspect 1)

肩关节囊比较宽阔但非常薄，肩关节囊没有比较大的韧带加固。但在关节囊的前面通过三条韧带加固，即上、内、下盂肱韧带。喙肩韧带，肩峰和喙突一起形成喙肩弓，使肱骨头稳定在关节盂内，但是也限制肱骨向前运动。

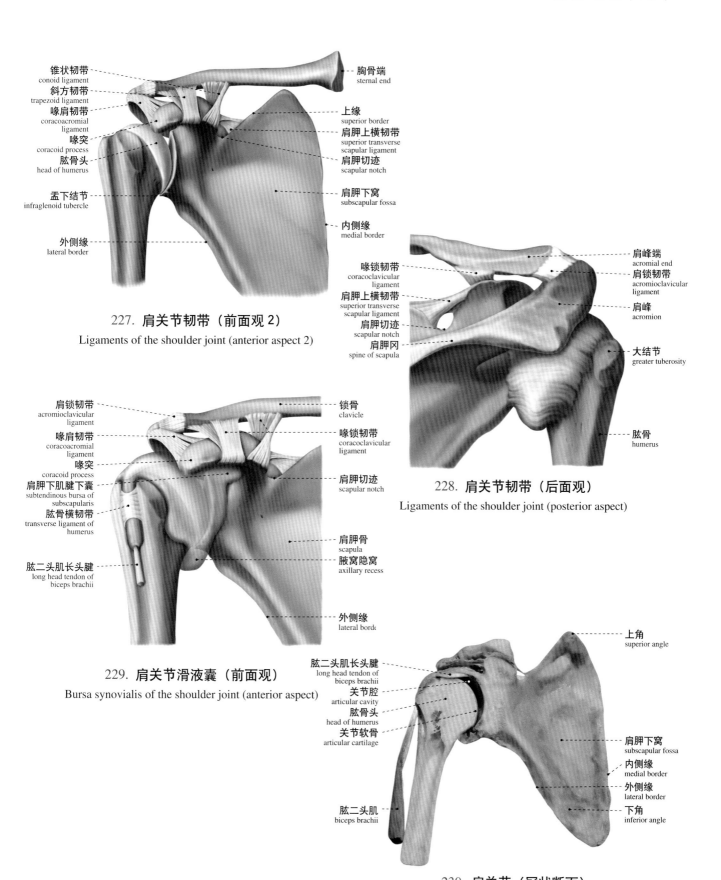

锥状韧带
conoid ligament

斜方韧带
trapezoid ligament

喙肩韧带
coracoacromial ligament

喙突
coracoid process

肱骨头
head of humerus

盂下结节
infraglenoid tubercle

外侧缘
lateral border

胸骨端
sternal end

上缘
superior border

肩胛上横韧带
superior transverse scapular ligament

肩胛切迹
scapular notch

肩胛下窝
subscapular fossa

内侧缘
medial border

227. 肩关节韧带（前面观 2）
Ligaments of the shoulder joint (anterior aspect 2)

喙锁韧带
coracoclavicular ligament

肩胛上横韧带
superior transverse scapular ligament

肩胛切迹
scapular notch

肩胛冈
spine of scapula

肩峰端
acromial end

肩锁韧带
acromioclavicular ligament

肩峰
acromion

大结节
greater tuberosity

肱骨
humerus

228. 肩关节韧带（后面观）
Ligaments of the shoulder joint (posterior aspect)

肩锁韧带
acromioclavicular ligament

喙肩韧带
coracoacromial ligament

喙突
coracoid process

肩胛下肌腱下囊
subtendinous bursa of subscapularis

肱骨横韧带
transverse ligament of humerus

肱二头肌长头腱
long head tendon of biceps brachii

锁骨
clavicle

喙锁韧带
coracoclavicular ligament

肩胛切迹
scapular notch

肩胛骨
scapula

腋窝隐窝
axillary recess

外侧缘
lateral border

229. 肩关节滑液囊（前面观）
Bursa synovialis of the shoulder joint (anterior aspect)

肱二头肌长头腱
long head tendon of biceps brachii

关节腔
articular cavity

肱骨头
head of humerus

关节软骨
articular cartilage

肱二头肌
biceps brachii

上角
superior angle

肩胛下窝
subscapular fossa

内侧缘
medial border

外侧缘
lateral border

下角
inferior angle

230. 肩关节（冠状断面）
Shoulder joint (coronal section)

肩关节的神经：腋神经分布于关节囊的前面、下面、后面和结节间沟区。肩胛下神经分布于关节囊的前面。肩胛上神经有分支分布于喙突和喙肩带区，以及关节囊的后面。胸外侧神经分支分布于肩锁关节和肩关节囊上面。肌皮神经分布于关节囊的前上面。

肩关节的血管：旋肱前动脉升支供应关节囊和肱骨头。旋肱后动脉与旋肱前动脉吻合。沿途发支向上分布于盂肱关节，向下至肱骨干。肩胛上动脉分支滋养关节囊后面，并与旋肩胛动脉向前上的分支在关节囊下面形成血管网。胸肩峰动脉发出一喙肩峰动脉穿过喙肱韧带至盂肱关节囊前面。

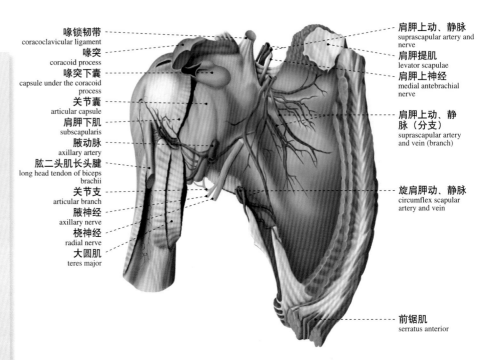

喙锁韧带
coracoclavicular ligament
喙突
coracoid process
喙突下囊
capsule under the coracoid process
关节囊
articular capsule
肩胛下肌
subscapularis
腋动脉
axillary artery
肱二头肌长头腱
long head tendon of biceps brachii
关节支
articular branch
腋神经
axillary nerve
桡神经
radial nerve
大圆肌
teres major

肩胛上动、静脉
suprascapular artery and nerve
肩胛提肌
levator scapulae
肩胛上神经
medial antebrachial nerve
肩胛上动、静脉（分支）
suprascapular artery and vein (branch)
旋肩胛动、静脉
circumflex scapular artery and vein
前锯肌
serratus anterior

231. 肩关节周围血管和神经（前面观）
Blood vessels and nerves around the shoulder joint (anterior aspect)

肩胛动脉网位于肩胛骨的周围。其构成有：肩胛上动脉，为甲状颈干的分支，经肩胛上横韧带上方，达冈上窝；颈横动脉降支，沿肩胛骨内侧缘下行，发支分布于冈下窝；旋肩胛动脉，为肩胛下动脉的分支，分布于冈下窝。三条动脉的分支彼此吻合成网，是肩部重要的侧支循环途径。当腋动脉血流受阻时，该网仍可维持上肢的血运。

肩关节的血供来自胸肩峰动脉肩峰支，肩胛上动脉及旋肱前、后动脉等分支。这些血管供应肩胛颈骨膜、关节盂、关节囊和滑膜，还供应盂唇周围附着部，血管网穿入盂唇作放射状分布。

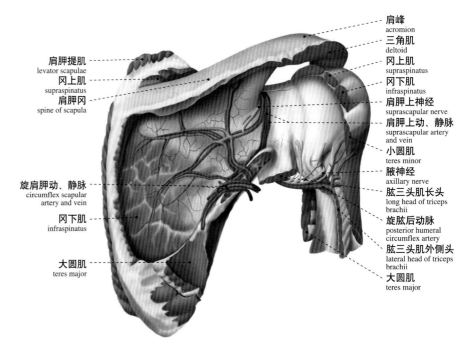

肩胛提肌
levator scapulae
冈上肌
supraspinatus
肩胛冈
spine of scapula
旋肩胛动、静脉
circumflex scapular artery and vein
冈下肌
infraspinatus
大圆肌
teres major

肩峰
acromion
三角肌
deltoid
冈上肌
supraspinatus
冈下肌
infraspinatus
肩胛上神经
suprascapular nerve
肩胛上动、静脉
suprascapular artery and vein
小圆肌
teres minor
腋神经
axillary nerve
肱三头肌长头
long head of triceps brachii
旋肱后动脉
posterior humeral circumflex artery
肱三头肌外侧头
lateral head of triceps brachii
大圆肌
teres major

232. 肩关节周围血管和神经（后面观）
Blood vessels and nerves around the shoulder joint (posterior aspect)

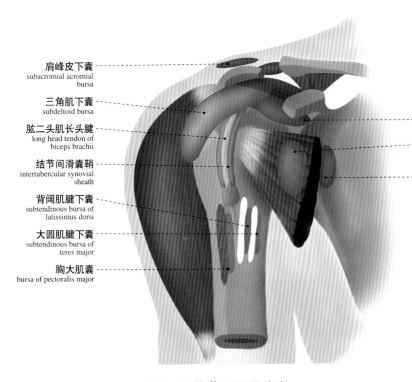

肩峰皮下囊
subacromial acromial
bursa

三角肌下囊
subdeltoid bursa

肱二头肌长头腱
long head tendon of
biceps brachii

结节间滑囊鞘
intertubercular synovial
sheath

背阔肌腱下囊
subtendinous bursa of
latissimus dorsi

大圆肌腱下囊
subtendinous bursa of
teres major

胸大肌囊
bursa of pectoralis major

喙突下囊
subcoracoid bursa

肩胛下肌腱下囊
subtendinous bursa of
subscapularis

冈下肌腱下囊
subtendinous bursa of
infraspinatus

233. 肩关节周围滑液囊
Bursae synovialis around of the shoulder joint

　　肩关节滑液囊的主要功能是使肩关节活动自如，主要滑液囊如下。

　　肩峰下囊和三角肌下囊：位于肩峰和三角肌深面。囊在三角肌深面的部分又称三角肌下囊，借一薄膜与肩峰下囊不完全分隔，实际与肩峰下囊成一整体。

　　肩胛下肌腱下囊：位于肩胛下肌抵止点与肩关节囊之间。

　　肩峰皮下囊：在肩峰背侧皮下。

　　胸大肌囊、背阔肌腱下囊和大圆肌腱下囊：这三个滑液囊分别位于该肌腱与肱骨结节间沟之间。

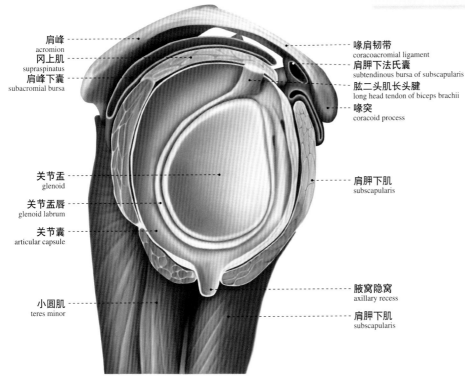

肩峰
acromion
冈上肌
supraspinatus
肩峰下囊
subacromial bursa

关节盂
glenoid

关节盂唇
glenoid labrum

关节囊
articular capsule

小圆肌
teres minor

喙肩韧带
coracoacromial ligament
肩胛下法氏囊
subtendinous bursa of subscapularis
肱二头肌长头腱
long head tendon of biceps brachii
喙突
coracoid process

肩胛下肌
subscapularis

腋窝隐窝
axillary recess

肩胛下肌
subscapularis

234. 肩关节面（外侧面）
Articular surface of the shoulder joint (lateral aspect)

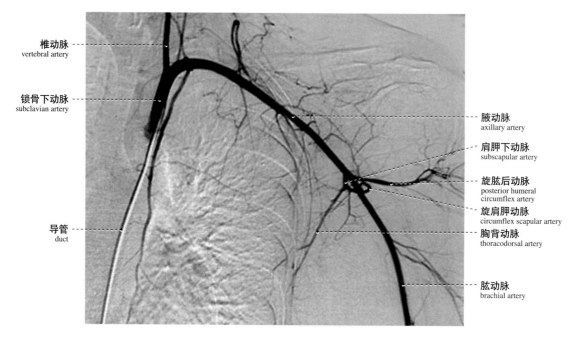

椎动脉
vertebral artery

锁骨下动脉
subclavian artery

导管
duct

腋动脉
axillary artery

肩胛下动脉
subscapular artery

旋肱后动脉
posterior humeral
circumflex artery

旋肩胛动脉
circumflex scapular artery

胸背动脉
thoracodorsal artery

肱动脉
brachial artery

235. 锁骨下动脉数字减影血管造影
DSA of the subclavian artery

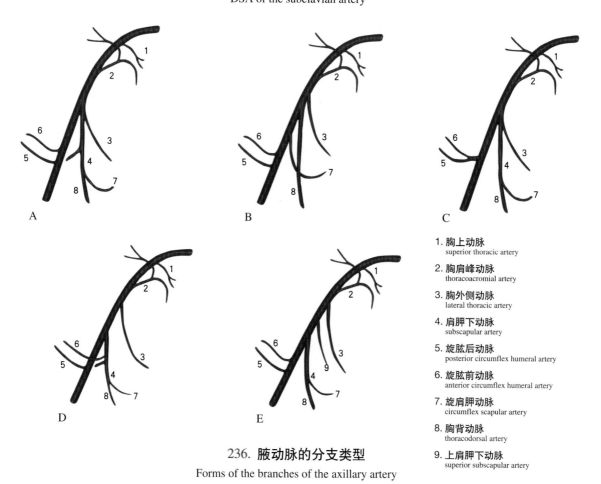

1. 胸上动脉
   superior thoracic artery

2. 胸肩峰动脉
   thoracoacromial artery

3. 胸外侧动脉
   lateral thoracic artery

4. 肩胛下动脉
   subscapular artery

5. 旋肱后动脉
   posterior circumflex humeral artery

6. 旋肱前动脉
   anterior circumflex humeral artery

7. 旋肩胛动脉
   circumflex scapular artery

8. 胸背动脉
   thoracodorsal artery

9. 上肩胛下动脉
   superior subscapular artery

236. 腋动脉的分支类型
Forms of the branches of the axillary artery

A. 胸外侧动脉、肩胛下动脉、旋肱后动脉共干；B. 胸背动脉和旋肩胛动脉单独起始，无肩胛下动脉；C. 胸外侧动脉与肩胛下动脉共干，旋肱前、后动脉共干；D. 肩胛下动脉和旋肱前、后动脉共干；E. 存在上肩胛下动脉

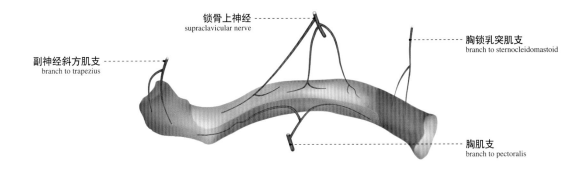

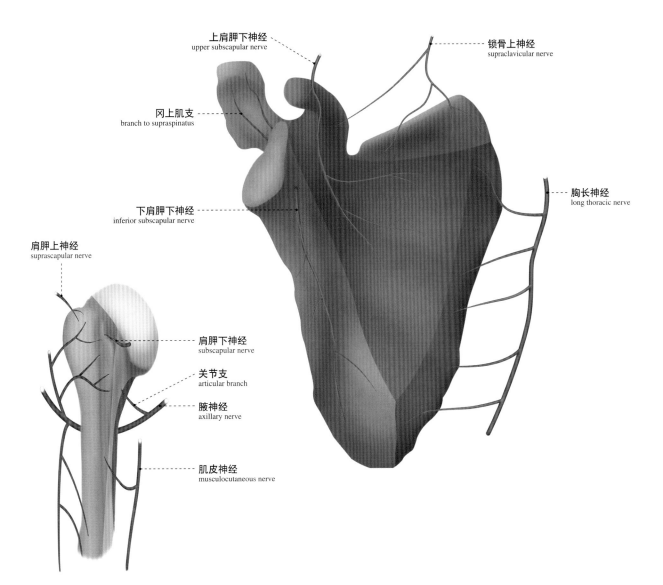

237. 肩部骨骼的神经节段分布和周围神经供给（前面观）

Segmental nerve distribution and peripheral nerve supply of the bones of the shoulder (anterior aspect)

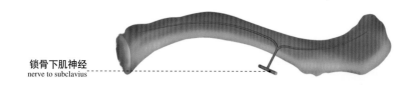

锁骨下肌神经
nerve to subclavius

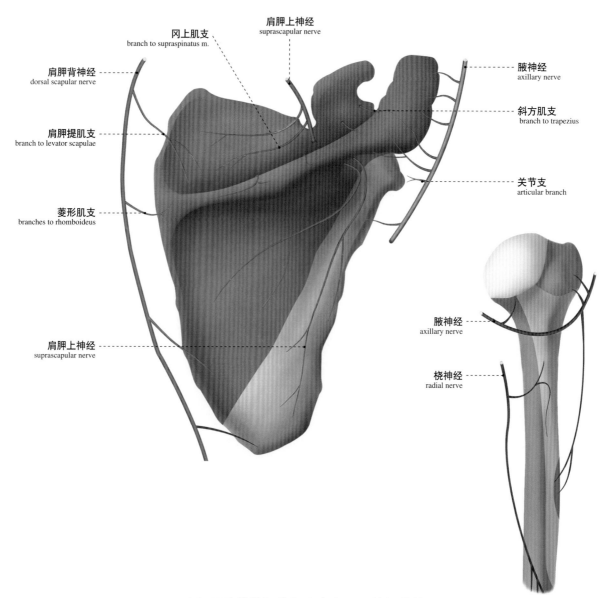

肩胛上神经
suprascapular nerve

冈上肌支
branch to supraspinatus m.

肩胛背神经
dorsal scapular nerve

腋神经
axillary nerve

斜方肌支
branch to trapezius

肩胛提肌支
branch to levator scapulae

关节支
articular branch

菱形肌支
branches to rhomboideus

肩胛上神经
suprascapular nerve

腋神经
axillary nerve

桡神经
radial nerve

238. 肩部骨骼的神经节段分布和周围神经供给（后面观）

Segmental nerve distribution and peripheral nerve supply of the bones of the shoulder (posterior aspect)

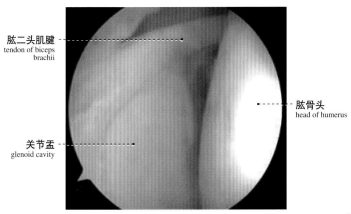

肱二头肌腱
tendon of biceps
brachii

肱骨头
head of humerus

关节盂
glenoid cavity

239. 肩关节镜图像 1
Arthroscopic image of the shoulder joint 1

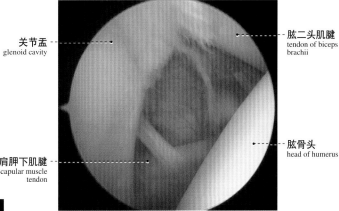

关节盂
glenoid cavity

肱二头肌腱
tendon of biceps
brachii

肱骨头
head of humerus

肩胛下肌腱
subscapular muscle
tendon

240. 肩关节镜图像 2
Arthroscopic image of the shoulder joint 2

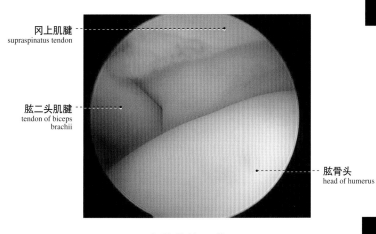

冈上肌腱
supraspinatus tendon

肱二头肌腱
tendon of biceps
brachii

肱骨头
head of humerus

241. 肩关节镜图像 3
Arthroscopic image of the shoulder joint 3

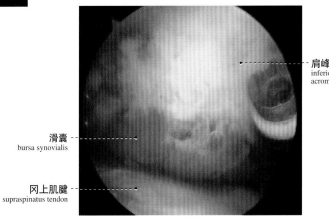

肩峰下表面
inferior surface of
acromion

滑囊
bursa synovialis

冈上肌腱
supraspinatus tendon

242. 肩关节镜图像 4
Arthroscopic image of the shoulder joint 4

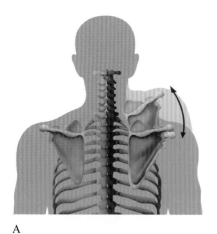
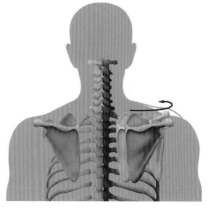
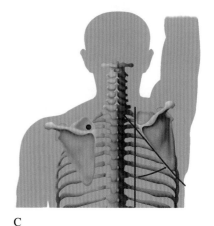

A   B   C

243. 肩胛骨的运动
Movement of the scapula
A.上提和下降；B.外展和内收；C.肩胛骨下角的侧旋

  肩胛骨上提：向上耸肩时的运动，由斜方肌的上部纤维、肩胛提肌及大小菱形肌完成。

  肩胛骨下降：向下用力垂肩时的运动，主要由背阔肌、前锯肌下部纤维和斜方肌下部纤维完成，胸小肌，锁骨下肌起辅助作用。

  肩胛骨外展：大臂向上举，当大臂与躯干角度大于90°时出现肩胛骨外展。主要由三角肌后束、冈上肌、前锯肌完成，胸大肌、胸小肌起辅助作用。

  肩胛骨内收：双手背后，两手互握时，出现肩胛骨内收动作。由斜方肌（尤其是其中部纤维）、大菱形肌、小菱形肌及背阔肌（尤其是其上部纤维）、肩胛下肌完成。

  肩胛骨下角的侧旋：当手臂外展或抬高时，肩胛骨以位于肩胛骨中心的前后轴旋转。当旋转约60°时，肩胛骨下角侧移动大约10 cm，肩胛骨上角后移动2~3 cm。

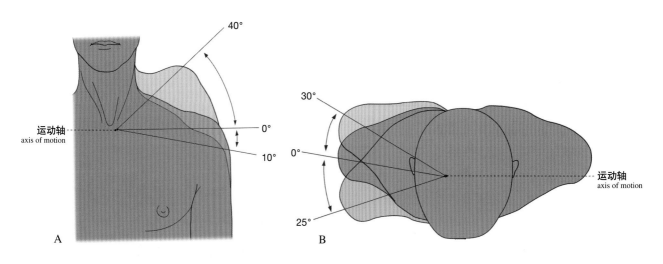

244. 胸锁关节的运动范围
Range of motion in the sternoclavicular joint
A.肩带上提和下降的角度；B.肩带前移和后移的角度

  肩部上提和下降：沿着旁矢状轴。肩部前移和后移：沿着垂直轴。

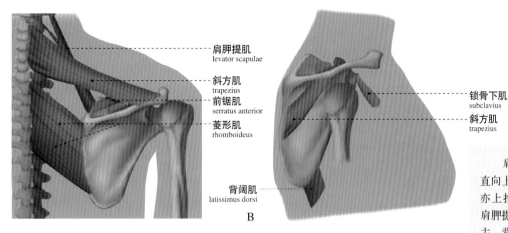

肩胛提肌
levator scapulae

斜方肌
trapezius

前锯肌
serratus anterior

菱形肌
rhomboideus

锁骨下肌
subclavius

斜方肌
trapezius

背阔肌
latissimus dorsi

245. 肩带的上提和下降
Elevation and depression of the shoulder girdle

A. 上提；B. 下降

肩带上提：肩胛骨垂直向上运动，锁骨肩峰端亦上抬。以斜方肌上部、肩胛提肌、前锯肌上部为主，背阔肌上部和菱形肌起协调作用。

肩带下降：只要上提肌舒张，肩带可因本身和上肢重量而下降。

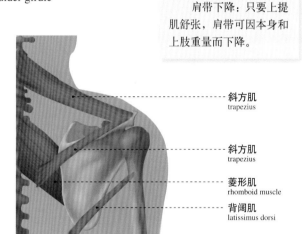

胸小肌
pectoralis minor

前锯肌
serratus anterior

斜方肌
trapezius

斜方肌
trapezius

菱形肌
rhomboid muscle

背阔肌
latissimus dorsi

246. 肩带的前移和后移
Forward and backward translation of the shoulder girdle

A. 前移；B. 后移

使肩胛前移的肌肉：有前锯肌、胸小肌和胸大肌，拮抗肌为菱形肌和斜方肌。

使肩胛骨后移：有斜方肌、菱形肌和背阔肌。

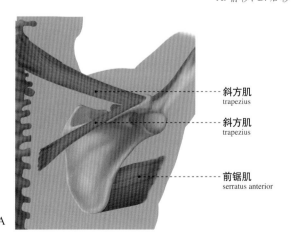

斜方肌
trapezius

斜方肌
trapezius

前锯肌
serratus anterior

胸小肌
pectoralis minor

菱形肌
rhomboideus

247. 肩带的上旋和下旋
Topspin and backspin of the shoulder girdle

A. 上旋；B. 下旋

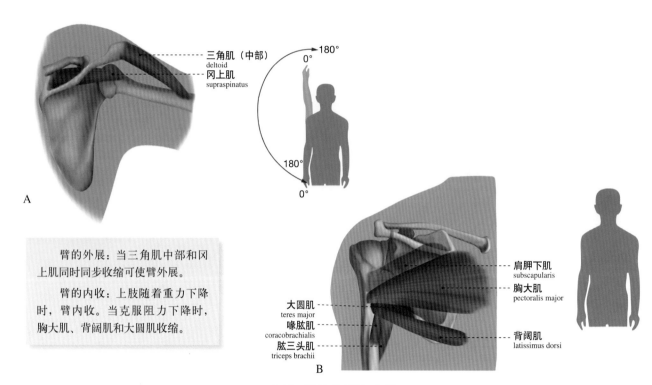

臂的外展：当三角肌中部和冈上肌同时同步收缩可使臂外展。

臂的内收：上肢随着重力下降时，臂内收。当克服阻力下降时，胸大肌、背阔肌和大圆肌收缩。

248. 臂的外展和内收

Abduction and adduction of the arm

A. 外展；B. 内收

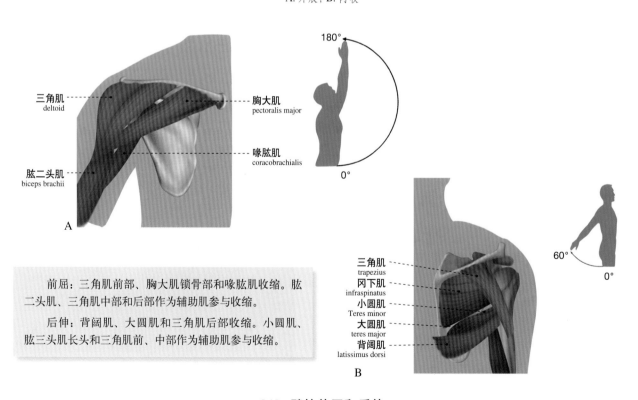

前屈：三角肌前部、胸大肌锁骨部和喙肱肌收缩。肱二头肌、三角肌中部和后部作为辅助肌参与收缩。

后伸：背阔肌、大圆肌和三角肌后部收缩。小圆肌、肱三头肌长头和三角肌前、中部作为辅助肌参与收缩。

249. 臂的前屈和后伸

Forward flexion and backward extension of the arm

A. 前屈；B. 后伸

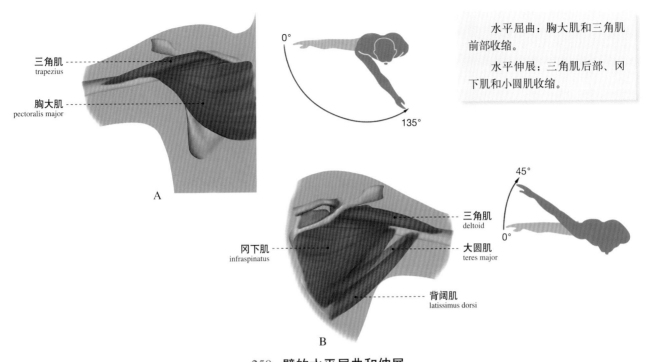

三角肌
trapezius

胸大肌
pectoralis major

A

0°

135°

水平屈曲：胸大肌和三角肌
前部收缩。

水平伸展：三角肌后部、冈
下肌和小圆肌收缩。

三角肌
deltoid

大圆肌
teres major

冈下肌
infraspinatus

背阔肌
latissimus dorsi

45°

0°

B

250. 臂的水平屈曲和伸展

Horizontal flexion and extension of the arm

A. 水平屈曲；B. 水平外展

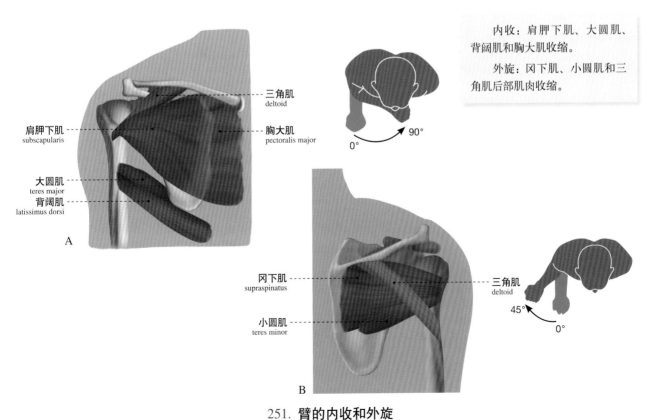

内收：肩胛下肌、大圆肌、
背阔肌和胸大肌收缩。

外旋：冈下肌、小圆肌和三
角肌后部肌肉收缩。

三角肌
deltoid

肩胛下肌
subscapularis

胸大肌
pectoralis major

大圆肌
teres major

背阔肌
latissimus dorsi

A

0°

90°

冈下肌
supraspinatus

小圆肌
teres minor

三角肌
deltoid

45°

0°

B

251. 臂的内收和外旋

Internal rotation and external rotation of the arm

A. 内收；B. 外旋

肩部手术入路

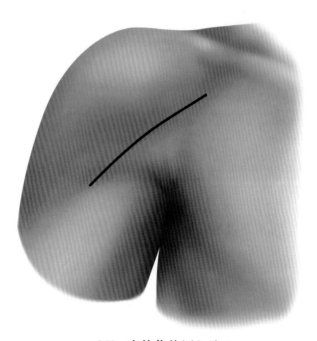

252. 肩关节前侧入路 1

Anterior approach of shoulder joint 1

切口自喙突起始，沿锁骨外 1/3 前缘向内，继沿三角肌前缘向下外，达三角肌中、下 1/3 交界处。

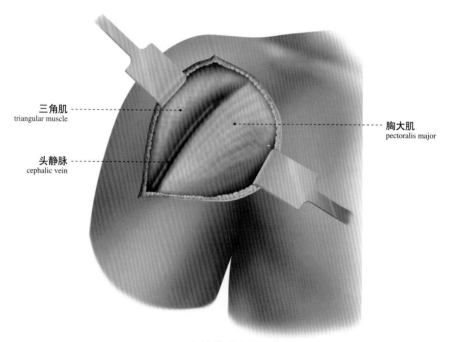

三角肌
triangular muscle

胸大肌
pectoralis major

头静脉
cephalic vein

253. 肩关节前侧入路 2

Anterior approach of shoulder joint 2

切开皮肤及皮下组织并拉开，显露外侧的三角肌，内侧的胸大肌及走行于三角肌沟中的头静脉。

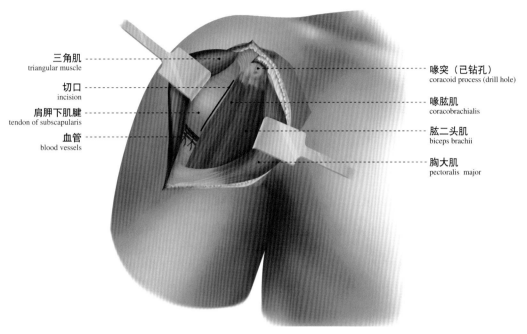

三角肌
triangular muscle

切口
incision

肩胛下肌腱
tendon of subscapularis

血管
blood vessels

喙突（已钻孔）
coracoid process (drill hole)

喙肱肌
coracobrachialis

肱二头肌
biceps brachii

胸大肌
pectoralis major

254. 肩关节前侧入路 3

Anterior approach of shoulder joint 3

分别向内、外侧牵开胸大肌和三角肌，显露肱二头肌短头和喙肱肌。切断喙突前在喙突顶端钻孔。
沿喙肱肌外侧切开肩胛下肌表面筋膜，注意肩胛下肌下缘的血管束。

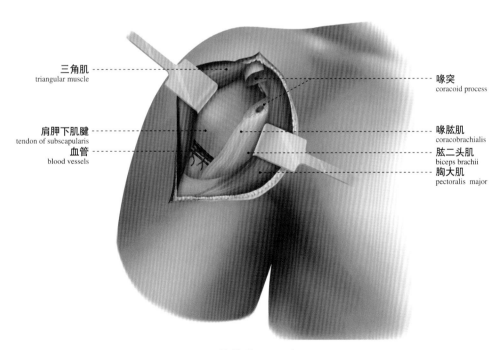

三角肌
triangular muscle

肩胛下肌腱
tendon of subscapularis

血管
blood vessels

喙突
coracoid process

喙肱肌
coracobrachialis

肱二头肌
biceps brachii

胸大肌
pectoralis major

255. 肩关节前侧入路 4

Anterior approach of shoulder joint 4

凿断喙突，连同附着的联合腱向下内牵开，充分暴露肩胛下肌腱。

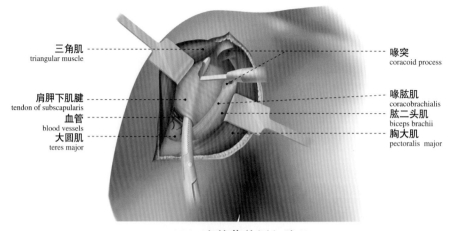

三角肌
triangular muscle

肩胛下肌腱
tendon of subscapularis

血管
blood vessels

大圆肌
teres major

喙突
coracoid process

喙肱肌
coracobrachialis

肱二头肌
biceps brachii

胸大肌
pectoralis major

256. 肩关节前侧入路 5

Anterior approach of shoulder joint 5

在肩胛下肌和关节囊之间，从下向上插入一把弯血管钳，位于切口下端的血管束为肩胛下肌下缘的标志。

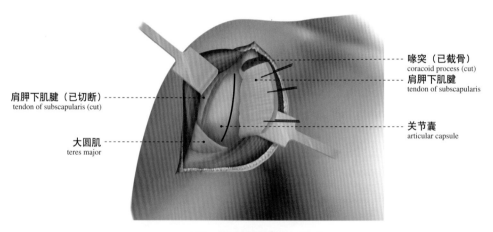

肩胛下肌腱（已切断）
tendon of subscapularis (cut)

大圆肌
teres major

喙突（已截骨）
coracoid process (cut)

肩胛下肌腱
tendon of subscapularis

关节囊
articular capsule

257. 肩关节前侧入路 6

Anterior approach of shoulder joint 6

垂直切断肩胛下肌并在此肌近侧断端缝几针牵引线，防止回缩有利于缝合。

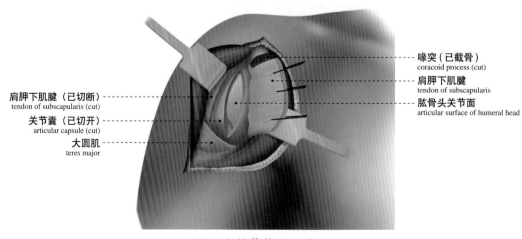

肩胛下肌腱（已切断）
tendon of subscapularis (cut)

关节囊（已切开）
articular capsule (cut)

大圆肌
teres major

喙突（已截骨）
coracoid process (cut)

肩胛下肌腱
tendon of subscapularis

肱骨头关节面
articular surface of humeral head

258. 肩关节前侧入路 7

Anterior approach of shoulder joint 7

纵行切开关节囊，显露关节腔及肱骨头。

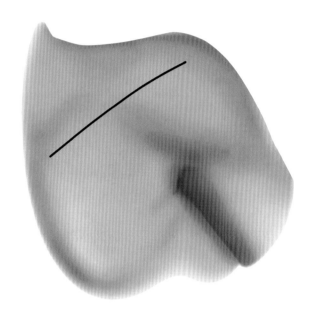

259. 肩关节后侧入路 1

Posterior approach of shoulder joint 1

沿肩胛冈全长做一直切口，并延伸至肩峰后角。

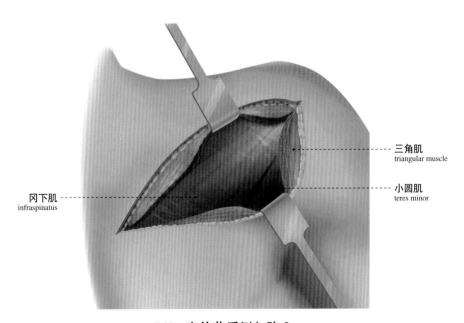

冈下肌
infraspinatus

三角肌
triangular muscle

小圆肌
teres minor

260. 肩关节后侧入路 2

Posterior approach of shoulder joint 2

切断三角肌起始部，辨明冈下肌和小圆肌间的肌间隙，沿此肌间隙钝性分离。

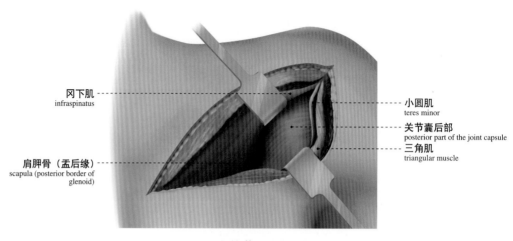

冈下肌
infraspinatus

肩胛骨（盂后缘）
scapula (posterior border of glenoid)

小圆肌
teres minor

关节囊后部
posterior part of the joint capsule

三角肌
triangular muscle

261. 肩关节后侧入路 3
Posterior approach of shoulder joint 3

分别向上、向下牵开冈下肌和小圆肌，暴露肩关节囊后部。

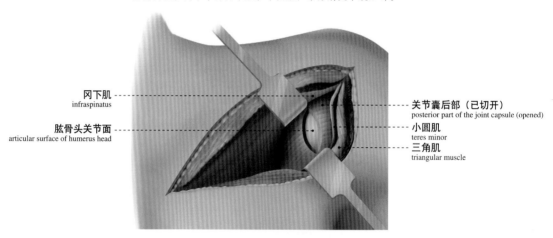

冈下肌
infraspinatus

肱骨头关节面
articular surface of humerus head

关节囊后部（已切开）
posterior part of the joint capsule (opened)

小圆肌
teres minor

三角肌
triangular muscle

262. 肩关节后侧入路 4
Posterior approach of shoulder joint 4

沿关节盂边缘外侧切开关节囊。

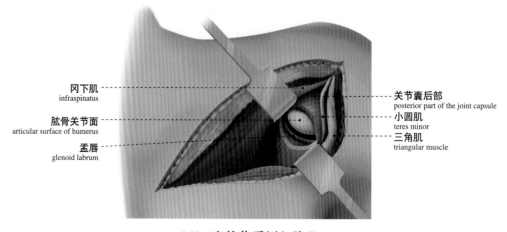

冈下肌
infraspinatus

肱骨关节面
articular surface of humerus

盂唇
glenoid labrum

关节囊后部
posterior part of the joint capsule

小圆肌
teres minor

三角肌
triangular muscle

263. 肩关节后侧入路 5
Posterior approach of shoulder joint 5

牵开关节囊，显露关节腔、盂唇及肱骨头。

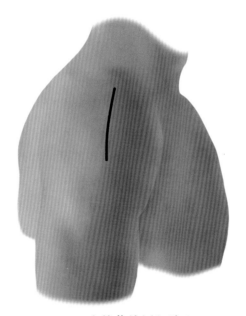

264. 肩关节外侧入路 1

Lateral approach of shoulder joint 1

自肩峰顶端向下，在肩关节外侧，做 5 cm 长的纵行切口。

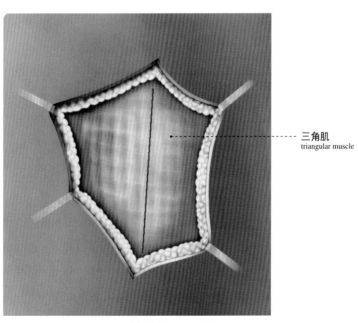

三角肌
triangular muscle

265. 肩关节外侧入路 2

Lateral approach of shoulder joint 2

沿肌纤维方向劈开三角肌，注意避免切口向下方延伸而损伤腋神经。

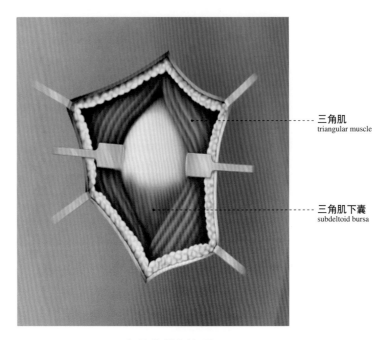

266. 肩关节外侧入路 3

Lateral approach of shoulder joint 3

分别向前、向后牵开三角肌，显露三角肌下囊。

三角肌
triangular muscle

三角肌下囊
subdeltoid bursa

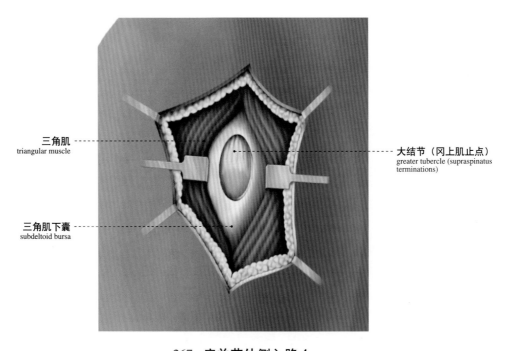

三角肌
triangular muscle

三角肌下囊
subdeltoid bursa

大结节（冈上肌止点）
greater tubercle (supraspinatus terminations)

267. 肩关节外侧入路 4

Lateral approach of shoulder joint 4

切开三角肌下囊，显示肱骨大结节及冈上肌止点。

臂 部

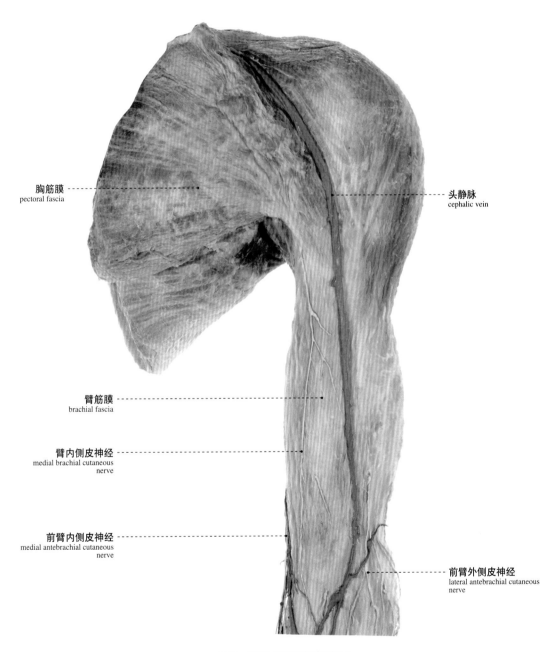

胸筋膜
pectoral fascia

头静脉
cephalic vein

臂筋膜
brachial fascia

臂内侧皮神经
medial brachial cutaneous
nerve

前臂内侧皮神经
medial antebrachial cutaneous
nerve

前臂外侧皮神经
lateral antebrachial cutaneous
nerve

268. 臂前区局部解剖 1
Topography of the anterior brachial region 1

　　臂前区的深筋膜比较薄，覆盖于肱二头肌表面。头静脉沿肱二头肌外侧沟上行，是上臂静脉回流的重要静脉。臂内侧皮神经于臂中、上 1/3 交界处的内面穿出深筋膜，分布于臂下半部内面皮肤。前臂内侧皮神经于臂中部内侧面出深筋膜。前臂外侧皮神经分布于臂前外侧面。

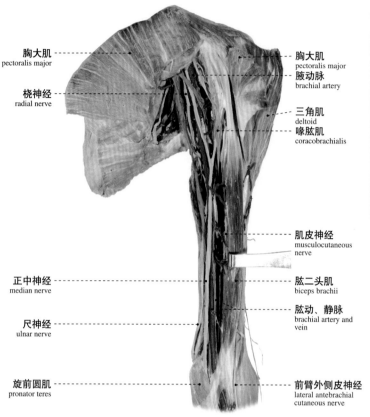

胸大肌
pectoralis major

桡神经
radial nerve

胸大肌
pectoralis major

腋动脉
brachial artery

三角肌
deltoid

喙肱肌
coracobrachialis

肌皮神经
musculocutaneous nerve

正中神经
median nerve

肱二头肌
biceps brachii

肱动、静脉
brachial artery and vein

尺神经
ulnar nerve

旋前圆肌
pronator teres

前臂外侧皮神经
lateral antebrachial cutaneous nerve

269. 臂前区局部解剖 2
Topography of the anterior brachial region 2

正中神经在腋部由臂丛外侧束与内侧束共同形成，先行于肱动脉外侧，于臂中部跨肱动脉前方至其内侧下降。尺神经先居肱动脉内侧，于臂中部穿臂内侧肌间隔后行，继沿肢三头肌表面偕尺侧上副动脉下降。肌皮神经发自臂丛外侧束，向外下方走行斜穿喙肱肌，后于肱二头肌与肱肌之间下行，沿途发支支配以上三肌。腋动脉在背阔肌下缘易名为肱动脉，在臂部伴正中神经行于肱二头肌内侧沟，肱动脉上段居于正中神经内侧，继而经正中神经的后方转到其外侧。

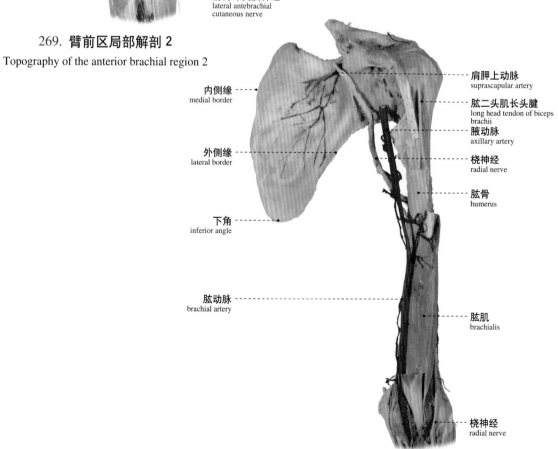

内侧缘
medial border

肩胛上动脉
suprascapular artery

肱二头肌长头腱
long head tendon of biceps brachii

腋动脉
axillary artery

桡神经
radial nerve

外侧缘
lateral border

肱骨
humerus

下角
inferior angle

肱动脉
brachial artery

肱肌
brachialis

桡神经
radial nerve

270. 臂前区局部解剖 3
Topography of the anterior brachial region 3

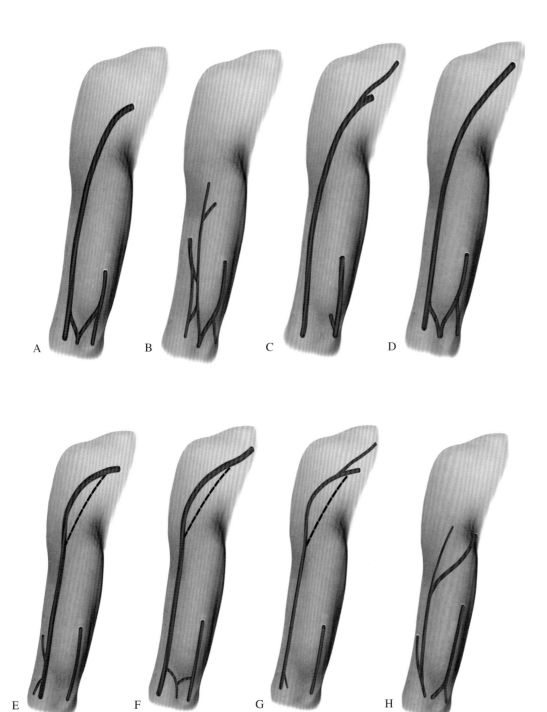

271. 头静脉于肩部的分型

Forms of the cephalic vein on the shoulder region

A. 正常型（占65.7%）；B. 头静脉于臂、肩部缺如或极细；C. 注入前发分支入颈外静脉；D. 越锁骨直入颈外静脉；E. 经三角胸肌沟外侧；F. 经三角胸肌沟外侧越锁骨入颈外静脉；G. 经三角胸肌沟外侧，于锁骨下窝分两支，一支入腋静脉，一支入颈外静脉；H. 于三角肌止点附近内上行，入腋静脉下段

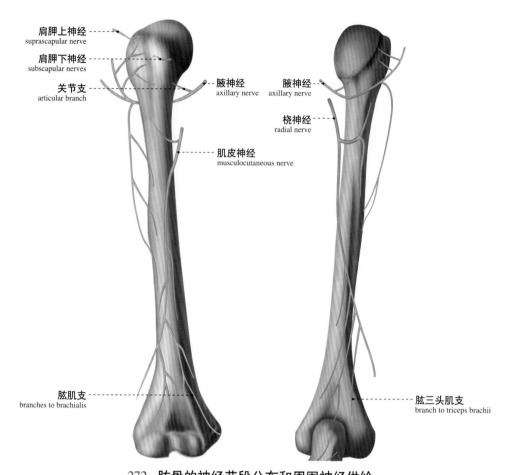

肩胛上神经
suprascapular nerve

肩胛下神经
subscapular nerves

关节支
articular branch

腋神经
axillary nerve

腋神经
axillary nerve

桡神经
radial nerve

肌皮神经
musculocutaneous nerve

肱肌支
branches to brachialis

肱三头肌支
branch to triceps brachii

272. 肱骨的神经节段分布和周围神经供给

Segmental nerve distribution and the peripheral nerve supply of the humerus

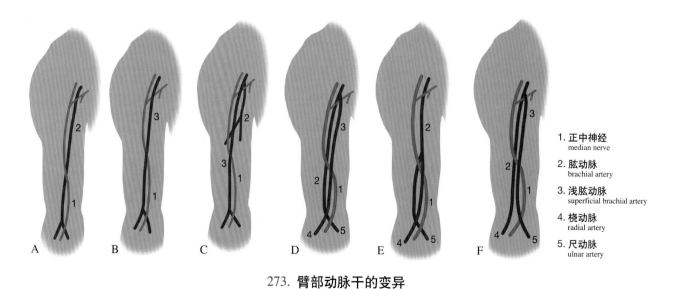

1. 正中神经
median nerve

2. 肱动脉
brachial artery

3. 浅肱动脉
superficial brachial artery

4. 桡动脉
radial artery

5. 尺动脉
ulnar artery

273. 臂部动脉干的变异

Variation of the arterial trunk of the arm

A. 正常型；B. 仅存一支浅肱动脉，行于正中神经内侧根和正中神经干浅面，向下续为桡、尺动脉；C. 浅肱动脉粗大，延续为桡、尺动脉、肱动脉残存，由其发出肱深动脉及旋肱前、后动脉等；D. 两支并存，浅肱动脉续为桡动脉，肱动脉续为尺动脉；E. 浅肱动脉于臂中部起自肱动脉，下续桡动脉，肱动脉续为尺动脉；F. 浅肱动脉续为尺动脉，肱动脉续为桡动脉

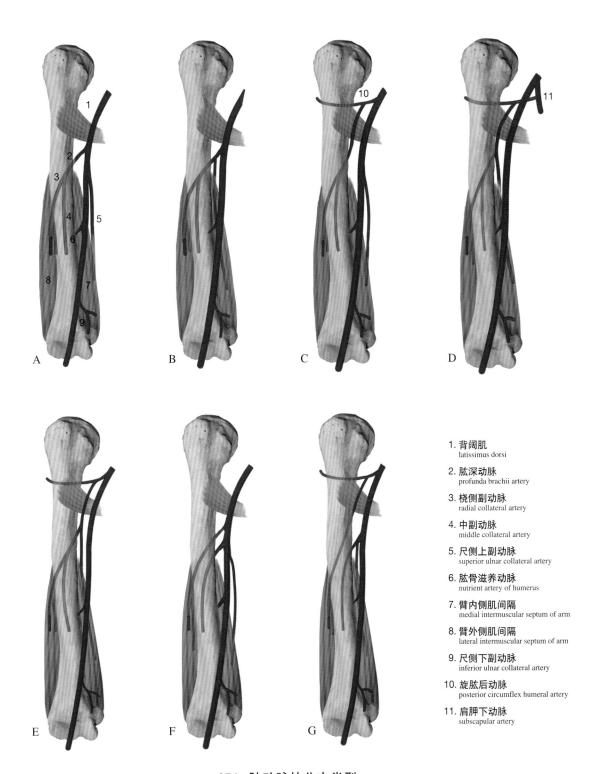

1. 背阔肌
   latissimus dorsi
2. 肱深动脉
   profunda brachii artery
3. 桡侧副动脉
   radial collateral artery
4. 中副动脉
   middle collateral artery
5. 尺侧上副动脉
   superior ulnar collateral artery
6. 肱骨滋养动脉
   nutrient artery of humerus
7. 臂内侧肌间隔
   medial intermuscular septum of arm
8. 臂外侧肌间隔
   lateral intermuscular septum of arm
9. 尺侧下副动脉
   inferior ulnar collateral artery
10. 旋肱后动脉
    posterior circumflex humeral artery
11. 肩胛下动脉
    subscapular artery

274. 肱动脉的分支类型

Forms of the branches of the brachial artery

A. 常见型；B. 肱深动脉与尺侧上副动脉共干；C. 肱深动脉与旋肱后动脉共干；D. 肩胛下动脉、旋肱后动脉、肱深动脉共干；E. 旋肱后动脉、肱深动脉、尺侧上副动脉共干；F. 中副动脉、桡侧副动脉单独起始，无肱深动脉；G. 旋肱后动脉与桡侧副动脉共干，尺侧上副动脉与中副动脉共干

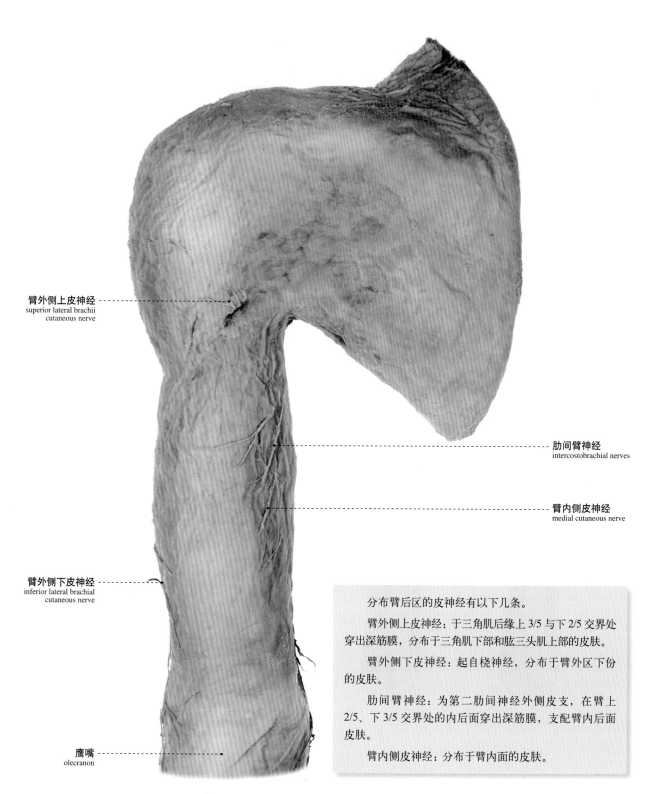

臂外侧上皮神经
superior lateral brachii
cutaneous nerve

肋间臂神经
intercostobrachial nerves

臂内侧皮神经
medial cutaneous nerve

臂外侧下皮神经
inferior lateral brachial
cutaneous nerve

鹰嘴
olecranon

分布臂后区的皮神经有以下几条。

臂外侧上皮神经：于三角肌后缘上 3/5 与下 2/5 交界处穿出深筋膜，分布于三角肌下部和肱三头肌上部的皮肤。

臂外侧下皮神经：起自桡神经，分布于臂外区下份的皮肤。

肋间臂神经：为第二肋间神经外侧皮支，在臂上 2/5、下 3/5 交界处的内后面穿出深筋膜，支配臂内后面皮肤。

臂内侧皮神经：分布于臂内面的皮肤。

275. 臂后区局部解剖 1

Topography of the posterior brachial region 1

腋神经：出四边间隙后分前后两支，前支伴旋肱后动静脉环绕肱骨外科颈进入三角肌前部，后支发出小圆肌支，途中发出臂外侧上皮神经，最后进入并支配三角肌后部。

桡神经：伴肱深动脉和桡侧副动脉，先穿行于肱三头肌长头和内侧头之间，继斜行于肱骨背面的桡神经沟中。肱骨中部骨折有时伴有桡神经损伤。

肱深动脉：与桡神经伴行进入桡神经沟，发出三角肌支、肱骨滋养动脉、桡侧副动脉和中副动脉。

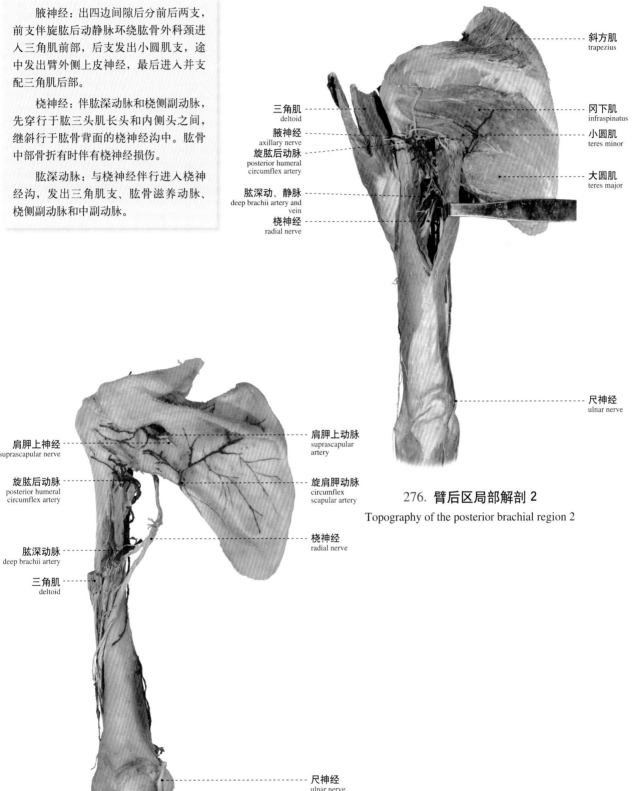

三角肌
deltoid

腋神经
axillary nerve

旋肱后动脉
posterior humeral
circumflex artery

肱深动、静脉
deep brachii artery and
vein

桡神经
radial nerve

斜方肌
trapezius

冈下肌
infraspinatus

小圆肌
teres minor

大圆肌
teres major

尺神经
ulnar nerve

276. 臂后区局部解剖 2

Topography of the posterior brachial region 2

肩胛上神经
suprascapular nerve

旋肱后动脉
posterior humeral
circumflex artery

肱深动脉
deep brachii artery

三角肌
deltoid

肩胛上动脉
suprascapular
artery

旋肩胛动脉
circumflex
scapular artery

桡神经
radial nerve

尺神经
ulnar nerve

277. 臂后区局部解剖 3

Topography of the posterior brachial region 3

臂外侧面

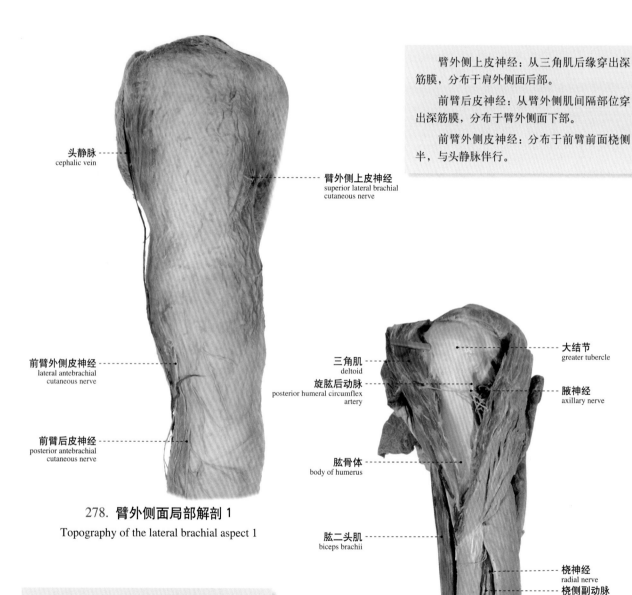

臂外侧上皮神经：从三角肌后缘穿出深筋膜，分布于肩外侧面后部。

前臂后皮神经：从臂外侧肌间隔部位穿出深筋膜，分布于臂外侧面下部。

前臂外侧皮神经：分布于前臂前面桡侧半，与头静脉伴行。

头静脉
cephalic vein

臂外侧上皮神经
superior lateral brachial cutaneous nerve

前臂外侧皮神经
lateral antebrachial cutaneous nerve

前臂后皮神经
posterior antebrachial cutaneous nerve

278. 臂外侧面局部解剖 1

Topography of the lateral brachial aspect 1

三角肌
deltoid

旋肱后动脉
posterior humeral circumflex artery

大结节
greater tubercle

腋神经
axillary nerve

肱骨体
body of humerus

肱二头肌
biceps brachii

桡神经
radial nerve

桡侧副动脉
radial collateral artery

肱肌
brachialis

肱三头肌
triceps brachii

臂外侧下皮神经
inferior lateral brachial cutaneous nerve

前臂外侧皮神经
lateral antebrachial cutaneous nerve

前臂后皮神经
posterior antebrachial cutaneous nerve

279. 臂外侧面局部解剖 2

Topography of the lateral brachial aspect 2

图的上半部，将三角肌纵行切开翻向两侧，可见腋神经和旋肱后动脉出四边间隙后分前、后支。腋神经前支发出分支支配三角肌的中部和前部。后支支配三角肌后部及小圆肌。纵切三角肌时必须保护腋神经，避免损伤。另外当肱骨外科颈骨折时，有可能损伤腋神经。

图的中部，可见桡神经于三角肌抵止的后外方穿过臂外侧肌间隔沿肱肌和肱桡肌之间下降，发肌支支配肱桡肌，有时还发支支配肱肌。桡侧副动脉与桡神经伴行。臂外侧下皮神经和前臂后皮神经也自肌间隔穿出后下降。

臂部手术入路

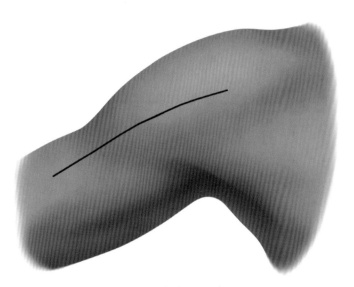

280. 肱骨近端前外侧入路 1

Anterolateral approach of proximal humerus 1

切口起自喙突，沿三角肌胸大肌间沟向下外至三角肌止点处。

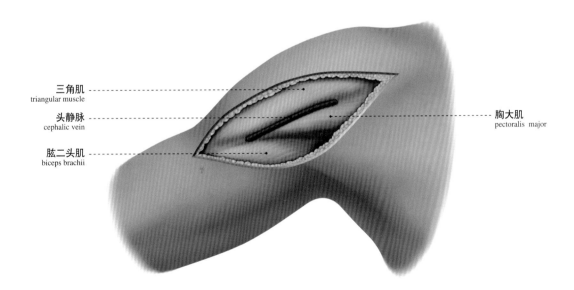

三角肌
triangular muscle

头静脉
cephalic vein

肱二头肌
biceps brachii

胸大肌
pectoralis major

281. 肱骨近端前外侧入路 2

Anterolateral approach of proximal humerus 2

以头静脉为标志，沿三角肌与胸大肌间沟进行分离。

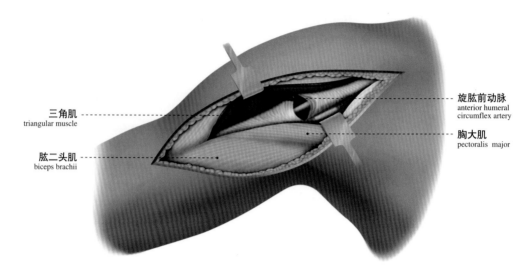

三角肌
triangular muscle

肱二头肌
biceps brachii

旋肱前动脉
anterior humeral
circumflex artery

胸大肌
pectoralis major

282. 肱骨近端前外侧入路 3

Anterolateral approach of proximal humerus 3

分离三角肌和胸大肌。将肱二头肌牵向内侧，旋肱前动脉由内向外穿过手术区。

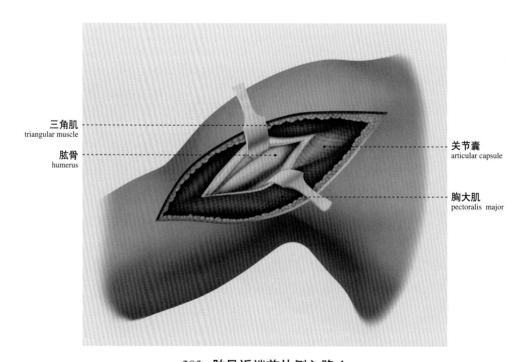

三角肌
triangular muscle

肱骨
humerus

关节囊
articular capsule

胸大肌
pectoralis major

283. 肱骨近端前外侧入路 4

Anterolateral approach of proximal humerus 4

剥离胸大肌止点，然后继续进行骨膜分离。

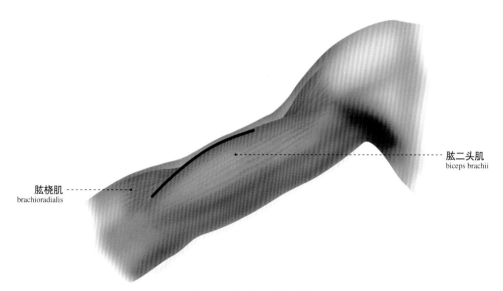

肱二头肌
biceps brachii

肱桡肌
brachioradialis

284. 肱骨远端前外侧入路 1
Anterolateral approach of distal humerus 1

切口自肘上 10 cm 开始，沿肱二头肌外侧缘向下，至肘屈侧皮肤横纹止。

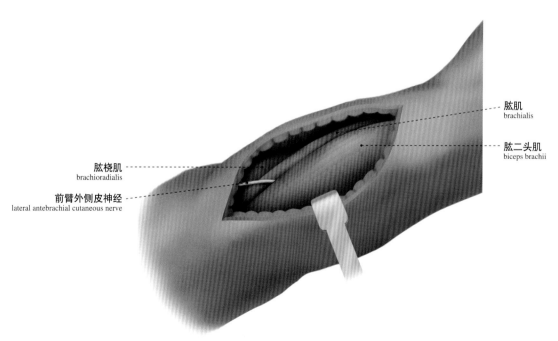

肱肌
brachialis

肱二头肌
biceps brachii

肱桡肌
brachioradialis

前臂外侧皮神经
lateral antebrachial cutaneous nerve

285. 肱骨远端前外侧入路 2
Anterolateral approach of distal humerus 2

切开皮肤及皮下组织，可见前臂外侧皮神经自肱二头肌和肱肌间穿出。

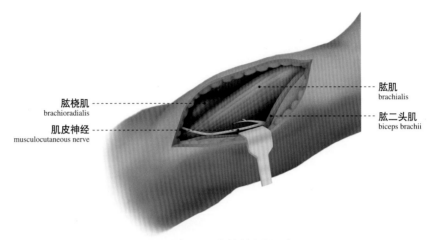

肱桡肌
brachioradialis

肌皮神经
musculocutaneous nerve

肱肌
brachialis

肱二头肌
biceps brachii

286. 肱骨远端前外侧入路 3
Anterolateral approach of distal humerus 3

将肱二头肌和前臂外侧皮神经牵向内侧，显露肱肌和肱桡肌间隙。

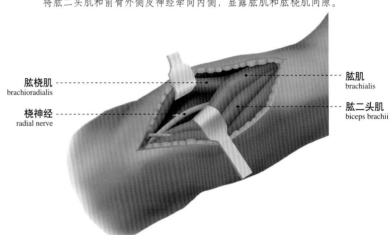

肱桡肌
brachioradialis

桡神经
radial nerve

肱肌
brachialis

肱二头肌
biceps brachii

287. 肱骨远端前外侧入路 4
Anterolateral approach of distal humerus 4

分离肱肌和肱桡肌间隙，可见两肌之间的桡神经。

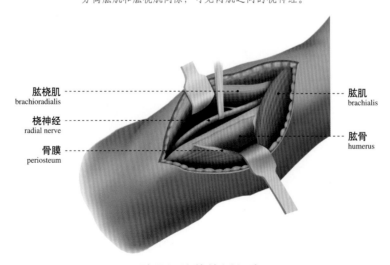

肱桡肌
brachioradialis

桡神经
radial nerve

骨膜
periosteum

肱肌
brachialis

肱骨
humerus

288. 肱骨远端前外侧入路 5
Anterolateral approach of distal humerus 5

切开肱骨前外侧面骨膜，并向内牵开肱肌和骨膜，显露出肱骨干远段前面。

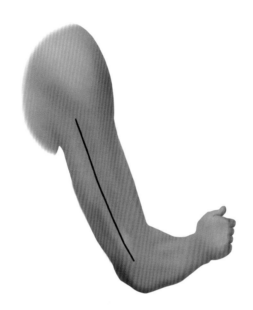

289. 肱骨后侧入路 1

Posterior approach of humerus 1

于臂后侧中线，肩峰下 3 cm 处至鹰嘴窝做一纵行切口。

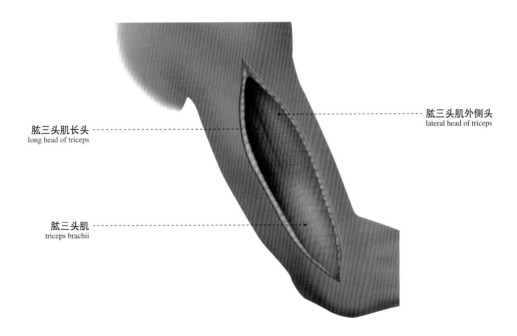

肱三头肌长头
long head of triceps

肱三头肌外侧头
lateral head of triceps

肱三头肌
triceps brachii

290. 肱骨后侧入路 2

Posterior approach of humerus 2

切开皮下组织，然后切开深筋膜。

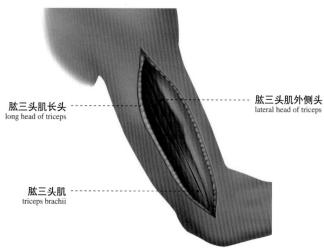

肱三头肌长头
long head of triceps

肱三头肌外侧头
lateral head of triceps

肱三头肌
triceps brachii

291. 肱骨后侧入路 3
Posterior approach of humerus 3

钝性分离肱三头肌外侧头与长头间隙。

肱三头肌长头
long head of triceps

肱三头肌外侧头
lateral head of triceps

桡神经
radial nerve

肱深动脉
deep brachial artery

肱三头肌内侧头
medial head of triceps

292. 肱骨后侧入路 4
Posterior approach of humerus 4

钝性分离肱三头肌长头和外侧头，向两侧牵开。切开
由长头和外侧头汇合而成的共同腱，在桡神经沟中，
可见桡神经和肱深动脉伴行。

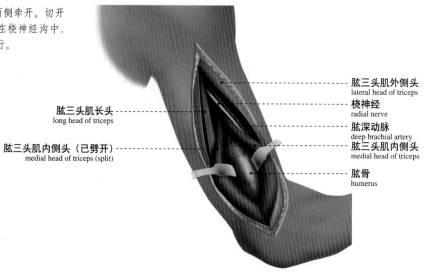

肱三头肌长头
long head of triceps

肱三头肌外侧头
lateral head of triceps

桡神经
radial nerve

肱深动脉
deep brachial artery

肱三头肌内侧头（已劈开）
medial head of triceps (split)

肱三头肌内侧头
medial head of triceps

肱骨
humerus

293. 肱骨后侧入路 5
Posterior approach of humerus 5

沿中线切开肱三头肌内侧头，自骨膜下剥离肌肉。注意保护位于内侧头上方的桡神经沟中的桡神经。
必须进行骨膜下剥离，避免损伤穿过内侧肌间隔的尺神经。

肘 部

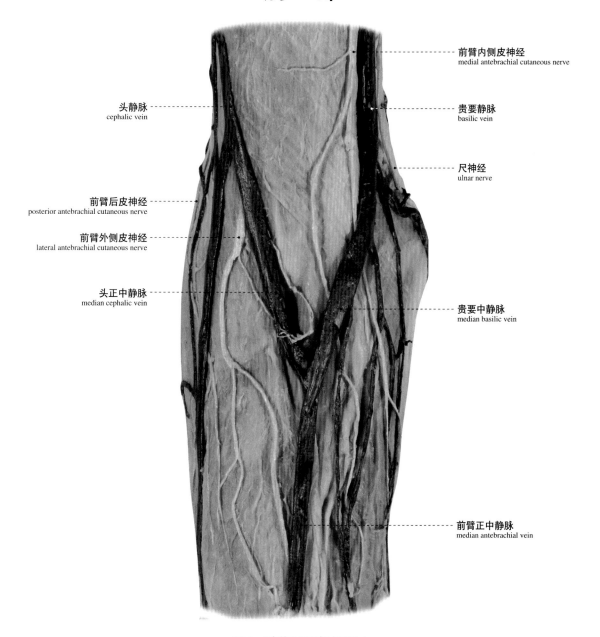

前臂内侧皮神经
medial antebrachial cutaneous nerve

头静脉
cephalic vein

贵要静脉
basilic vein

尺神经
ulnar nerve

前臂后皮神经
posterior antebrachial cutaneous nerve

前臂外侧皮神经
lateral antebrachial cutaneous nerve

头正中静脉
median cephalic vein

贵要中静脉
median basilic vein

前臂正中静脉
median antebrachial vein

294. 肘前区局部解剖 1

Topography of the anterior cubital region 1

　　头静脉与贵要静脉：头静脉行于外侧，贵要静脉行于内侧，肘正中静脉连于两者中间。此图属 Y 形肘正中静脉，由头正中静脉和贵要正中静脉两者组成，下连前臂正中静脉。

　　前臂内侧皮神经：伴贵要静脉下降。此神经分前、后两支。前支走在贵要静脉外侧，分布于前臂内侧皮肤；后支走在贵要静脉内侧，分布于前臂内后侧皮肤。

　　前臂外侧皮神经：于肘横纹上 3.5 cm 处的肱二头肌腱外缘穿出深筋膜，居头静脉后内方，沿肘部中、外 1/3 交界处下降。

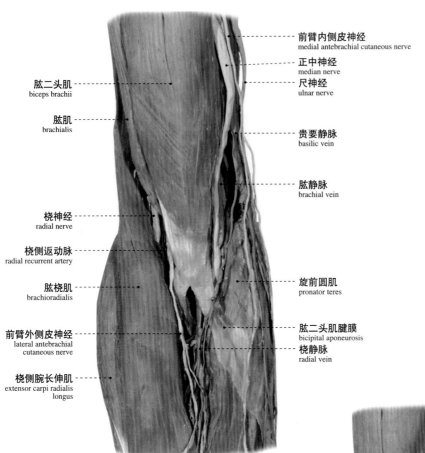

前臂内侧皮神经
medial antebrachial cutaneous nerve

正中神经
median nerve

肱二头肌
biceps brachii

尺神经
ulnar nerve

肱肌
brachialis

贵要静脉
basilic vein

肱静脉
brachial vein

桡神经
radial nerve

桡侧返动脉
radial recurrent artery

旋前圆肌
pronator teres

肱桡肌
brachioradialis

肱二头肌腱膜
bicipital aponeurosis

前臂外侧皮神经
lateral antebrachial cutaneous nerve

桡静脉
radial vein

桡侧腕长伸肌
extensor carpi radialis longus

肱二头肌
biceps brachii

295. 肘前区局部解剖 2
Topography of the anterior cubital region 2

图中可见上方的肱二头肌和肱肌、下外侧的肱桡肌、下内侧的旋前圆肌等。肱二头肌内有肱静脉和正中神经通过。肱二头肌腱外缘有前臂外侧皮神经于头静脉深部下降。肱二头肌腱发出肱二头肌腱膜向下内放散，越旋前圆肌和前臂屈肌表面，织入并增强前臂筋膜。

肱动脉约平桡骨颈高度，分为桡、尺动脉。桡动脉较细，在旋前圆肌和肱桡肌之间走行，发出桡侧返动脉与桡侧副动脉吻合。另发肌支滋养邻近肌肉。尺动脉较粗，向下内走在屈肌群和正中神经的深面，发出尺侧返动脉。尺侧返动脉分前、后支，前支在肱肌与旋前圆肌之间上升，与尺侧下副动脉吻合；后支走在内上髁后方、尺侧腕屈肌两头之间，与尺侧上副动脉吻合并参与肘关节网。此动脉网对在肘关节前面结扎肱动脉时，起到侧支循环作用。

尺神经沿肱三头肌内侧头表面、行于臂内侧肌间隔和内上髁后面，继而通过尺侧腕屈肌肱、尺二头之间下降。

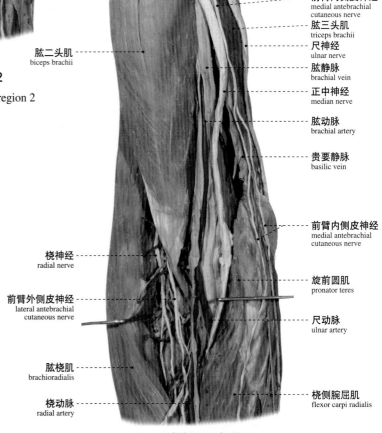

前臂内侧皮神经
medial antebrachial cutaneous nerve

肱三头肌
triceps brachii

尺神经
ulnar nerve

肱静脉
brachial vein

正中神经
median nerve

肱动脉
brachial artery

贵要静脉
basilic vein

前臂内侧皮神经
medial antebrachial cutaneous nerve

桡神经
radial nerve

旋前圆肌
pronator teres

前臂外侧皮神经
lateral antebrachial cutaneous nerve

尺动脉
ulnar artery

肱桡肌
brachioradialis

桡侧腕屈肌
flexor carpi radialis

桡动脉
radial artery

296. 肘前区局部解剖 3
Topography of the anterior cubital region 3

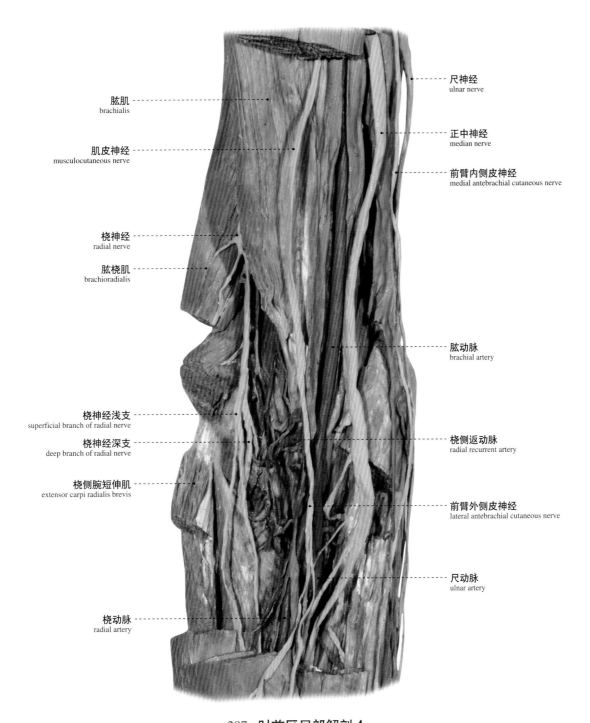

肱肌
brachialis

肌皮神经
musculocutaneous nerve

桡神经
radial nerve

肱桡肌
brachioradialis

桡神经浅支
superficial branch of radial nerve

桡神经深支
deep branch of radial nerve

桡侧腕短伸肌
extensor carpi radialis brevis

桡动脉
radial artery

尺神经
ulnar nerve

正中神经
median nerve

前臂内侧皮神经
medial antebrachial cutaneous nerve

肱动脉
brachial artery

桡侧返动脉
radial recurrent artery

前臂外侧皮神经
lateral antebrachial cutaneous nerve

尺动脉
ulnar artery

297. 肘前区局部解剖 4
Topography of the anterior cubital region 4

　　正中神经在肘部伴肱动脉夹于肱二头肌腱与旋前圆肌的沟中下行，继穿旋前圆肌肱、尺二头之间入前臂。
　　桡神经在肱骨外上髁的前方，肱桡肌和肱肌之间，分为深、浅两支，浅支进入前臂，深支穿旋后肌转到臂后面。浅支是感觉支，经肱桡肌深面达前臂，深支为混合神经，穿出旋后肌后改为骨间后神经支配前臂诸伸肌。

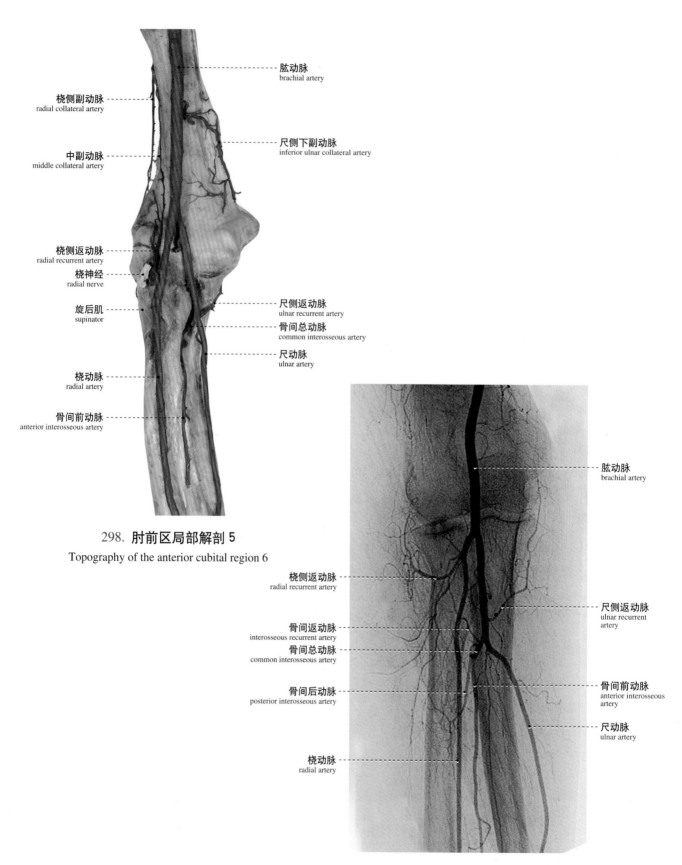

桡侧副动脉
radial collateral artery

中副动脉
middle collateral artery

桡侧返动脉
radial recurrent artery

桡神经
radial nerve

旋后肌
supinator

桡动脉
radial artery

骨间前动脉
anterior interosseous artery

肱动脉
brachial artery

尺侧下副动脉
inferior ulnar collateral artery

尺侧返动脉
ulnar recurrent artery

骨间总动脉
common interosseous artery

尺动脉
ulnar artery

298. 肘前区局部解剖 5
Topography of the anterior cubital region 6

桡侧返动脉
radial recurrent artery

骨间返动脉
interosseous recurrent artery

骨间总动脉
common interosseous artery

骨间后动脉
posterior interosseous artery

桡动脉
radial artery

肱动脉
brachial artery

尺侧返动脉
ulnar recurrent artery

骨间前动脉
anterior interosseous artery

尺动脉
ulnar artery

299. 肘部动脉数字减影血管造影
DSA of the elbow arteries

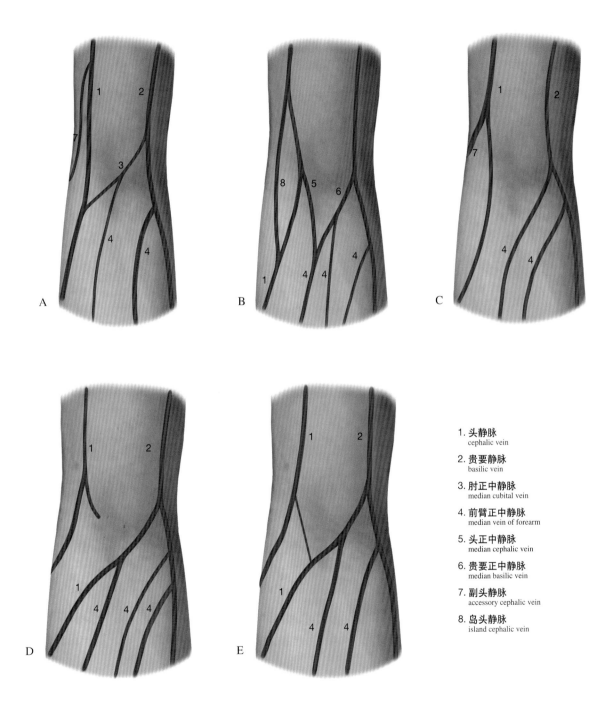

1. **头静脉**
   cephalic vein

2. **贵要静脉**
   basilic vein

3. **肘正中静脉**
   median cubital vein

4. **前臂正中静脉**
   median vein of forearm

5. **头正中静脉**
   median cephalic vein

6. **贵要正中静脉**
   median basilic vein

7. **副头静脉**
   accessory cephalic vein

8. **岛头静脉**
   island cephalic vein

300. 肘浅静脉分型

Forms of the cubital superficial veins

A. 头静脉借一条肘正中静脉与贵要静脉相连；B. 头静脉借 "Y" 形肘正中静脉与贵要静脉相连，"Y" 形的两臂分别称头正中静脉和贵要正中静脉；C. 头静脉与贵要静脉与肘浅部无静脉交通；D. 头静脉在肘前直入贵要静脉，臂部头静脉来源于肘部深静脉，或臂部头静脉细小；E. 前臂头静脉主干斜过肘窝入贵要静脉，但有细支与臂部头静脉相连

肘后区皮肤较厚，移动性很大，疏松结缔组织不甚发达。皮静脉、皮神经多为从前面绕行来的末梢，有前臂内侧皮神经及头静脉、贵要静脉属支等。

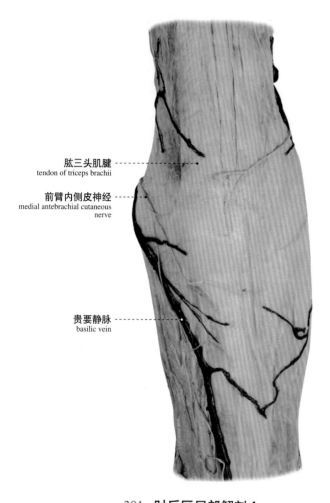

肱三头肌腱
tendon of triceps brachii

前臂内侧皮神经
medial antebrachial cutaneous nerve

贵要静脉
basilic vein

301. 肘后区局部解剖 1
Topography of the posterior cubital region 1

尺神经在肘后内侧，内上髁与鹰嘴之间走行，通过尺侧腕屈肌两头之间而至前臂。

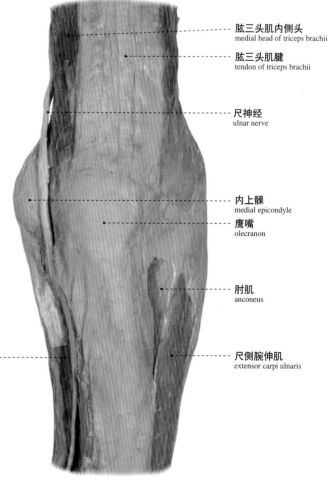

肱三头肌内侧头
medial head of triceps brachii

肱三头肌腱
tendon of triceps brachii

尺神经
ulnar nerve

内上髁
medial epicondyle

鹰嘴
olecranon

肘肌
anconeus

尺侧腕屈肌
flexor carpi ulnaris

尺侧腕伸肌
extensor carpi ulnaris

302. 肘后区局部解剖 2
Topography of the posterior cubital region 2

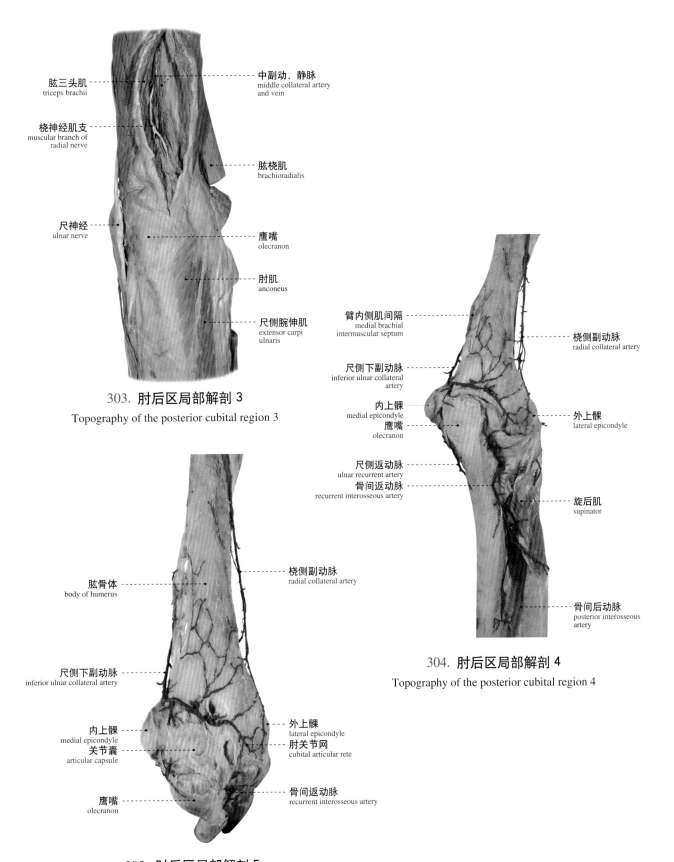

肱三头肌
triceps brachii

中副动、静脉
middle collateral artery
and vein

桡神经肌支
muscular branch of
radial nerve

肱桡肌
brachioradialis

尺神经
ulnar nerve

鹰嘴
olecranon

肘肌
anconeus

尺侧腕伸肌
extensor carpi
ulnaris

303. 肘后区局部解剖 3
Topography of the posterior cubital region 3

臂内侧肌间隔
medial brachial
intermuscular septum

桡侧副动脉
radial collateral artery

尺侧下副动脉
inferior ulnar collateral
artery

内上髁
medial epicondyle
鹰嘴
olecranon

外上髁
lateral epicondyle

尺侧返动脉
ulnar recurrent artery
骨间返动脉
recurrent interosseous artery

旋后肌
supinator

骨间后动脉
posterior interosseous
artery

304. 肘后区局部解剖 4
Topography of the posterior cubital region 4

肱骨体
body of humerus

桡侧副动脉
radial collateral artery

尺侧下副动脉
inferior ulnar collateral artery

内上髁
medial epicondyle
关节囊
articular capsule

外上髁
lateral epicondyle
肘关节网
cubital articular rete

鹰嘴
olecranon

骨间返动脉
recurrent interosseous artery

305. 肘后区局部解剖 5
Topography of the posterior cubital region 5

前臂后皮神经
posterior antebrachial cutaneous nerve

头静脉
cephalic vein

肘正中静脉
median cubital vein

前臂外侧皮神经
lateral antebrachial cutaneous nerve

贵要静脉
basilic vein

前臂后皮神经
posterior antebrachial cutaneous nerve

头静脉
cephalic vein

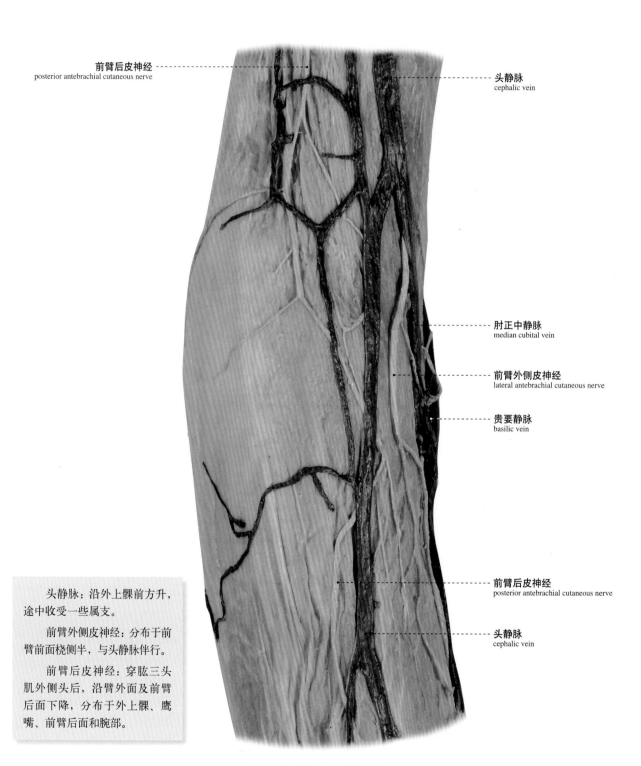

　　头静脉：沿外上髁前方升，途中收受一些属支。

　　前臂外侧皮神经：分布于前臂前面桡侧半，与头静脉伴行。

　　前臂后皮神经：穿肱三头肌外侧头后，沿臂外面及前臂后面下降，分布于外上髁、鹰嘴、前臂后面和腕部。

306. 肘外侧面局部解剖 1

Topography of the lateral cubital aspect 1

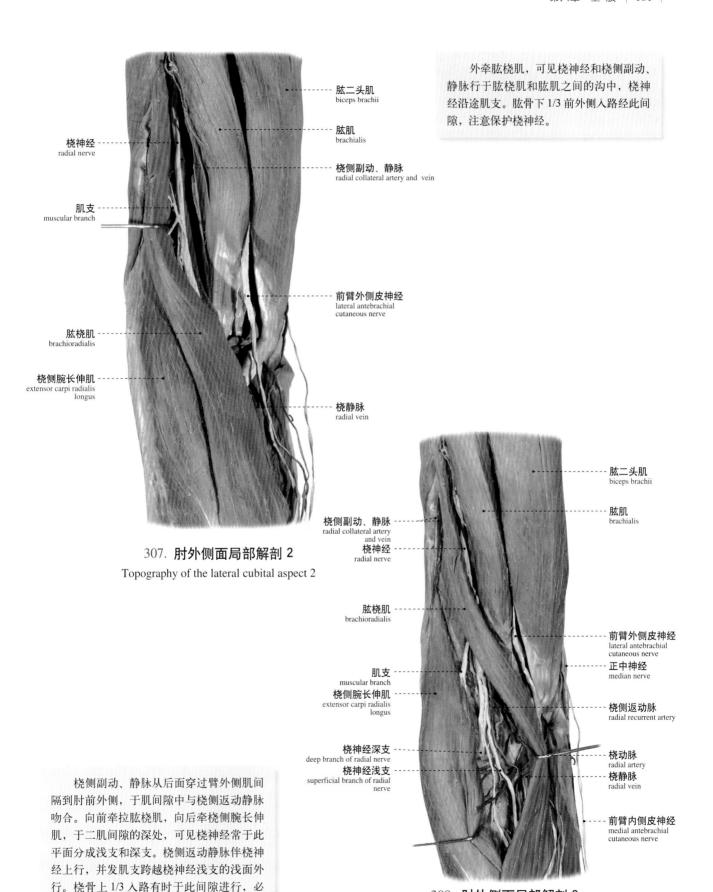

肱二头肌
biceps brachii

肱肌
brachialis

桡神经
radial nerve

桡侧副动、静脉
radial collateral artery and vein

肌支
muscular branch

前臂外侧皮神经
lateral antebrachial cutaneous nerve

肱桡肌
brachioradialis

桡侧腕长伸肌
extensor carpi radialis longus

桡静脉
radial vein

外牵肱桡肌，可见桡神经和桡侧副动、静脉行于肱桡肌和肱肌之间的沟中，桡神经沿途肌支。肱骨下 1/3 前外侧入路经此间隙，注意保护桡神经。

307. 肘外侧面局部解剖 2
Topography of the lateral cubital aspect 2

肱二头肌
biceps brachii

肱肌
brachialis

桡侧副动、静脉
radial collateral artery and vein

桡神经
radial nerve

肱桡肌
brachioradialis

前臂外侧皮神经
lateral antebrachial cutaneous nerve

正中神经
median nerve

肌支
muscular branch

桡侧腕长伸肌
extensor carpi radialis longus

桡侧返动脉
radial recurrent artery

桡神经深支
deep branch of radial nerve

桡动脉
radial artery

桡神经浅支
superficial branch of radial nerve

桡静脉
radial vein

前臂内侧皮神经
medial antebrachial cutaneous nerve

桡侧副动、静脉从后面穿过臂外侧肌间隔到肘前外侧，于肌间隙中与桡侧返动静脉吻合。向前牵拉肱桡肌，向后牵桡侧腕长伸肌，于二肌间隙的深处，可见桡神经常于此平面分成浅支和深支。桡侧返动静脉伴桡神经上行，并发肌支跨越桡神经浅支的浅面外行。桡骨上 1/3 入路有时于此间隙进行，必须注意保护间隙中的神经。

308. 肘外侧面局部解剖 3
Topography of the lateral cubital aspect 3

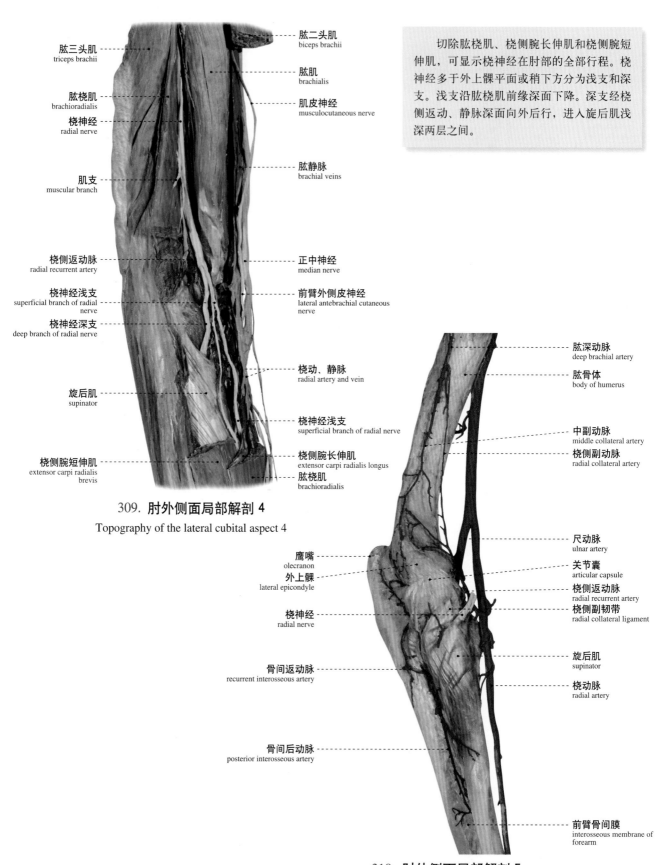

肱三头肌
triceps brachii

肱桡肌
brachioradialis

桡神经
radial nerve

肌支
muscular branch

桡侧返动脉
radial recurrent artery

桡神经浅支
superficial branch of radial nerve

桡神经深支
deep branch of radial nerve

旋后肌
supinator

桡侧腕短伸肌
extensor carpi radialis brevis

肱二头肌
biceps brachii

肱肌
brachialis

肌皮神经
musculocutaneous nerve

肱静脉
brachial veins

正中神经
median nerve

前臂外侧皮神经
lateral antebrachial cutaneous nerve

桡动、静脉
radial artery and vein

桡神经浅支
superficial branch of radial nerve

桡侧腕长伸肌
extensor carpi radialis longus

肱桡肌
brachioradialis

切除肱桡肌、桡侧腕长伸肌和桡侧腕短伸肌，可显示桡神经在肘部的全部行程。桡神经多于外上髁平面或稍下方分为浅支和深支。浅支沿肱桡肌前缘深面下降。深支经桡侧返动、静脉深面向外后行，进入旋后肌浅深两层之间。

309. 肘外侧面局部解剖 4
Topography of the lateral cubital aspect 4

肱深动脉
deep brachial artery

肱骨体
body of humerus

中副动脉
middle collateral artery

桡侧副动脉
radial collateral artery

鹰嘴
olecranon

外上髁
lateral epicondyle

桡神经
radial nerve

骨间返动脉
recurrent interosseous artery

骨间后动脉
posterior interosseous artery

尺动脉
ulnar artery

关节囊
articular capsule

桡侧返动脉
radial recurrent artery

桡侧副韧带
radial collateral ligament

旋后肌
supinator

桡动脉
radial artery

前臂骨间膜
interosseous membrane of forearm

310. 肘外侧面局部解剖 5
Topography of the lateral cubital aspect 5

贵要静脉
basilic vein

前臂内侧皮神经前支
anterior branch of medial
antebrachial cutaneous nerve

臂内侧皮神经
radial nerve

肘正中静脉
median cubital vein

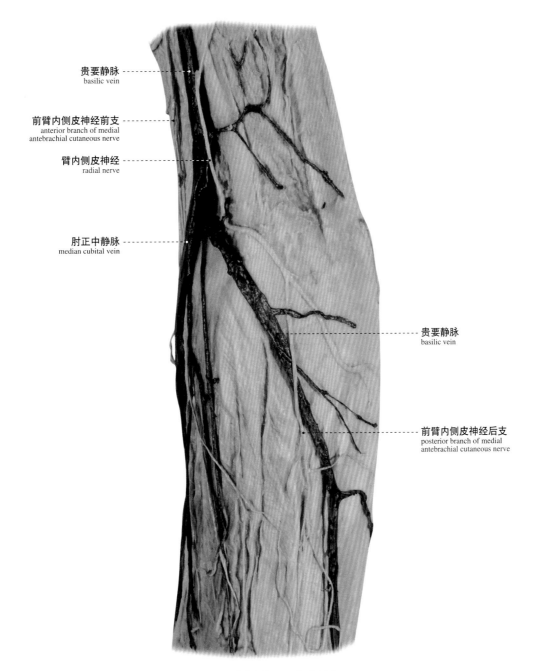

贵要静脉
basilic vein

前臂内侧皮神经后支
posterior branch of medial
antebrachial cutaneous nerve

311. 肘内侧面局部解剖 1
Topography of the medial cubital aspect 1

　　贵要静脉沿前臂内侧面稍后方上行，经内上髁前方与肘正中静脉会合。肘内侧面手术时宜尽量保护贵要静脉。
　　臂内侧皮神经分布于臂下内面。前臂内侧皮神经多分三支：尺侧支多行于内上髁前方，继绕至前臂后面；前支的内侧支和外侧支均经肘前面内侧下行，三支分布于前臂内侧面的前后方。

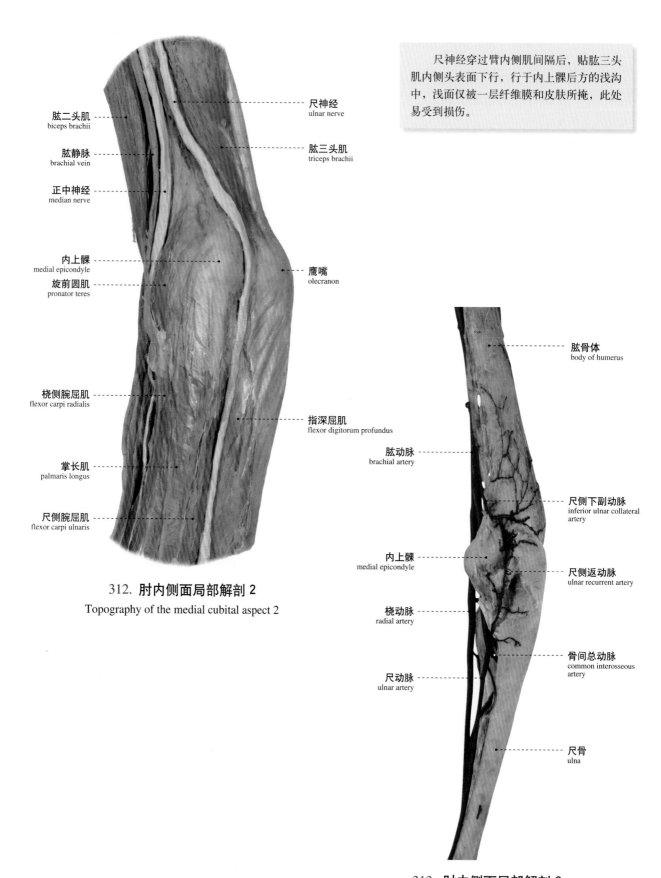

尺神经穿过臂内侧肌间隔后，贴肱三头肌内侧头表面下行，行于内上髁后方的浅沟中，浅面仅被一层纤维膜和皮肤所掩，此处易受到损伤。

肱二头肌
biceps brachii

肱静脉
brachial vein

正中神经
median nerve

内上髁
medial epicondyle

旋前圆肌
pronator teres

桡侧腕屈肌
flexor carpi radialis

掌长肌
palmaris longus

尺侧腕屈肌
flexor carpi ulnaris

尺神经
ulnar nerve

肱三头肌
triceps brachii

鹰嘴
olecranon

指深屈肌
flexor digitorum profundus

312. 肘内侧面局部解剖 2
Topography of the medial cubital aspect 2

肱骨体
body of humerus

肱动脉
brachial artery

尺侧下副动脉
inferior ulnar collateral artery

内上髁
medial epicondyle

尺侧返动脉
ulnar recurrent artery

桡动脉
radial artery

骨间总动脉
common interosseous artery

尺动脉
ulnar artery

尺骨
ulna

313. 肘内侧面局部解剖 3
Topography of the medial cubital aspect 3

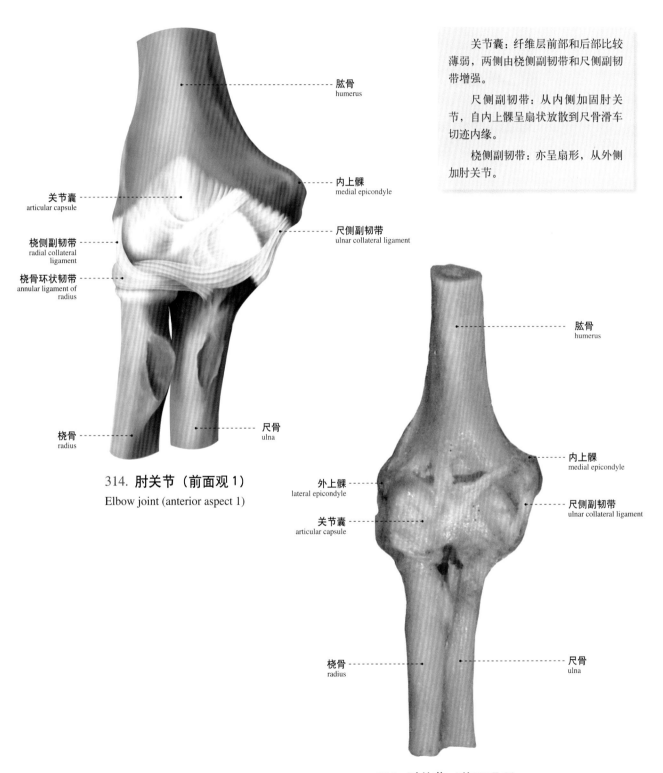

关节囊：纤维层前部和后部比较薄弱，两侧由桡侧副韧带和尺侧副韧带增强。

尺侧副韧带：从内侧加固肘关节，自内上髁呈扇状放散到尺骨滑车切迹内缘。

桡侧副韧带：亦呈扇形，从外侧加肘关节。

肱骨
humerus

内上髁
medial epicondyle

关节囊
articular capsule

尺侧副韧带
ulnar collateral ligament

桡侧副韧带
radial collateral ligament

桡骨环状韧带
annular ligament of radius

桡骨
radius

尺骨
ulna

314. 肘关节（前面观1）
Elbow joint (anterior aspect 1)

肱骨
humerus

外上髁
lateral epicondyle

内上髁
medial epicondyle

关节囊
articular capsule

尺侧副韧带
ulnar collateral ligament

桡骨
radius

尺骨
ulna

315. 肘关节（前面观2）
Elbow joint (anterior aspect 2)

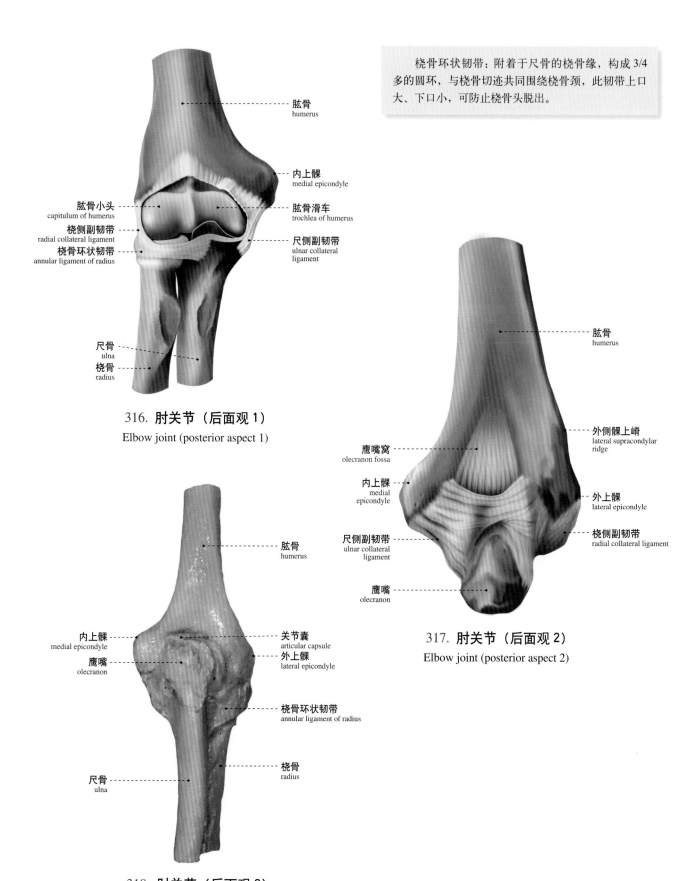

桡骨环状韧带：附着于尺骨的桡骨缘，构成 3/4 多的圆环，与桡骨切迹共同围绕桡骨颈，此韧带上口大、下口小，可防止桡骨头脱出。

肱骨
humerus

内上髁
medial epicondyle

肱骨小头
capitulum of humerus

肱骨滑车
trochlea of humerus

桡侧副韧带
radial collateral ligament

尺侧副韧带
ulnar collateral ligament

桡骨环状韧带
annular ligament of radius

尺骨
ulna

桡骨
radius

316. 肘关节（后面观 1）
Elbow joint (posterior aspect 1)

肱骨
humerus

外侧髁上嵴
lateral supracondylar ridge

鹰嘴窝
olecranon fossa

内上髁
medial epicondyle

外上髁
lateral epicondyle

尺侧副韧带
ulnar collateral ligament

桡侧副韧带
radial collateral ligament

鹰嘴
olecranon

317. 肘关节（后面观 2）
Elbow joint (posterior aspect 2)

肱骨
humerus

内上髁
medial epicondyle

关节囊
articular capsule

鹰嘴
olecranon

外上髁
lateral epicondyle

桡骨环状韧带
annular ligament of radius

桡骨
radius

尺骨
ulna

318. 肘关节（后面观 3）
Elbow joint (posterior aspect 3)

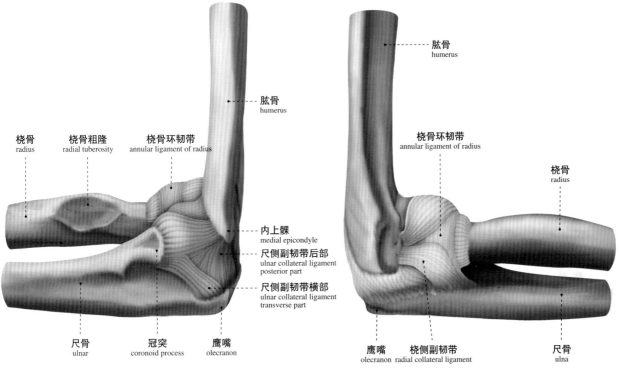

桡骨
radius

桡骨粗隆
radial tuberosity

桡骨环韧带
annular ligament of radius

肱骨
humerus

内上髁
medial epicondyle

尺侧副韧带后部
ulnar collateral ligament posterior part

尺侧副韧带横部
ulnar collateral ligament transverse part

尺骨
ulnar

冠突
coronoid process

鹰嘴
olecranon

桡骨环韧带
annular ligament of radius

肱骨
humerus

桡骨
radius

鹰嘴
olecranon

桡侧副韧带
radial collateral ligament

尺骨
ulna

319. 肘关节（内侧面观）
Elbow joint (medial aspect)

320. 肘关节（外侧面观）
Elbow joint (lateral aspect)

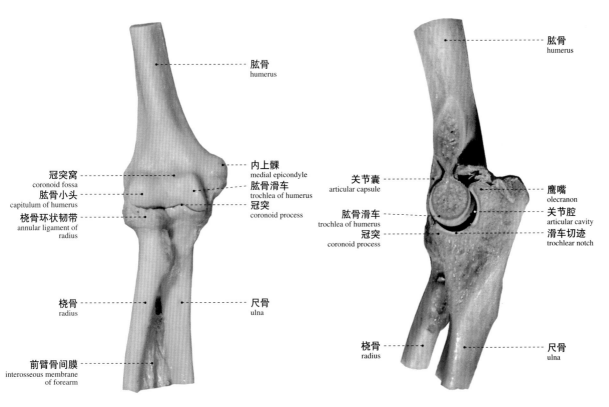

冠突窝
coronoid fossa

肱骨小头
capitulum of humerus

桡骨环状韧带
annular ligament of radius

桡骨
radius

前臂骨间膜
interosseous membrane of forearm

肱骨
humerus

内上髁
medial epicondyle

肱骨滑车
trochlea of humerus

冠突
coronoid process

尺骨
ulna

关节囊
articular capsule

肱骨滑车
trochlea of humerus

冠突
coronoid process

桡骨
radius

肱骨
humerus

鹰嘴
olecranon

关节腔
articular cavity

滑车切迹
trochlear notch

尺骨
ulna

321. 肘关节（囊切开）
Elbow joint (capsule opened)

322. 肘关节（矢状断面）
Elbow joint (sagittal section)

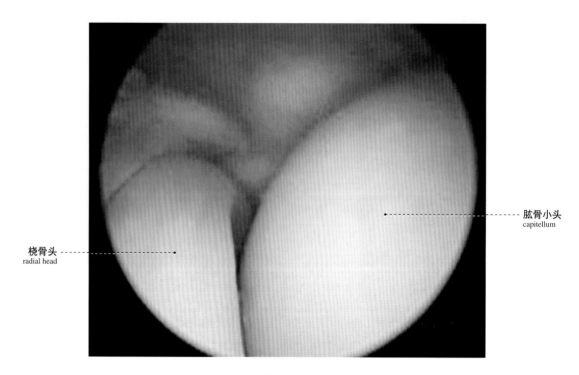

桡骨头
radial head

肱骨小头
capitellum

323. 肘关节镜图像 1
Arthroscopic image of the elbow 1

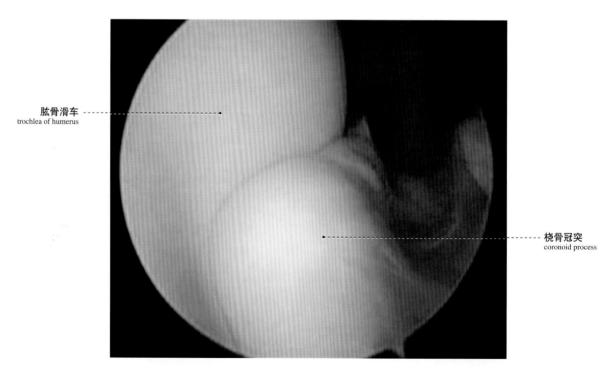

肱骨滑车
trochlea of humerus

桡骨冠突
coronoid process

324. 肘关节镜图像 2
Arthroscopic image of the elbow 2

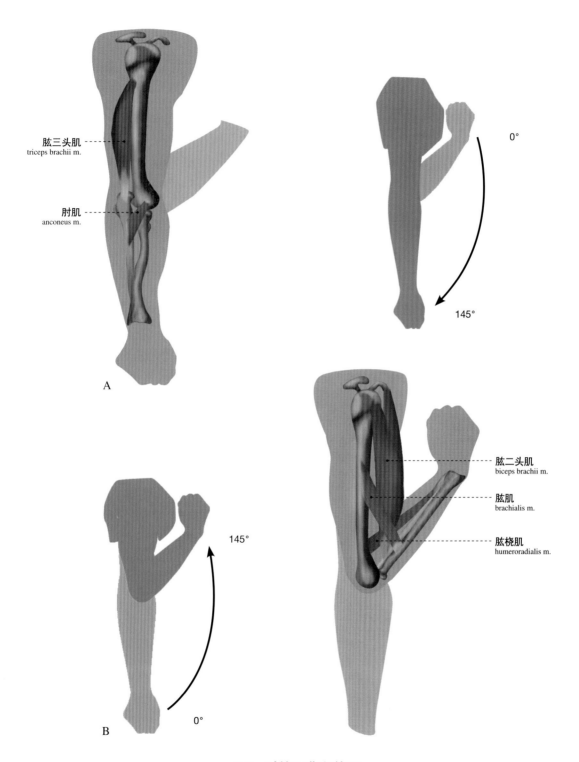

肱三头肌
triceps brachii m.

肘肌
anconeus m.

0°

145°

A

肱二头肌
biceps brachii m.

肱肌
brachialis m.

肱桡肌
humeroradialis m.

145°

0°

B

325. 肘的屈曲和伸展

Flexion and extension of the elbow

A. 伸展；B. 屈曲

屈肘时参与的肌肉有：肱肌、肱二头肌、肱桡肌和前臂屈肌。

伸肘时参与的肌肉有：肱三头肌和肘肌。

肘部手术入路

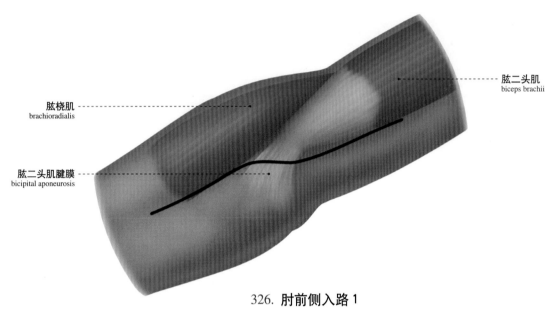

肱桡肌
brachioradialis

肱二头肌
biceps brachii

肱二头肌腱膜
bicipital aponeurosis

326. 肘前侧入路 1
Anterior approach of elbow 1

自肘屈侧横纹上方 5 cm 处开始，沿肱二头肌内侧缘下行至肘屈侧横纹，再沿此横纹向外侧延伸至肱桡肌内侧缘，
继续沿肱桡肌内侧缘向下延伸 5 cm，在肘前做一 S 形切口。

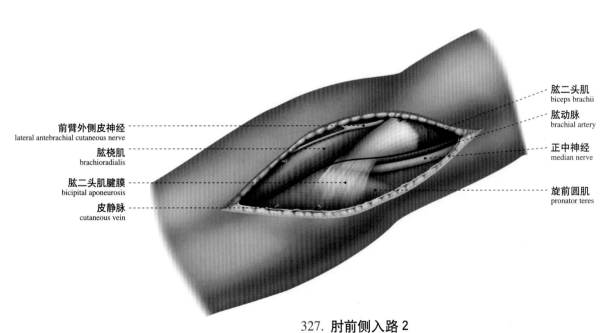

前臂外侧皮神经
lateral antebrachial cutaneous nerve

肱桡肌
brachioradialis

肱二头肌腱膜
bicipital aponeurosis

皮静脉
cutaneous vein

肱二头肌
biceps brachii

肱动脉
brachial artery

正中神经
median nerve

旋前圆肌
pronator teres

327. 肘前侧入路 2
Anterior approach of elbow 2

分离出自肱二头肌腱与肱肌之间穿出的前臂外侧皮神经并加以保护。

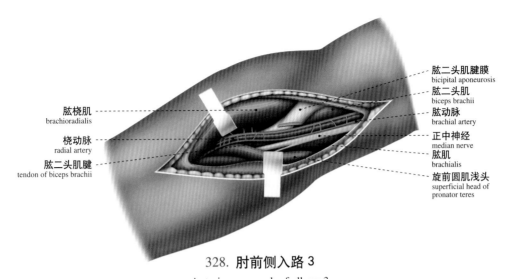

肱桡肌
brachioradialis

桡动脉
radial artery

肱二头肌腱
tendon of biceps brachii

肱二头肌腱膜
bicipital aponeurosis

肱二头肌
biceps brachii

肱动脉
brachial artery

正中神经
median nerve

肱肌
brachialis

旋前圆肌浅头
superficial head of
pronator teres

328. 肘前侧入路 3

Anterior approach of elbow 3

切断肱二头肌腱膜，显露肱动脉、肱静脉和正中神经。

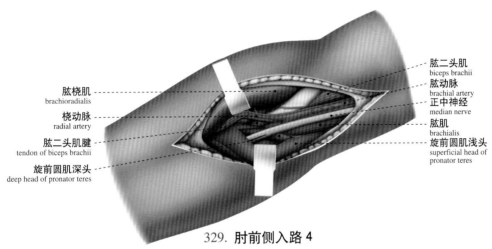

肱桡肌
brachioradialis

桡动脉
radial artery

肱二头肌腱
tendon of biceps brachii

旋前圆肌深头
deep head of pronator teres

肱二头肌
biceps brachii

肱动脉
brachial artery

正中神经
median nerve

肱肌
brachialis

旋前圆肌浅头
superficial head of
pronator teres

329. 肘前侧入路 4

Anterior approach of elbow 4

自旋前圆肌深、浅头之间分离，向远端追踪正中神经。

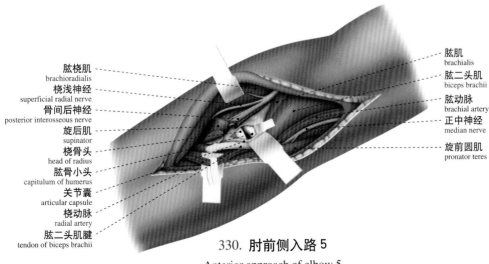

肱桡肌
brachioradialis

桡浅神经
superficial radial nerve

骨间后神经
posterior interosseous nerve

旋后肌
supinator

桡骨头
head of radius

肱骨小头
capitulum of humerus

关节囊
articular capsule

桡动脉
radial artery

肱二头肌腱
tendon of biceps brachii

肱肌
brachialis

肱二头肌
biceps brachii

肱动脉
brachial artery

正中神经
median nerve

旋前圆肌
pronator teres

330. 肘前侧入路 5

Anterior approach of elbow 5

牵开肱二头肌腱，切开并牵开旋后肌近侧部，切开关节囊便可显露肘关节。

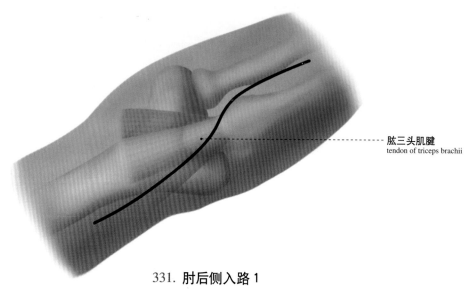

肱三头肌腱
tendon of triceps brachii

331. 肘后侧入路 1
Posterior approach of elbow 1

在肘关节后面做一纵切口。自上臂后中线、鹰嘴上方约 5 cm 处，弯向外侧，绕鹰嘴外缘下行，沿尺骨近端的后外侧向下延伸 3~5 cm。

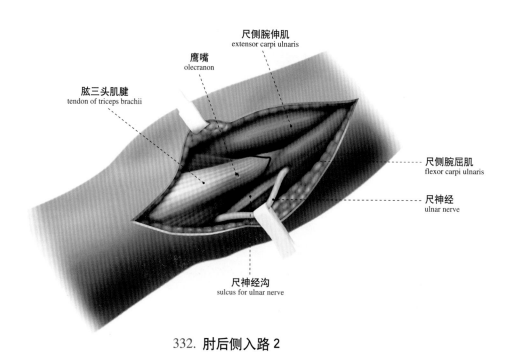

鹰嘴
olecranon

尺侧腕伸肌
extensor carpi ulnaris

肱三头肌腱
tendon of triceps brachii

尺侧腕屈肌
flexor carpi ulnaris

尺神经
ulnar nerve

尺神经沟
sulcus for ulnar nerve

332. 肘后侧入路 2
Posterior approach of elbow 2

沿皮肤切口线切开深筋膜，摸认肱骨内上髁后侧尺神经沟内的尺神经，将其充分游离，并套入一根橡皮条轻轻牵向内侧。

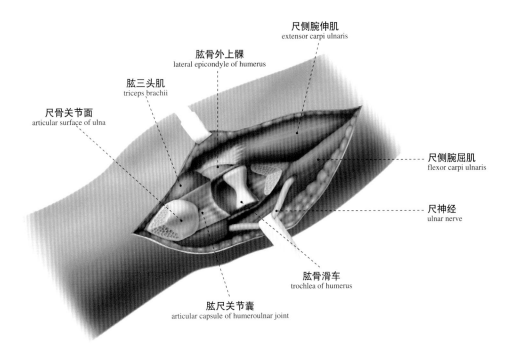

尺侧腕伸肌
extensor carpi ulnaris

肱骨外上髁
lateral epicondyle of humerus

肱三头肌
triceps brachii

尺骨关节面
articular surface of ulna

尺侧腕屈肌
flexor carpi ulnaris

尺神经
ulnar nerve

肱骨滑车
trochlea of humerus

肱尺关节囊
articular capsule of humeroulnar joint

333. 肘后侧入路 3
Posterior approach of elbow 3

行鹰嘴 V 形截骨术，连同附着的肱三头肌翻向近侧，用骨刀剥离部分关节囊。

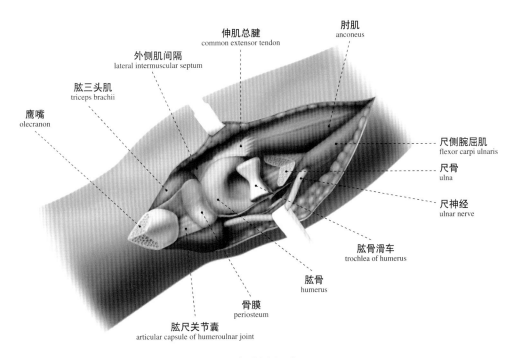

伸肌总腱
common extensor tendon

肘肌
anconeus

外侧肌间隔
lateral intermuscular septum

肱三头肌
triceps brachii

鹰嘴
olecranon

尺侧腕屈肌
flexor carpi ulnaris

尺骨
ulna

尺神经
ulnar nerve

肱骨滑车
trochlea of humerus

肱骨
humerus

骨膜
periosteum

肱尺关节囊
articular capsule of humeroulnar joint

334. 肘后侧入路 4
Posterior approach of elbow 4

沿肱骨内、外缘分离，显露肱骨其远端 1/4 段的各面。

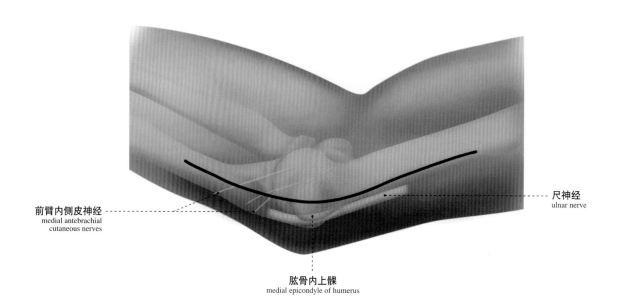

前臂内侧皮神经
medial antebrachial
cutaneous nerves

尺神经
ulnar nerve

肱骨内上髁
medial epicondyle of humerus

335. 肘内侧入路 1

Medial approach of elbow 1

以肱骨内上髁为中心，作一长为 8~10 cm 的弧形切口。

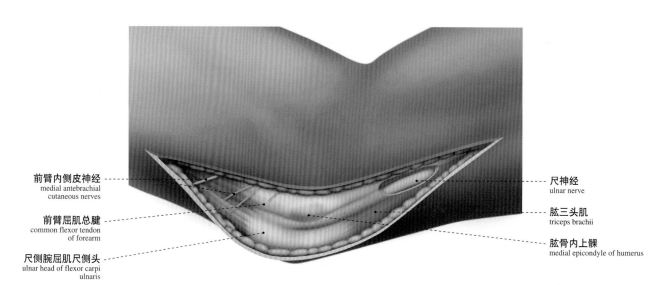

前臂内侧皮神经
medial antebrachial
cutaneous nerves

前臂屈肌总腱
common flexor tendon
of forearm

尺侧腕屈肌尺侧头
ulnar head of flexor carpi
ulnaris

尺神经
ulnar nerve

肱三头肌
triceps brachii

肱骨内上髁
medial epicondyle of humerus

336. 肘内侧入路 2

Medial approach of elbow 2

浅层手术分离，沿切口全长游离尺神经。

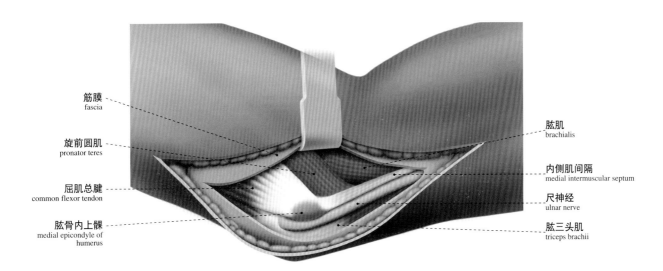

筋膜
fascia

旋前圆肌
pronator teres

屈肌总腱
common flexor tendon

肱骨内上髁
medial epicondyle of
humerus

肱肌
brachialis

内侧肌间隔
medial intermuscular septum

尺神经
ulnar nerve

肱三头肌
triceps brachii

337. 肘内侧入路 3
Medial approach of elbow 3

牵开前侧皮瓣和筋膜，显露前臂屈肌群在肱骨内上髁的起点。

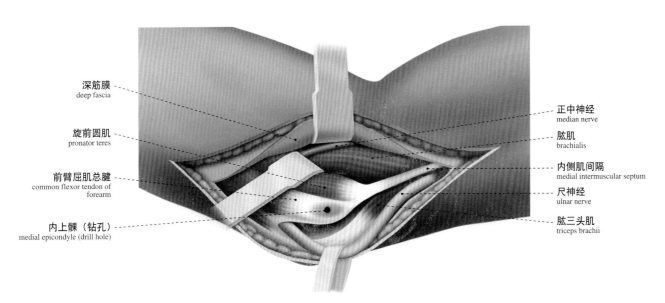

深筋膜
deep fascia

旋前圆肌
pronator teres

前臂屈肌总腱
common flexor tendon of
forearm

内上髁（钻孔）
medial epicondyle (drill hole)

正中神经
median nerve

肱肌
brachialis

内侧肌间隔
medial intermuscular septum

尺神经
ulnar nerve

肱三头肌
triceps brachii

338. 肘内侧入路 4
Medial approach of elbow 4

沿旋前圆肌与肱肌之间的间隙分离，将旋前圆肌牵向内侧。

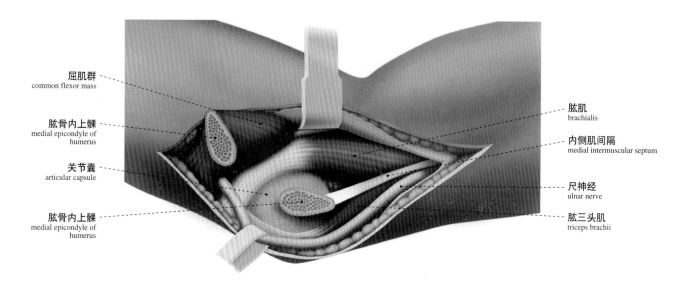

屈肌群
common flexor mass

肱骨内上髁
medial epicondyle of humerus

关节囊
articular capsule

肱骨内上髁
medial epicondyle of humerus

肱肌
brachialis

内侧肌间隔
medial intermuscular septum

尺神经
ulnar nerve

肱三头肌
triceps brachii

339. 肘内侧入路5

Medial approach of elbow 5

行肱骨内上髁切骨后，连同附着其上的屈肌群翻向远侧。

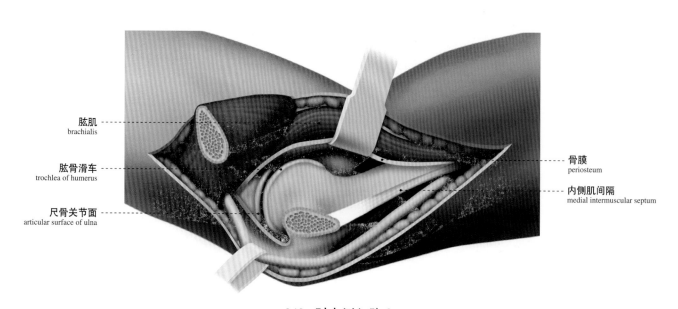

肱肌
brachialis

肱骨滑车
trochlea of humerus

尺骨关节面
articular surface of ulna

骨膜
periosteum

内侧肌间隔
medial intermuscular septum

340. 肘内侧入路6

Medial approach of elbow 6

切开关节囊和内侧副韧带，显露关节。

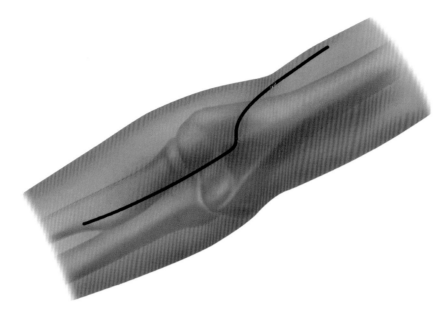

341. 肘前侧入路 1

Anterior lateral approach of elbow 1

上段沿肱二头肌外缘，下段沿肱桡肌内缘进行切口。

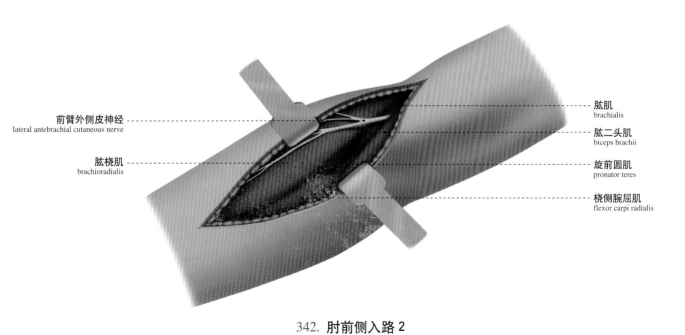

前臂外侧皮神经
lateral antebrachial cutaneous nerve

肱桡肌
brachioradialis

肱肌
brachialis

肱二头肌
biceps brachii

旋前圆肌
pronator teres

桡侧腕屈肌
flexor carpi radialis

342. 肘前侧入路 2

Anterior lateral approach of elbow 2

沿肱桡肌内缘切开深筋膜，找出前臂外侧皮神经，将其牵开。

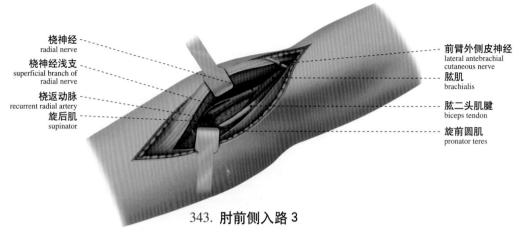

桡神经
radial nerve

桡神经浅支
superficial branch of
radial nerve

桡返动脉
recurrent radial artery

旋后肌
supinator

前臂外侧皮神经
lateral antebrachial
cutaneous nerve

肱肌
brachialis

肱二头肌腱
biceps tendon

旋前圆肌
pronator teres

343. 肘前侧入路 3

Anterior lateral approach of elbow 3

找到肱桡肌和肱肌间隙，将肱桡肌牵向外侧，肱肌牵向内侧，找到桡神经。

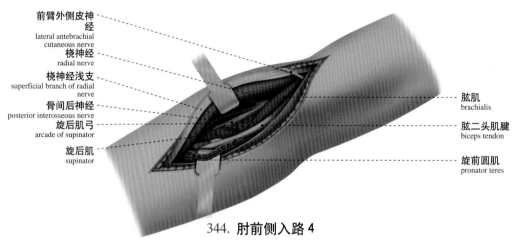

前臂外侧皮神
经
lateral antebrachial
cutaneous nerve

桡神经
radial nerve

桡神经浅支
superficial branch of radial
nerve

骨间后神经
posterior interosseous nerve

旋后肌弓
arcade of supinator

旋后肌
supinator

肱肌
brachialis

肱二头肌腱
biceps tendon

旋前圆肌
pronator teres

344. 肘前侧入路 4

Anterior lateral approach of elbow 4

分离肱桡肌和旋前圆肌。

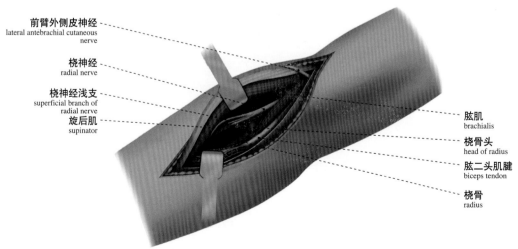

前臂外侧皮神经
lateral antebrachial cutaneous
nerve

桡神经
radial nerve

桡神经浅支
superficial branch of
radial nerve

旋后肌
supinator

肱肌
brachialis

桡骨头
head of radius

肱二头肌腱
biceps tendon

桡骨
radius

345. 肘前侧入路 5

Anterior lateral approach of elbow 5

在桡神经和肱肌间的肘关节前方的关节囊上做一纵切口，显露桡骨头和肱骨小头。

前 臂 部

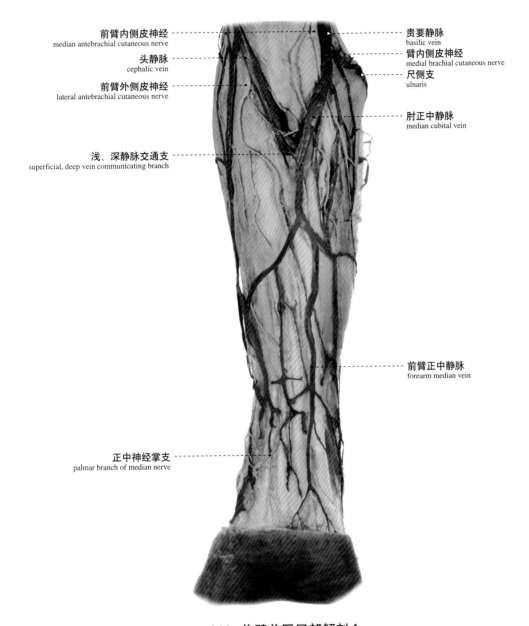

前臂内侧皮神经
median antebrachial cutaneous nerve

头静脉
cephalic vein

前臂外侧皮神经
lateral antebrachial cutaneous nerve

浅、深静脉交通支
superficial, deep vein communicating branch

正中神经掌支
palmar branch of median nerve

贵要静脉
basilic vein

臂内侧皮神经
medial brachial cutaneous nerve

尺侧支
ulnaris

肘正中静脉
median cubital vein

前臂正中静脉
forearm median vein

346. 前臂前区局部解剖 1
Topography of the anterior antebrachial region 1

　　头静脉沿前臂桡侧缘前面上行，贵要静脉沿前臂尺侧缘后面上行，前臂正中静脉沿前臂前面中间上行，浅深静脉之间有数个交通支与深静脉相连。

　　前臂外侧皮神经分布于前面桡侧，前臂内侧皮神经分布于前面尺侧。正中神经掌支多于屈肌支持带上方穿出深筋膜，可分两支分布于手掌近侧皮肤。尺神经手背支亦于腕上方经尺侧腕屈肌和尺骨之间穿出深筋膜，转向手背，分两三支，支配手背尺侧两个半指的皮肤。

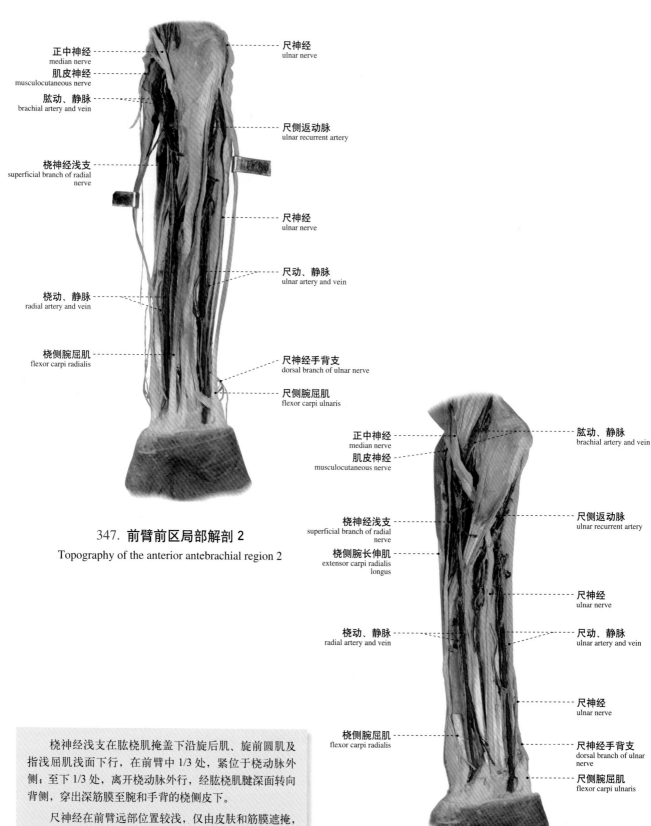

正中神经
median nerve

肌皮神经
musculocutaneous nerve

肱动、静脉
brachial artery and vein

桡神经浅支
superficial branch of radial nerve

桡动、静脉
radial artery and vein

桡侧腕屈肌
flexor carpi radialis

尺神经
ulnar nerve

尺侧返动脉
ulnar recurrent artery

尺神经
ulnar nerve

尺动、静脉
ulnar artery and vein

尺神经手背支
dorsal branch of ulnar nerve

尺侧腕屈肌
flexor carpi ulnaris

347. 前臂前区局部解剖 2
Topography of the anterior antebrachial region 2

正中神经
median nerve

肌皮神经
musculocutaneous nerve

桡神经浅支
superficial branch of radial nerve

桡侧腕长伸肌
extensor carpi radialis longus

桡动、静脉
radial artery and vein

桡侧腕屈肌
flexor carpi radialis

肱动、静脉
brachial artery and vein

尺侧返动脉
ulnar recurrent artery

尺神经
ulnar nerve

尺动、静脉
ulnar artery and vein

尺神经
ulnar nerve

尺神经手背支
dorsal branch of ulnar nerve

尺侧腕屈肌
flexor carpi ulnaris

348. 前臂前区局部解剖 3
Topography of the anterior antebrachial region 3

桡神经浅支在肱桡肌掩盖下沿旋后肌、旋前圆肌及指浅屈肌浅面下行，在前臂中 1/3 处，紧位于桡动脉外侧；至下 1/3 处，离开桡动脉外行，经肱桡肌腱深面转向背侧，穿出深筋膜至腕和手背的桡侧皮下。

尺神经在前臂远部位置较浅，仅由皮肤和筋膜遮掩，此处为神经阻滞部位。尺神经在前臂发出的分支有：尺侧腕屈肌支、指深屈肌支、指浅屈肌支、尺动脉支和手背支。

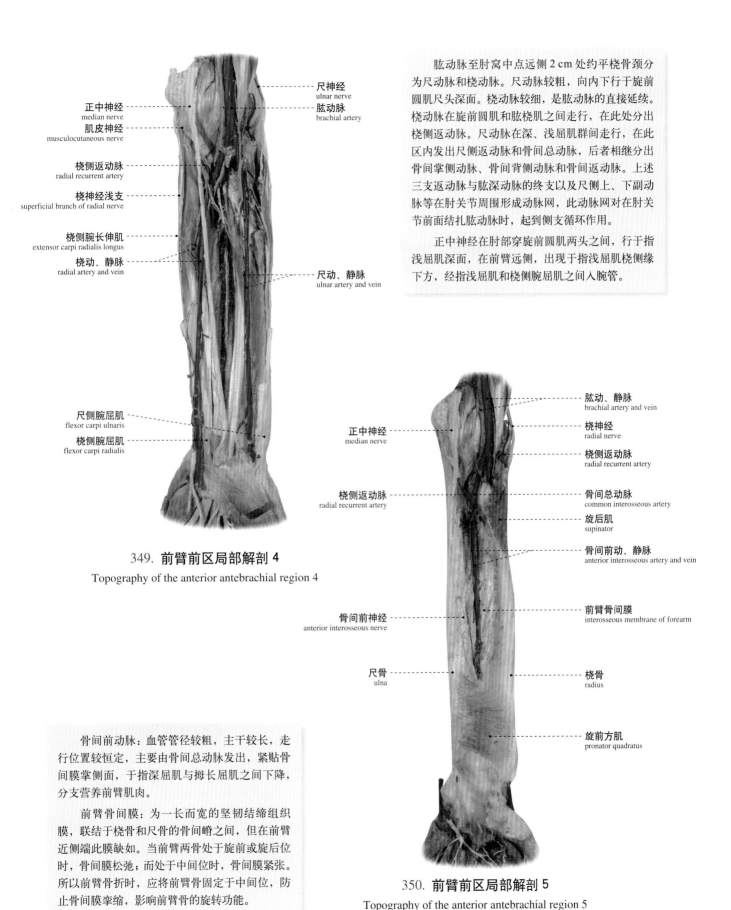

肱动脉至肘窝中点远侧 2 cm 处约平桡骨颈分为尺动脉和桡动脉。尺动脉较粗，向内下行于旋前圆肌尺头深面。桡动脉较细，是肱动脉的直接延续。桡动脉在旋前圆肌和肱桡肌之间走行，在此处分出桡侧返动脉。尺动脉在深、浅屈肌群间走行，在此区内发出尺侧返动脉和骨间总动脉，后者相继分出骨间掌侧动脉、骨间背侧动脉和骨间返动脉。上述三支返动脉与肱深动脉的终支以及尺侧上、下副动脉等在肘关节周围形成动脉网，此动脉网对在肘关节前面结扎肱动脉时，起到侧支循环作用。

正中神经在肘部穿旋前圆肌两头之间，行于指浅屈肌深面，在前臂远侧，出现于指浅屈肌桡侧缘下方，经指浅屈肌和桡侧腕屈肌之间入腕管。

尺神经
ulnar nerve

正中神经
median nerve

肱动脉
brachial artery

肌皮神经
musculocutaneous nerve

桡侧返动脉
radial recurrent artery

桡神经浅支
superficial branch of radial nerve

桡侧腕长伸肌
extensor carpi radialis longus

桡动、静脉
radial artery and vein

尺动、静脉
ulnar artery and vein

尺侧腕屈肌
flexor carpi ulnaris

桡侧腕屈肌
flexor carpi radialis

349. 前臂前区局部解剖 4
Topography of the anterior antebrachial region 4

肱动、静脉
brachial artery and vein

正中神经
median nerve

桡神经
radial nerve

桡侧返动脉
radial recurrent artery

桡侧返动脉
radial recurrent artery

骨间总动脉
common interosseous artery

旋后肌
supinator

骨间前动、静脉
anterior interosseous artery and vein

骨间前神经
anterior interosseous nerve

前臂骨间膜
interosseous membrane of forearm

尺骨
ulna

桡骨
radius

旋前方肌
pronator quadratus

骨间前动脉：血管管径较粗，主干较长，走行位置较恒定，主要由骨间总动脉发出，紧贴骨间膜掌侧面，于指深屈肌与拇长屈肌之间下降，分支营养前臂肌肉。

前臂骨间膜：为一长而宽的坚韧结缔组织膜，联结于桡骨和尺骨的骨间嵴之间，但在前臂近侧端此膜缺如。当前臂两骨处于旋前或旋后位时，骨间膜松弛；而处于中间位时，骨间膜紧张。所以前臂骨折时，应将前臂骨固定于中间位，防止骨间膜挛缩，影响前臂骨的旋转功能。

350. 前臂前区局部解剖 5
Topography of the anterior antebrachial region 5

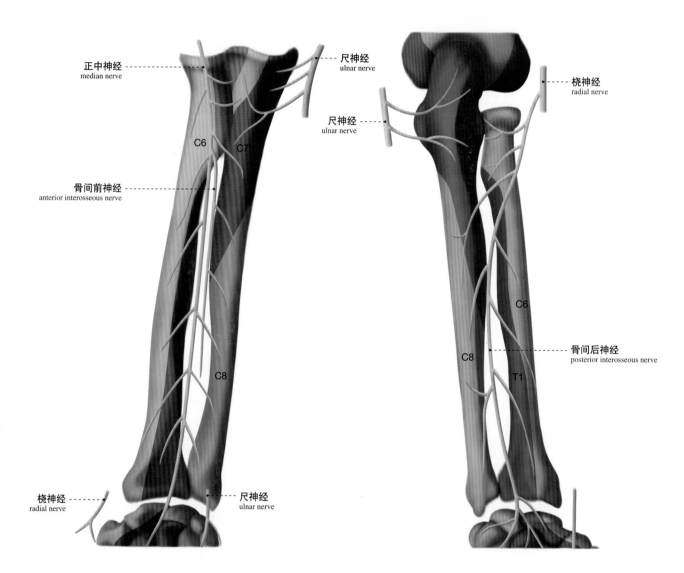

正中神经
median nerve

尺神经
ulnar nerve

尺神经
ulnar nerve

桡神经
radial nerve

C6

C7

骨间前神经
anterior interosseous nerve

C6

骨间后神经
posterior interosseous nerve

C8

C8

T1

桡神经
radial nerve

尺神经
ulnar nerve

351. 前臂骨的神经节段分布和周围神经供给
Segmental nerve distribution and the peripheral nerve supply of the forearm bones

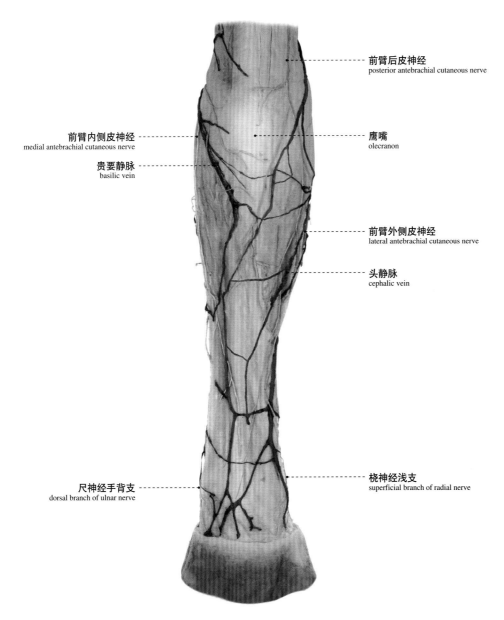

前臂后皮神经
posterior antebrachial cutaneous nerve

前臂内侧皮神经
medial antebrachial cutaneous nerve

贵要静脉
basilic vein

鹰嘴
olecranon

前臂外侧皮神经
lateral antebrachial cutaneous nerve

头静脉
cephalic vein

尺神经手背支
dorsal branch of ulnar nerve

桡神经浅支
superficial branch of radial nerve

352. 前臂后区局部解剖 1
Topography of the posterior antebrachial region 1

前臂后区的皮静脉呈网状，较前区皮静脉稀疏，血液由细静脉汇入静脉干。头静脉沿前臂下部桡侧上行，于中部转至前面；贵要静脉沿前臂尺侧上行，至肘部转至前面。

前臂内侧皮神经、前臂后侧皮神经和前臂外侧皮神经是从肘部延续而来，分布于前臂后面。桡神经浅支于腕上方前臂桡侧穿出深筋膜，分布于手背和指背的桡侧半皮肤。尺神经手背支于腕上方的前臂尺侧缘行向手背，分布于手背和指背的尺侧半皮肤。

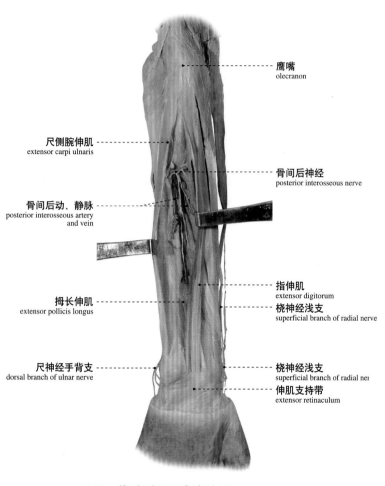

骨间后神经：是桡神经深支，在肱桡肌与肱肌之间由桡神经分出后走向背侧，从桡骨颈外侧穿旋后肌至前臂后区，在浅、深层伸肌之间下行至腕背，分细支至关节和韧带。深支至桡侧腕短伸肌和旋后肌的分支穿旋后肌间隙之前发出，穿旋后肌间隙后发出肌支支配其余所有前臂伸肌。骨间后神经可因桡骨上端骨折或手术不慎而损伤，在旋后肌中或于其下缘处损伤，则前臂伸肌均瘫痪，腕下垂，手指不能伸，影响很大。在肘部及前臂部手术时，应特别注意保护骨间后神经。

鹰嘴
olecranon

尺侧腕伸肌
extensor carpi ulnaris

骨间后神经
posterior interosseous nerve

骨间后动、静脉
posterior interosseous artery
and vein

指伸肌
extensor digitorum

拇长伸肌
extensor pollicis longus

桡神经浅支
superficial branch of radial nerve

尺神经手背支
dorsal branch of ulnar nerve

桡神经浅支
superficial branch of radial ner

伸肌支持带
extensor retinaculum

353. 前臂后区局部解剖 2
Topography of the posterior antebrachial region 2

骨间返动脉
recurrent interosseous artery

骨间后神经
posterior interosseous nerve

骨间后动、静脉
posterior interosseous artery
and vein

指伸肌
extensor digitorum

拇长伸肌
extensor pollicis longus

拇短伸肌
extensor pollicis brevis

尺神经手背支
dorsal branch of ulnar nerve

桡神经浅支
superficial branch of radial
nerve

伸肌支持带
extensor retinaculum

骨间后动脉：发自骨间总动脉，穿过前臂间膜上缘，经旋后肌和拇长展肌之间达到前臂背侧，伴骨间后神经沿前臂伸肌浅、深层之间下行，至前臂下部与骨间前动脉吻合，参与构成腕背动脉网。

前臂骨间膜是一坚韧的纤维膜，附着于桡、尺骨的骨间缘，其纤维方向由桡骨斜向内下抵于尺骨，其上、下端有少许纤维呈相反的方向走行。

354. 前臂后区局部解剖 3
Topography of the posterior antebrachial region 3

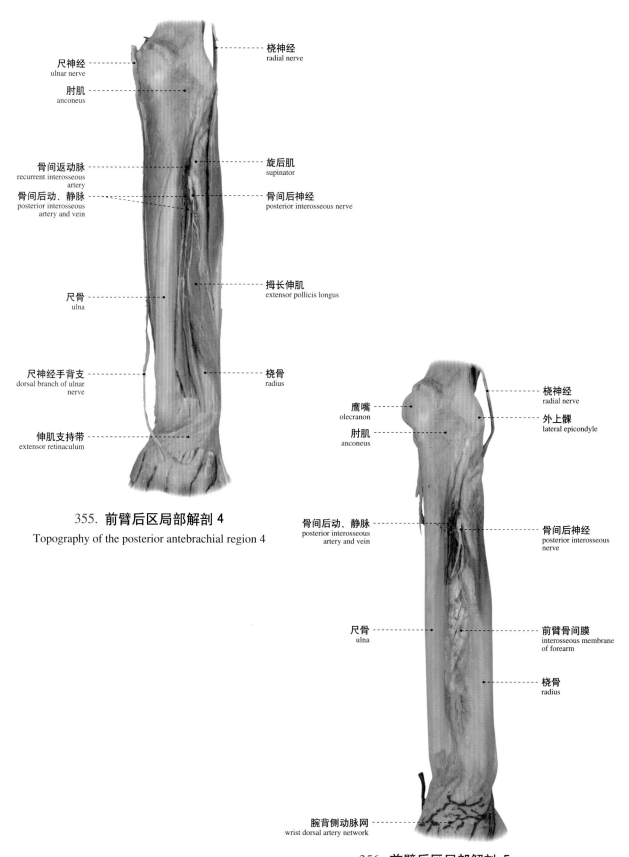

尺神经
ulnar nerve

肘肌
anconeus

骨间返动脉
recurrent interosseous artery

骨间后动、静脉
posterior interosseous artery and vein

尺骨
ulna

尺神经手背支
dorsal branch of ulnar nerve

伸肌支持带
extensor retinaculum

桡神经
radial nerve

旋后肌
supinator

骨间后神经
posterior interosseous nerve

拇长伸肌
extensor pollicis longus

桡骨
radius

355. 前臂后区局部解剖 4
Topography of the posterior antebrachial region 4

鹰嘴
olecranon

肘肌
anconeus

骨间后动、静脉
posterior interosseous artery and vein

尺骨
ulna

腕背侧动脉网
wrist dorsal artery network

桡神经
radial nerve

外上髁
lateral epicondyle

骨间后神经
posterior interosseous nerve

前臂骨间膜
interosseous membrane of forearm

桡骨
radius

356. 前臂后区局部解剖 5
Topography of the posterior antebrachial region 5

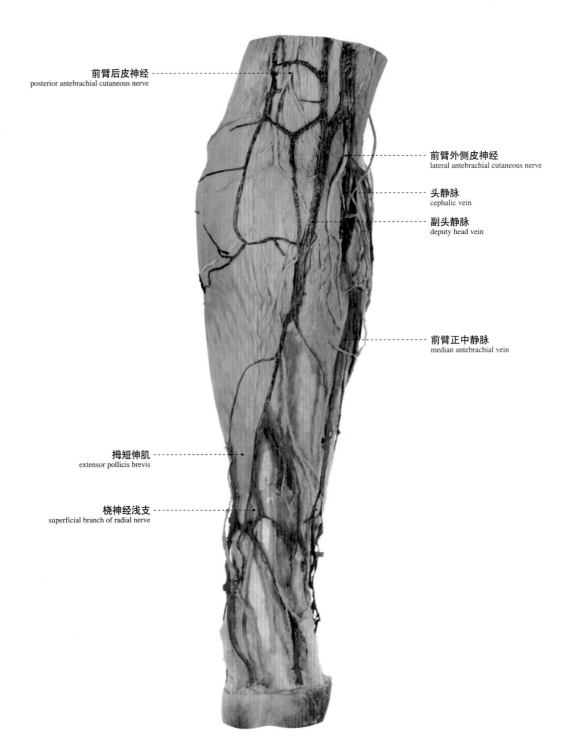

前臂后皮神经
posterior antebrachial cutaneous nerve

前臂外侧皮神经
lateral antebrachial cutaneous nerve

头静脉
cephalic vein

副头静脉
deputy head vein

前臂正中静脉
median antebrachial vein

拇短伸肌
extensor pollicis brevis

桡神经浅支
superficial branch of radial nerve

357. 前臂外侧面局部解剖 1
Topography of the lateral antebrachial aspect 1

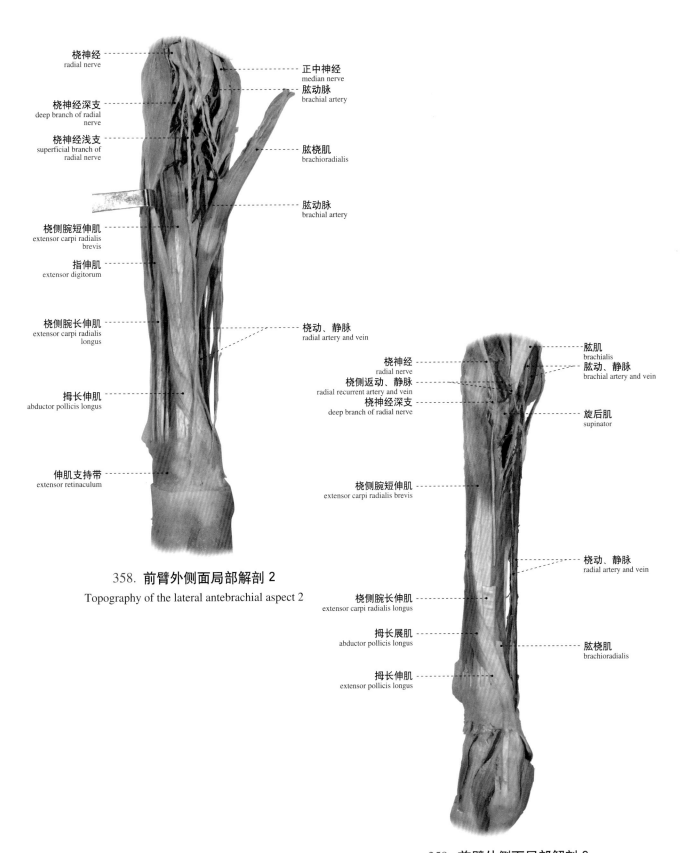

桡神经
radial nerve

正中神经
median nerve

肱动脉
brachial artery

桡神经深支
deep branch of radial
nerve

桡神经浅支
superficial branch of
radial nerve

肱桡肌
brachioradialis

肱动脉
brachial artery

桡侧腕短伸肌
extensor carpi radialis
brevis

指伸肌
extensor digitorum

桡侧腕长伸肌
extensor carpi radialis
longus

桡动、静脉
radial artery and vein

拇长伸肌
abductor pollicis longus

伸肌支持带
extensor retinaculum

358. 前臂外侧面局部解剖 2
Topography of the lateral antebrachial aspect 2

肱肌
brachialis

桡神经
radial nerve

肱动、静脉
brachial artery and vein

桡侧返动、静脉
radial recurrent artery and vein

桡神经深支
deep branch of radial nerve

旋后肌
supinator

桡侧腕短伸肌
extensor carpi radialis brevis

桡动、静脉
radial artery and vein

桡侧腕长伸肌
extensor carpi radialis longus

拇长展肌
abductor pollicis longus

肱桡肌
brachioradialis

拇长伸肌
extensor pollicis longus

359. 前臂外侧面局部解剖 3
Topography of the lateral antebrachial aspect 3

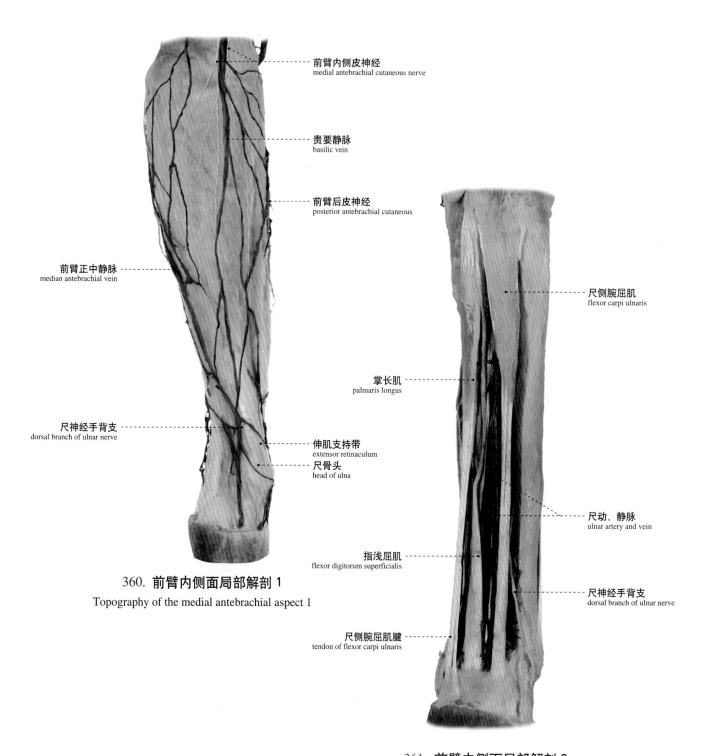

前臂内侧皮神经
medial antebrachial cutaneous nerve

贵要静脉
basilic vein

前臂后皮神经
posterior antebrachial cutaneous

前臂正中静脉
median antebrachial vein

尺神经手背支
dorsal branch of ulnar nerve

伸肌支持带
extensor retinaculum

尺骨头
head of ulna

尺侧腕屈肌
flexor carpi ulnaris

掌长肌
palmaris longus

尺动、静脉
ulnar artery and vein

指浅屈肌
flexor digitorum superficialis

尺神经手背支
dorsal branch of ulnar nerve

尺侧腕屈肌腱
tendon of flexor carpi ulnaris

360. 前臂内侧面局部解剖 1
Topography of the medial antebrachial aspect 1

361. 前臂内侧面局部解剖 2
Topography of the medial antebrachial aspect 2

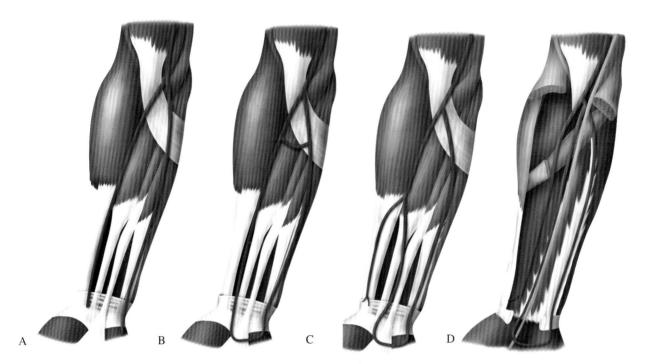

362. 前臂动脉干的变异

Variation of the antebrachial arterial trunk

A. 高位分支的桡、尺动脉；B. 桡、尺动脉吻合支；C. 桡动脉分支；D. 正中动脉与正中神经伴行

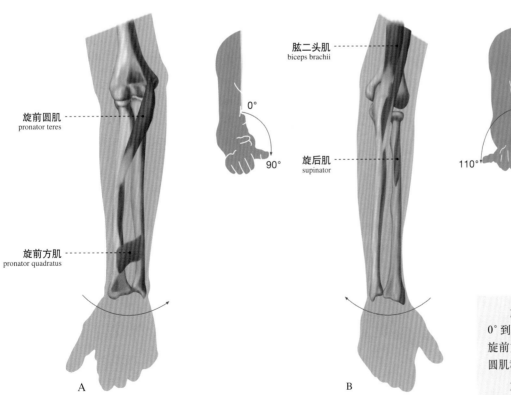

363. 前臂的旋前和旋后

Pronation and supination of the forearm

A. 旋前；B. 旋后

旋前：运动范围从0°到90°，原发运动肌为旋前方肌，辅助肌为旋前圆肌和桡侧腕屈肌。

旋后：运动范围从0°到110°，原发运动肌为旋后肌，辅助肌为肱二头肌。

前臂部手术入路

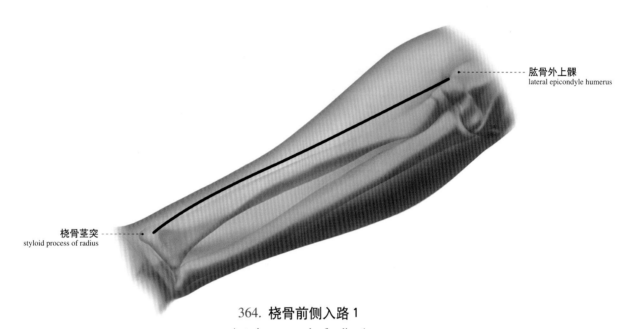

肱骨外上髁
lateral epicondyle humerus

桡骨茎突
styloid process of radius

364. 桡骨前侧入路 1
Anterior approach of radius 1

起自肘屈侧皮肤横纹的肱二头肌腱外侧，向下至桡骨茎突，做一直切口。

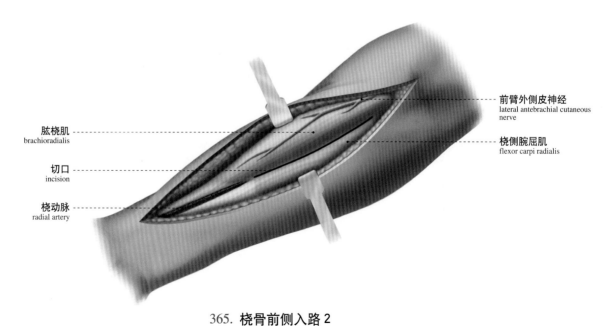

前臂外侧皮神经
lateral antebrachial cutaneous nerve

肱桡肌
brachioradialis

桡侧腕屈肌
flexor carpi radialis

切口
incision

桡动脉
radial artery

365. 桡骨前侧入路 2
Anterior approach of radius 2

切开筋膜，分离肱桡肌和桡侧腕屈肌之间的间隙。

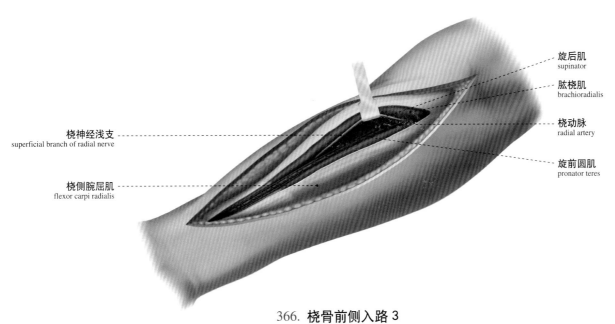

旋后肌
supinator

肱桡肌
brachioradialis

桡动脉
radial artery

旋前圆肌
pronator teres

桡神经浅支
superficial branch of radial nerve

桡侧腕屈肌
flexor carpi radialis

366. 桡骨前侧入路 3
Anterior approach of radius 3

结扎切断肱桡肌上的桡动脉分支，将肱桡肌和桡神经浅支拉向外侧。

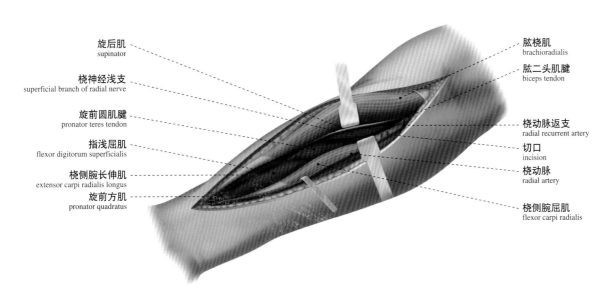

旋后肌
supinator

桡神经浅支
superficial branch of radial nerve

旋前圆肌腱
pronator teres tendon

指浅屈肌
flexor digitorum superficialis

桡侧腕长伸肌
extensor carpi radialis longus

旋前方肌
pronator quadratus

肱桡肌
brachioradialis

肱二头肌腱
biceps tendon

桡动脉返支
radial recurrent artery

切口
incision

桡动脉
radial artery

桡侧腕屈肌
flexor carpi radialis

367 桡骨前侧入路 4
Anterior approach of radius 4

沿肱桡肌和桡侧腕屈肌间深入，找出旋后肌、旋前圆肌和指浅屈肌。在切口远侧显露旋前方肌。

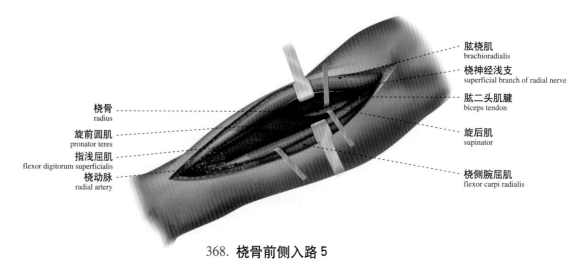

肱桡肌
brachioradialis

桡神经浅支
superficial branch of radial nerve

肱二头肌腱
biceps tendon

旋后肌
supinator

桡侧腕屈肌
flexor carpi radialis

桡骨
radius

旋前圆肌
pronator teres

指浅屈肌
flexor digitorum superficialis

桡动脉
radial artery

368. 桡骨前侧入路 5
Anterior approach of radius 5

患者前臂处于旋后位，切开旋后肌起点，向外翻开，将骨间后神经留在旋后肌内。向上旋转前臂使神经移向外侧，远离手术野。

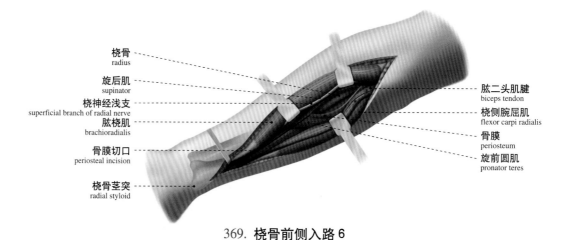

桡骨
radius

旋后肌
supinator

桡神经浅支
superficial branch of radial nerve

肱桡肌
brachioradialis

骨膜切口
periosteal incision

桡骨茎突
radial styloid

肱二头肌腱
biceps tendon

桡侧腕屈肌
flexor carpi radialis

骨膜
periosteum

旋前圆肌
pronator teres

369. 桡骨前侧入路 6
Anterior approach of radius 6

使前臂旋前，找到旋前圆肌，在桡骨外缘切断该肌起点。

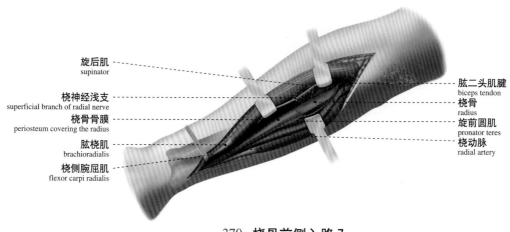

旋后肌
supinator

桡神经浅支
superficial branch of radial nerve

桡骨骨膜
periosteum covering the radius

肱桡肌
brachioradialis

桡侧腕屈肌
flexor carpi radialis

肱二头肌腱
biceps tendon

桡骨
radius

旋前圆肌
pronator teres

桡动脉
radial artery

370. 桡骨前侧入路 7
Anterior approach of radius 7

向远侧做骨膜下剥离，显露桡骨远段。

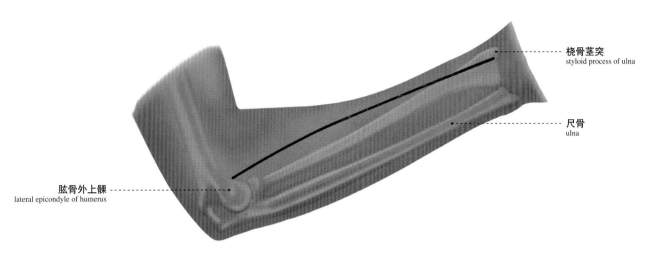

桡骨茎突
styloid process of ulna

尺骨
ulna

肱骨外上髁
lateral epicondyle of humerus

371. 桡骨后侧入路 1
Posterior approach of radius 1

起自肱骨外上髁前，沿前臂背侧向下，至桡骨背侧结节尺侧稍远处，做一直切口。

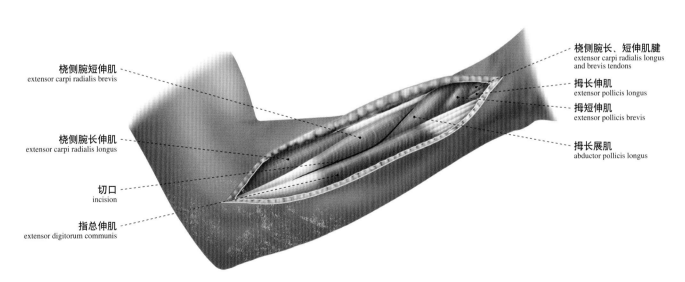

桡侧腕短伸肌
extensor carpi radialis brevis

桡侧腕长伸肌
extensor carpi radialis longus

切口
incision

指总伸肌
extensor digitorum communis

桡侧腕长、短伸肌腱
extensor carpi radialis longus and brevis tendons

拇长伸肌
extensor pollicis longus

拇短伸肌
extensor pollicis brevis

拇长展肌
abductor pollicis longus

372. 桡骨后侧入路 2
Posterior approach of radius 2

切开深筋膜，找到桡侧腕短伸肌和指总深肌的间隙。

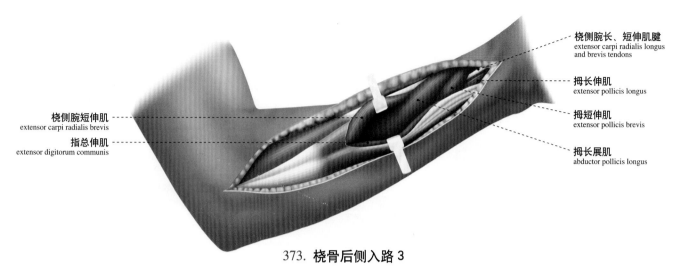

桡侧腕短伸肌
extensor carpi radialis brevis

指总伸肌
extensor digitorum communis

桡侧腕长、短伸肌腱
extensor carpi radialis longus
and brevis tendons

拇长伸肌
extensor pollicis longus

拇短伸肌
extensor pollicis brevis

拇长展肌
abductor pollicis longus

373. 桡骨后侧入路 3

Posterior approach of radius 3

神经界面位于桡侧腕短伸肌和指伸肌之间。

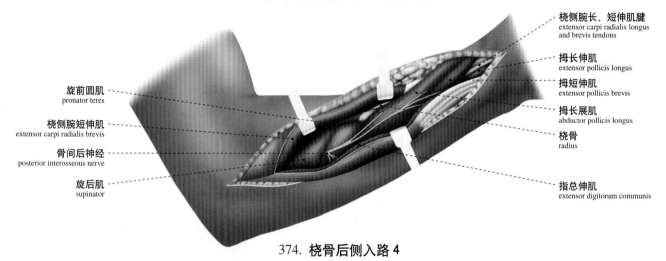

旋前圆肌
pronator teres

桡侧腕短伸肌
extensor carpi radialis brevis

骨间后神经
posterior interosseous nerve

旋后肌
supinator

桡侧腕长、短伸肌腱
extensor carpi radialis longus
and brevis tendons

拇长伸肌
extensor pollicis longus

拇短伸肌
extensor pollicis brevis

拇长展肌
abductor pollicis longus

桡骨
radius

指总伸肌
extensor digitorum communis

374. 桡骨后侧入路 4

Posterior approach of radius 4

旋后肌位于桡侧腕短伸肌和指总伸肌深面。

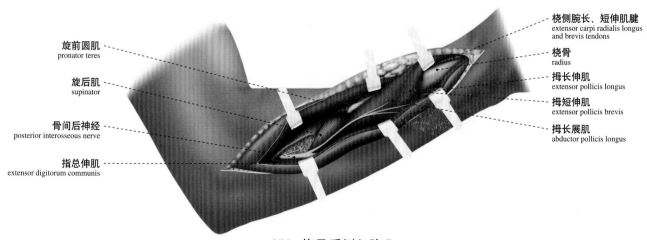

旋前圆肌
pronator teres

旋后肌
supinator

骨间后神经
posterior interosseous nerve

指总伸肌
extensor digitorum communis

桡侧腕长、短伸肌腱
extensor carpi radialis longus
and brevis tendons

桡骨
radius

拇长伸肌
extensor pollicis longus

拇短伸肌
extensor pollicis brevis

拇长展肌
abductor pollicis longus

375. 桡骨后侧入路 5

Posterior approach of radius 5

旋后肌覆盖于桡骨上 1/3，骨间后神经穿过其间，找到该神经穿过肌肉处并加以保护。

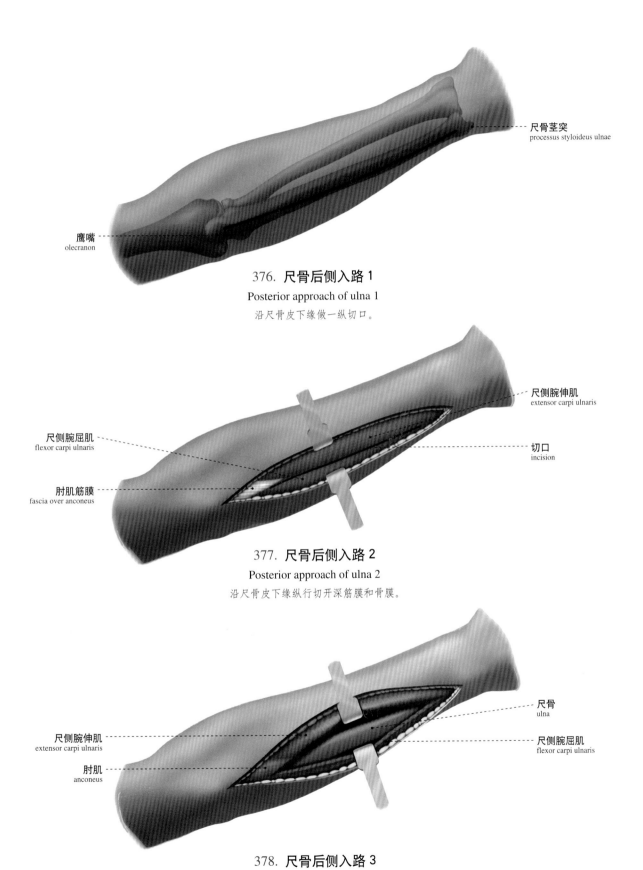

尺骨茎突
processus styloideus ulnae

鹰嘴
olecranon

376. 尺骨后侧入路 1
Posterior approach of ulna 1

沿尺骨皮下缘做一纵切口。

尺侧腕屈肌
flexor carpi ulnaris

肘肌筋膜
fascia over anconeus

尺侧腕伸肌
extensor carpi ulnaris

切口
incision

377. 尺骨后侧入路 2
Posterior approach of ulna 2

沿尺骨皮下缘纵行切开深筋膜和骨膜。

尺侧腕伸肌
extensor carpi ulnaris

肘肌
anconeus

尺骨
ulna

尺侧腕屈肌
flexor carpi ulnaris

378. 尺骨后侧入路 3
Posterior approach of ulna 3

在尺骨背面纵行掀起骨膜，牵向桡侧。

腕 手 部

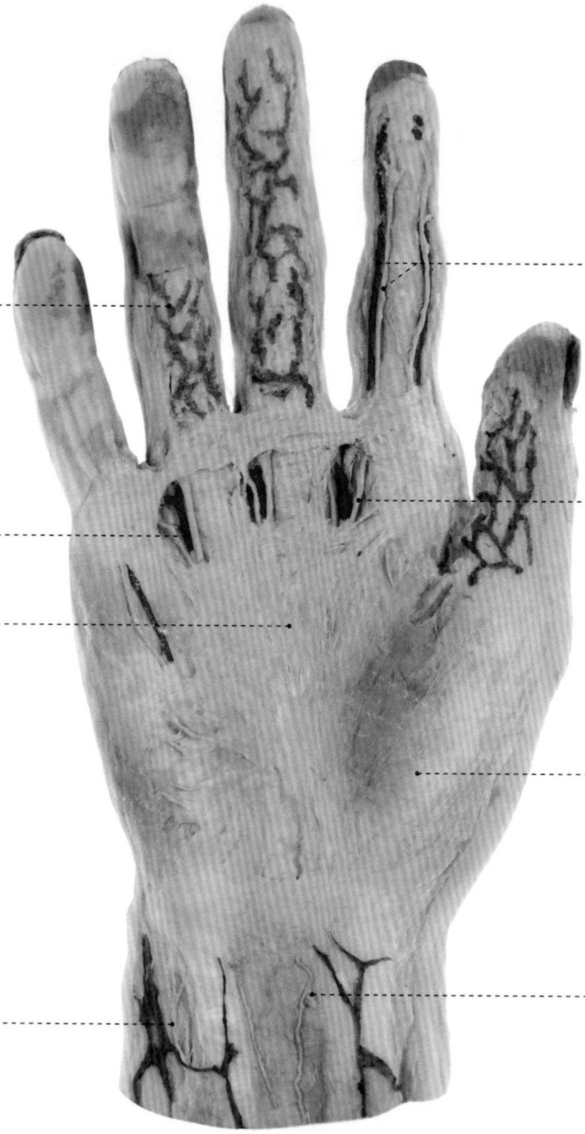

指掌侧静脉
palmar digital vein

指掌侧固有动脉、神经
proper palmar digital artery and nerve

指掌侧总动脉
common palmar digital arteries

指掌侧固有神经
proper palmar digital nerve

掌腱膜
palmar aponeurosis

鱼际筋膜
thenar fascia

正中神经掌支
palmar branch of median nerve

尺神经掌支
palmar branch of ulnar nerve

379. **手掌面局部解剖 1**
Topography of the palmar aspect of the hand 1

　　手掌的深筋膜分为三部分。两侧部分比较薄弱，分别覆盖于鱼际肌和小鱼际肌，称为鱼际筋膜。中央部分为致密的腱性组织，厚而坚韧，由纵横纤维构成，称为掌腱膜。

　　掌腱膜是掌中部一三角形的致密纤维膜，近端与掌长肌延续，并有纤维附着于腕掌侧韧带上。向远侧，掌腱膜形成四束纵纤维趋向掌指关节，称掌腱膜纵束或腱前束，牢固附着于指纤维鞘及掌指关节侧副韧带上，以保护深面的肌腱和血管神经。掌腱膜的作用是可协助屈指。外伤或炎症时，可引起掌腱膜挛缩，影响手指运动。

　　手掌的皮神经：内侧 1/3 为尺神经掌皮支所分布，外侧 2/3 由正中神经掌皮支分布。另外，桡神经浅支分布于鱼际外侧部的皮肤，其分布互有重叠。

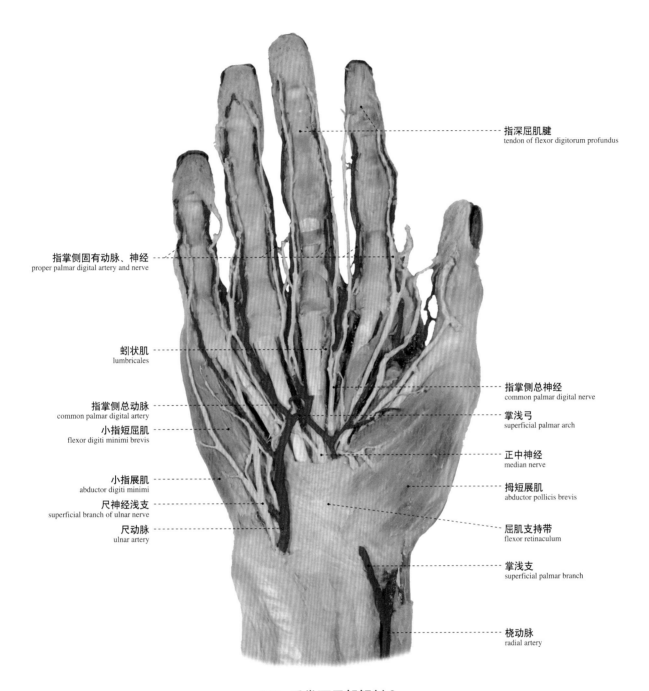

指深屈肌腱
tendon of flexor digitorum profundus

指掌侧固有动脉、神经
proper palmar digital artery and nerve

蚓状肌
lumbricales

指掌侧总动脉
common palmar digital artery

小指短屈肌
flexor digiti minimi brevis

小指展肌
abductor digiti minimi

尺神经浅支
superficial branch of ulnar nerve

尺动脉
ulnar artery

指掌侧总神经
common palmar digital nerve

掌浅弓
superficial palmar arch

正中神经
median nerve

拇短展肌
abductor pollicis brevis

屈肌支持带
flexor retinaculum

掌浅支
superficial palmar branch

桡动脉
radial artery

380. 手掌面局部解剖 2
Topography of the palmar aspect of the hand 2

　　掌浅弓：一般由尺动脉终支与桡动脉掌浅支吻合而成，并与静脉伴行。位于掌腱膜和指掌侧总神经之间。从弓的远侧发出小指尺侧固有动脉和 3 支指掌侧总动脉，在蚓状肌浅面向远侧达掌骨小头平面，各分为两支指掌侧固有动脉，分布于相邻两指相对缘的皮肤。

　　正中神经：一般分 3 支指掌侧总神经，在平掌指关节处，每支又分叉为指掌侧固有神经，分布于桡侧三个半指毗邻侧。其中，外侧指掌侧总神经分 3 支指掌侧固有神经，分别达拇指桡、尺侧和示指桡侧。

　　尺神经浅支：伴行于尺血管的尺侧，经掌短肌深面，分为两支。一支为小指尺侧固有神经，另一支为指掌侧总神经。后者再分为 2 支指掌侧固有神经，3 支分布于尺侧一个半指掌侧的皮肤。

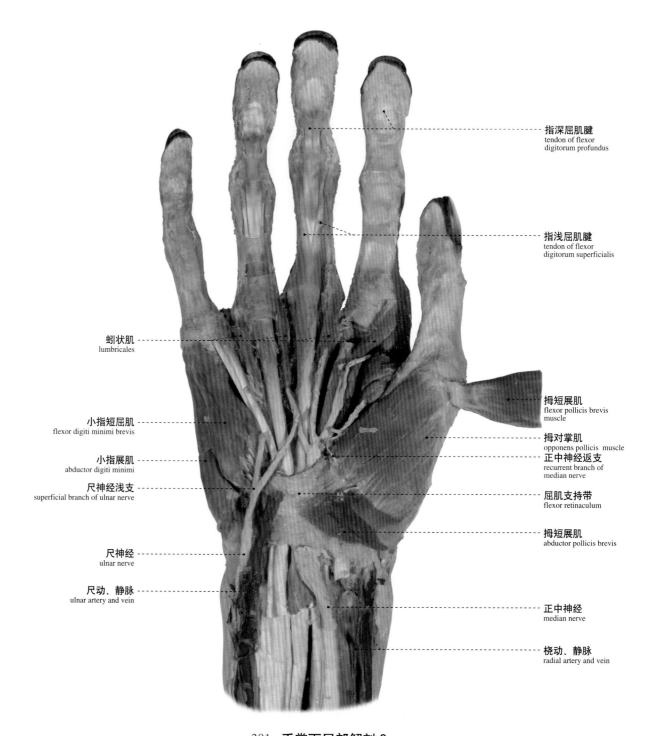

指深屈肌腱
tendon of flexor
digitorum profundus

指浅屈肌腱
tendon of flexor
digitorum superficialis

蚓状肌
lumbricales

拇短展肌
flexor pollicis brevis
muscle

拇对掌肌
opponens pollicis muscle

正中神经返支
recurrent branch of
median nerve

屈肌支持带
flexor retinaculum

拇短展肌
abductor pollicis brevis

正中神经
median nerve

桡动、静脉
radial artery and vein

小指短屈肌
flexor digiti minimi brevis

小指展肌
abductor digiti minimi

尺神经浅支
superficial branch of ulnar nerve

尺神经
ulnar nerve

尺动、静脉
ulnar artery and vein

381. 手掌面局部解剖 3
Topography of the palmar aspect of the hand 3

切开拇短展肌，显示拇对掌肌。正中神经返支支配该肌。

在掌中部可见指浅、深屈肌腱和蚓状肌。第一、二蚓状肌为单羽肌，第三、四蚓状肌为双羽肌。第一蚓状肌由正中神经支配；第二蚓状肌多数由正中神经支配，少数由正中神经和尺神经共同支配；第三蚓状肌有的由正中神经支配，有的由尺神经支配；第四蚓状肌由尺神经支配。

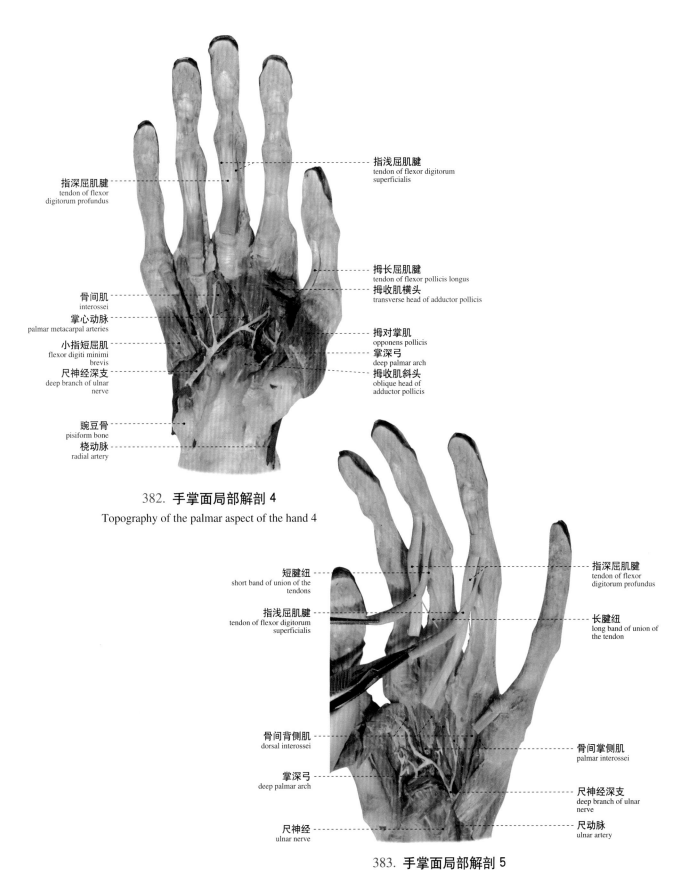

指深屈肌腱
tendon of flexor
digitorum profundus

指浅屈肌腱
tendon of flexor digitorum
superficialis

拇长屈肌腱
tendon of flexor pollicis longus

拇收肌横头
transverse head of adductor pollicis

骨间肌
interossei

掌心动脉
palmar metacarpal arteries

小指短屈肌
flexor digiti minimi
brevis

尺神经深支
deep branch of ulnar
nerve

拇对掌肌
opponens pollicis

掌深弓
deep palmar arch

拇收肌斜头
oblique head of
adductor pollicis

豌豆骨
pisiform bone

桡动脉
radial artery

382. 手掌面局部解剖 4
Topography of the palmar aspect of the hand 4

短腱纽
short band of union of the
tendons

指浅屈肌腱
tendon of flexor digitorum
superficialis

指深屈肌腱
tendon of flexor
digitorum profundus

长腱纽
long band of union of
the tendon

骨间背侧肌
dorsal interossei

骨间掌侧肌
palmar interossei

掌深弓
deep palmar arch

尺神经深支
deep branch of ulnar
nerve

尺神经
ulnar nerve

尺动脉
ulnar artery

383. 手掌面局部解剖 5
Topography of the palmar aspect of the hand 5

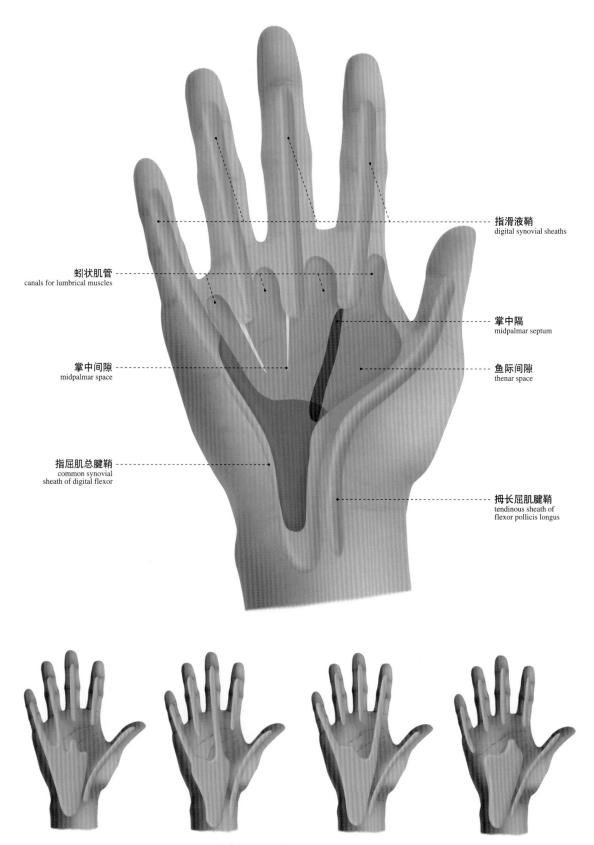

蚓状肌管
canals for lumbrical muscles

掌中间隙
midpalmar space

指屈肌总腱鞘
common synovial
sheath of digital flexor

指滑液鞘
digital synovial sheaths

掌中隔
midpalmar septum

鱼际间隙
thenar space

拇长屈肌腱鞘
tendinous sheath of
flexor pollicis longus

384. 筋膜间隙和腱滑液鞘及分型（掌面）

Fascial spaces and the synovial sheaths of the tendon and its patterns of the hand (palmar aspect)

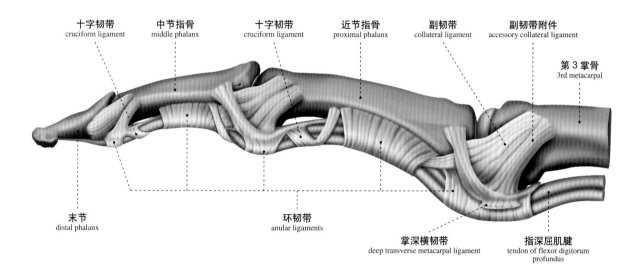

十字韧带
cruciform ligament

中节指骨
middle phalanx

十字韧带
cruciform ligament

近节指骨
proximal phalanx

副韧带
collateral ligament

副韧带附件
accessory collateral ligament

第3掌骨
3rd metacarpal

末节
distal phalanx

环韧带
anular ligaments

掌深横韧带
deep transverse metacarpal ligament

指深屈肌腱
tendon of flexor digitorum profundus

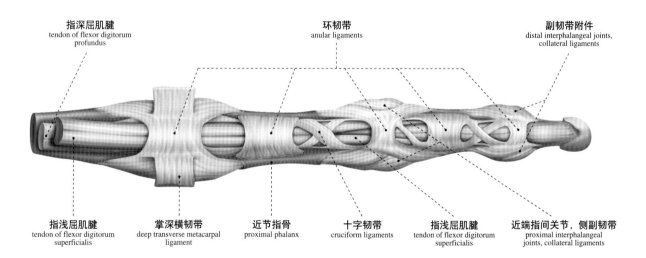

指深屈肌腱
tendon of flexor digitorum profundus

环韧带
anular ligaments

副韧带附件
distal interphalangeal joints, collateral ligaments

指浅屈肌腱
tendon of flexor digitorum superficialis

掌深横韧带
deep transverse metacarpal ligament

近节指骨
proximal phalanx

十字韧带
cruciform ligaments

指浅屈肌腱
tendon of flexor digitorum superficialis

近端指间关节，侧副韧带
proximal interphalangeal joints, collateral ligaments

385. 手指的韧带
Finger ligaments

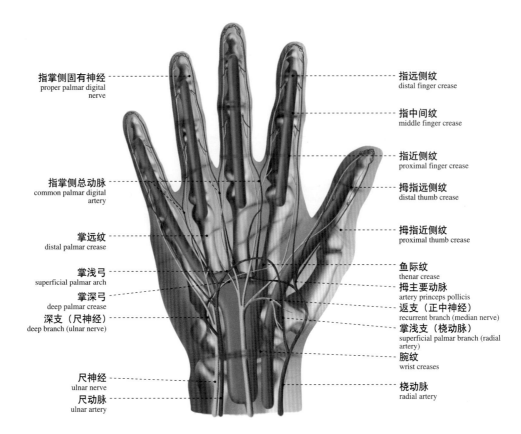

指掌侧固有神经
proper palmar digital nerve

指掌侧总动脉
common palmar digital artery

掌远纹
distal palmar crease

掌浅弓
superficial palmar arch

掌深弓
deep palmar crease

深支（尺神经）
deep branch (ulnar nerve)

尺神经
ulnar nerve

尺动脉
ulnar artery

指远侧纹
distal finger crease

指中间纹
middle finger crease

指近侧纹
proximal finger crease

拇指远侧纹
distal thumb crease

拇指近侧纹
proximal thumb crease

鱼际纹
thenar crease

拇主要动脉
artery princeps pollicis

返支（正中神经）
recurrent branch (median nerve)

掌浅支（桡动脉）
superficial palmar branch (radial artery)

腕纹
wrist creases

桡动脉
radial artery

386. 手的结构
Hand structure

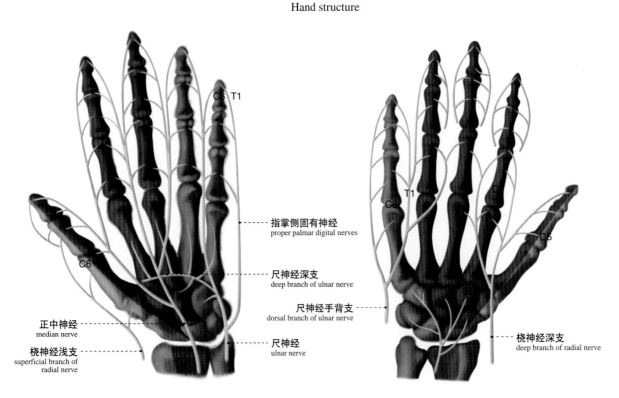

C8 T1

指掌侧固有神经
proper palmar digital nerves

尺神经深支
deep branch of ulnar nerve

尺神经手背支
dorsal branch of ulnar nerve

尺神经
ulnar nerve

C6

正中神经
median nerve

桡神经浅支
superficial branch of radial nerve

T1

C8

C6

桡神经深支
deep branch of radial nerve

387. 手骨的神经节段分布和周围神经供给
Segmental nerve distribution and the peripheral nerve supply of the hand bones

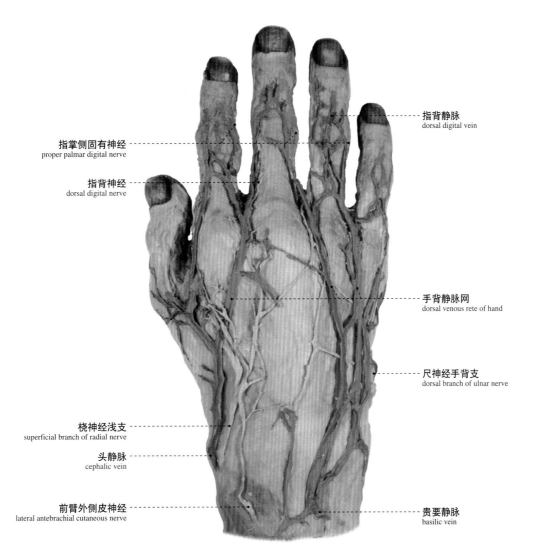

指背静脉
dorsal digital vein

指掌侧固有神经
proper palmar digital nerve

指背神经
dorsal digital nerve

手背静脉网
dorsal venous rete of hand

尺神经手背支
dorsal branch of ulnar nerve

桡神经浅支
superficial branch of radial nerve

头静脉
cephalic vein

前臂外侧皮神经
lateral antebrachial cutaneous nerve

贵要静脉
basilic vein

388. 手背面局部解剖 1

Topography of the dorsal aspect of the hand 1

手背浅静脉：非常丰富，互相吻合成网状，有的呈弓形，位于皮神经的浅面。它接受手指和手掌浅层以及手深部的静脉血。手背静脉网（弓）的内、外侧，分别与小指和拇指的静脉合成贵要静脉和头静脉的起始部。手的血液回流，一般由掌侧流向背侧，由深层入浅层静脉，大部分自手背静脉回流。

桡神经浅支：在腕上方三横指处穿出深筋膜，下行越拇长展肌和拇短伸肌浅面至手背，分布于手背桡侧半及桡侧两个半指背面近侧位的皮肤。

尺神经手背支：于腕上方4~5 cm处穿出深筋膜，分布于手背尺侧半及尺侧两个半指背面的皮肤。

指掌侧固有神经（正中神经）：由其背支发出的分支分布桡侧三个半指背面远侧位的皮肤。

前臂外侧皮神经：分布于腕背面桡侧的皮肤。

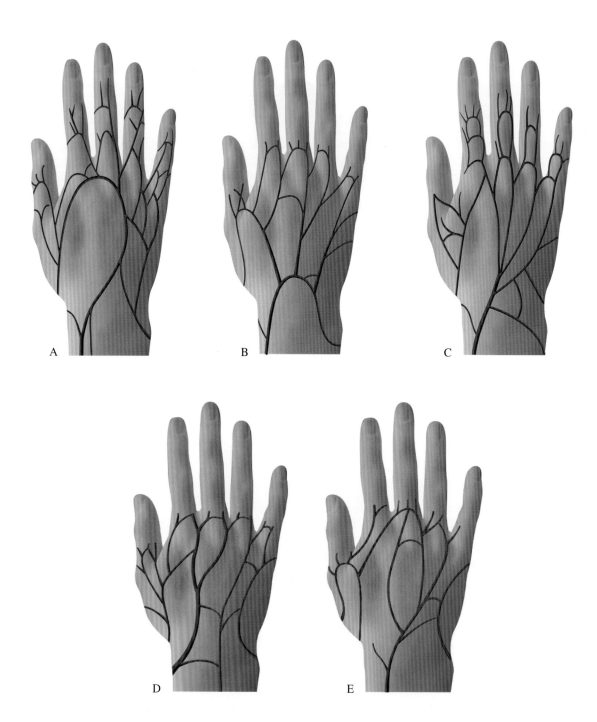

389. 手背浅静脉的主要分型

Chief forms of the superficial veins on the dorsum of the hand

A. 弓型: 掌背静脉于手背形成一大静脉弓, 此型较多; B. 弓型: 掌背静脉于腕背面形成一较大静脉弓, 有时于手背形成 2、3 排静脉弓。此型亦较多; C. 网型: 第 2~4 掌背静脉较粗, 向近侧逐渐会合, 形成一粗静脉干; D. 网型: 第 2、3 掌背静脉较粗, 形成一粗静脉干, 其余静脉较细, 呈网状; E. 网型: 第 3、4 掌背静脉较粗, 向近侧合成一条大静脉干, 其余细小

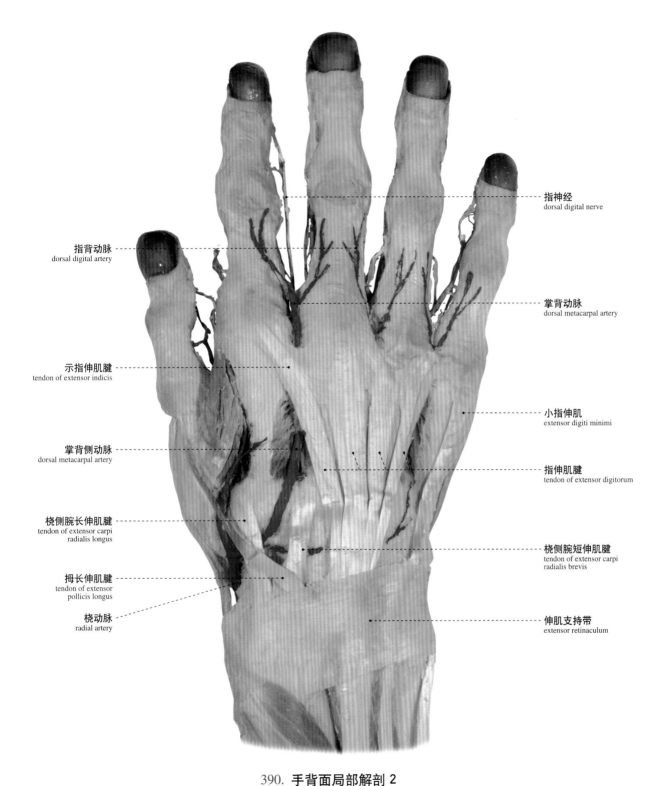

指神经
dorsal digital nerve

指背动脉
dorsal digital artery

掌背动脉
dorsal metacarpal artery

示指伸肌腱
tendon of extensor indicis

小指伸肌
extensor digiti minimi

掌背侧动脉
dorsal metacarpal artery

指伸肌腱
tendon of extensor digitorum

桡侧腕长伸肌腱
tendon of extensor carpi
radialis longus

桡侧腕短伸肌腱
tendon of extensor carpi
radialis brevis

拇长伸肌腱
tendon of extensor
pollicis longus

桡动脉
radial artery

伸肌支持带
extensor retinaculum

390. 手背面局部解剖 2
Topography of the dorsal aspect of the hand 2

　　伸肌支持带：两侧附于桡、尺骨茎突和腕骨，由腕背深筋膜增厚所形成。其深面发出 5 个间隔，附于尺、桡骨远端背侧，形成 6 个骨纤维性管道，有前臂 9 个伸肌的肌腱及其腱鞘通过。从桡侧至尺侧，穿过 6 个管道的肌腱及其腱鞘，依次为拇长展肌与拇短伸肌腱，桡侧腕长、短伸肌腱，拇长伸肌腱，指伸肌与示指伸肌腱，小指伸肌腱，尺侧腕伸肌腱。

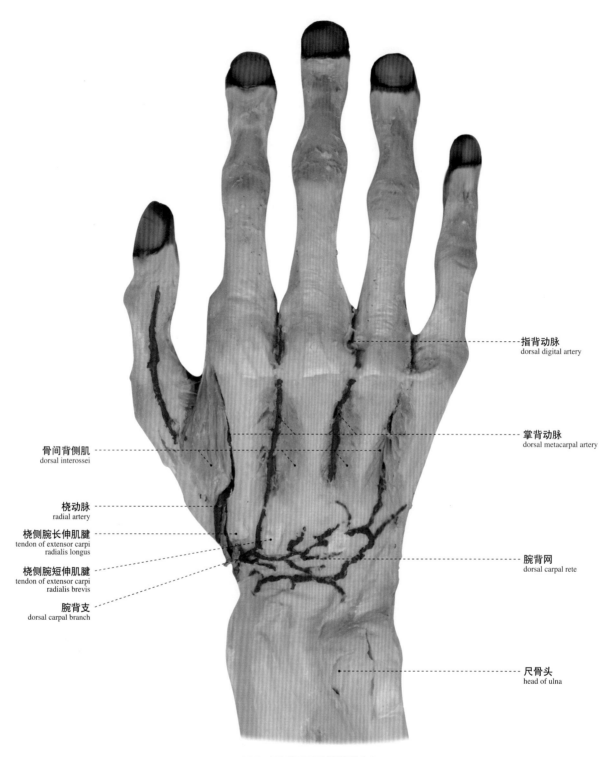

指背动脉
dorsal digital artery

掌背动脉
dorsal metacarpal artery

骨间背侧肌
dorsal interossei

桡动脉
radial artery

桡侧腕长伸肌腱
tendon of extensor carpi
radialis longus

桡侧腕短伸肌腱
tendon of extensor carpi
radialis brevis

腕背支
dorsal carpal branch

腕背网
dorsal carpal rete

尺骨头
head of ulna

391. 手背面局部解剖 3
Topography of the dorsal aspect of the hand 3

腕背网：相对较粗大，由桡、尺动脉的腕背支和骨间前、后动脉的末支组成，位于腕骨的背侧面。自此网发第 2、4 掌背动脉者只占 11.5%。一般第 1、2 掌背动脉多自掌深弓或掌心动脉发出。掌背动脉向下分为指背动脉，分布至第 2、5 指相邻缘的背侧。

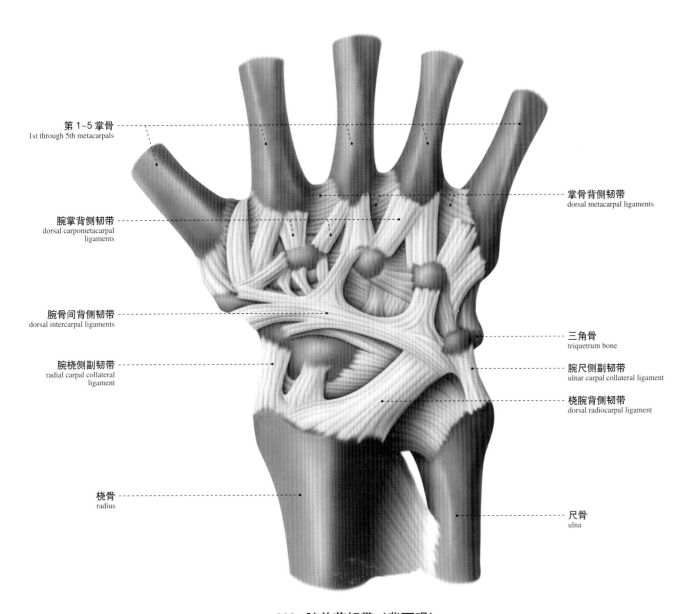

第1~5掌骨
1st through 5th metacarpals

腕掌背侧韧带
dorsal carpometacarpal
ligaments

腕骨间背侧韧带
dorsal intercarpal ligaments

腕桡侧副韧带
radial carpal collateral
ligament

桡骨
radius

掌骨背侧韧带
dorsal metacarpal ligaments

三角骨
triquetrum bone

腕尺侧副韧带
ulnar carpal collateral ligament

桡腕背侧韧带
dorsal radiocarpal ligament

尺骨
ulna

392. 腕关节韧带（背面观）
Ligaments of the carpal joint (dorsal aspect)

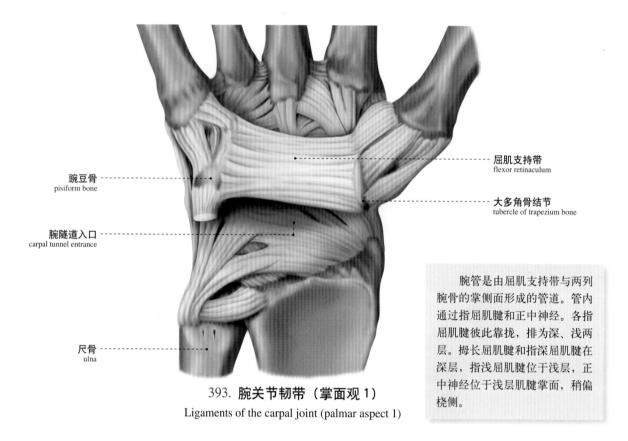

腕豆骨
pisiform bone

屈肌支持带
flexor retinaculum

腕隧道入口
carpal tunnel entrance

大多角骨结节
tubercle of trapezium bone

尺骨
ulna

腕管是由屈肌支持带与两列腕骨的掌侧面形成的管道。管内通过指屈肌腱和正中神经。各指屈肌腱彼此靠拢，排为深、浅两层。拇长屈肌腱和指深屈肌腱在深层，指浅屈肌腱位于浅层，正中神经位于浅层肌腱掌面，稍偏桡侧。

393. 腕关节韧带（掌面观 1）

Ligaments of the carpal joint (palmar aspect 1)

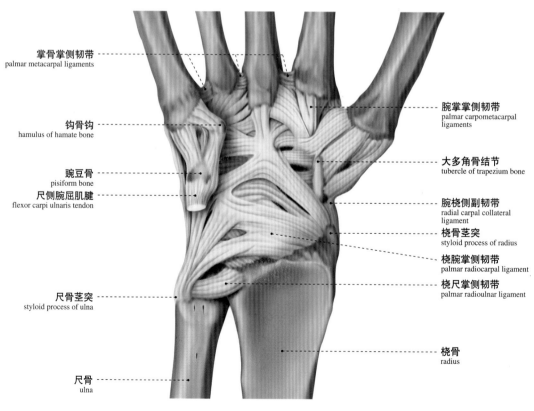

掌骨掌侧韧带
palmar metacarpal ligaments

钩骨钩
hamulus of hamate bone

腕豆骨
pisiform bone

尺侧腕屈肌腱
flexor carpi ulnaris tendon

尺骨茎突
styloid process of ulna

尺骨
ulna

腕掌掌侧韧带
palmar carpometacarpal ligaments

大多角骨结节
tubercle of trapezium bone

腕桡侧副韧带
radial carpal collateral ligament

桡骨茎突
styloid process of radius

桡腕掌侧韧带
palmar radiocarpal ligament

桡尺掌侧韧带
palmar radioulnar ligament

桡骨
radius

394. 腕关节韧带（掌面观 2）

Ligaments of the carpal joint (palmar aspect 2)

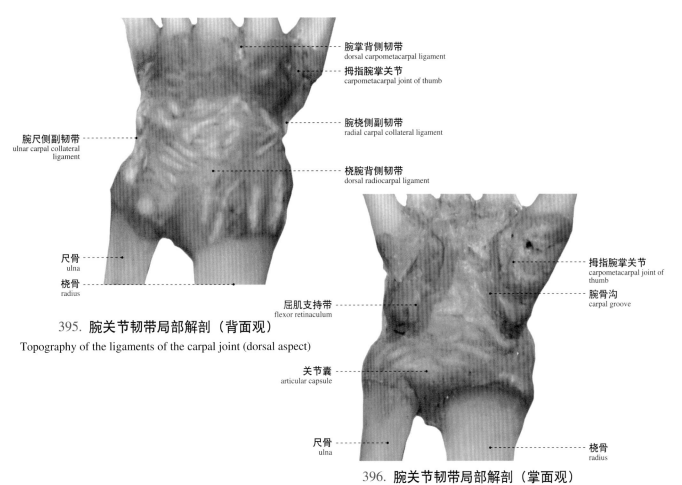

腕掌背侧韧带
dorsal carpometacarpal ligament

拇指腕掌关节
carpometacarpal joint of thumb

腕桡侧副韧带
radial carpal collateral ligament

桡腕背侧韧带
dorsal radiocarpal ligament

腕尺侧副韧带
ulnar carpal collateral ligament

尺骨
ulna

桡骨
radius

屈肌支持带
flexor retinaculum

395. 腕关节韧带局部解剖（背面观）
Topography of the ligaments of the carpal joint (dorsal aspect)

拇指腕掌关节
carpometacarpal joint of thumb

腕骨沟
carpal groove

关节囊
articular capsule

尺骨
ulna

桡骨
radius

396. 腕关节韧带局部解剖（掌面观）
Topography of the ligaments of the carpal joint (palmar aspect)

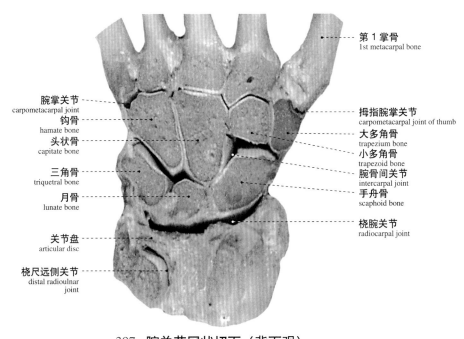

第 1 掌骨
1st metacarpal bone

腕掌关节
carpometacarpal joint

钩骨
hamate bone

头状骨
capitate bone

三角骨
triquetral bone

月骨
lunate bone

关节盘
articular disc

桡尺远侧关节
distal radioulnar joint

拇指腕掌关节
carpometacarpal joint of thumb

大多角骨
trapezium bone

小多角骨
trapezoid bone

腕骨间关节
intercarpal joint

手舟骨
scaphoid bone

桡腕关节
radiocarpal joint

397. 腕关节冠状切面（背面观）
Coronal section of the carpal joint (dorsal aspect)

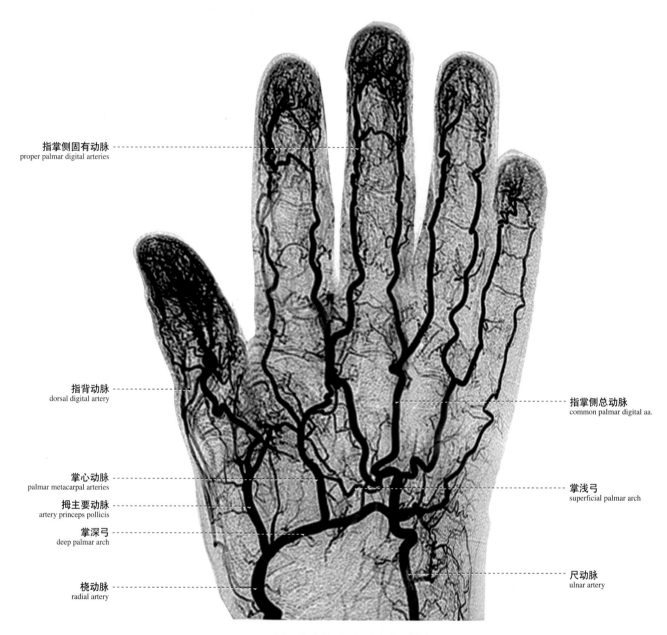

指掌侧固有动脉
proper palmar digital arteries

指背动脉
dorsal digital artery

掌心动脉
palmar metacarpal arteries

拇主要动脉
artery princeps pollicis

掌深弓
deep palmar arch

桡动脉
radial artery

指掌侧总动脉
common palmar digital aa.

掌浅弓
superficial palmar arch

尺动脉
ulnar artery

398. 手部动脉数字减影血管造影
DSA of the hand arteries

　　手的血液供应主要是尺动脉、桡动脉。由尺动脉形成的掌浅弓发出指掌侧总动脉和指掌侧固有动脉供应手指。桡动脉的掌深弓与尺动脉掌深支相连,掌浅弓与掌深弓之间具有粗的交通支,也使桡、尺动脉间相交通。因此,当桡、尺动脉有一条被阻断,另一条通过丰富的吻合网足以维持手的血运。

　　掌浅弓:一般由尺动脉终支与桡动脉掌浅支吻合而成。从弓的远侧发出小指掌侧固有动脉和3支指掌侧总动脉,在蚓状肌浅面向远侧达掌骨小头平面,各分为2支指掌侧固有动脉,分布于相邻2指相对缘的皮肤。

　　掌深弓:桡动脉发出拇主要动脉之后,经拇收肌的横、斜两头之间,进入掌深层,与尺动脉的掌深支吻合成掌深弓。从弓的凸侧发出3条掌心动脉沿骨间掌侧肌前面下行,达掌深横韧带处,汇入相应的指掌侧总动脉。掌深弓另发出3个穿支,经第2~4掌骨间隙与掌背动脉相交通。从弓的凹侧发出返支,参与腕掌网的构成。

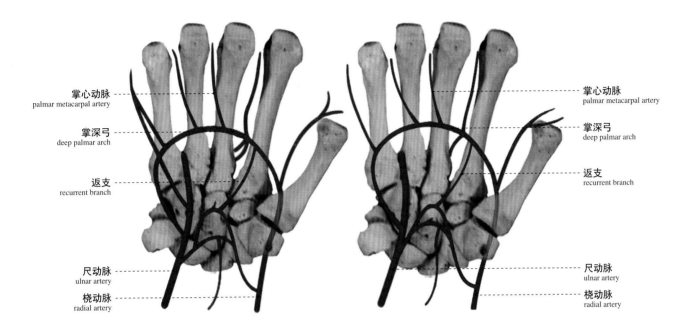

掌心动脉
palmar metacarpal artery

掌深弓
deep palmar arch

返支
recurrent branch

尺动脉
ulnar artery

桡动脉
radial artery

掌心动脉
palmar metacarpal artery

掌深弓
deep palmar arch

返支
recurrent branch

尺动脉
ulnar artery

桡动脉
radial artery

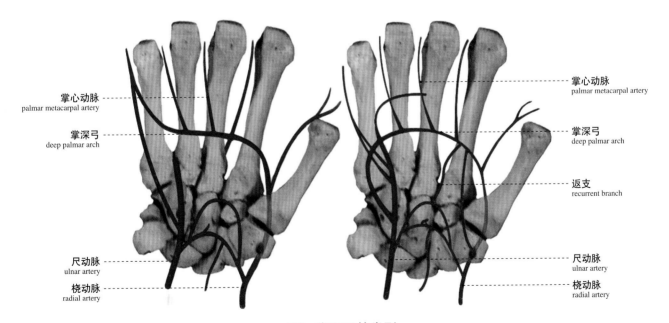

掌心动脉
palmar metacarpal artery

掌深弓
deep palmar arch

尺动脉
ulnar artery

桡动脉
radial artery

掌心动脉
palmar metacarpal artery

掌深弓
deep palmar arch

返支
recurrent branch

尺动脉
ulnar artery

桡动脉
radial artery

399. 掌深弓的类型
Patterns of the deep palmar arch

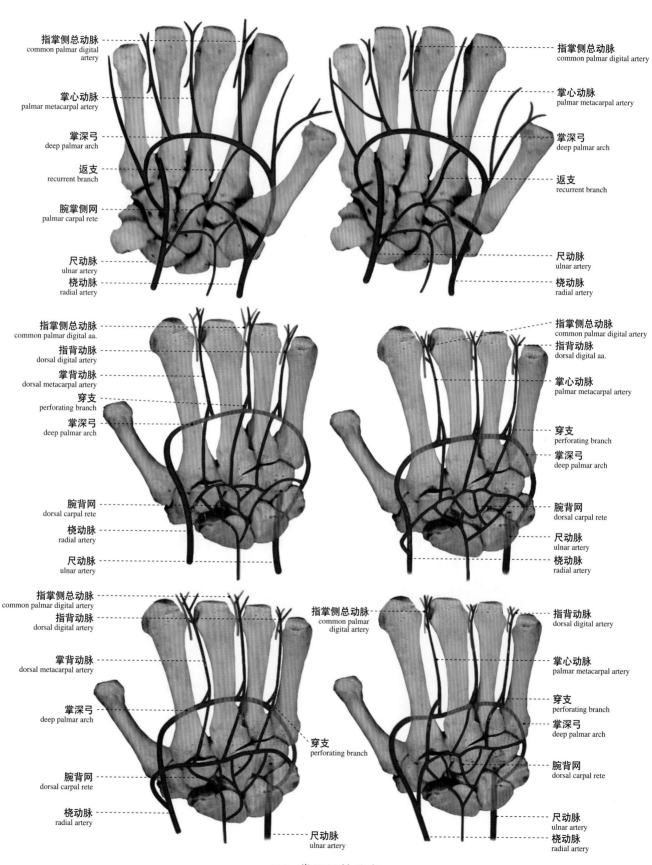

指掌侧总动脉
common palmar digital artery

掌心动脉
palmar metacarpal artery

掌深弓
deep palmar arch

返支
recurrent branch

腕掌侧网
palmar carpal rete

尺动脉
ulnar artery

桡动脉
radial artery

指掌侧总动脉
common palmar digital artery

掌心动脉
palmar metacarpal artery

掌深弓
deep palmar arch

返支
recurrent branch

尺动脉
ulnar artery

桡动脉
radial artery

指掌侧总动脉
common palmar digital aa.

指背动脉
dorsal digital artery

掌背动脉
dorsal metacarpal artery

穿支
perforating branch

掌深弓
deep palmar arch

腕背网
dorsal carpal rete

桡动脉
radial artery

尺动脉
ulnar artery

指掌侧总动脉
common palmar digital artery

指背动脉
dorsal digital aa.

掌心动脉
palmar metacarpal artery

穿支
perforating branch

掌深弓
deep palmar arch

腕背网
dorsal carpal rete

尺动脉
ulnar artery

桡动脉
radial artery

指掌侧总动脉
common palmar digital artery

指背动脉
dorsal digital artery

掌背动脉
dorsal metacarpal artery

掌深弓
deep palmar arch

穿支
perforating branch

腕背网
dorsal carpal rete

桡动脉
radial artery

尺动脉
ulnar artery

指掌侧总动脉
common palmar digital artery

指背动脉
dorsal digital artery

掌心动脉
palmar metacarpal artery

穿支
perforating branch

掌深弓
deep palmar arch

腕背网
dorsal carpal rete

尺动脉
ulnar artery

桡动脉
radial artery

400. 掌深弓的分支
Branches of the deep palmar arch

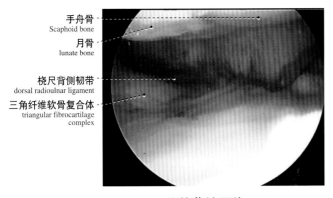

手舟骨
Scaphoid bone

月骨
lunate bone

桡尺背侧韧带
dorsal radioulnar ligament

三角纤维软骨复合体
triangular fibrocartilage complex

401. 腕关节镜图像 1

Arthroscopic image of the wrist 1

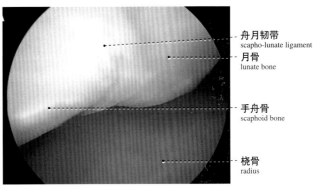

舟月韧带
scapho-lunate ligament

月骨
lunate bone

手舟骨
scaphoid bone

桡骨
radius

402. 腕关节镜图像 2

Arthroscopic image of the wrist 2

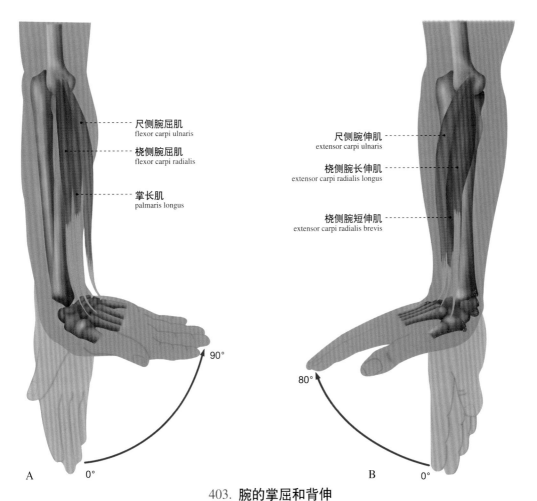

尺侧腕屈肌
flexor carpi ulnaris

桡侧腕屈肌
flexor carpi radialis

掌长肌
palmaris longus

尺侧腕伸肌
extensor carpi ulnaris

桡侧腕长伸肌
extensor carpi radialis longus

桡侧腕短伸肌
extensor carpi radialis brevis

90°

A　0°

80°

B　0°

403. 腕的掌屈和背伸

Palmar flexion and dorsal extension of the wrist

A. 掌屈；B. 背伸

腕的掌屈：手向掌侧屈曲为掌屈，运动范围 0°~90°，参与屈腕的主要肌肉为尺侧腕屈肌、桡侧腕屈肌和掌长肌。

腕的背伸：手向背侧屈曲为背伸，范围 0°~80°，参与伸腕的肌肉有桡侧腕长、短伸肌和尺侧腕伸肌。

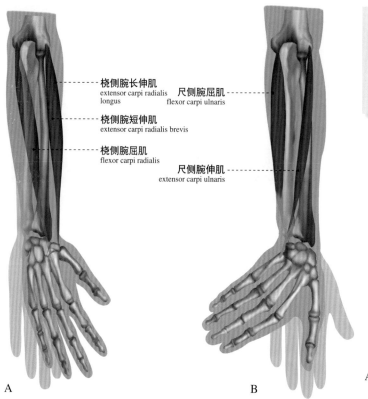

桡侧腕长伸肌
extensor carpi radialis
longus

尺侧腕屈肌
flexor carpi ulnaris

桡侧腕短伸肌
extensor carpi radialis brevis

桡侧腕屈肌
flexor carpi radialis

尺侧腕伸肌
extensor carpi ulnaris

> 腕的外展：参与腕外展的主要肌肉有桡侧腕屈肌、桡侧腕长伸肌、桡侧腕短伸肌。
>
> 腕的内收：尺侧腕屈肌和尺侧腕伸肌的联合收缩可使腕内收。

A　　　　　　　　　B

404. 腕的外展和内收
Abduction and adduction of the wrist

A. 外展；B. 内收

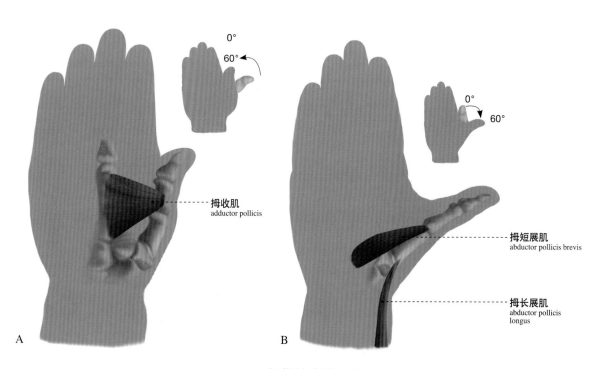

拇收肌
adductor pollicis

拇短展肌
abductor pollicis brevis

拇长展肌
abductor pollicis longus

A　　　　　　　　　B

405. 拇指的内收和伸展
Adduction and extention of the thumb

A. 内收；B. 伸展

使拇指内收的肌肉是拇收肌，使拇指伸展的肌肉是拇长展肌和拇短展肌。

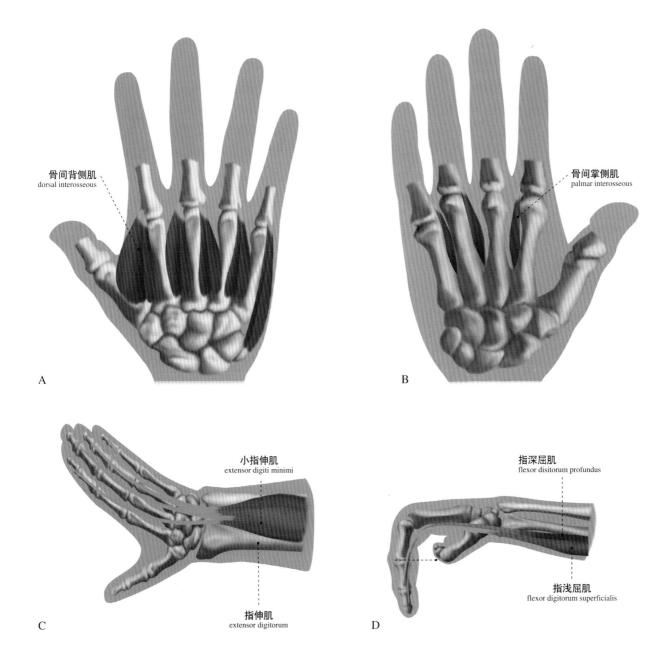

骨间背侧肌
dorsal interosseous

骨间掌侧肌
palmar interosseous

A

B

小指伸肌
extensor digiti minimi

指深屈肌
flexor disitorum profundus

指伸肌
extensor digitorum

指浅屈肌
flexor digitorum superficialis

C

D

406. 手指关节的运动
Movements of the metacarpophalangeal joints

A. 外展；B. 内收；C. 伸展；D. 屈曲

　　使手指外展（散开）的肌肉为骨间背侧肌；使手指内收（并拢）的肌肉为骨间掌侧肌。使手指关节屈曲的肌肉有指深屈肌和指浅屈肌；使手指关节伸展的肌肉为指伸肌和小指伸肌。

腕手部手术入路

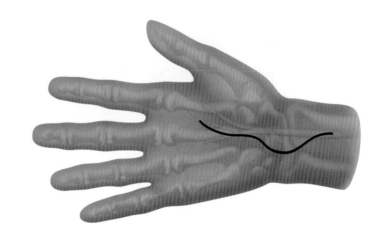

407. 腕关节掌侧入路 1

Volar approach of wrist joint 1

起自鱼际纹远、中 1/3 交点尺侧，保持紧邻鱼际
纹尺侧向近侧弯曲走行，直至接近腕屈纹处。

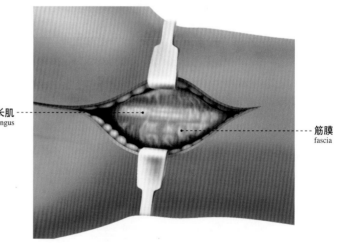

掌长肌
palmaris longus

筋膜
fascia

408. 腕关节掌侧入路 2

Volar approach of wrist joint 2

牵开皮肤，检查深筋膜和掌长肌腱。

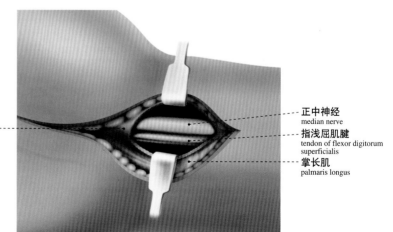

屈肌支持带
flexor retinaculum

正中神经
median nerve

指浅屈肌腱
tendon of flexor digitorum
superficialis

掌长肌
palmaris longus

409. 腕关节掌侧入路 3

Volar approach of wrist joint 3

切开深筋膜，将掌长肌牵向尺骨，显示进入腕管处
的正中神经。

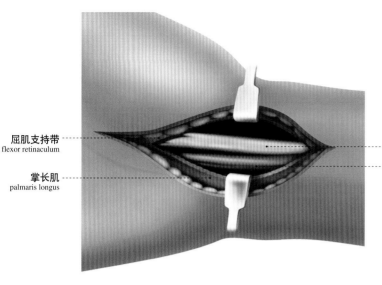

屈肌支持带
flexor retinaculum

掌长肌
palmaris longus

正中神经
median nerve

指浅屈肌腱
tendon of flexor
digitorum superficialis

410. 腕关节掌侧入路 4
Volar approach of wrist joint 4

在正中神经尺侧切开腕横韧带，以免损伤
支配鱼际肌的运动支。

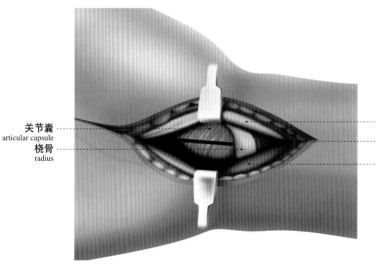

关节囊
articular capsule

桡骨
radius

正中神经
median nerve

旋前方肌
pronator quadratus

屈肌腱
flexor tendons

411. 腕关节掌侧入路 5
Volar approach of wrist joint 5

将正中神经牵向桡侧，屈肌腱牵向尺侧，
显露桡骨远端和关节囊，然后在关节囊上
做一切口以显露腕骨。

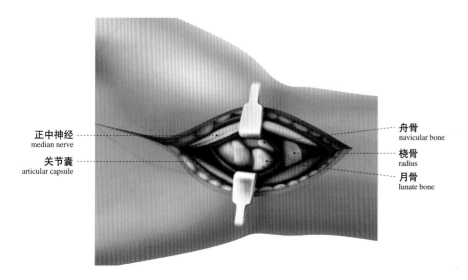

正中神经
median nerve

关节囊
articular capsule

舟骨
navicular bone

桡骨
radius

月骨
lunate bone

412. 腕关节掌侧入路 6
Volar approach of wrist joint 6

切开关节囊显露腕骨。

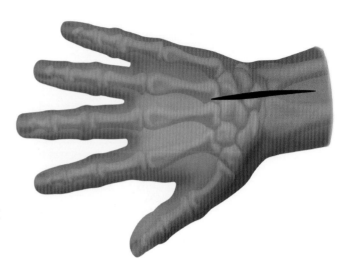

413. 腕关节背侧入路 1
Dorsal approach of wrist joint 1

起自腕关节近侧 3 cm 处，止于远侧 5 cm 处，在腕关节背面做一长 8 cm 纵切口，于桡骨和尺骨茎突连线的中点经过腕关节。

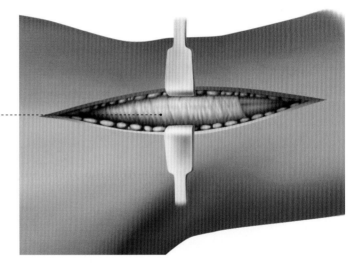

伸肌支持带
extensor retinaculum

414. 腕关节背侧入路 2
Dorsal approach of wrist joint 2

切开皮肤，分离皮下组织，深部可见伸肌支持带。

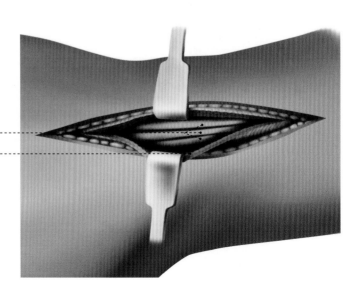

指总伸肌腱
tendon of extensor digitorum communis

伸肌支持带
extensor retinaculum

415. 腕关节背侧入路 3
Dorsal approach of wrist joint 3

切开支持带，显露指总伸肌腱。

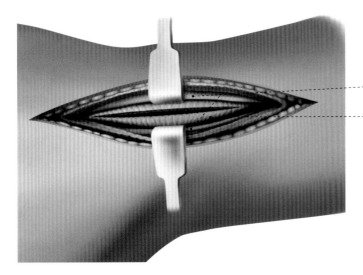

指总伸肌腱
tendon of extensor digitorum communis

桡腕背侧韧带
dorsal radiocarpal ligament

416. 腕关节背侧入路 4

Dorsal approach of wrist joint 4

牵开指伸肌和示指伸肌，可见桡腕
背侧韧带和关节囊，并切开。

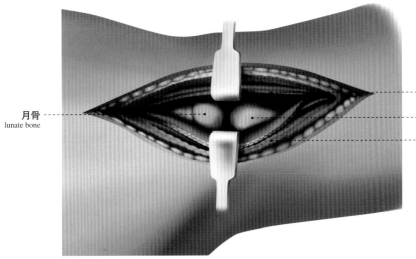

月骨
lunate bone

桡腕背侧韧带
dorsal radiocarpal ligament

桡骨
radius

伸肌支持带
extensor retinaculum

417. 腕关节背侧入路 5

Dorsal approach of wrist joint 5

将桡腕背侧韧带和伸肌肌腱牵起，
即可显露桡骨背面。

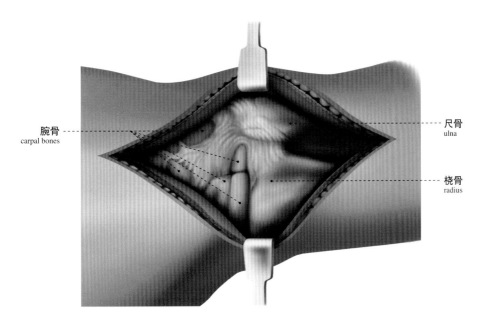

腕骨
carpal bones

尺骨
ulna

桡骨
radius

418. 腕关节背侧入路 6

Dorsal approach of wrist joint 6

自腱鞘外将伸肌腱抬起，显示桡骨
和尺骨远端。

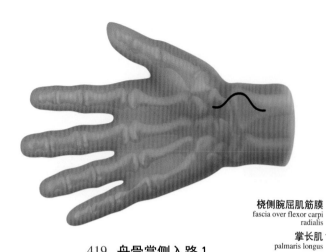

419. 舟骨掌侧入路 1

Volar approach of scaphoid 1

在腕关节掌面做一弧形切口。起自舟骨结节，沿桡侧腕屈肌与桡动脉之间向近侧延长。

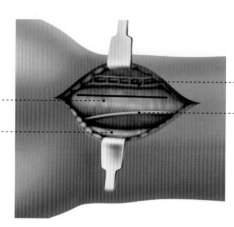

桡侧腕屈肌筋膜
fascia over flexor carpi radialis

掌长肌
palmaris longus

桡动脉和伴行静脉
radial artery and vena comitans

正中神经掌皮支
palmar cutaneous branch of median nerve

420. 舟骨掌侧入路 2

Volar approach of scaphoid 2

在桡动脉与桡侧腕屈肌之间切开深筋膜。

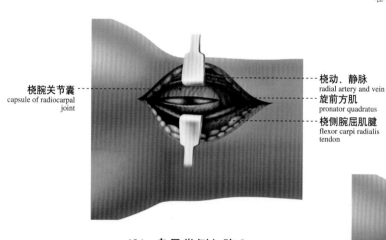

桡腕关节囊
capsule of radiocarpal joint

桡动、静脉
radial artery and vein

旋前方肌
pronator quadratus

桡侧腕屈肌腱
flexor carpi radialis tendon

421. 舟骨掌侧入路 3

Volar approach of scaphoid 3

桡动脉向外侧牵开，桡侧腕屈肌向内侧牵开，暴露腕关节囊桡侧掌面。

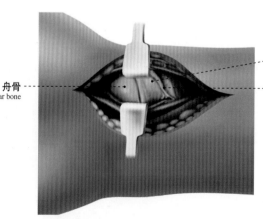

桡骨
radius

关节囊
articular capsule

舟骨
navicular bone

422. 舟骨掌侧入路 4

Volar approach of scaphoid 4

切开关节囊，背伸腕关节，以显露舟骨近侧 1/3 关节面。

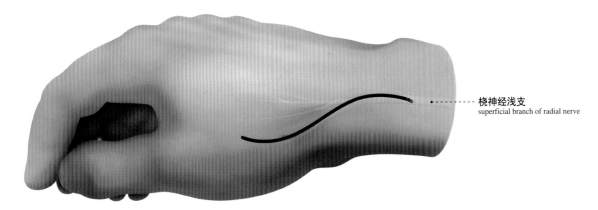

桡神经浅支
superficial branch of radial nerve

423. 舟骨背外侧入路 1
Dorsolateral approach of scaphoid 1

做一 S 形切口，从第 1 掌骨底开始至鼻烟窝上 3 cm 处，注意桡神经浅支在切口深面。

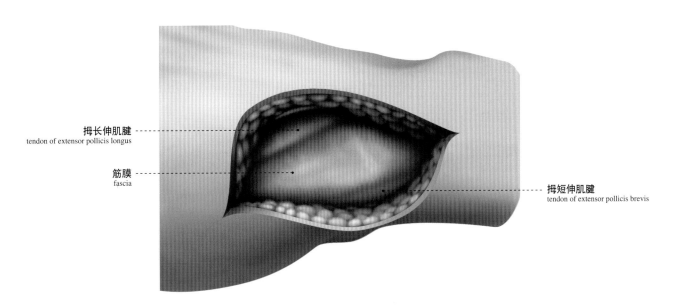

拇长伸肌腱
tendon of extensor pollicis longus

筋膜
fascia

拇短伸肌腱
tendon of extensor pollicis brevis

424. 舟骨背外侧入路 2
Dorsolateral approach of scaphoid 2

将桡神经浅支和皮肤牵向背侧，在拇长、短伸肌腱之间切开筋膜。

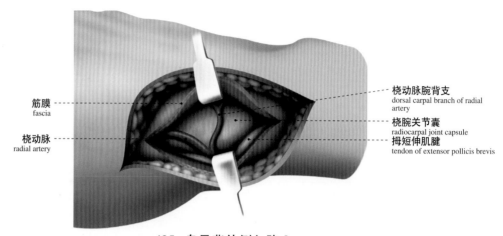

筋膜
fascia

桡动脉
radial artery

桡动脉腕背支
dorsal carpal branch of radial artery

桡腕关节囊
radiocarpal joint capsule

拇短伸肌腱
tendon of extensor pollicis brevis

425. 舟骨背外侧入路 3

Dorsolateral approach of scaphoid 3

将拇长伸肌腱牵向背侧，拇短伸肌腱牵向掌侧，找到桡动脉及其腕背支并予以保护。

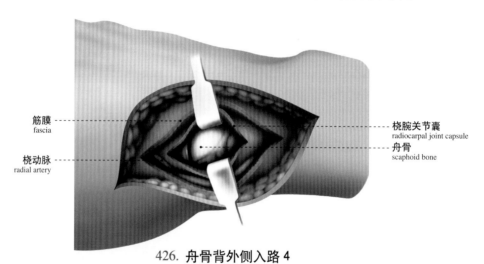

筋膜
fascia

桡动脉
radial artery

桡腕关节囊
radiocarpal joint capsule

舟骨
scaphoid bone

426. 舟骨背外侧入路 4

Dorsolateral approach of scaphoid 4

切开关节囊，暴露手舟骨。

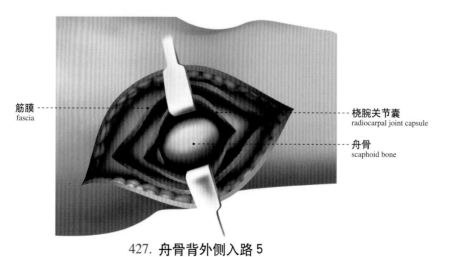

筋膜
fascia

桡腕关节囊
radiocarpal joint capsule

舟骨
scaphoid bone

427. 舟骨背外侧入路 5

Dorsolateral approach of scaphoid 5

使腕关节尺偏即可充分暴露手舟骨的近侧 1/3。

第七章

下 肢

下肢骨骼

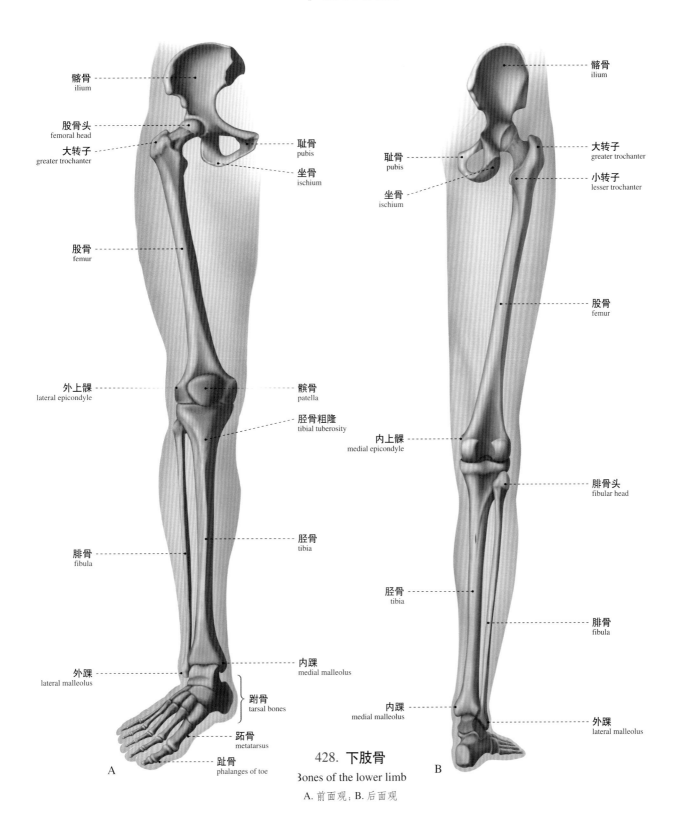

髂骨
ilium

股骨头
femoral head

大转子
greater trochanter

耻骨
pubis

坐骨
ischium

股骨
femur

外上髁
lateral epicondyle

髌骨
patella

胫骨粗隆
tibial tuberosity

腓骨
fibula

胫骨
tibia

外踝
lateral malleolus

内踝
medial malleolus

跗骨
tarsal bones

跖骨
metatarsus

趾骨
phalanges of toe

A

髂骨
ilium

耻骨
pubis

坐骨
ischium

大转子
greater trochanter

小转子
lesser trochanter

股骨
femur

内上髁
medial epicondyle

腓骨头
fibular head

胫骨
tibia

腓骨
fibula

内踝
medial malleolus

外踝
lateral malleolus

B

428. 下肢骨
Bones of the lower limb

A. 前面观；B. 后面观

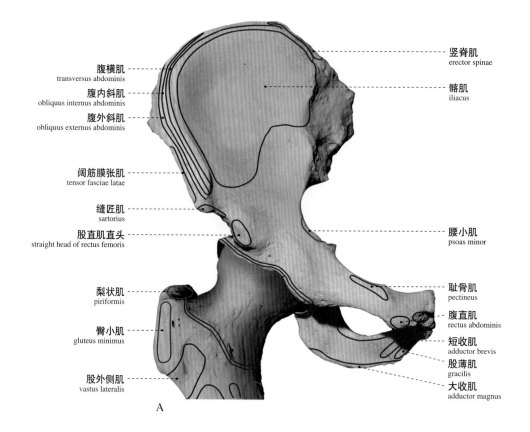

腹横肌
transversus abdominis

腹内斜肌
obliquus internus abdominis

腹外斜肌
obliquus externus abdominis

阔筋膜张肌
tensor fasciae latae

缝匠肌
sartorius

股直肌直头
straight head of rectus femoris

梨状肌
piriformis

臀小肌
gluteus minimus

股外侧肌
vastus lateralis

竖脊肌
erector spinae

髂肌
iliacus

腰小肌
psoas minor

耻骨肌
pectineus

腹直肌
rectus abdominis

短收肌
adductor brevis

股薄肌
gracilis

大收肌
adductor magnus

A

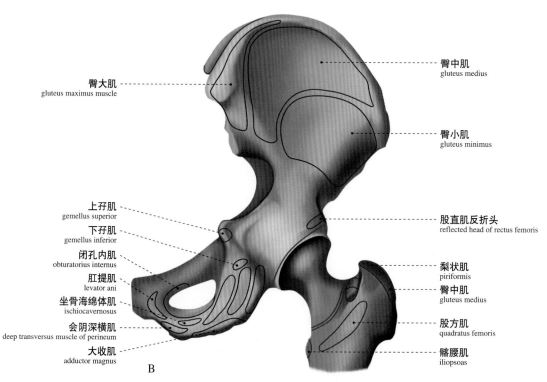

臀大肌
gluteus maximus muscle

上孖肌
gemellus superior

下孖肌
gemellus inferior

闭孔内肌
obturatorius internus

肛提肌
levator ani

坐骨海绵体肌
ischiocavernosus

会阴深横肌
deep transversus muscle of perineum

大收肌
adductor magnus

臀中肌
gluteus medius

臀小肌
gluteus minimus

股直肌反折头
reflected head of rectus femoris

梨状肌
piriformis

臀中肌
gluteus medius

股方肌
quadratus femoris

髂腰肌
iliopsoas

B

429. 髋骨肌肉附着部位
Muscle attachment sites of the hip bone

A. 前面观；B. 后面观

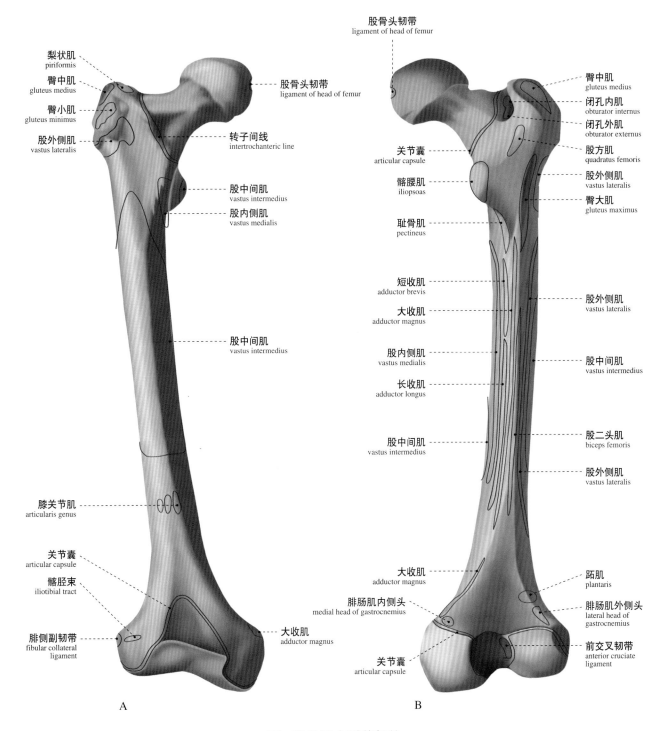

梨状肌
piriformis

臀中肌
gluteus medius

臀小肌
gluteus minimus

股外侧肌
vastus lateralis

股骨头韧带
ligament of head of femur

转子间线
intertrochanteric line

股中间肌
vastus intermedius

股内侧肌
vastus medialis

股中间肌
vastus intermedius

膝关节肌
articularis genus

关节囊
articular capsule

髂胫束
iliotibial tract

腓侧副韧带
fibular collateral ligament

大收肌
adductor magnus

股骨头韧带
ligament of head of femur

臀中肌
gluteus medius

闭孔内肌
obturator internus

闭孔外肌
obturator externus

关节囊
articular capsule

髂腰肌
iliopsoas

耻骨肌
pectineus

短收肌
adductor brevis

大收肌
adductor magnus

股内侧肌
vastus medialis

长收肌
adductor longus

股中间肌
vastus intermedius

股方肌
quadratus femoris

股外侧肌
vastus lateralis

臀大肌
gluteus maximus

股外侧肌
vastus lateralis

股中间肌
vastus intermedius

股二头肌
biceps femoris

股外侧肌
vastus lateralis

大收肌
adductor magnus

腓肠肌内侧头
medial head of gastrocnemius

关节囊
articular capsule

跖肌
plantaris

腓肠肌外侧头
lateral head of gastrocnemius

前交叉韧带
anterior cruciate ligament

A

B

430. 股骨肌肉附着部位

Muscle attachment sites of the femur

A. 前面观；B. 后面观

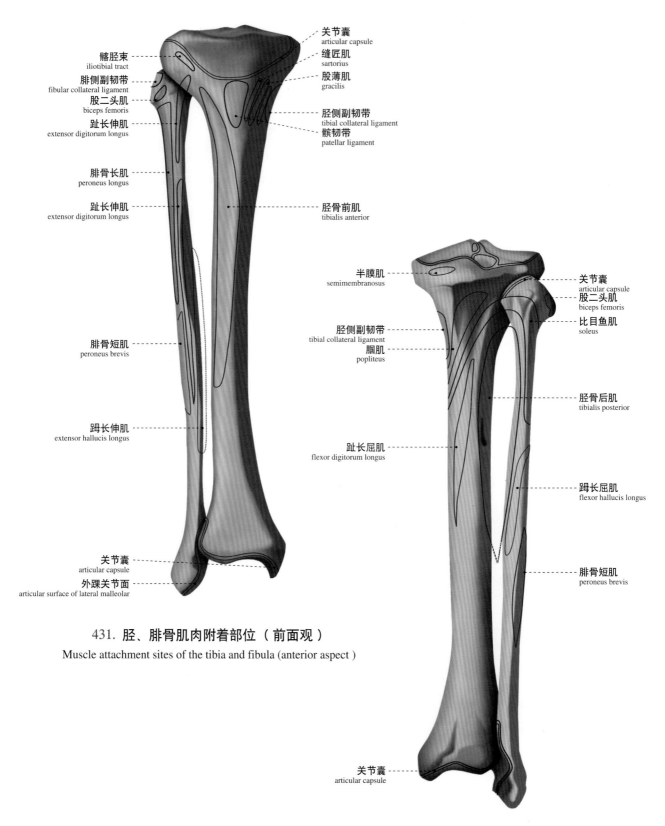

髂胫束
iliotibial tract

腓侧副韧带
fibular collateral ligament

股二头肌
biceps femoris

趾长伸肌
extensor digitorum longus

腓骨长肌
peroneus longus

趾长伸肌
extensor digitorum longus

腓骨短肌
peroneus brevis

踇长伸肌
extensor hallucis longus

关节囊
articular capsule

外踝关节面
articular surface of lateral malleolar

关节囊
articular capsule

缝匠肌
sartorius

股薄肌
gracilis

胫侧副韧带
tibial collateral ligament

髌韧带
patellar ligament

胫骨前肌
tibialis anterior

431. 胫、腓骨肌肉附着部位（前面观）
Muscle attachment sites of the tibia and fibula (anterior aspect)

半膜肌
semimembranosus

胫侧副韧带
tibial collateral ligament

腘肌
popliteus

趾长屈肌
flexor digitorum longus

关节囊
articular capsule

股二头肌
biceps femoris

比目鱼肌
soleus

胫骨后肌
tibialis posterior

踇长屈肌
flexor hallucis longus

腓骨短肌
peroneus brevis

关节囊
articular capsule

432. 胫、腓骨肌肉附着部位（后面观）
Muscle attachment sites of the tibia and the fibula (posterior aspect)

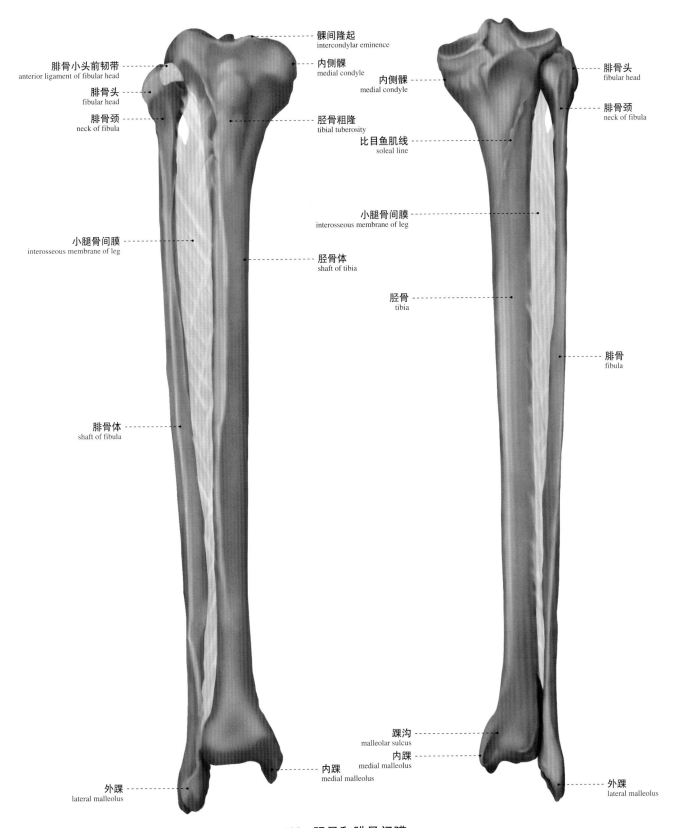

髁间隆起
intercondylar eminence

内侧髁
medial condyle

腓骨小头前韧带
anterior ligament of fibular head

腓骨头
fibular head

腓骨颈
neck of fibula

胫骨粗隆
tibial tuberosity

内侧髁
medial condyle

腓骨头
fibular head

腓骨颈
neck of fibula

比目鱼肌线
soleal line

小腿骨间膜
interosseous membrane of leg

小腿骨间膜
interosseous membrane of leg

胫骨体
shaft of tibia

胫骨
tibia

腓骨
fibula

腓骨体
shaft of fibula

踝沟
malleolar sulcus

内踝
medial malleolus

内踝
medial malleolus

外踝
lateral malleolus

外踝
lateral malleolus

433. 胫骨和腓骨间膜
Interosseous membrane of the tibia and the fibula

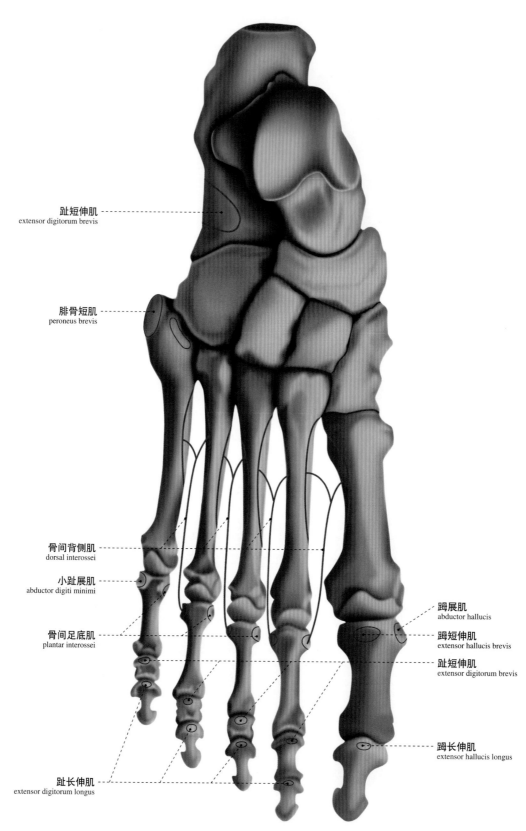

趾短伸肌
extensor digitorum brevis

腓骨短肌
peroneus brevis

骨间背侧肌
dorsal interossei

小趾展肌
abductor digiti minimi

骨间足底肌
plantar interossei

趾长伸肌
extensor digitorum longus

踇展肌
abductor hallucis

踇短伸肌
extensor hallucis brevis

趾短伸肌
extensor digitorum brevis

踇长伸肌
extensor hallucis longus

434. 足骨肌肉附着部位（背面观）
Muscle attachment sites of the bones of the foot (dorsal aspect)

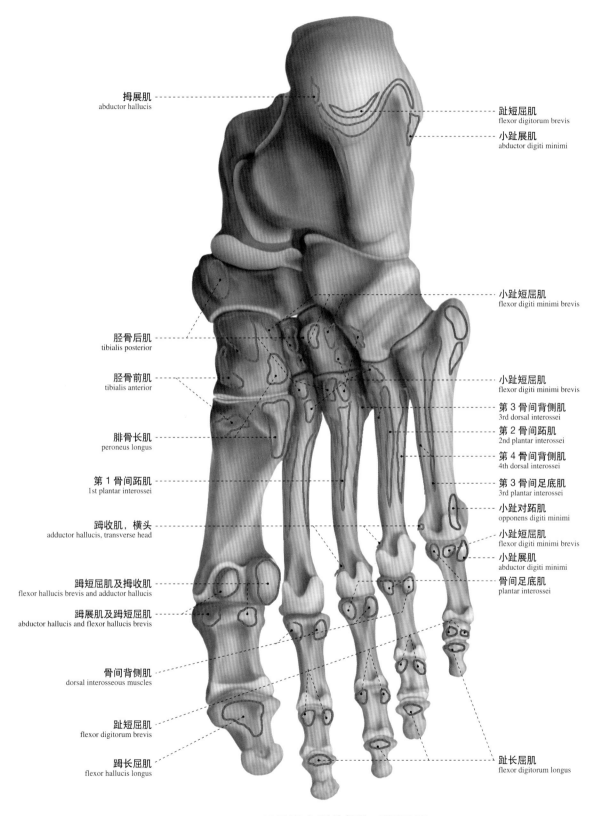

拇展肌
abductor hallucis

趾短屈肌
flexor digitorum brevis

小趾展肌
abductor digiti minimi

小趾短屈肌
flexor digiti minimi brevis

胫骨后肌
tibialis posterior

胫骨前肌
tibialis anterior

小趾短屈肌
flexor digiti minimi brevis

第 3 骨间背侧肌
3rd dorsal interossei

第 2 骨间跖肌
2nd plantar interossei

第 4 骨间背侧肌
4th dorsal interossei

腓骨长肌
peroneus longus

第 3 骨间足底肌
3rd plantar interossei

第 1 骨间跖肌
1st plantar interossei

小趾对跖肌
opponens digiti minimi

拇收肌，横头
adductor hallucis, transverse head

小趾短屈肌
flexor digiti minimi brevis

小趾展肌
abductor digiti minimi

拇短屈肌及拇收肌
flexor hallucis brevis and adductor hallucis

骨间足底肌
plantar interossei

拇展肌及拇短屈肌
abductor hallucis and flexor hallucis brevis

骨间背侧肌
dorsal interosseous muscles

趾短屈肌
flexor digitorum brevis

拇长屈肌
flexor hallucis longus

趾长屈肌
flexor digitorum longus

435. 足骨肌肉附着部位（跖面观）
Muscle attachment sites of the bones of the foot (plantar aspect)

下肢肌肉

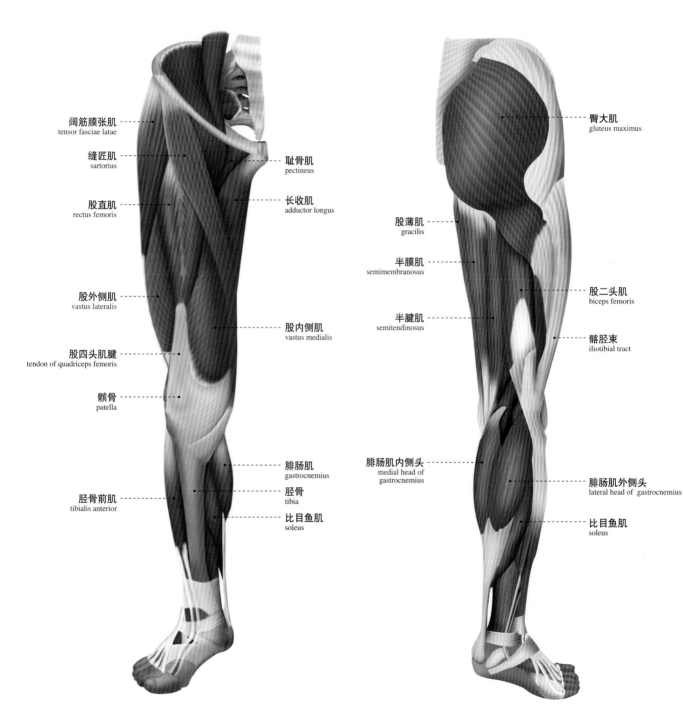

阔筋膜张肌
tensor fasciae latae

缝匠肌
sartorius

股直肌
rectus femoris

股外侧肌
vastus lateralis

股四头肌腱
tendon of quadriceps femoris

髌骨
patella

胫骨前肌
tibialis anterior

耻骨肌
pectineus

长收肌
adductor longus

股内侧肌
vastus medialis

腓肠肌
gastrocnemius

胫骨
tibia

比目鱼肌
soleus

臀大肌
gluteus maximus

股薄肌
gracilis

半膜肌
semimembranosus

半腱肌
semitendinosus

腓肠肌内侧头
medial head of gastrocnemius

股二头肌
biceps femoris

髂胫束
iliotibial tract

腓肠肌外侧头
lateral head of gastrocnemius

比目鱼肌
soleus

436. 下肢肌（前面观）
Muscles of the lower limb (anterior aspect)

437. 下肢肌（侧面观）
Muscles of the lower limb (lateral aspect)

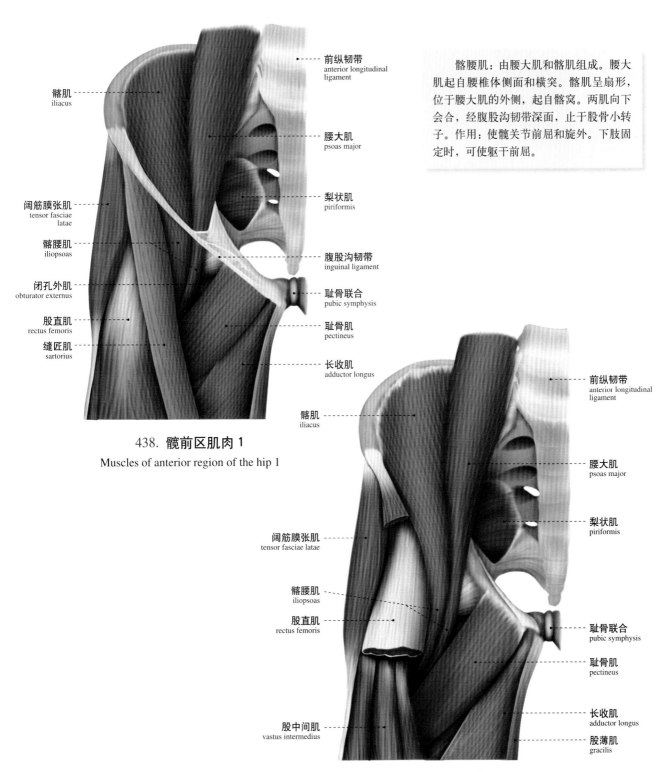

髂腰肌：由腰大肌和髂肌组成。腰大肌起自腰椎体侧面和横突。髂肌呈扇形，位于腰大肌的外侧，起自髂窝。两肌向下会合，经腹股沟韧带深面，止于股骨小转子。作用：使髋关节前屈和旋外。下肢固定时，可使躯干前屈。

438. 髋前区肌肉 1

Muscles of anterior region of the hip 1

439. 髋前区肌肉 2

Muscles of anterior region of the hip 2

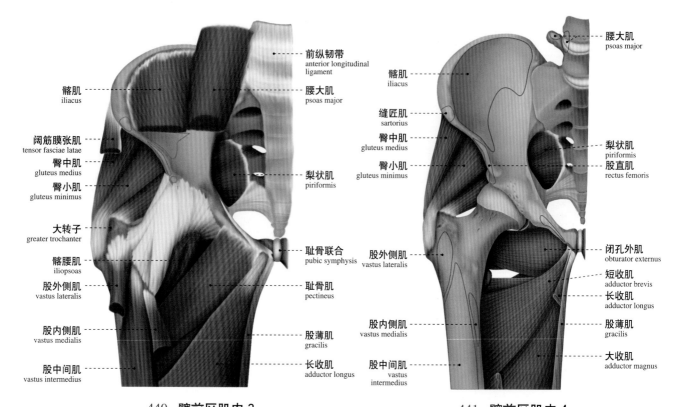

前纵韧带
anterior longitudinal ligament

腰大肌
psoas major

髂肌
iliacus

梨状肌
piriformis

阔筋膜张肌
tensor fasciae latae

臀中肌
gluteus medius

臀小肌
gluteus minimus

大转子
greater trochanter

耻骨联合
pubic symphysis

髂腰肌
iliopsoas

股外侧肌
vastus lateralis

耻骨肌
pectineus

股内侧肌
vastus medialis

股薄肌
gracilis

股中间肌
vastus intermedius

长收肌
adductor longus

440. 髋前区肌肉 3

Muscles of anterior region of the hip 3

腰大肌
psoas major

髂肌
iliacus

缝匠肌
sartorius

臀中肌
gluteus medius

梨状肌
piriformis

臀小肌
gluteus minimus

股直肌
rectus femoris

股外侧肌
vastus lateralis

闭孔外肌
obturator externus

短收肌
adductor brevis

长收肌
adductor longus

股内侧肌
vastus medialis

股薄肌
gracilis

股中间肌
vastus intermedius

大收肌
adductor magnus

441. 髋前区肌肉 4

Muscles of anterior region of the hip 4

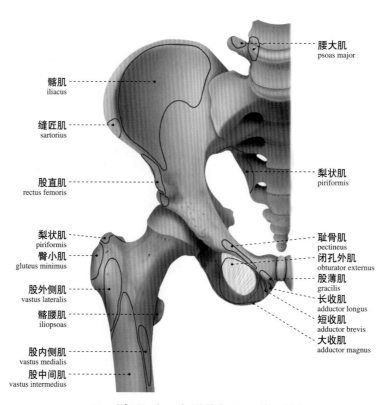

腰大肌
psoas major

髂肌
iliacus

缝匠肌
sartorius

股直肌
rectus femoris

梨状肌
piriformis

梨状肌
piriformis

臀小肌
gluteus minimus

耻骨肌
pectineus

股外侧肌
vastus lateralis

闭孔外肌
obturator externus

髂腰肌
iliopsoas

股薄肌
gracilis

长收肌
adductor longus

短收肌
adductor brevis

股内侧肌
vastus medialis

大收肌
adductor magnus

股中间肌
vastus intermedius

442. 髋部骨骼肌肉附着部位（前面观）

Muscle attachment sites of the hip bones (anterior aspect)

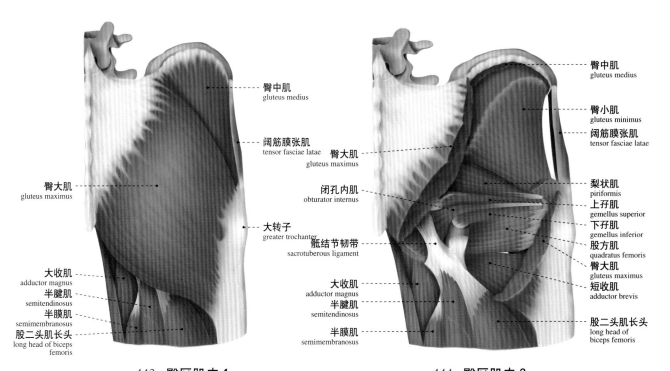

臀中肌
gluteus medius

阔筋膜张肌
tensor fasciae latae

臀大肌
gluteus maximus

大转子
greater trochanter

大收肌
adductor magnus

半腱肌
semitendinosus

半膜肌
semimembranosus

股二头肌长头
long head of biceps femoris

443. 臀区肌肉 1

Muscles of the gluteal region 1

臀大肌
gluteus maximus

闭孔内肌
obturator internus

骶结节韧带
sacrotuberous ligament

大收肌
adductor magnus

半腱肌
semitendinosus

半膜肌
semimembranosus

臀中肌
gluteus medius

臀小肌
gluteus minimus

阔筋膜张肌
tensor fasciae latae

梨状肌
piriformis

上孖肌
gemellus superior

下孖肌
gemellus inferior

股方肌
quadratus femoris

臀大肌
gluteus maximus

短收肌
adductor brevis

股二头肌长头
long head of biceps femoris

444. 臀区肌肉 2

Muscles of the gluteal region 2

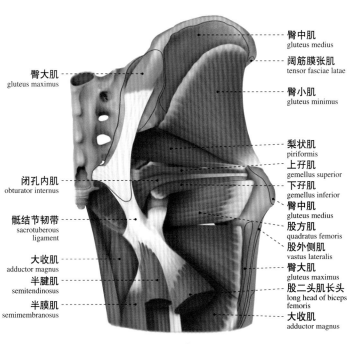

臀大肌
gluteus maximus

闭孔内肌
obturator internus

骶结节韧带
sacrotuberous ligament

大收肌
adductor magnus

半腱肌
semitendinosus

半膜肌
semimembranosus

臀中肌
gluteus medius

阔筋膜张肌
tensor fasciae latae

臀小肌
gluteus minimus

梨状肌
piriformis

上孖肌
gemellus superior

下孖肌
gemellus inferior

臀中肌
gluteus medius

股方肌
quadratus femoris

股外侧肌
vastus lateralis

臀大肌
gluteus maximus

股二头肌长头
long head of biceps femoris

大收肌
adductor magnus

445. 臀区肌肉 3

Muscles of the gluteal region 3

　　臀大肌：起自于骶尾骨背面和髂骨翼面，止于股骨臀肌粗隆髂胫束。作用：后伸及外旋大腿；大腿固定时防止躯干前倾。

　　臀中肌：起自髂骨翼外面中部，止于股骨大转子。作用：外展大腿，大腿固定时使骨盆侧倾。

　　臀小肌：起自髂骨翼外面前部，止于股骨大转子。作用：外展大腿，大腿固定时使骨盆侧倾。

　　臀小肌：起自骶骨盆面，止于大转子尖。作用：使大腿外旋。

　　闭孔内肌：起自闭孔膜内面及周围骨面，止于股骨转子窝。作用：使大腿外旋。

　　上孖肌：起自坐骨棘，止于股骨转子窝。作用：使大腿外旋。

　　下孖肌：起自坐骨结节，止于股骨转子窝。作用：使大腿外旋。

　　股方肌：起自坐骨结节外面，止于转子间嵴。作用：使大腿外旋。

　　闭孔外肌：起自闭孔膜外面及周围骨面，止于股骨转子窝。作用：使大腿外旋。

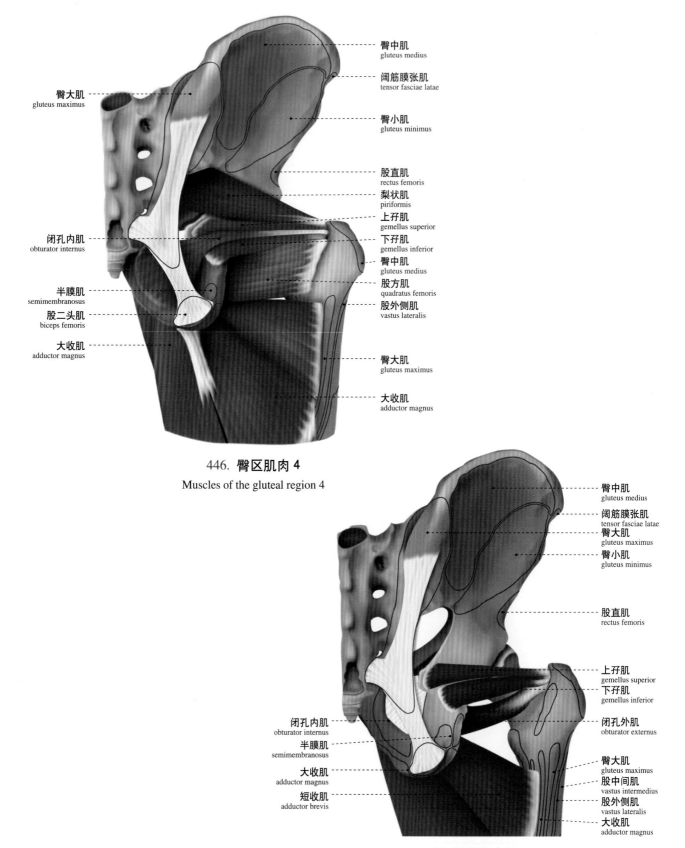

臀中肌
gluteus medius

阔筋膜张肌
tensor fasciae latae

臀小肌
gluteus minimus

股直肌
rectus femoris

梨状肌
piriformis

上孖肌
gemellus superior

下孖肌
gemellus inferior

臀中肌
gluteus medius

股方肌
quadratus femoris

股外侧肌
vastus lateralis

臀大肌
gluteus maximus

大收肌
adductor magnus

臀大肌
gluteus maximus

闭孔内肌
obturator internus

半膜肌
semimembranosus

股二头肌
biceps femoris

大收肌
adductor magnus

446. 臀区肌肉 4
Muscles of the gluteal region 4

臀中肌
gluteus medius

阔筋膜张肌
tensor fasciae latae

臀大肌
gluteus maximus

臀小肌
gluteus minimus

股直肌
rectus femoris

上孖肌
gemellus superior

下孖肌
gemellus inferior

闭孔外肌
obturator externus

臀大肌
gluteus maximus

股中间肌
vastus intermedius

股外侧肌
vastus lateralis

大收肌
adductor magnus

闭孔内肌
obturator internus

半膜肌
semimembranosus

大收肌
adductor magnus

短收肌
adductor brevis

447. 臀区肌肉 5
Muscles of the gluteal region 5

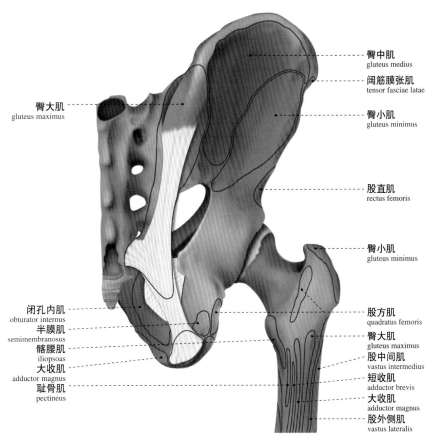

臀中肌
gluteus medius

阔筋膜张肌
tensor fasciae latae

臀小肌
gluteus minimus

股直肌
rectus femoris

臀小肌
gluteus minimus

臀大肌
gluteus maximus

闭孔内肌
obturator internus

半膜肌
semimembranosus

髂腰肌
iliopsoas

大收肌
adductor magnus

耻骨肌
pectineus

股方肌
quadratus femoris

臀大肌
gluteus maximus

股中间肌
vastus intermedius

短收肌
adductor brevis

大收肌
adductor magnus

股外侧肌
vastus lateralis

448. 臀部骨骼肌肉附着部位（后面观）
Muscle attachment sites of the gluteal bones (posterior aspect)

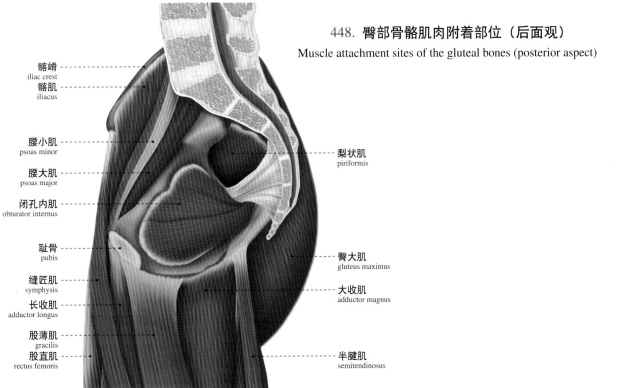

髂嵴
iliac crest

髂肌
iliacus

腰小肌
psoas minor

腰大肌
psoas major

闭孔内肌
obturator internus

耻骨
pubis

缝匠肌
symphysis

长收肌
adductor longus

股薄肌
gracilis

股直肌
rectus femoris

梨状肌
piriformis

臀大肌
gluteus maximus

大收肌
adductor magnus

半腱肌
semitendinosus

449. 髋内侧面肌肉
Muscles of the medial aspect of the hip

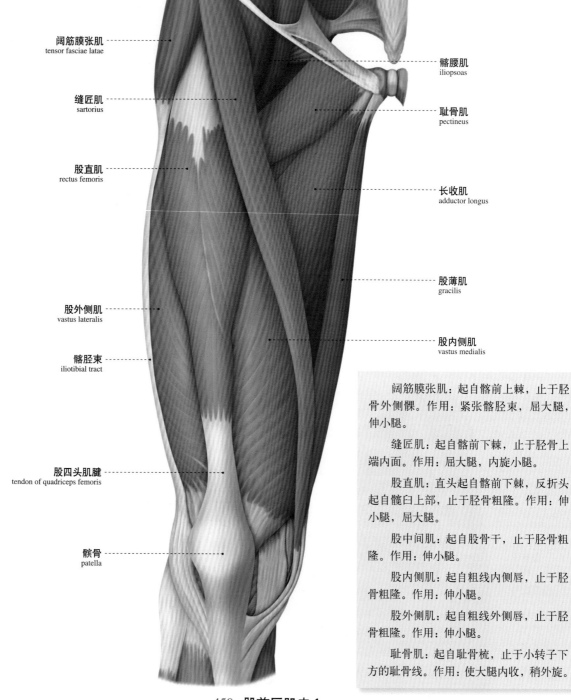

阔筋膜张肌
tensor fasciae latae

缝匠肌
sartorius

股直肌
rectus femoris

股外侧肌
vastus lateralis

髂胫束
iliotibial tract

股四头肌腱
tendon of quadriceps femoris

髌骨
patella

髂腰肌
iliopsoas

耻骨肌
pectineus

长收肌
adductor longus

股薄肌
gracilis

股内侧肌
vastus medialis

　　阔筋膜张肌：起自髂前上棘，止于胫骨外侧髁。作用：紧张髂胫束，屈大腿，伸小腿。

　　缝匠肌：起自髂前下棘，止于胫骨上端内面。作用：屈大腿，内旋小腿。

　　股直肌：直头起自髂前下棘，反折头起自髋臼上部，止于胫骨粗隆。作用：伸小腿，屈大腿。

　　股中间肌：起自股骨干，止于胫骨粗隆。作用：伸小腿。

　　股内侧肌：起自粗线内侧唇，止于胫骨粗隆。作用：伸小腿。

　　股外侧肌：起自粗线外侧唇，止于胫骨粗隆。作用：伸小腿。

　　耻骨肌：起自耻骨梳，止于小转子下方的耻骨线。作用：使大腿内收，稍外旋。

450. 股前区肌肉 1

Muscles of the anterior femoral region 1

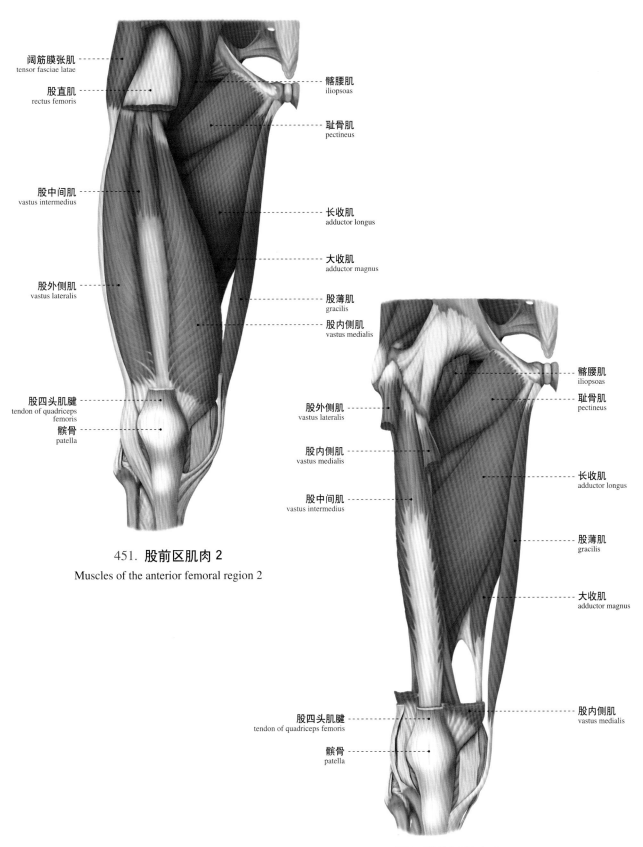

阔筋膜张肌
tensor fasciae latae

股直肌
rectus femoris

髂腰肌
iliopsoas

耻骨肌
pectineus

股中间肌
vastus intermedius

长收肌
adductor longus

大收肌
adductor magnus

股外侧肌
vastus lateralis

股薄肌
gracilis

股内侧肌
vastus medialis

股四头肌腱
tendon of quadriceps femoris

髌骨
patella

451. 股前区肌肉 2
Muscles of the anterior femoral region 2

股外侧肌
vastus lateralis

股内侧肌
vastus medialis

股中间肌
vastus intermedius

髂腰肌
iliopsoas

耻骨肌
pectineus

长收肌
adductor longus

股薄肌
gracilis

大收肌
adductor magnus

股内侧肌
vastus medialis

股四头肌腱
tendon of quadriceps femoris

髌骨
patella

452. 股前区肌肉 3
Muscles of the anterior femoral region 3

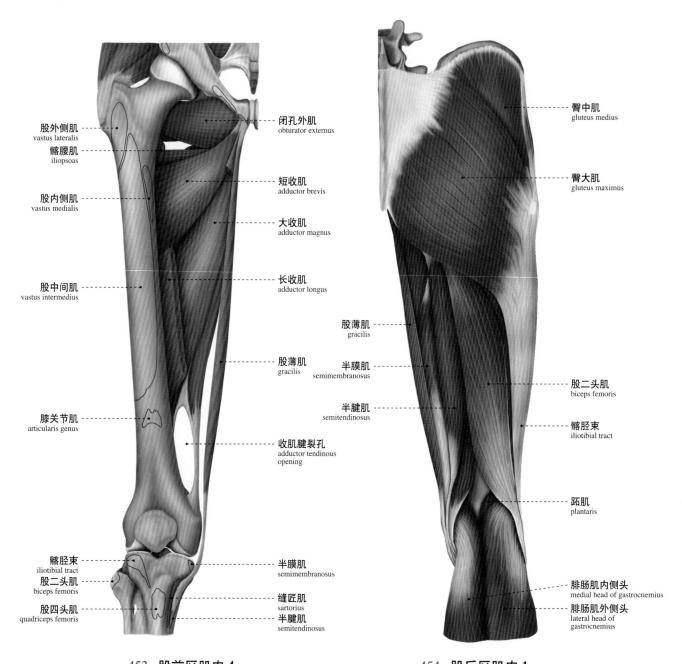

股外侧肌
vastus lateralis

髂腰肌
iliopsoas

股内侧肌
vastus medialis

股中间肌
vastus intermedius

膝关节肌
articularis genus

髂胫束
iliotibial tract

股二头肌
biceps femoris

股四头肌
quadriceps femoris

闭孔外肌
obturator externus

短收肌
adductor brevis

大收肌
adductor magnus

长收肌
adductor longus

股薄肌
gracilis

收肌腱裂孔
adductor tendinous opening

半膜肌
semimembranosus

缝匠肌
sartorius

半腱肌
semitendinosus

臀中肌
gluteus medius

臀大肌
gluteus maximus

股薄肌
gracilis

半膜肌
semimembranosus

半腱肌
semitendinosus

股二头肌
biceps femoris

髂胫束
iliotibial tract

跖肌
plantaris

腓肠肌内侧头
medial head of gastrocnemius

腓肠肌外侧头
lateral head of gastrocnemius

453. 股前区肌肉 4
Muscles of the anterior femoral region 4

454. 股后区肌肉 1
Muscles of the posterior femoral region 1

股二头肌：长头起自坐骨结节，短头起自股骨粗线中部，止于腓骨头。作用：屈小腿，伸大腿，使小腿外旋。

半腱肌：起自坐骨结节，止于胫骨近端内侧面。作用：伸大腿，屈小腿，使大腿内旋。

半膜肌：起自坐骨结节，止于胫骨近端内侧面。作用：伸大腿，屈小腿，使大腿内旋。

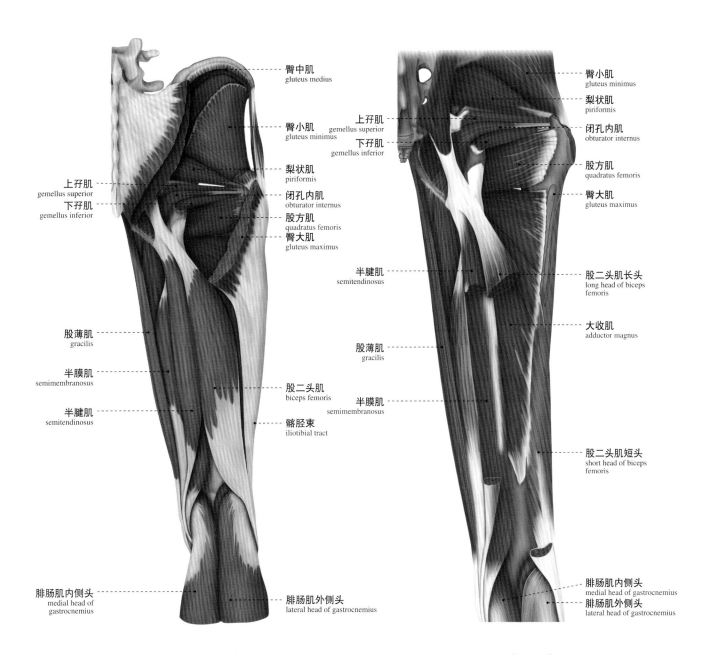

臀中肌
gluteus medius

臀小肌
gluteus minimus

上孖肌
gemellus superior

下孖肌
gemellus inferior

梨状肌
piriformis

上孖肌
gemellus superior

下孖肌
gemellus inferior

闭孔内肌
obturator internus

股方肌
quadratus femoris

臀大肌
gluteus maximus

股薄肌
gracilis

半膜肌
semimembranosus

半腱肌
semitendinosus

股二头肌
biceps femoris

髂胫束
iliotibial tract

腓肠肌内侧头
medial head of
gastrocnemius

腓肠肌外侧头
lateral head of gastrocnemius

臀小肌
gluteus minimus

梨状肌
piriformis

闭孔内肌
obturator internus

股方肌
quadratus femoris

臀大肌
gluteus maximus

半腱肌
semitendinosus

股二头肌长头
long head of biceps
femoris

大收肌
adductor magnus

股薄肌
gracilis

半膜肌
semimembranosus

股二头肌短头
short head of biceps
femoris

腓肠肌内侧头
medial head of gastrocnemius

腓肠肌外侧头
lateral head of gastrocnemius

455. 股后区肌肉 2
Muscles of the posterior femoral region 2

456. 股后区肌肉 3
Muscles of the posterior femoral region 3

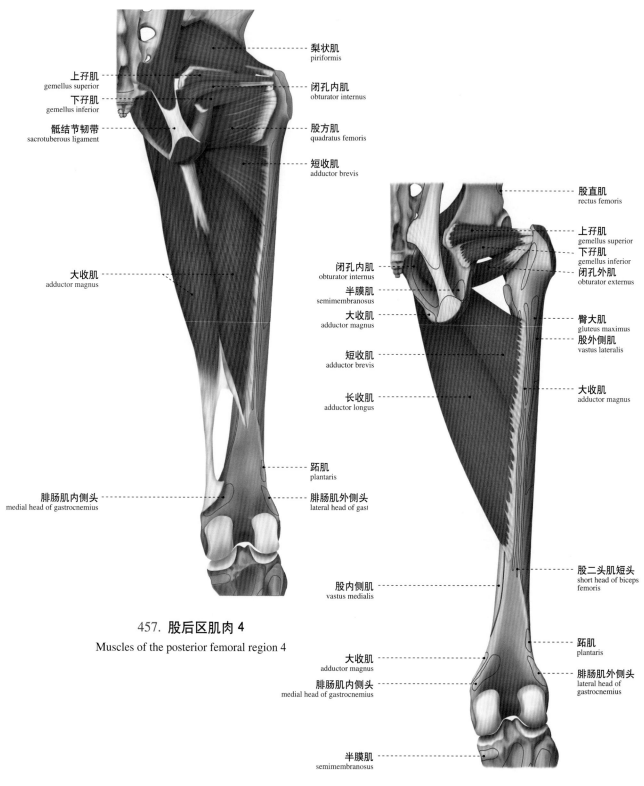

梨状肌
piriformis

上孖肌
gemellus superior

下孖肌
gemellus inferior

骶结节韧带
sacrotuberous ligament

闭孔内肌
obturator internus

股方肌
quadratus femoris

短收肌
adductor brevis

大收肌
adductor magnus

跖肌
plantaris

腓肠肌内侧头
medial head of gastrocnemius

腓肠肌外侧头
lateral head of gast

457. 股后区肌肉 4

Muscles of the posterior femoral region 4

股直肌
rectus femoris

上孖肌
gemellus superior

下孖肌
gemellus inferior

闭孔外肌
obturator externus

闭孔内肌
obturator internus

半膜肌
semimembranosus

大收肌
adductor magnus

短收肌
adductor brevis

长收肌
adductor longus

臀大肌
gluteus maximus

股外侧肌
vastus lateralis

大收肌
adductor magnus

股二头肌短头
short head of biceps femoris

股内侧肌
vastus medialis

跖肌
plantaris

腓肠肌外侧头
lateral head of gastrocnemius

大收肌
adductor magnus

腓肠肌内侧头
medial head of gastrocnemius

半膜肌
semimembranosus

458. 股后区肌肉 5

Muscles of the posterior femoral region 5

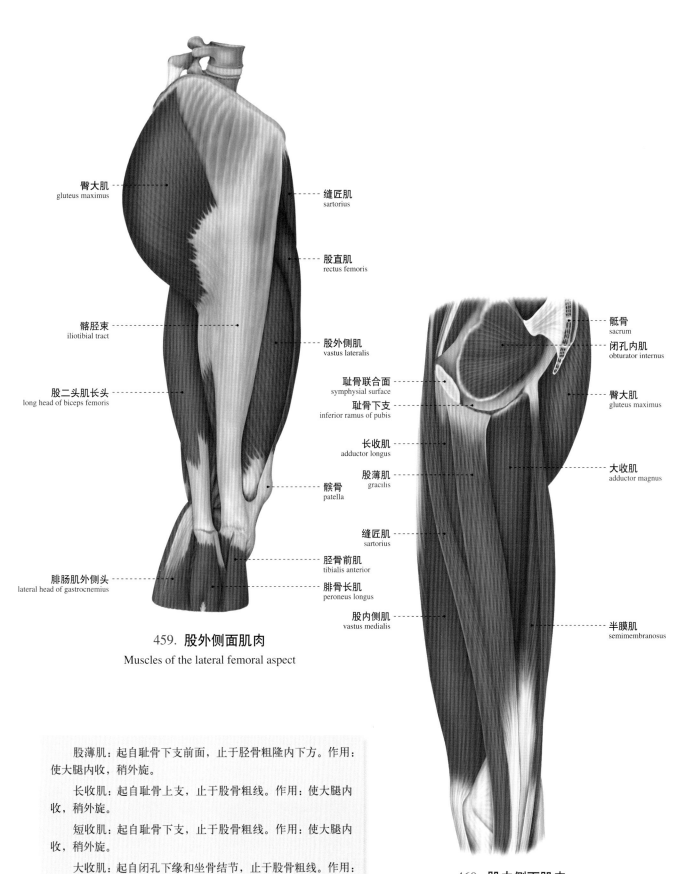

臀大肌
gluteus maximus

缝匠肌
sartorius

股直肌
rectus femoris

髂胫束
iliotibial tract

股外侧肌
vastus lateralis

股二头肌长头
long head of biceps femoris

耻骨联合面
symphysial surface

耻骨下支
inferior ramus of pubis

长收肌
adductor longus

股薄肌
gracilis

髌骨
patella

缝匠肌
sartorius

胫骨前肌
tibialis anterior

腓肠肌外侧头
lateral head of gastrocnemius

腓骨长肌
peroneus longus

股内侧肌
vastus medialis

骶骨
sacrum

闭孔内肌
obturator internus

臀大肌
gluteus maximus

大收肌
adductor magnus

半膜肌
semimembranosus

459. 股外侧面肌肉

Muscles of the lateral femoral aspect

460. 股内侧面肌肉

Muscles of the medial femoral aspect

　　股薄肌：起自耻骨下支前面，止于胫骨粗隆内下方。作用：使大腿内收，稍外旋。

　　长收肌：起自耻骨上支，止于股骨粗线。作用：使大腿内收，稍外旋。

　　短收肌：起自耻骨下支，止于股骨粗线。作用：使大腿内收，稍外旋。

　　大收肌：起自闭孔下缘和坐骨结节，止于股骨粗线。作用：使大腿内收，稍外旋。

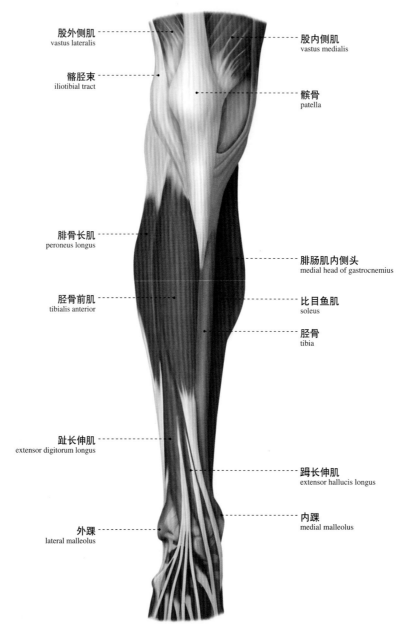

股外侧肌
vastus lateralis

股内侧肌
vastus medialis

髂胫束
iliotibial tract

髌骨
patella

腓骨长肌
peroneus longus

腓肠肌内侧头
medial head of gastrocnemius

胫骨前肌
tibialis anterior

比目鱼肌
soleus

胫骨
tibia

趾长伸肌
extensor digitorum longus

踇长伸肌
extensor hallucis longus

内踝
medial malleolus

外踝
lateral malleolus

461. 小腿前区肌肉 1

Muscles of the anterior crural region 1

胫骨前肌：起自胫骨外面 2/3 及邻近骨间膜，止于第 1 楔骨和第 1 跖骨底。作用：使足背屈、内翻和内收。

踇长伸肌：起自腓骨内面下 2/3 及邻近骨间膜，止于踇趾远节趾骨背面。作用：伸踇趾，助足内翻和背屈。

趾长伸肌：起自腓骨前嵴、胫骨上端及骨间膜，借趾背腱膜止于第 2~5 趾。作用：伸趾，助足背屈。

大收肌：起自闭孔下缘和坐骨结节，止于股骨粗线。作用：使大腿内收，稍外旋。

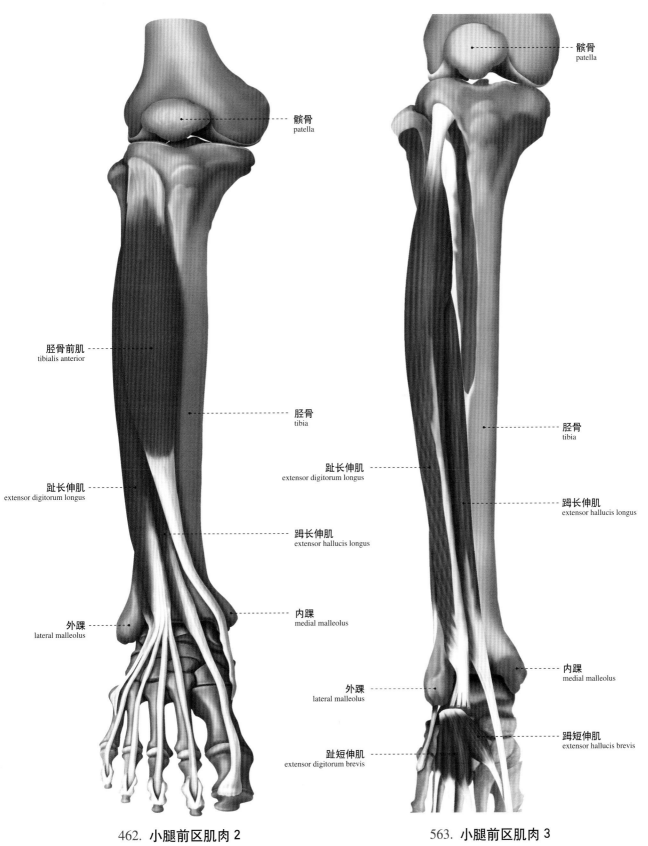

髌骨
patella

髌骨
patella

胫骨前肌
tibialis anterior

胫骨
tibia

胫骨
tibia

趾长伸肌
extensor digitorum longus

趾长伸肌
extensor digitorum longus

拇长伸肌
extensor hallucis longus

拇长伸肌
extensor hallucis longus

内踝
medial malleolus

外踝
lateral malleolus

内踝
medial malleolus

外踝
lateral malleolus

拇短伸肌
extensor hallucis brevis

趾短伸肌
extensor digitorum brevis

462. 小腿前区肌肉 2

Muscles of the anterior crural region 2

563. 小腿前区肌肉 3

Muscles of the anterior crural region 3

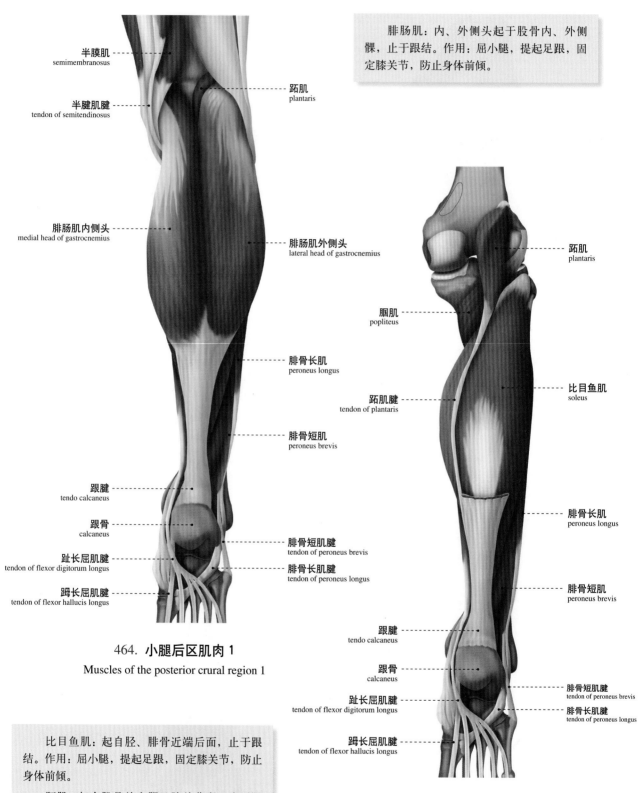

半膜肌
semimembranosus

半腱肌腱
tendon of semitendinosus

腓肠肌内侧头
medial head of gastrocnemius

跟腱
tendo calcaneus

跟骨
calcaneus

趾长屈肌腱
tendon of flexor digitorum longus

蹋长屈肌腱
tendon of flexor hallucis longus

跖肌
plantaris

腓肠肌外侧头
lateral head of gastrocnemius

腓骨长肌
peroneus longus

腓骨短肌
peroneus brevis

腓骨短肌腱
tendon of peroneus brevis

腓骨长肌腱
tendon of peroneus longus

464. 小腿后区肌肉 1

Muscles of the posterior crural region 1

腓肠肌：内、外侧头起于股骨内、外侧髁，止于跟结。作用：屈小腿，提起足跟，固定膝关节，防止身体前倾。

跖肌
plantaris

腘肌
popliteus

跖肌腱
tendon of plantaris

比目鱼肌
soleus

腓骨长肌
peroneus longus

腓骨短肌
peroneus brevis

跟腱
tendo calcaneus

跟骨
calcaneus

趾长屈肌腱
tendon of flexor digitorum longus

蹋长屈肌腱
tendon of flexor hallucis longus

腓骨短肌腱
tendon of peroneus brevis

腓骨长肌腱
tendon of peroneus longus

465. 小腿后区肌肉 2

Muscles of the posterior crural region 2

比目鱼肌：起自胫、腓骨近端后面，止于跟结。作用：屈小腿，提起足跟，固定膝关节，防止身体前倾。

跖肌：起自股骨外上髁及膝关节囊，止于跟结。作用：牵引膝关节囊。

腘肌：起自股骨外上髁，止于胫骨近端后面。作用：屈、内旋小腿。

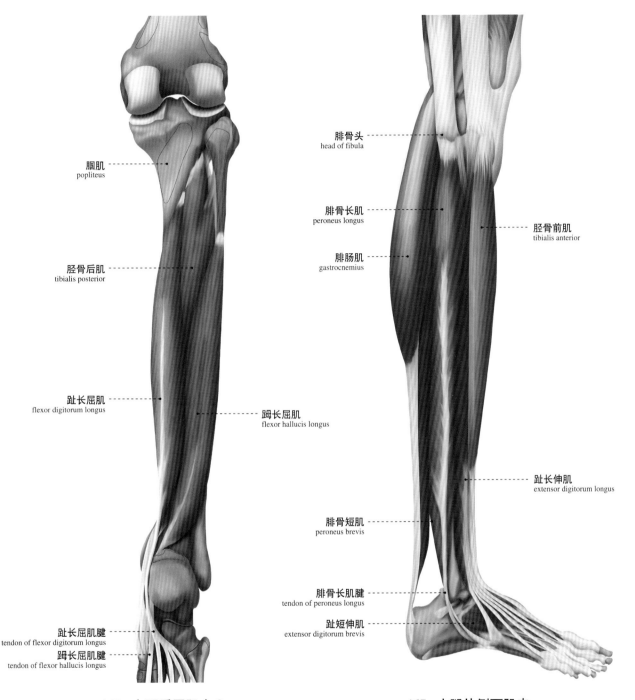

腘肌
popliteus

胫骨后肌
tibialis posterior

趾长屈肌
flexor digitorum longus

踇长屈肌
flexor hallucis longus

趾长屈肌腱
tendon of flexor digitorum longus

踇长屈肌腱
tendon of flexor hallucis longus

腓骨头
head of fibula

腓骨长肌
peroneus longus

腓肠肌
gastrocnemius

胫骨前肌
tibialis anterior

趾长伸肌
extensor digitorum longus

腓骨短肌
peroneus brevis

腓骨长肌腱
tendon of peroneus longus

趾短伸肌
extensor digitorum brevis

466. 小腿后区肌肉 3

Muscles of the posterior crural region 3

467. 小腿外侧面肌肉

Muscles of the lateral crural aspect

　　趾长屈肌：起自胫骨后面中 1/3，止于第 2~5 趾远节趾骨底。作用：屈第 2~5 趾，使足跖屈。

　　胫骨后肌：起自胫、腓骨后面及骨间膜上 2/3，止于舟骨粗隆、第 1~3 楔骨。作用：使足内翻并跖屈。

　　踇长屈肌：起自腓骨后面下 2/3 及骨间膜，止于踇趾远节趾骨底。作用：屈踇趾并使足跖屈。

　　腓骨长肌：起自腓骨上 2/3 外面，止于第 1 楔骨和第 1 跖骨底外面。作用：使足外翻、跖屈。

　　腓骨短肌：起自腓骨下 2/3 外面，止于第 5 跖骨粗隆。作用：使足外翻、跖屈。

伸肌上支持带：位于踝部前上方，附着于胫骨前嵴与腓骨前嵴之间，为小腿筋膜的横向纤维向下增厚而成。伸肌上支持带深面通行有胫骨前肌腱、踇长伸肌腱、趾长伸肌腱及腓骨第3肌腱。

伸肌下支持带：位踝前和足背，为呈Y形的纤维带。其外侧端附着于跟骨前部，内侧端分为上、下2束，上束止于内踝，下束与足内侧缘的深筋膜及跖腱膜相续。此韧带向深面发出间隔，形成3个骨纤维性管，通过包有滑液囊的伸肌腱和血管、神经。其内侧管内有胫骨前肌腱，中间管内有踇长伸肌腱、腓深神经和胫前动、静脉，外侧管内有趾长伸肌的4条肌腱和第3腓骨肌腱。

腓骨肌总腱鞘
common sheath of peronei

伸肌上支持带
superior extensor retinaculum

伸肌下支持带
inferior extensor retinaculum

趾长伸肌腱鞘
tendinous sheath of extensor
digitorum longus

第3腓骨肌腱
tendon of peroneus tertius

趾长伸肌腱
tendon of extensor digitorum longus

趾短伸肌腱
tendon of extensor digitorum brevis

胫骨前肌腱鞘
tendinous sheath of tibialis anterior

踇长伸肌腱鞘
tendinous sheath of extensor
hallucis longus

踇短伸肌腱
tendon of extensor hallucis brevis

踇长伸肌腱
tendon of extensor hallucis longus

468. 足背区肌肉 1
Muscles of the dorsal region of the foot 1

胫骨前肌腱鞘：位于最内侧，近端起自屈肌上支持带上缘，经屈肌下支持带上束深侧，远端达屈肌支持带下束近侧。

踇长伸肌腱鞘：位于前群中间，近端起自屈肌下支持带上束稍上方，经过屈肌支持带上、下束所构成的双层筒内，远端达踇趾近节趾骨处。胫前血管和腓深神经与之共同行于筋膜管中。

趾长伸肌腱鞘：居于最外侧，包裹趾长伸肌和第3腓骨肌腱，起自屈肌上支持带上缘，比踇长伸肌腱鞘稍长，经屈肌下支持带干的双层筋膜管，远端达第3跖骨中部。在各腱的深面，可以看到由致密筋膜形成的滑膜鞘后壁，再深面为关节囊、韧带或骨面。

趾短伸肌：起自跟骨前端上外面，止于第 2~4 趾趾背腱膜。作用：协助伸趾。

　　蹞短伸肌：起自跟骨前端上外面，止于蹞趾近节趾骨底背面。作用：协助伸趾。

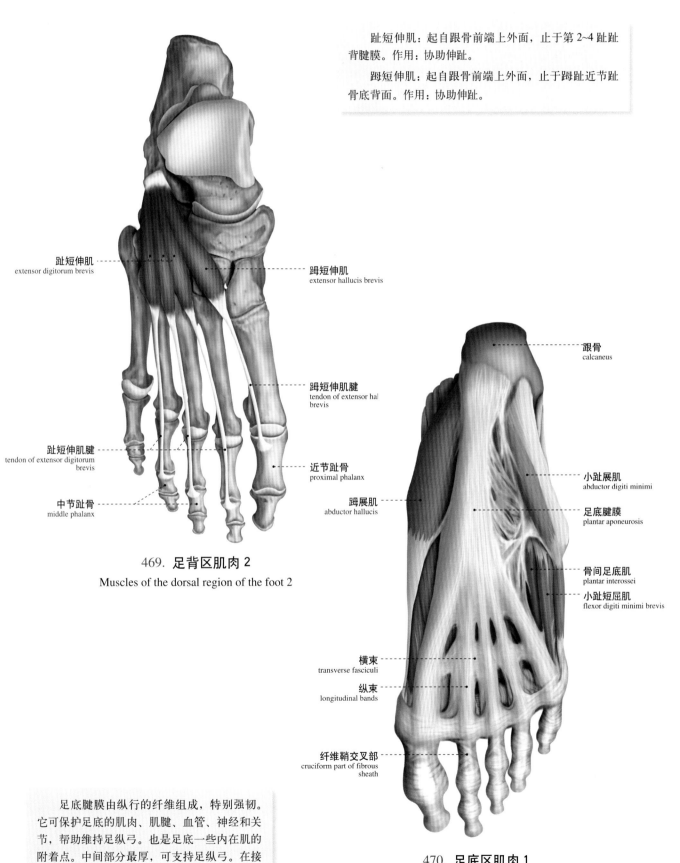

趾短伸肌
extensor digitorum brevis

蹞短伸肌
extensor hallucis brevis

蹞短伸肌腱
tendon of extensor hal
brevis

趾短伸肌腱
tendon of extensor digitorum
brevis

中节趾骨
middle phalanx

近节趾骨
proximal phalanx

469. 足背区肌肉 2
Muscles of the dorsal region of the foot 2

跟骨
calcaneus

小趾展肌
abductor digiti minimi

足底腱膜
plantar aponeurosis

骨间足底肌
plantar interossei

小趾短屈肌
flexor digiti minimi brevis

蹞展肌
abductor hallucis

横束
transverse fasciculi

纵束
longitudinal bands

纤维鞘交叉部
cruciform part of fibrous
sheath

470. 足底区肌肉 1
Muscles of the plantar region of the foot 1

　　足底腱膜由纵行的纤维组成，特别强韧。它可保护足底的肌肉、肌腱、血管、神经和关节，帮助维持足纵弓。也是足底一些内在肌的附着点。中间部分最厚，可支持足纵弓。在接近跖骨头处分为 5 个分叉，分别到达各趾。

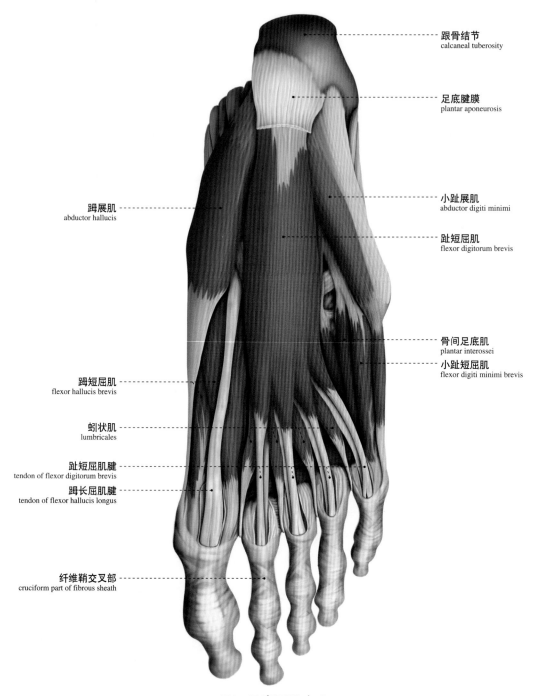

跟骨结节
calcaneal tuberosity

足底腱膜
plantar aponeurosis

小趾展肌
abductor digiti minimi

趾短屈肌
flexor digitorum brevis

踇展肌
abductor hallucis

骨间足底肌
plantar interossei

小趾短屈肌
flexor digiti minimi brevis

踇短屈肌
flexor hallucis brevis

蚓状肌
lumbricales

趾短屈肌腱
tendon of flexor digitorum brevis

踇长屈肌腱
tendon of flexor hallucis longus

纤维鞘交叉部
cruciform part of fibrous sheath

471. 足底区肌肉 2

Muscles of the plantar region of the foot 2

踇展肌、踇短屈肌和踇收肌：起自跟骨、舟骨、楔骨、足底长韧带及肌腱等，止于踇趾近节趾骨底跖面。作用：外展、内收和屈踇趾。

小趾展肌：起自跟骨结节跖侧，止于小趾近节趾骨底跖面。作用：外展及屈曲小趾。

小趾短屈肌：起自第 5 跖骨底和足底长韧带，止于小趾近节趾骨底跖面。作用：外展及屈曲小趾。

足底方肌：起自跟骨底面，止于第 2~5 趾中节趾骨底。作用：屈趾。

趾短屈肌：起自跟骨结节及足底腱膜，止于趾长屈肌腱外缘。作用：协助屈趾。

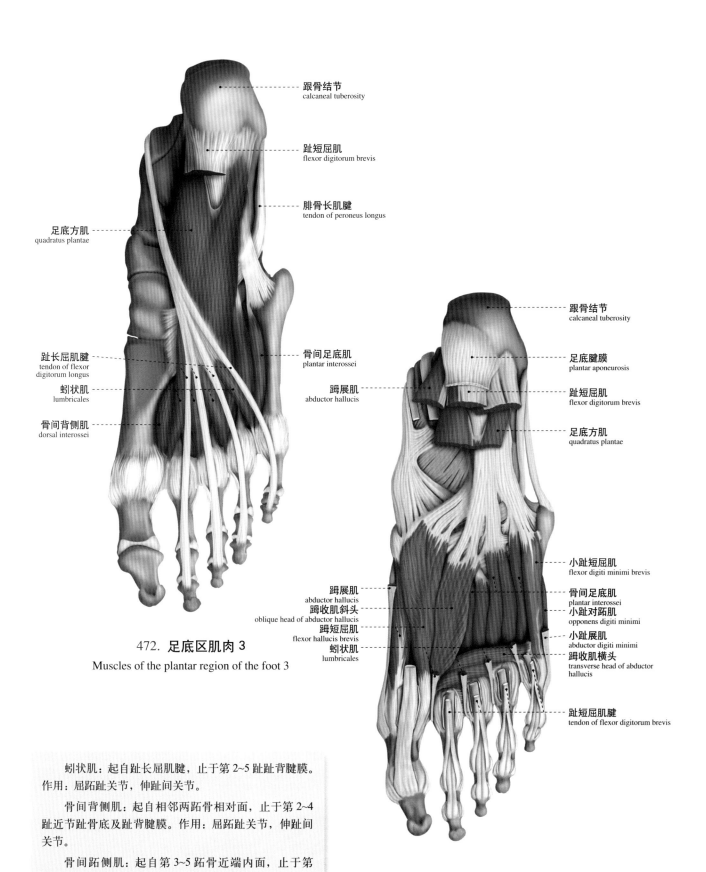

跟骨结节
calcaneal tuberosity

趾短屈肌
flexor digitorum brevis

腓骨长肌腱
tendon of peroneus longus

足底方肌
quadratus plantae

趾长屈肌腱
tendon of flexor
digitorum longus

蚓状肌
lumbricales

骨间背侧肌
dorsal interossei

骨间足底肌
plantar interossei

鉧展肌
abductor hallucis

472. 足底区肌肉 3

Muscles of the plantar region of the foot 3

跟骨结节
calcaneal tuberosity

足底腱膜
plantar aponeurosis

趾短屈肌
flexor digitorum brevis

足底方肌
quadratus plantae

小趾短屈肌
flexor digiti minimi brevis

骨间足底肌
plantar interossei

小趾对跖肌
opponens digiti minimi

小趾展肌
abductor digiti minimi

鉧收肌横头
transverse head of abductor hallucis

趾短屈肌腱
tendon of flexor digitorum brevis

鉧展肌
abductor hallucis

鉧收肌斜头
oblique head of abductor hallucis

鉧短屈肌
flexor hallucis brevis

蚓状肌
lumbricales

蚓状肌：起自趾长屈肌腱，止于第 2~5 趾趾背腱膜。作用：屈跖趾关节，伸趾间关节。

骨间背侧肌：起自相邻两跖骨相对面，止于第 2~4 趾近节趾骨底及趾背腱膜。作用：屈跖趾关节，伸趾间关节。

骨间跖侧肌：起自第 3~5 跖骨近端内面，止于第 3~5 趾近节趾骨底及趾背腱膜。作用：屈跖趾关节，伸趾间关节，使第 3~5 趾内收。

473. 足底区肌肉 4

Muscles of the plantar region of the foot 4

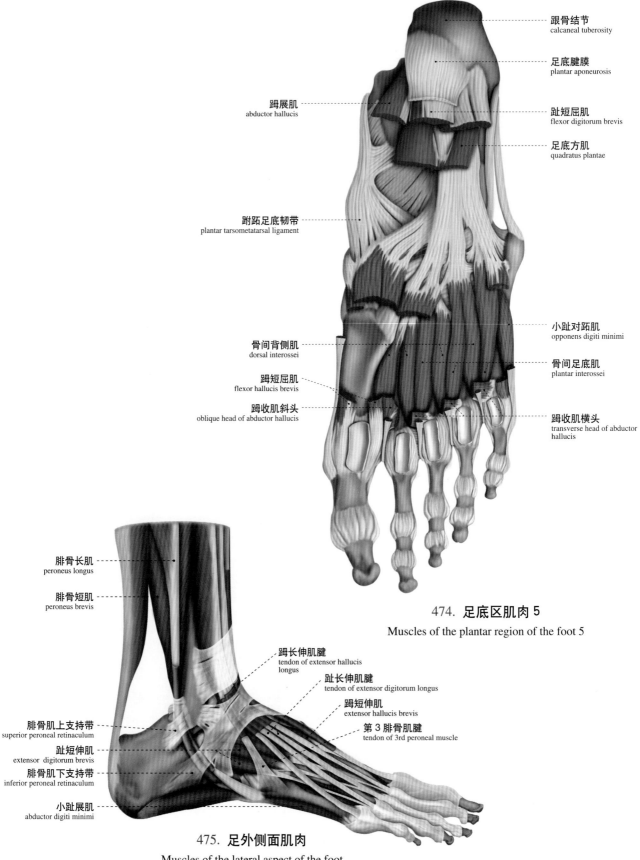

跟骨结节
calcaneal tuberosity

足底腱膜
plantar aponeurosis

蹞展肌
abductor hallucis

趾短屈肌
flexor digitorum brevis

足底方肌
quadratus plantae

跗跖足底韧带
plantar tarsometatarsal ligament

小趾对跖肌
opponens digiti minimi

骨间背侧肌
dorsal interossei

骨间足底肌
plantar interossei

蹞短屈肌
flexor hallucis brevis

蹞收肌斜头
oblique head of abductor hallucis

蹞收肌横头
transverse head of abductor hallucis

474. 足底区肌肉 5
Muscles of the plantar region of the foot 5

腓骨长肌
peroneus longus

腓骨短肌
peroneus brevis

蹞长伸肌腱
tendon of extensor hallucis longus

趾长伸肌腱
tendon of extensor digitorum longus

蹞短伸肌
extensor hallucis brevis

第 3 腓骨肌腱
tendon of 3rd peroneal muscle

腓骨肌上支持带
superior peroneal retinaculum

趾短伸肌
extensor digitorum brevis

腓骨肌下支持带
inferior peroneal retinaculum

小趾展肌
abductor digiti minimi

475. 足外侧面肌肉
Muscles of the lateral aspect of the foot

表3 下肢肌肉

髂肌

肌 肉		起 始	抵 止	作 用	神经与节段
髂腰肌	髂肌	髂窝	股骨小转子和髋关节囊	屈曲并外旋大腿；大腿固定时可使骨盆和躯干前屈	腰丛，股神经L1~L4
	腰大肌	第1~4腰椎体和全部腰椎横突			
	腰小肌	第12胸椎体和第1腰椎体侧面	髂耻隆起	侧屈躯干并紧张髂筋膜	腰丛L1、L2

臀肌

肌 肉	起 始	抵 止	作 用	神经与节段
臀大肌	骶尾骨背面 髂骨翼面	股骨臀肌粗隆髂胫束	后伸及外旋大腿；大腿固定时防止躯干前倾	臀下神经L5、S1
臀中肌	髂骨翼外面中部	股骨大转子	外展大腿；大腿固定时使骨盆侧倾	臀上神经L4、L5
臀小肌	髂骨翼外面前部			
梨状肌	骶骨盆面	大转子尖		
闭孔内肌	闭孔膜内面及周围骨面	股骨转子窝	使大腿外旋	骶丛分支L5和S1、S2
上孖肌	坐骨棘			
下孖肌	坐骨结节			
股方肌	坐骨结节外面	转子间嵴		
闭孔外肌	闭孔膜外面及周围骨面	股骨转子窝		

大腿肌

肌 肉			起 始	抵 止	作 用	神经与节段
前群	阔筋膜张肌		髂前上棘	移行于髂胫束，止于胫骨外侧髁	紧张髂胫束，屈大腿，伸小腿	臀上神经L4、L5
	缝匠肌		髂前下棘	胫骨上端内面	屈大腿，内旋小腿	股神经L2、L3
	股四头肌	股直肌	直头：髂前下棘 反折头：髋臼上部	四个头通过髌骨，借髌韧带止于胫骨粗隆	伸小腿，屈大腿	股神经L2、L4
		股外侧肌	粗线外侧唇		伸小腿	
		股中间肌	股骨干			
		股内侧肌	粗线内侧唇			
内侧群	耻骨肌		耻骨梳	小转子下方的耻骨线	使大腿内收，稍外旋	闭孔神经L2~L4
	股薄肌		耻骨下支前面	胫骨粗隆内下方		
	长收肌		耻骨上支	股骨粗线		
	短收肌		耻骨下支			
	大收肌		闭孔下缘和坐骨结节			
后群	股二头肌		长头：坐骨结节 短头：股骨粗线中部	腓骨头	屈小腿，伸大腿，使小腿外旋	坐骨神经L5~S3
	半腱肌		坐骨结节	胫骨近端内侧面	伸大腿，屈小腿，使大腿内旋	
	半膜肌					

小腿肌

肌肉			起始	抵止	作用	神经与节段
前群	胫骨前肌		胫骨外面 2/3 及邻近骨间膜	第 1 楔骨和第 1 跖骨底	使足背屈、内翻和内收	腓深神经 L4~S1
	踇长伸肌		腓骨内面下 2/3 及邻近骨间膜	踇趾远节趾骨背面	伸踇趾，助足内翻和背屈	
	趾长伸肌		腓骨前嵴、胫骨上端及骨间膜	借趾背腱膜止于第 2~5 趾	伸趾，助足背屈	
后群	浅层	小腿三头肌	腓肠肌	内、外侧头起于股骨内、外侧髁	以跟腱止于跟结	屈小腿，提起足跟，固定膝关节，防止身体前倾	胫神经 L4~S2
			比目鱼肌	胫、腓骨近端后面			
		跖肌		股骨外上髁及膝关节囊	移行于跟腱内侧或单独止于跟骨	可牵引膝关节囊	胫神经 L5、S1
	深层	腘肌		股骨外上髁	胫骨近端后面	屈、内旋小腿	胫神经 L5、S1
		趾长屈肌		胫骨后面中 1/3	第 2~5 趾远节趾骨底	屈第 2~5 趾，使足跖屈	胫神经 S1、S2
		胫骨后肌		胫、腓骨后面及骨间膜上 2/3	舟骨粗隆、第 1~3 楔骨	使足内翻并跖屈	胫神经 L4、L5
		踇长屈肌		腓骨后面下 2/3 及骨间膜	于足底与趾长屈肌腱交叉，止于踇趾远节趾骨底	屈踇趾并使足跖屈	胫神经 S1、S2
外侧群	腓骨长肌		腓骨上 2/3 外面	第 1 楔骨和第 1 跖骨底外面	使足外翻、跖屈	腓浅神经 L5、S1
	腓骨短肌		腓骨下 2/3 外面	第 5 跖骨粗隆		

足肌

肌肉			起始	抵止	作用	神经与节段
足背肌	踇短伸肌		跟骨前端上外面	踇趾近节趾骨底背面	协助伸趾	腓深神经 L4~S1
	趾短伸肌			第 2~4 趾趾背腱膜		
足底肌	内侧群	踇展肌	跟骨、舟骨、楔骨、足底长韧带及肌腱等	踇趾近节趾骨底跖面	外展、内收和屈踇趾	足底内侧神经 L5~S2
		踇短屈肌				
		踇收肌				
	外侧群	小趾展肌	跟骨结节跖侧	小趾近节趾骨底跖面	外展及屈曲小趾	足底外侧神经 S1、S2
		小趾短屈肌	第 5 跖骨底和足底长韧带			
	中间群	趾短屈肌	跟骨结节及足底腱膜	第 2~5 趾中节趾骨底	屈趾	足底内侧神经 L5、S1
		足底方肌	跟骨底面	趾长屈肌腱外缘	协助屈趾	足底外侧神经 S1、S2
		蚓状肌	4 块，起于趾长屈肌腱	移行于第 2~5 趾趾背腱膜	屈跖趾关节，伸趾间关节	足底内、外侧神经 L5~S2
		骨间背侧肌	4 块，起自相邻两跖骨相对面	第 2~4 趾近节趾骨底及趾背腱膜	屈跖趾关节，伸趾间关节，使第 2~4 趾外展	腓深神经 S1、S2
		骨间跖侧肌	3 块，起自第 3~5 跖骨近端内面	第 3~5 趾近节趾骨底及趾背腱膜	屈跖趾关节，伸趾间关节，使第 3~5 趾内收	足底外侧神经 S1、S2

下肢血管、淋巴与神经

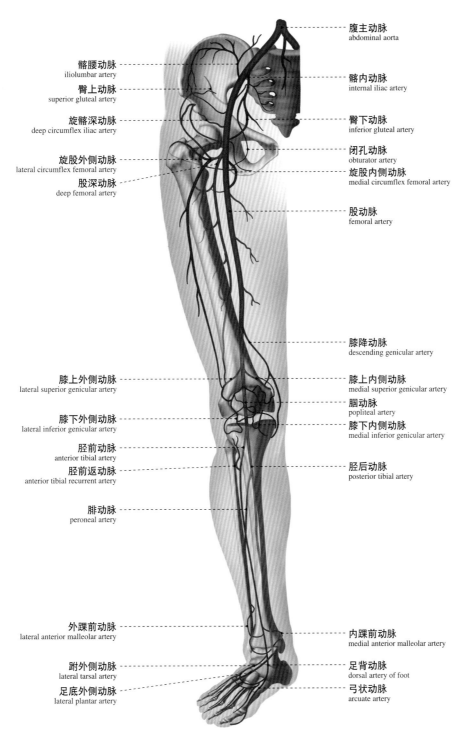

髂腰动脉
iliolumbar artery

臀上动脉
superior gluteal artery

旋髂深动脉
deep circumflex iliac artery

旋股外侧动脉
lateral circumflex femoral artery

股深动脉
deep femoral artery

膝上外侧动脉
lateral superior genicular artery

膝下外侧动脉
lateral inferior genicular artery

胫前动脉
anterior tibial artery

胫前返动脉
anterior tibial recurrent artery

腓动脉
peroneal artery

外踝前动脉
lateral anterior malleolar artery

跗外侧动脉
lateral tarsal artery

足底外侧动脉
lateral plantar artery

腹主动脉
abdominal aorta

髂内动脉
internal iliac artery

臀下动脉
inferior gluteal artery

闭孔动脉
obturator artery

旋股内侧动脉
medial circumflex femoral artery

股动脉
femoral artery

膝降动脉
descending genicular artery

膝上内侧动脉
medial superior genicular artery

腘动脉
popliteal artery

膝下内侧动脉
medial inferior genicular artery

胫后动脉
posterior tibial artery

内踝前动脉
medial anterior malleolar artery

足背动脉
dorsal artery of foot

弓状动脉
arcuate artery

476. 下肢的动脉

Arteries of the lower limb

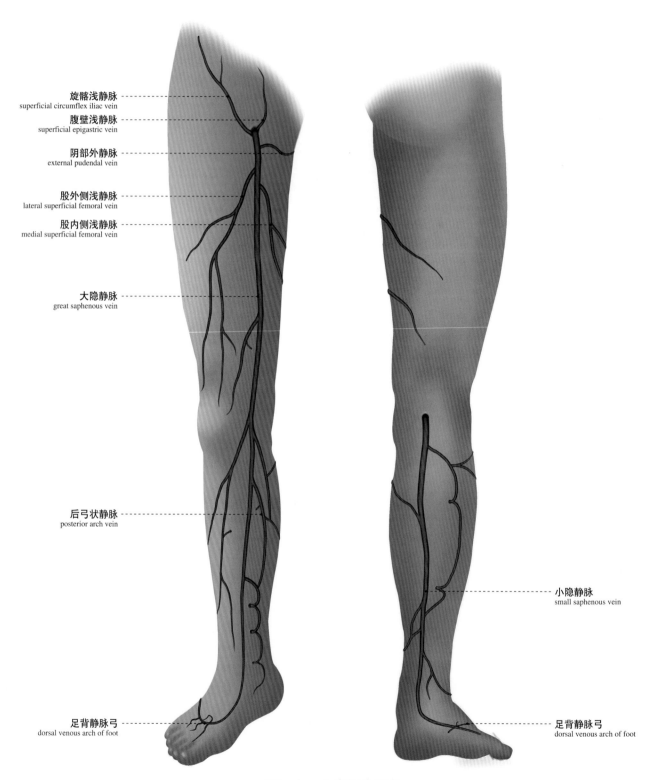

旋髂浅静脉
superficial circumflex iliac vein

腹壁浅静脉
superficial epigastric vein

阴部外静脉
external pudendal vein

股外侧浅静脉
lateral superficial femoral vein

股内侧浅静脉
medial superficial femoral vein

大隐静脉
great saphenous vein

后弓状静脉
posterior arch vein

小隐静脉
small saphenous vein

足背静脉弓
dorsal venous arch of foot

足背静脉弓
dorsal venous arch of foot

477. 大、小隐静脉属支
Tributaries of the great and small saphenous veins

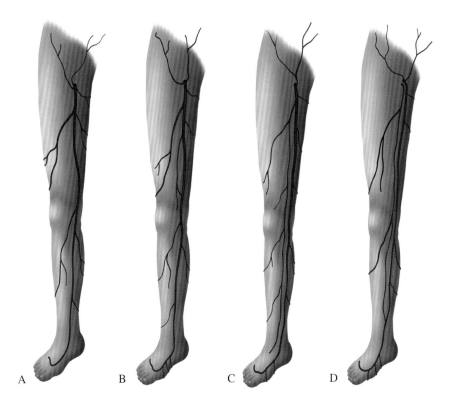

478. 大隐静脉干类型

Types of the trunk of the great saphenous vein

A. 单干型；B. 岛型；C. 副隐型；D. 双大隐型

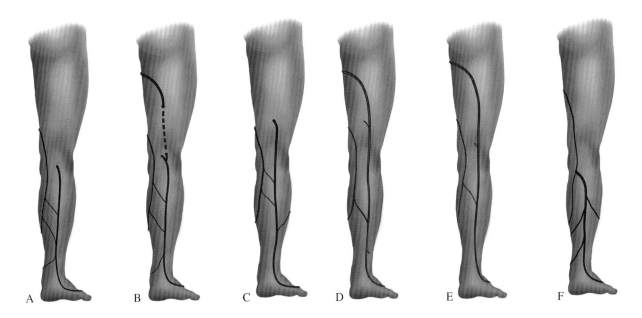

479. 小隐静脉终端变异

Variation of the termination of the small saphenous vein

A. 正常型；B. 正常亚型；C. 高位型；D. 高位型；E. 高位型；F. 低位型

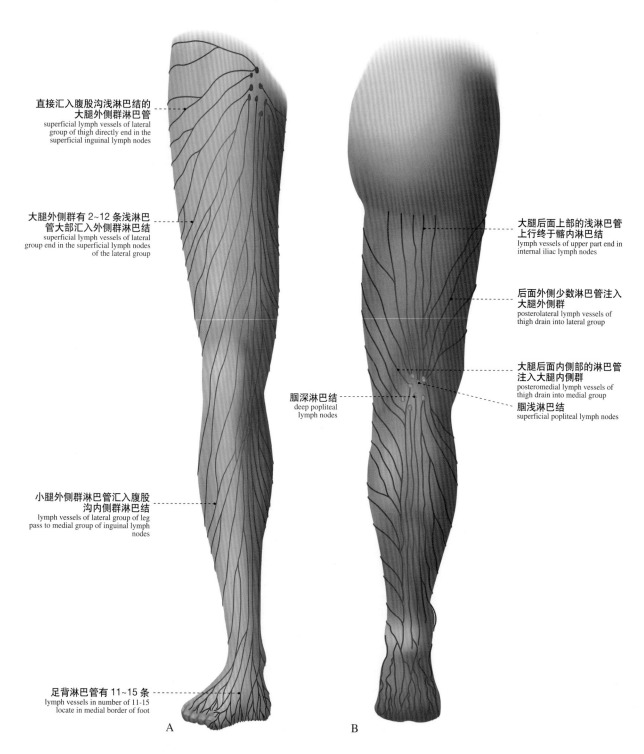

直接汇入腹股沟浅淋巴结的
大腿外侧群淋巴管
superficial lymph vessels of lateral
group of thigh directly end in the
superficial inguinal lymph nodes

大腿外侧群有 2~12 条浅淋巴
管大部汇入外侧群淋巴结
superficial lymph vessels of lateral
group end in the superficial lymph nodes
of the lateral group

小腿外侧群淋巴管汇入腹股
沟内侧群淋巴结
lymph vessels of lateral group of leg
pass to medial group of inguinal lymph
nodes

足背淋巴管有 11~15 条
lymph vessels in number of 11-15
locate in medial border of foot

大腿后面上部的浅淋巴管
上行终于髂内淋巴结
lymph vessels of upper part end in
internal iliac lymph nodes

后面外侧少数淋巴管注入
大腿外侧群
posterolateral lymph vessels of
thigh drain into lateral group

大腿后面内侧部的淋巴管
注入大腿内侧群
posteromedial lymph vessels of
thigh drain into medial group

腘浅淋巴结
superficial popliteal lymph nodes

腘深淋巴结
deep popliteal
lymph nodes

A

B

480. 下肢的淋巴
Lymphs of the lower limb

A. 前面观；B. 后面观

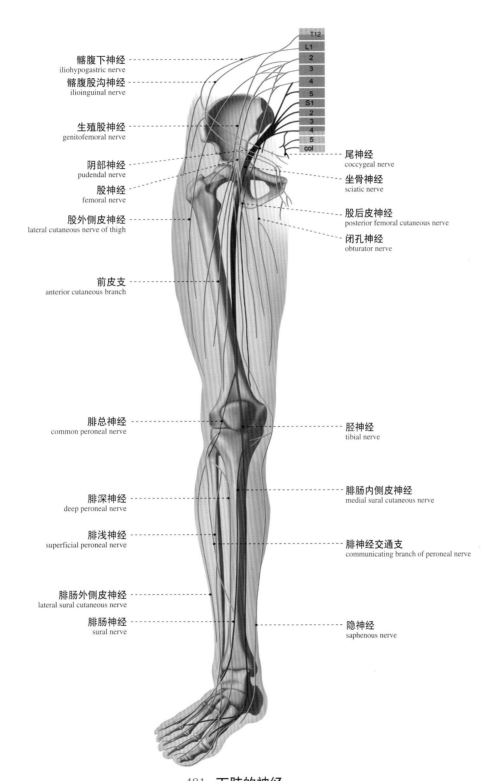

髂腹下神经
iliohypogastric nerve

髂腹股沟神经
ilioinguinal nerve

生殖股神经
genitofemoral nerve

阴部神经
pudendal nerve

股神经
femoral nerve

股外侧皮神经
lateral cutaneous nerve of thigh

前皮支
anterior cutaneous branch

腓总神经
common peroneal nerve

腓深神经
deep peroneal nerve

腓浅神经
superficial peroneal nerve

腓肠外侧皮神经
lateral sural cutaneous nerve

腓肠神经
sural nerve

尾神经
coccygeal nerve

坐骨神经
sciatic nerve

股后皮神经
posterior femoral cutaneous nerve

闭孔神经
obturator nerve

胫神经
tibial nerve

腓肠内侧皮神经
medial sural cutaneous nerve

腓神经交通支
communicating branch of peroneal nerve

隐神经
saphenous nerve

T12
L1
2
3
4
5
S1
2
3
4
5
col

481. 下肢的神经
Nerves of the lower limb

下肢神经

腰、骶神经后支分布于下肢的部分
　　臀上皮神经（L1~L3 后支的外侧支）：支配臀区皮肤
　　臀中皮神经（S1~S3 后支的外侧支）：支配臀区内侧皮肤
腰丛（T12 前支一部、L1~L3 前支、L4 前支一部）
　　肌支（T12~L4）：支配腰大肌、腰小肌和髂肌
　　髂腹下神经（L1）：外侧皮支支配臀前部皮肤，前皮支支配耻骨区皮肤
　　髂腹股沟神经（L1）：支配腹横肌和腹内斜肌，终支支配大腿上部内侧皮肤及阴茎根部及阴囊部皮肤
　　生殖股神经（L1、L2）
　　　　股支（腰腹股沟神经）：支配股三角部皮肤
　　　　生殖支（精索外神经）：支配腰大肌、提睾肌及阴囊（或大阴唇）皮肤
　　股外侧皮神经（L2、L3）：支配大腿前外侧面皮肤
　　股神经（L2~L4）
　　　　肌支：支配髂肌、耻骨肌、缝匠肌和股四头肌
　　　　前皮支：支配大腿前面和内侧面下 2/3 皮肤
　　　　隐神经：发 2 支。髌下支分布髌前面皮肤，小腿内侧皮支分布小腿内面和足内侧缘皮肤
　　闭孔神经（L2~L4）
　　　　前支：支配髋关节、股薄肌、长收肌及短收肌，并发皮支支配大腿内面下部皮肤及股动脉下部
　　　　后支：支配闭孔外肌、短收肌、大收肌及膝关节囊
　　副闭孔神经：支配耻骨肌和髋关节
骶丛（L4 一部、L5、S1~S3、S4 一部）
　　股方肌神经（L4~L5、S1 前股）：支配股方肌、下孖肌和髋关节
　　闭孔内肌神经（L1、S1~S2 前股）：支配闭孔内肌、上孖肌
　　梨状肌神经（S1~S2 后股）：支配梨状肌
　　臀上神经（L4~S1 后股）：支配臀中、小肌及阔筋膜张肌
　　臀下神经（L5、S1~S2 后肌）：支配臀大肌
　　股后皮神经（S1~S2 后股、S2~S3 前股）：分布大腿后面、腘窝、小腿后面上部皮肤
　　　　会阴支：分布阴囊（或大阴唇）皮肤
　　　　臀下皮神经：分布臀区下部及外侧部皮肤
　　坐骨神经（L4、L5 及 S1~S3 前段）
　　　　关节支：分布髋关节
　　　　股支：支配股二头肌长、半腱肌、半膜肌和大收肌
　　　　胫神经（L4、L5、S1~S3 前股）
　　　　　　腓肠内侧皮神经：分布小腿后面下部皮肤，与腓神经交通支合并后，称腓肠神经，至足背外侧皮神经，分布足及小趾外侧缘皮肤
　　　　　　肌支：支配腓肠肌内、外侧头，跖肌，比目鱼肌，腘肌，胫骨后肌，踇长屈肌及趾长屈肌
　　　　　　小腿骨间神经：分布足跟内侧皮肤
　　　　　　跟内侧支：分布足跟内侧皮肤
　　　　　　足底内侧神经
　　　　　　　　皮支：分布足底内侧皮肤
　　　　　　　　趾底总神经：3 条，远端各分 2 条趾底固有神经
　　　　　　　　趾底固有神经：分布于踇趾内缘和第 1~4 趾相对缘
　　　　　　　　肌支：由趾底总神经或固有神经发生，支配踇展肌、踇短屈肌及第 1 蚓状肌
　　　　　　　足底外侧神经
　　　　　　　　肌支：至足底方肌、小趾展肌
　　　　　　　　皮支：分布足底外侧部皮肤
　　　　　　　　浅支：趾底总神经 2 条；趾底固有神经 3 条，分布第 4、5 趾相对缘及小趾外缘
　　　　　　　　深支：支配第 2~4 蚓状肌、收肌踇内侧 3 个跖骨间隙的骨间肌
　　　　腓总神经
　　　　　　腓肠外侧皮神经：分布小腿外面远侧部皮肤
　　　　　　腓神经交通支：与腓内侧皮神经吻合形成腓肠神经
　　　　　　关节支：至膝关节和胫腓关节
　　　　　　腓浅神经
　　　　　　　　肌支：支配腓骨长肌和腓骨短肌
　　　　　　　　足背内侧皮神经：分布于足和踇趾内侧和第 2、3 趾背面对缘皮肤
　　　　　　　　足背中间皮神经：分布于第 3~5 趾相对缘皮肤
　　　　　　腓深神经
　　　　　　　　肌支：至胫骨前、趾长伸肌、踇长伸肌及第 3 腓骨肌
　　　　　　　　关节支：至踝关节
　　　　　　　　外侧终支：支配踇短伸肌、趾短伸肌、第 2 骨间背侧肌及跗骨关节
　　　　　　　　内侧终支：发 2 条趾背神经分布踇趾外侧和第 1、2 趾相对缘、第 1 骨间背侧肌等
　　阴部神经（S1~S3 前段）：分布肛门、会阴及外生殖器
　　　　肛直肠下神经：支配肛门外括约肌运动及肛管下部和肛门周围皮肤
　　　　会阴神经
　　　　　　阴囊/阴唇后神经：分布阴囊和阴唇的皮肤
　　　　　　肌支：支配会阴浅、深横肌、坐骨海绵体肌、球海绵体肌、尿道膜部括约肌及肛门外括约肌前部
　　　　　　阴茎/阴蒂背神经：分布阴茎（或阴蒂）海绵体、阴茎背侧皮肤、包皮及阴茎头等
　　盆神经（S1~S4）：运动直肠、膀胱肌肉，抑制膀胱内括约肌，舒张血管，使阴茎（阴蒂）勃起
　　　　肌支：支配肛提肌、尾骨肌和肛门外括约肌收缩
尾丛（S4 一小支、S5、Co1 前支）
　　肛尾神经：分布于尾骨附近的皮肤

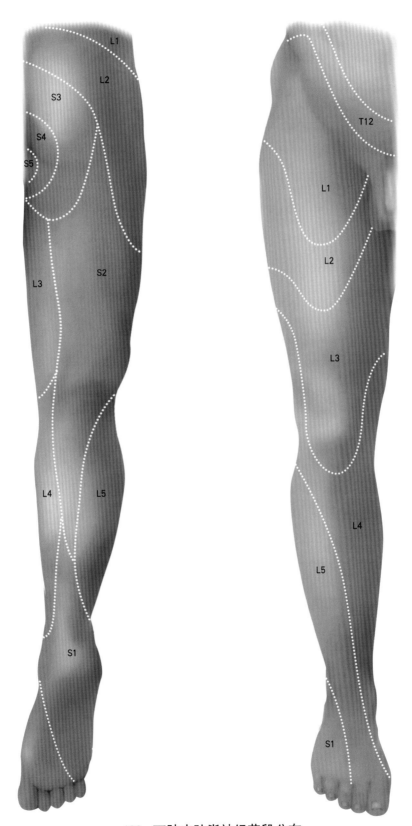

482. 下肢皮肤脊神经节段分布
Segmental distribution of the spinal nerves of the lower limb

髋 部

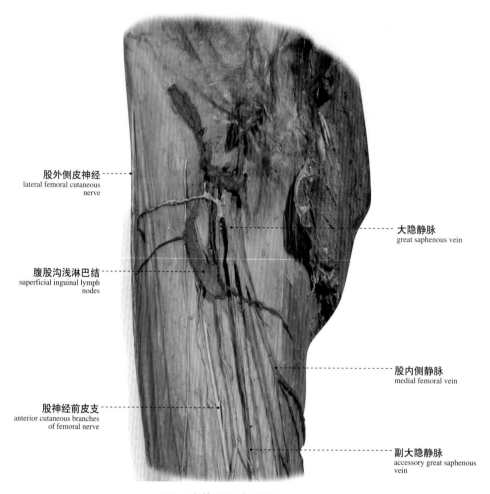

股外侧皮神经
lateral femoral cutaneous
nerve

大隐静脉
great saphenous vein

腹股沟浅淋巴结
superficial inguinal lymph
nodes

股内侧静脉
medial femoral vein

股神经前皮支
anterior cutaneous branches
of femoral nerve

副大隐静脉
accessory great saphenous
vein

483. 髋前区局部解剖 1

Topography of the anterior hip region 1

　　腹股沟浅淋巴结:沿腹股沟韧带下缘和大隐静脉末段排列,根据配布的位置不同可分为 4 群。上群分为腹股沟上内侧浅淋巴结和腹股沟上外侧浅淋巴结;下群分为腹股沟下内侧浅淋巴结和腹股沟下外侧浅淋巴结。

　　腹股沟上内侧浅淋巴结接受腹前壁、侧壁以及臀部内侧 1/3 的浅层淋巴管;此外,尚可收纳一部分会阴区、肛管皮肤部以及子宫底部的淋巴管。腹股沟上外侧浅淋巴结,接受第 2 腰椎平面以下腹后壁和臀部外 2/3 的浅层淋巴管;肛管皮肤部的少数淋巴管,绕过臀部亦可注入此群淋巴结。

　　腹股沟下内侧浅淋巴结收纳外阴部的阴茎、阴囊,或大小阴唇的淋巴管,会阴区以及肛管皮肤部和子宫底部的大部分淋巴管。腹股沟下外侧浅淋巴结主要接受下肢浅层的淋巴管。腹股沟浅淋巴结的输出淋巴管,注入腹股沟深淋巴结,或直接注入髂外淋巴结。

　　大隐静脉:起自足背静脉网内侧份,经内踝前方沿小腿内侧伴随隐神经上行,绕股骨内侧髁后方,再沿股内侧上行,并逐渐转向前方,最后于耻骨结节下外方 3~4 cm 处穿隐静脉裂孔注入股静脉。一般有 5 条浅静脉汇入大隐静脉:腹壁浅静脉、旋髂浅静脉、阴部外静脉、股内侧浅静脉和股外侧浅静脉。由于属支之间有侧支吻合,当大隐静脉曲张行高位结扎术时,须将隐静脉裂孔附近的所有属支分别切断结扎,否则易致术后复发。

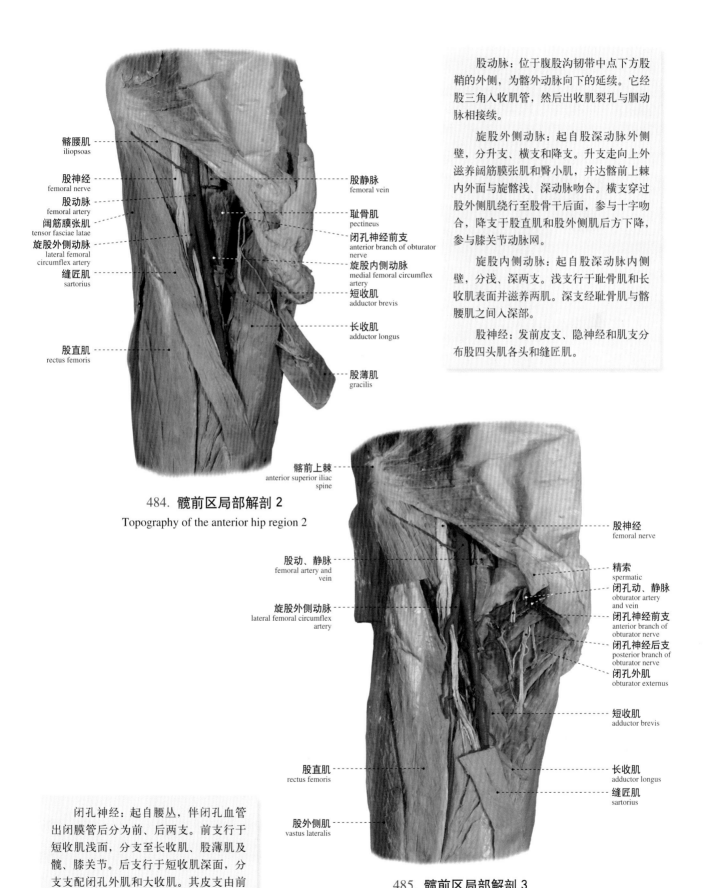

股动脉：位于腹股沟韧带中点下方股鞘的外侧，为髂外动脉向下的延续。它经股三角入收肌管，然后出收肌裂孔与腘动脉相接续。

旋股外侧动脉：起自股深动脉外侧壁，分升支、横支和降支。升支走向上外滋养阔筋膜张肌和臀小肌，并达髂前上棘内外面与旋髂浅、深动脉吻合。横支穿过股外侧肌绕行至股骨干后面，参与十字吻合，降支于股直肌和股外侧肌后方下降，参与膝关节动脉网。

旋股内侧动脉：起自股深动脉内侧壁，分浅、深两支。浅支行于耻骨肌和长收肌表面并滋养两肌。深支经耻骨肌与髂腰肌之间入深部。

股神经：发前皮支、隐神经和肌支分布股四头肌各头和缝匠肌。

髂腰肌
iliopsoas

股神经
femoral nerve

股动脉
femoral artery

阔筋膜张肌
tensor fasciae latae

旋股外侧动脉
lateral femoral
circumflex artery

缝匠肌
sartorius

股直肌
rectus femoris

股静脉
femoral vein

耻骨肌
pectineus

闭孔神经前支
anterior branch of obturator
nerve

旋股内侧动脉
medial femoral circumflex
artery

短收肌
adductor brevis

长收肌
adductor longus

股薄肌
gracilis

髂前上棘
anterior superior iliac
spine

484. 髋前区局部解剖 2
Topography of the anterior hip region 2

股动、静脉
femoral artery and
vein

旋股外侧动脉
lateral femoral circumflex
artery

股直肌
rectus femoris

股外侧肌
vastus lateralis

股神经
femoral nerve

精索
spermatic

闭孔动、静脉
obturator artery
and vein

闭孔神经前支
anterior branch of
obturator nerve

闭孔神经后支
posterior branch of
obturator nerve

闭孔外肌
obturator externus

短收肌
adductor brevis

长收肌
adductor longus

缝匠肌
sartorius

闭孔神经：起自腰丛，伴闭孔血管出闭膜管后分为前、后两支。前支行于短收肌浅面，分支至长收肌、股薄肌及髋、膝关节。后支行于短收肌深面，分支支配闭孔外肌和大收肌。其皮支由前支发出，分布于股前区内上部的皮肤。

485. 髋前区局部解剖 3
Topography of the anterior hip region 3

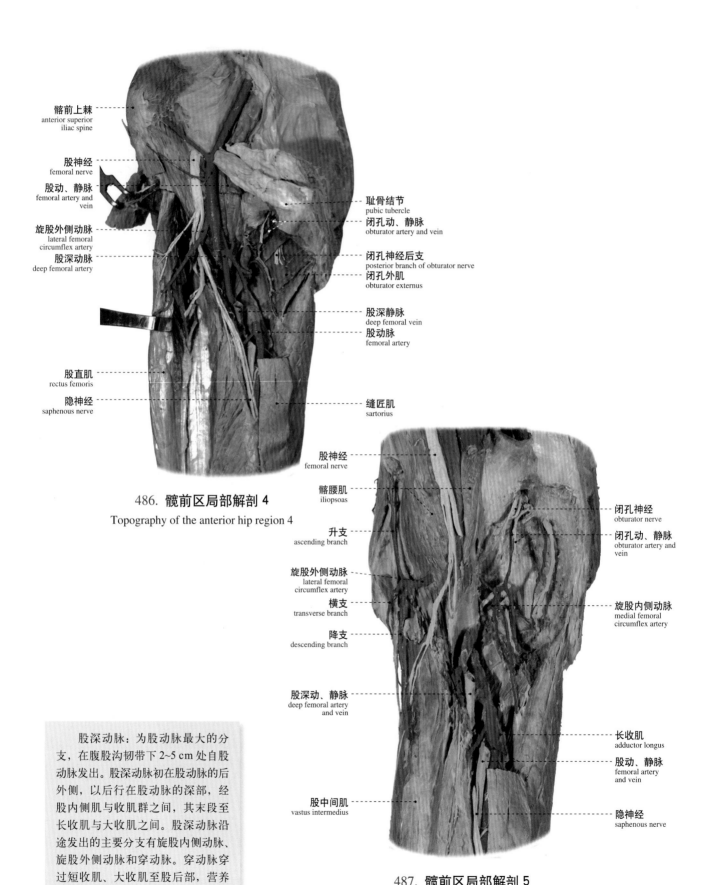

髂前上棘
anterior superior
iliac spine

股神经
femoral nerve

股动、静脉
femoral artery and
vein

旋股外侧动脉
lateral femoral
circumflex artery

股深动脉
deep femoral artery

股直肌
rectus femoris

隐神经
saphenous nerve

耻骨结节
pubic tubercle

闭孔动、静脉
obturator artery and vein

闭孔神经后支
posterior branch of obturator nerve

闭孔外肌
obturator externus

股深静脉
deep femoral vein

股动脉
femoral artery

缝匠肌
sartorius

486. 髋前区局部解剖 4
Topography of the anterior hip region 4

股神经
femoral nerve

髂腰肌
iliopsoas

升支
ascending branch

旋股外侧动脉
lateral femoral
circumflex artery

横支
transverse branch

降支
descending branch

股深动、静脉
deep femoral artery
and vein

股中间肌
vastus intermedius

闭孔神经
obturator nerve

闭孔动、静脉
obturator artery and
vein

旋股内侧动脉
medial femoral
circumflex artery

长收肌
adductor longus

股、静脉
femoral artery and
vein

隐神经
saphenous nerve

487. 髋前区局部解剖 5
Topography of the anterior hip region 5

　　股深动脉：为股动脉最大的分支，在腹股沟韧带下 2~5 cm 处自股动脉发出。股深动脉初在股动脉的后外侧，以后行在股动脉的深部，经股内侧肌与收肌群之间，其末段至长收肌与大收肌之间。股深动脉沿途发出的主要分支有旋股内侧动脉、旋股外侧动脉和穿动脉。穿动脉穿过短收肌、大收肌至股后部，营养该部肌肉。

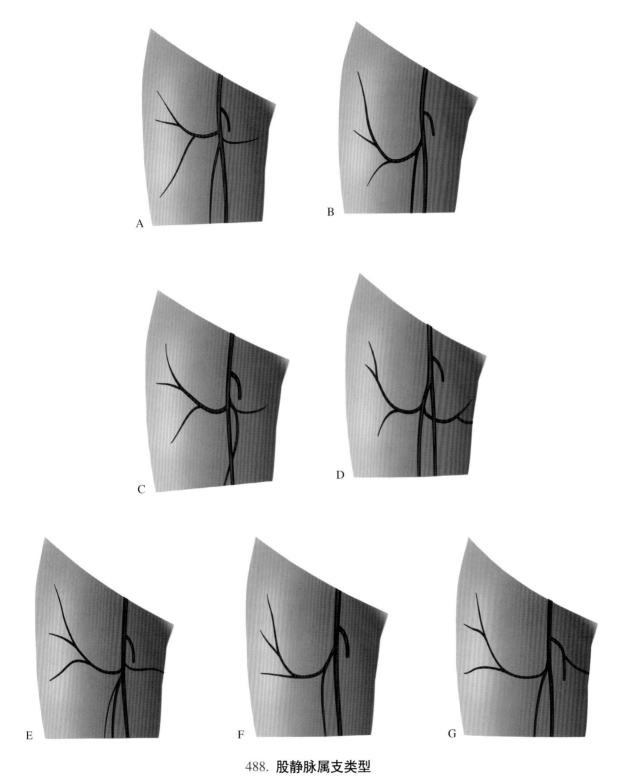

488. 股静脉属支类型

Types of tributaries of the femoral vein

A. 股深静脉、旋股内侧和外侧静脉各自直接汇入股静脉；B. 旋股外侧静脉汇入股静脉；C. 旋股内侧静脉汇入股深静脉；D. 旋股内、外侧静脉皆汇入股深静脉；E. 双股深静脉；F. 股深静脉与旋股外侧静脉共干汇入股静脉；G. 旋股内侧静脉汇入大隐静脉根部

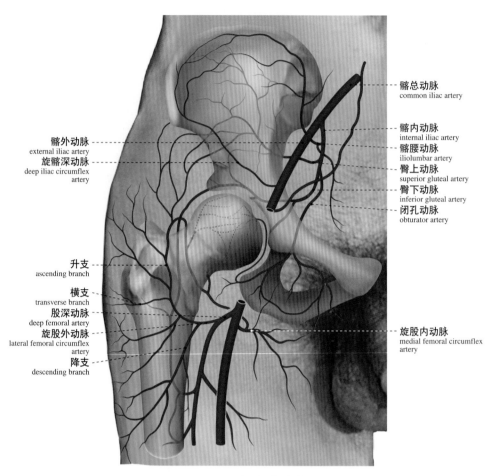

髂总动脉
common iliac artery

髂内动脉
internal iliac artery

髂腰动脉
iliolumbar artery

臀上动脉
superior gluteal artery

臀下动脉
inferior gluteal artery

闭孔动脉
obturator artery

髂外动脉
external iliac artery

旋髂深动脉
deep iliac circumflex
artery

升支
ascending branch

横支
transverse branch

股深动脉
deep femoral artery

旋股外动脉
lateral femoral circumflex
artery

降支
descending branch

旋股内动脉
medial femoral circumflex
artery

489. 髋部动脉分布

Arterial distribution in the hip region

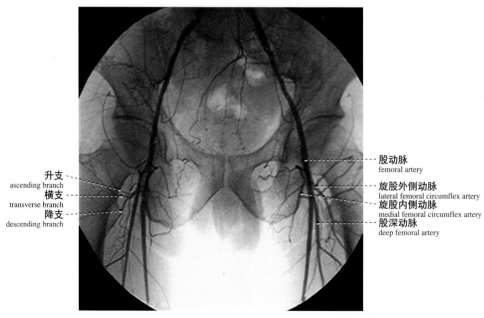

升支
ascending branch

横支
transverse branch

降支
descending branch

股动脉
femoral artery

旋股外侧动脉
lateral femoral circumflex artery

旋股内侧动脉
medial femoral circumflex artery

股深动脉
deep femoral artery

490. 股动脉数字减影血管造影

DSA of the femoral artery

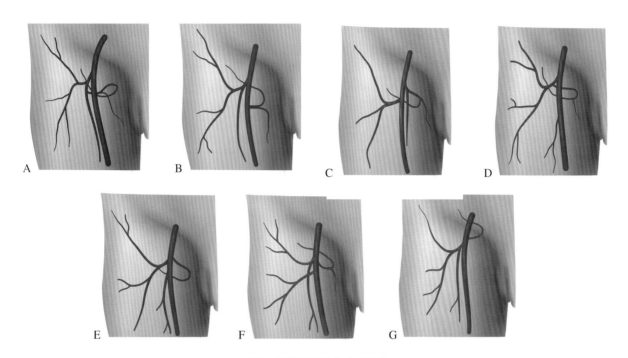

491. 股深动脉分支类型
Types of branches of the arteria profunda femoris

A.深全干型：旋股内、外侧动脉皆发自股深动脉，为常见型；B.深外干型：旋股外侧动脉起自股深动脉，旋股内侧动脉起自股动脉；C.深内干型：旋股内侧动脉起自股深动脉，旋股外侧动脉起自股动脉；D.旋股内、外侧动脉以一总干从股动脉发出；E.旋股内、外侧动脉和股深动脉分别由股动脉发出；F.旋股外侧动脉升支发自股深动脉，降支发自股动脉；G.旋股外侧动脉起自股深动脉，旋股内侧动脉缺如，由闭孔动脉代替

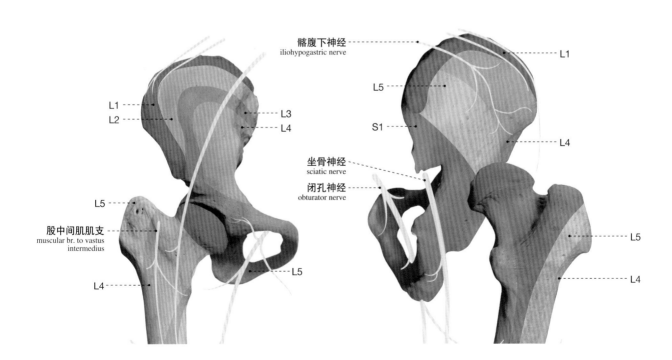

492. 髋部骨骼神经节段和周围神经供给
Segmental innervation and peripheral nerves supply of the hip bones

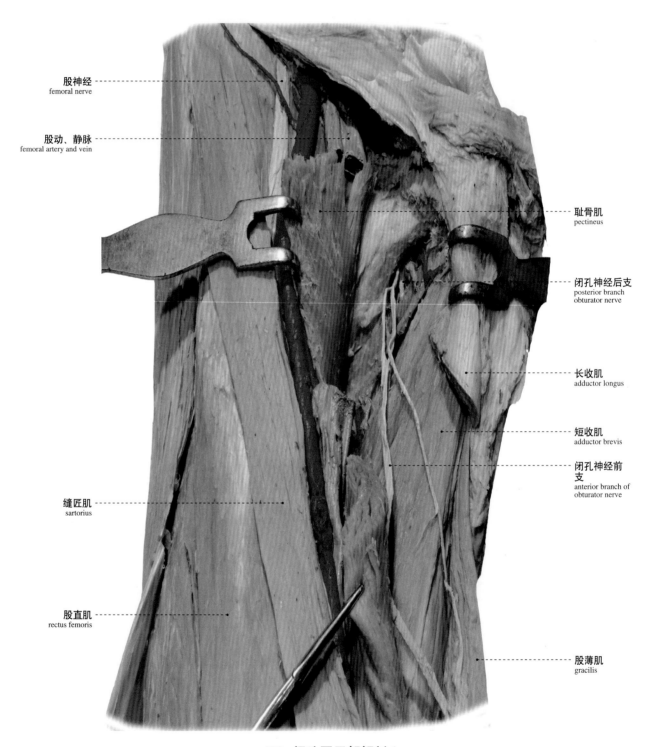

股神经
femoral nerve

股动、静脉
femoral artery and vein

耻骨肌
pectineus

闭孔神经后支
posterior branch
obturator nerve

长收肌
adductor longus

短收肌
adductor brevis

闭孔神经前支
anterior branch of
obturator nerve

缝匠肌
sartorius

股直肌
rectus femoris

股薄肌
gracilis

493. 闭孔区局部解剖 1

Topography of the obturator region 1

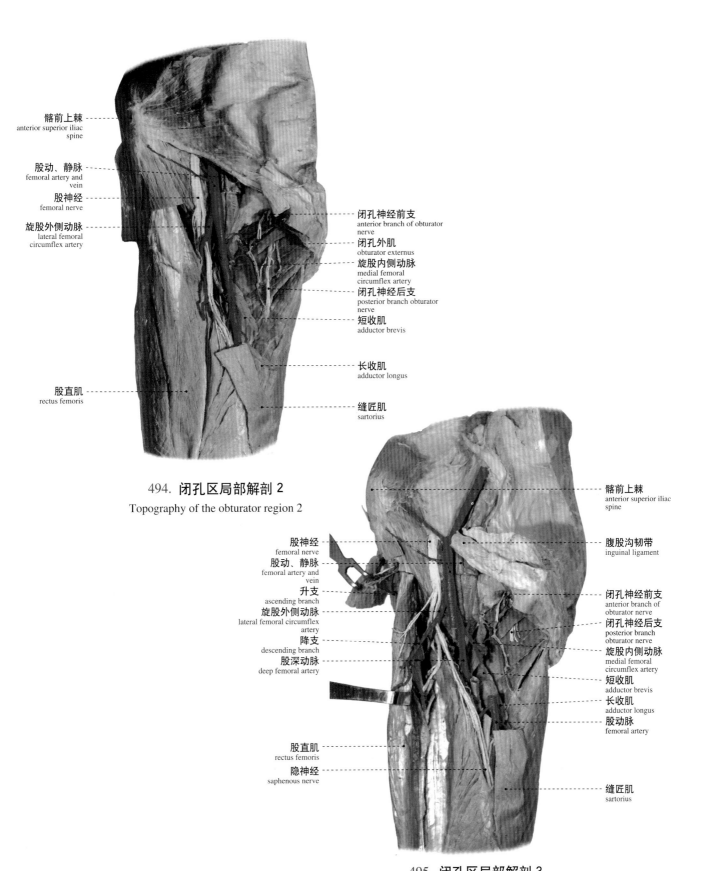

髂前上棘
anterior superior iliac
spine

股动、静脉
femoral artery and
vein

股神经
femoral nerve

旋股外侧动脉
lateral femoral
circumflex artery

股直肌
rectus femoris

闭孔神经前支
anterior branch of obturator
nerve

闭孔外肌
obturator externus

旋股内侧动脉
medial femoral
circumflex artery

闭孔神经后支
posterior branch obturator
nerve

短收肌
adductor brevis

长收肌
adductor longus

缝匠肌
sartorius

494. 闭孔区局部解剖 2
Topography of the obturator region 2

股神经
femoral nerve

股动、静脉
femoral artery and
vein

升支
ascending branch

旋股外侧动脉
lateral femoral circumflex
artery

降支
descending branch

股深动脉
deep femoral artery

股直肌
rectus femoris

隐神经
saphenous nerve

髂前上棘
anterior superior iliac
spine

腹股沟韧带
inguinal ligament

闭孔神经前支
anterior branch of
obturator nerve

闭孔神经后支
posterior branch
obturator nerve

旋股内侧动脉
medial femoral
circumflex artery

短收肌
adductor brevis

长收肌
adductor longus

股动脉
femoral artery

缝匠肌
sartorius

495. 闭孔区局部解剖 3
Topography of the obturator region 3

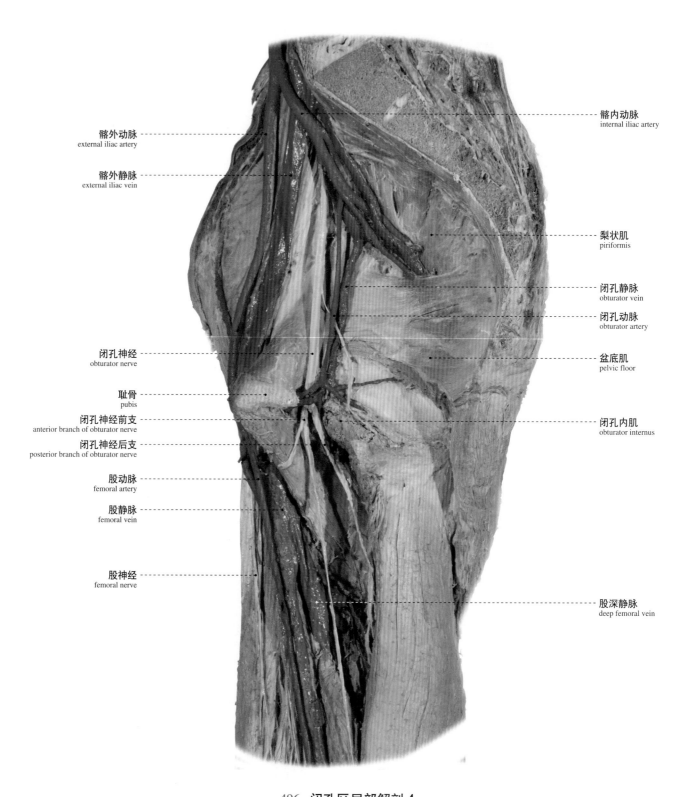

髂外动脉
external iliac artery

髂外静脉
external iliac vein

闭孔神经
obturator nerve

耻骨
pubis

闭孔神经前支
anterior branch of obturator nerve

闭孔神经后支
posterior branch of obturator nerve

股动脉
femoral artery

股静脉
femoral vein

股神经
femoral nerve

髂内动脉
internal iliac artery

梨状肌
piriformis

闭孔静脉
obturator vein

闭孔动脉
obturator artery

盆底肌
pelvic floor

闭孔内肌
obturator internus

股深静脉
deep femoral vein

496. 闭孔区局部解剖 4
Topography of the obturator region 4

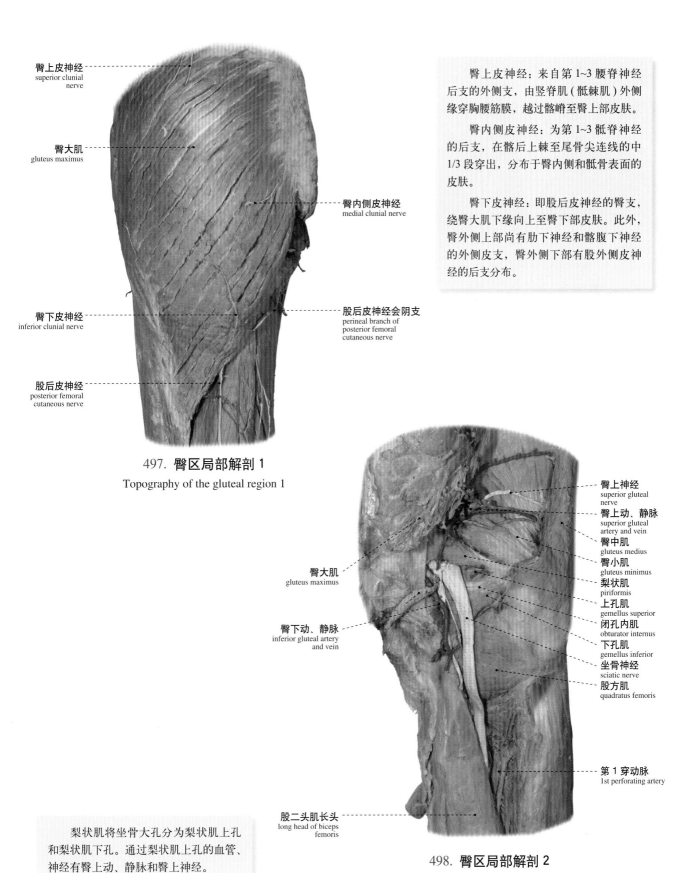

臀上皮神经
superior clunial
nerve

臀大肌
gluteus maximus

臀内侧皮神经
medial clunial nerve

臀下皮神经
inferior clunial nerve

股后皮神经会阴支
perineal branch of
posterior femoral
cutaneous nerve

股后皮神经
posterior femoral
cutaneous nerve

臀上皮神经：来自第 1~3 腰脊神经后支的外侧支，由竖脊肌（骶棘肌）外侧缘穿胸腰筋膜，越过髂嵴至臀上部皮肤。

臀内侧皮神经：为第 1~3 骶脊神经的后支，在髂后上棘至尾骨尖连线的中 1/3 段穿出，分布于臀内侧和骶骨表面的皮肤。

臀下皮神经：即股后皮神经的臀支，绕臀大肌下缘向上至臀下部皮肤。此外，臀外侧上部尚有肋下神经和髂腹下神经的外侧皮支，臀外侧下部有股外侧皮神经的后支分布。

497. 臀区局部解剖 1
Topography of the gluteal region 1

臀大肌
gluteus maximus

臀下动、静脉
inferior gluteal artery
and vein

臀上神经
superior gluteal
nerve

臀上动、静脉
superior gluteal
artery and vein

臀中肌
gluteus medius

臀小肌
gluteus minimus

梨状肌
piriformis

上孔肌
gemellus superior

闭孔内肌
obturator internus

下孔肌
gemellus inferior

坐骨神经
sciatic nerve

股方肌
quadratus femoris

第 1 穿动脉
1st perforating artery

股二头肌长头
long head of biceps
femoris

梨状肌将坐骨大孔分为梨状肌上孔和梨状肌下孔。通过梨状肌上孔的血管、神经有臀上动、静脉和臀上神经。

498. 臀区局部解剖 2
Topography of the gluteal region 2

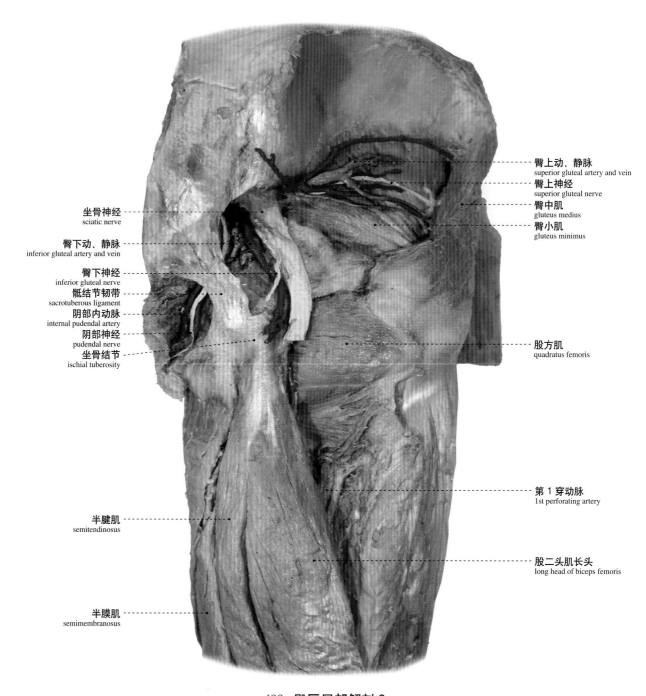

坐骨神经
sciatic nerve

臀下动、静脉
inferior gluteal artery and vein

臀下神经
inferior gluteal nerve

骶结节韧带
sacrotuberous ligament

阴部内动脉
internal pudendal artery

阴部神经
pudendal nerve

坐骨结节
ischial tuberosity

半腱肌
semitendinosus

半膜肌
semimembranosus

臀上动、静脉
superior gluteal artery and vein

臀上神经
superior gluteal nerve

臀中肌
gluteus medius

臀小肌
gluteus minimus

股方肌
quadratus femoris

第 1 穿动脉
1st perforating artery

股二头肌长头
long head of biceps femoris

499. 臀区局部解剖 3
Topography of the gluteal region 3

臀上动脉：分为浅支和深支。浅支行于臀大肌和臀中肌之间，供应臀大肌。深支行于臀中肌和臀小肌之间，供应该二肌，并发出关节支营养髋关节。

臀上静脉：与动脉伴行。

臀上神经：与臀上动脉深支伴行，分上、下两支，支配臀中、小肌和阔筋膜张肌后部。

通过梨状肌下孔的血管、神经有坐骨神经，股后皮神经，臀下动、静脉，臀下神经，阴部内动、静脉，阴部神经。有一些肌支，如股方肌神经，到达股方肌，有关节支到达髋关节。

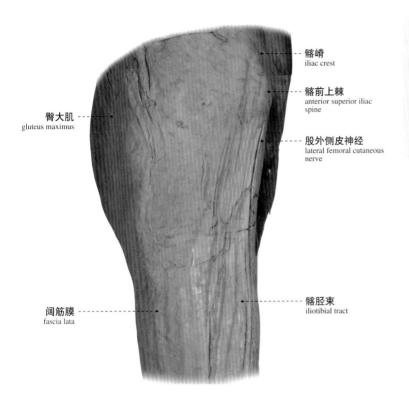

股外侧皮神经：腰丛的分支。股外侧皮神经来自第 2、3 腰神经前支后股，在腰大肌外斜向外下方，经髂肌前面在髂前上棘内侧穿过腹股沟韧带下方至股部，经缝匠肌前后面或穿过该肌肉上部，分成前后两支，从阔深筋膜深面穿出至浅筋膜。前支分布于股前、外侧部皮肤，后支分布于臀部外侧皮肤。

髂嵴
iliac crest

髂前上棘
anterior superior iliac spine

臀大肌
gluteus maximus

股外侧皮神经
lateral femoral cutaneous nerve

髂胫束
iliotibial tract

阔筋膜
fascia lata

500. 髋外侧面局部解剖 1
Topography of the lateral hip aspect 1

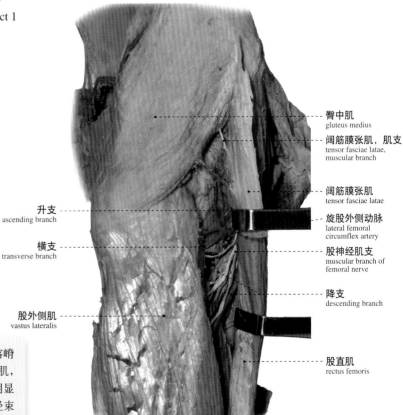

臀中肌
gluteus medius

阔筋膜张肌，肌支
tensor fasciae latae, muscular branch

阔筋膜张肌
tensor fasciae latae

旋股外侧动脉
lateral femoral circumflex artery

股神经肌支
muscular branch of femoral nerve

升支
ascending branch

横支
transverse branch

降支
descending branch

股外侧肌
vastus lateralis

股直肌
rectus femoris

髂胫束：阔筋膜的外侧增厚部分。起自髂嵴前份的外侧缘，其上分为两层，包裹阔筋膜张肌，并与之紧密结合不宜分离，下部的纵行纤维明显增厚呈扁带状，后缘于臀大肌腱相延续。髂胫束下端附着于胫骨外侧髁、腓骨头和膝关节囊。临床上常用髂胫束作为体壁缺损、薄弱部或膝关节交叉韧带损伤等修补重建的材料。

501. 髋外侧面局部解剖 2
Topography of the lateral hip aspect 2

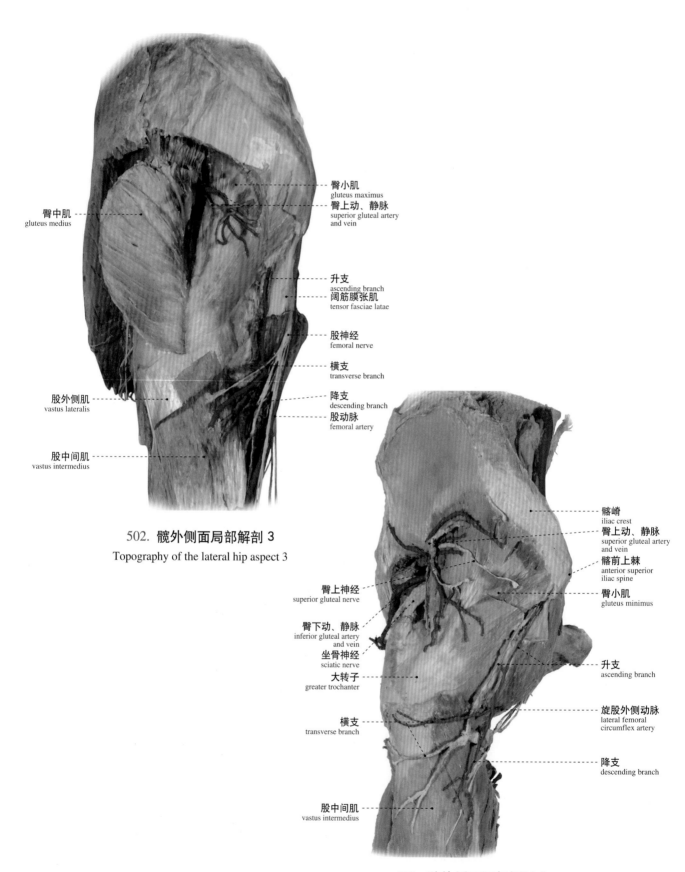

臀中肌
gluteus medius

股外侧肌
vastus lateralis

股中间肌
vastus intermedius

臀小肌
gluteus maximus

臀上动、静脉
superior gluteal artery
and vein

升支
ascending branch

阔筋膜张肌
tensor fasciae latae

股神经
femoral nerve

横支
transverse branch

降支
descending branch

股动脉
femoral artery

502. 髋外侧面局部解剖 3
Topography of the lateral hip aspect 3

臀上神经
superior gluteal nerve

臀下动、静脉
inferior gluteal artery
and vein

坐骨神经
sciatic nerve

大转子
greater trochanter

横支
transverse branch

股中间肌
vastus intermedius

髂嵴
iliac crest

臀上动、静脉
superior gluteal artery
and vein

髂前上棘
anterior superior
iliac spine

臀小肌
gluteus minimus

升支
ascending branch

旋股外侧动脉
lateral femoral
circumflex artery

降支
descending branch

503. 髋外侧面局部解剖 4
Topography of the lateral hip aspect 4

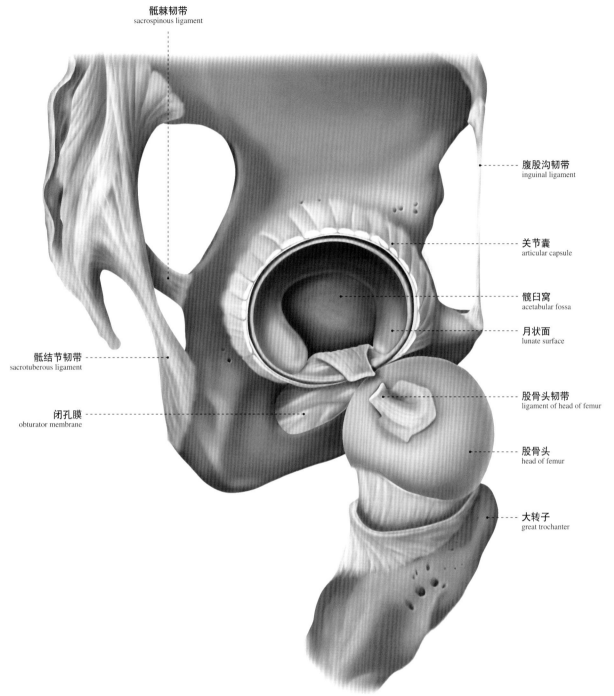

骶棘韧带
sacrospinous ligament

腹股沟韧带
inguinal ligament

关节囊
articular capsule

髋臼窝
acetabular fossa

月状面
lunate surface

股骨头韧带
ligament of head of femur

股骨头
head of femur

大转子
great trochanter

骶结节韧带
sacrotuberous ligament

闭孔膜
obturator membrane

504. 髋关节（内面观）
Hip joint (internal aspect)

　　髋关节为球窝关节，由股骨头和髋臼组成，其特点是髋臼窝深，股骨头呈球形，关节囊坚韧厚实。髋关节既稳定又较灵活，可做屈、伸、收、展、内旋和环转等各种运动。

　　髋臼：由耻骨、坐骨、髂骨共同组成半球形的深窝，关节软骨为马蹄形。髋臼中央部深，没有关节软骨覆盖称髋臼窝。股骨头韧带即位窝内。

　　股骨头：类似球形，约 2/3 为关节软骨所覆盖。近头的顶端有股骨头凹，凹内附有股骨头韧带，它与横跨髋臼切迹的髋臼横韧带相连。

髋关节关节囊十分坚韧，浅层为纵行纤维，深层为横行纤维，部分深层纤维环绕股骨颈。囊的近端附着于关节盂缘、髋臼缘及髋臼横韧带；远端在前方附着于转子间线，后方附着于股骨颈的中份，使股骨颈前面的全部和后面的内侧半均包在关节囊内。因而，股骨颈外侧份骨折时，常是关节囊内及囊外的混合型骨折。

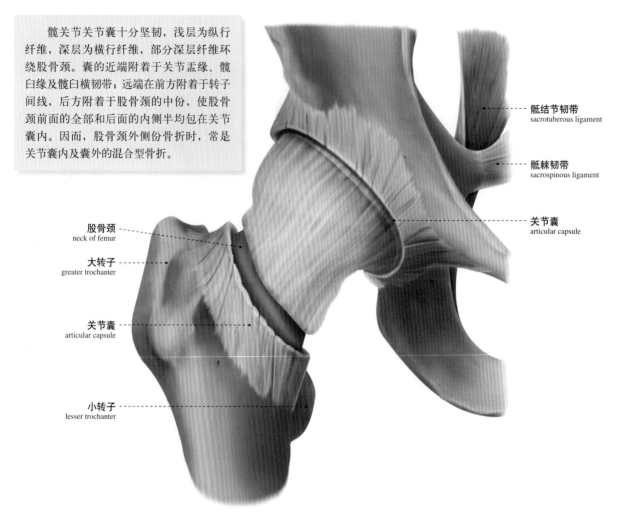

骶结节韧带
sacrotuberous ligament

骶棘韧带
sacrospinous ligament

关节囊
articular capsule

股骨颈
neck of femur

大转子
greater trochanter

关节囊
articular capsule

小转子
lesser trochanter

505. 髋关节囊（前面观）

Capsule of the hip joint (anterior aspect)

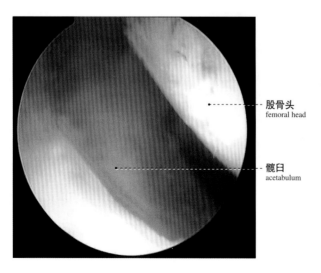

股骨头
femoral head

髋臼
acetabulum

506. 髋关节镜像 1

Arthroscopic image of the hip joint 1

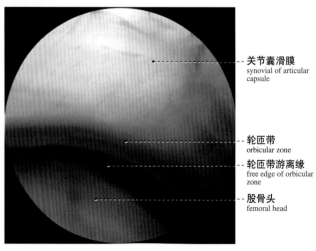

关节囊滑膜
synovial of articular capsule

轮匝带
orbicular zone

轮匝带游离缘
free edge of orbicular zone

股骨头
femoral head

507. 髋关节镜像 2

Arthroscopic image of the hip joint 2

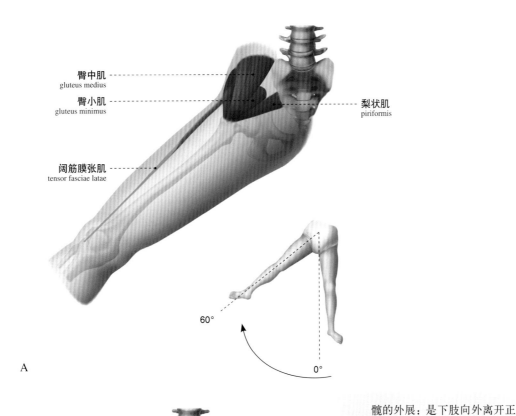

臀中肌
gluteus medius

臀小肌
gluteus minimus

梨状肌
piriformis

阔筋膜张肌
tensor fasciae latae

60°

0°

A

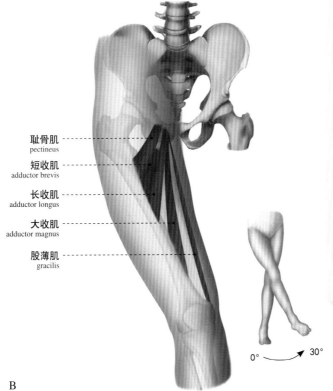

耻骨肌
pectineus

短收肌
adductor brevis

长收肌
adductor longus

大收肌
adductor magnus

股薄肌
gracilis

0° 30°

B

髋的外展：是下肢向外离开正中面的运动。外展范围为 0°~60°。参与外展的肌肉为臀中肌、臀小肌和阔筋膜张肌，臀大肌上纤维和梨状肌亦起辅助作用。臀中肌为主要外展肌，其全部纤维皆参与外展。

髋的内收：是下肢从外展位向身体正中位的运动，内收范围为 60°~0°。当一腿叠落在另一腿上坐位时，则为内收伴以屈曲和外旋。这一切联合运动中，最大的内收范围为 0°~30°。参与髋内收的肌肉为大收肌、耻骨肌、长收肌、短收肌和股薄肌，大收肌是最强大的内收肌。此外，臀大肌、股方肌、闭孔内肌、闭孔外肌和腘绳肌也有内收大腿的作用。

508. 髋的外展和内收
Abduction and adduction of the hip

A. 外展；B. 内收

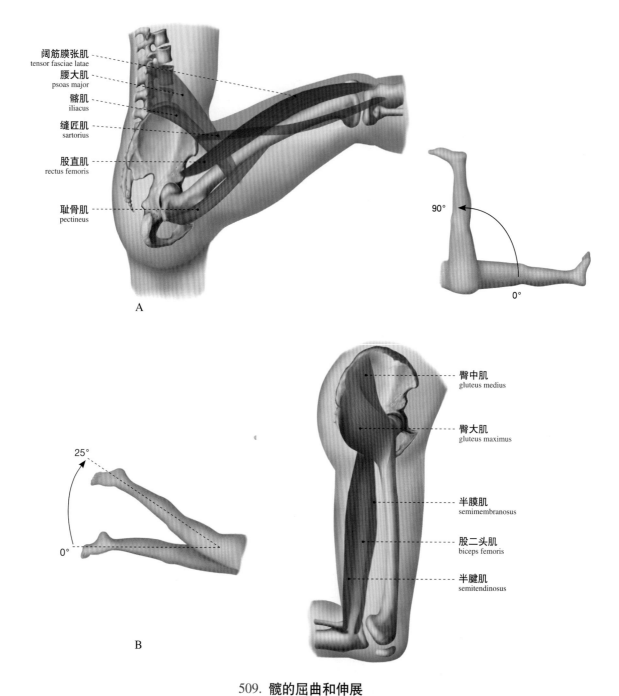

阔筋膜张肌
tensor fasciae latae

腰大肌
psoas major

髂肌
iliacus

缝匠肌
sartorius

股直肌
rectus femoris

耻骨肌
pectineus

A

B

臀中肌
gluteus medius

臀大肌
gluteus maximus

半膜肌
semimembranosus

股二头肌
biceps femoris

半腱肌
semitendinosus

509. 髋的屈曲和伸展

Flexion and extension of the hip

A. 屈曲；B. 伸展

髋的屈曲：是大腿前面贴近躯干的运动，屈曲范围决定于膝的姿势。膝伸直时，主动屈曲可达 90°，被动屈曲约 120°。髋的屈曲肌肉有髂腰肌、股直肌、阔筋膜张肌、缝匠肌和耻骨肌，其中最强有力的为髂腰肌。还有臀中、小肌前纤维、长收肌、股薄肌等作为辅助屈肌，它们协助产生收、展、旋转动作。

髋的伸展：是下肢向额状面后方伸展的运动。屈曲范围主动伸展一般为 25°。髋的伸展的肌肉有臀大肌、臀中肌、股二头肌、半腱肌和半膜肌。臀大肌是最有力的伸肌。

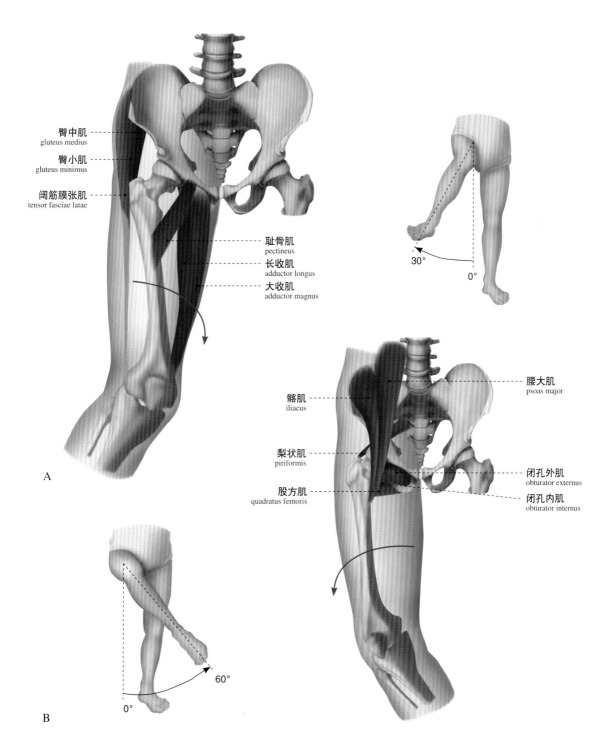

臀中肌
gluteus medius

臀小肌
gluteus minimus

阔筋膜张肌
tensor fasciae latae

耻骨肌
pectineus

长收肌
adductor longus

大收肌
adductor magnus

腰大肌
psoas major

髂肌
iliacus

梨状肌
piriformis

股方肌
quadratus femoris

闭孔外肌
obturator externus

闭孔内肌
obturator internus

30°
0°

60°
0°

A

B

510. 髋的内旋和外旋
Internal and external rotation of the hip

A. 内旋；B. 外旋

髋内旋：内旋的范围为30°，参加内旋的肌肉主要有阔筋膜张肌、臀中肌，臀小肌、耻骨肌、大收肌和长收肌。

髋外旋：外旋的范围为60°，参加外旋的肌肉主要有髂腰肌，股二头肌和缝匠肌亦有外旋大腿的功能。

髋部手术入路

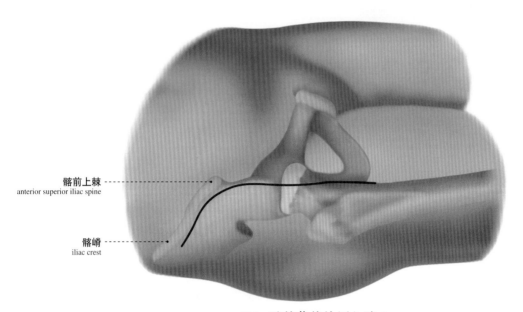

髂前上棘
anterior superior iliac spine

髂嵴
iliac crest

511. 髋关节前外侧入路 1

Anterolateral approach of hip joint 1

切口起自髂嵴中部，沿髂嵴外唇向前至髂前上棘，转向髌骨外缘方向，向下延伸 10~12 cm。

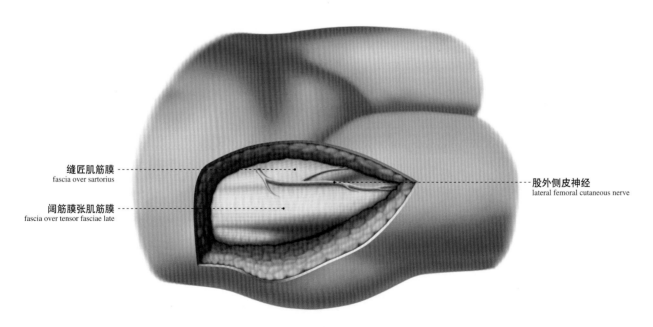

缝匠肌筋膜
fascia over sartorius

阔筋膜张肌筋膜
fascia over tensor fasciae late

股外侧皮神经
lateral femoral cutaneous nerve

512. 髋关节前外侧入路 2

Anterolateral approach of hip joint 2

股外侧皮神经在髂前上棘内下方，接近阔筋膜张肌与缝匠肌之间间隙处穿出阔筋膜。

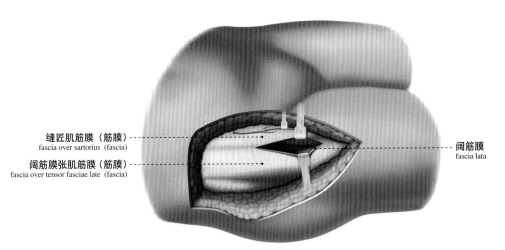

缝匠肌筋膜（筋膜）
fascia over sartorius (fascia)

阔筋膜张肌筋膜（筋膜）
fascia over tensor fasciae late (fascia)

阔筋膜
fascia lata

513. 髋关节前外侧入路 3

Anterolateral approach of hip joint 3

沿阔筋膜张肌内侧切开深筋膜，向内上牵开缝匠肌，向外下牵开阔筋膜张肌。

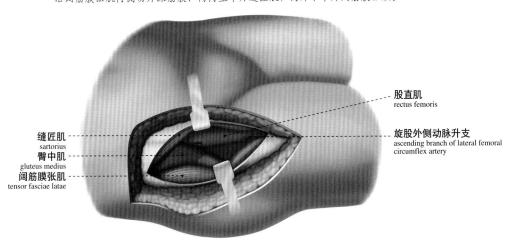

股直肌
rectus femoris

旋股外侧动脉升支
ascending branch of lateral femoral circumflex artery

缝匠肌
sartorius

臀中肌
gluteus medius

阔筋膜张肌
tensor fasciae latae

514. 髋关节前外侧入路 4

Anterolateral approach of hip joint 4

牵开缝匠肌和阔筋膜张肌，显露深层的股直肌和臀中肌。旋股外侧动脉升支已结扎。

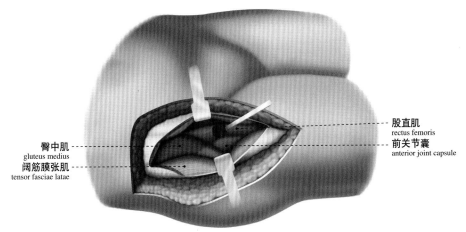

臀中肌
gluteus medius

阔筋膜张肌
tensor fasciae latae

股直肌
rectus femoris

前关节囊
anterior joint capsule

515. 髋关节前外侧入路 5

Anterolateral approach of hip joint 5

自髂前下棘和髋臼上缘股直肌直头与反折头附着处下 1 cm 切断股直肌。

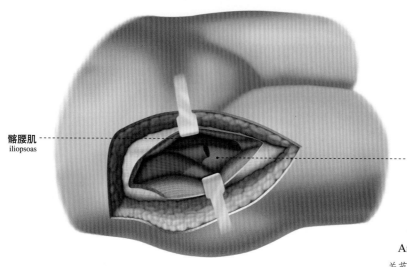

髂腰肌
iliopsoas

前关节囊
anterior joint capsule

516. 髋关节前外侧入路 6
Anterolateral approach of hip joint 6

关节囊已部分显露，髂腰肌腱被牵向内侧。

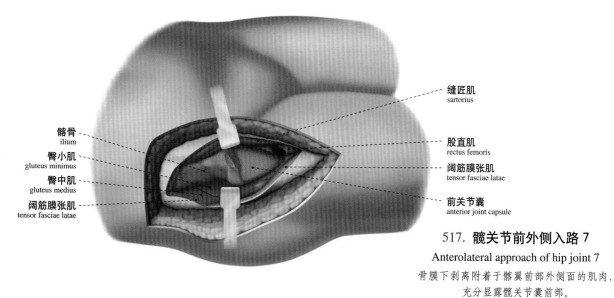

髂骨
ilium

臀小肌
gluteus minimus

臀中肌
gluteus medius

阔筋膜张肌
tensor fasciae latae

缝匠肌
sartorius

股直肌
rectus femoris

阔筋膜张肌
tensor fasciae latae

前关节囊
anterior joint capsule

517. 髋关节前外侧入路 7
Anterolateral approach of hip joint 7

骨膜下剥离附着于髂翼前部外侧面的肌肉，
充分显露髋关节囊前部。

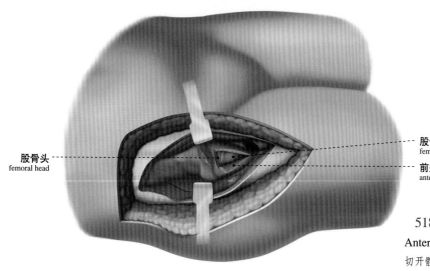

股骨头
femoral head

股骨颈
femoral neck

前关节囊
anterior joint capsule

518. 髋关节前外侧入路 8
Anterolateral approach of hip joint 8

切开髋关节囊，显露股骨头和股骨颈。

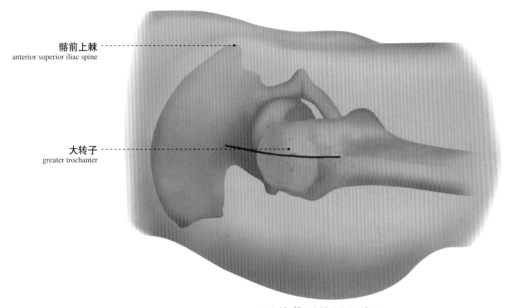

髂前上棘
anterior superior iliac spine

大转子
greater trochanter

519. 髋关节后外侧入路 1
Posterolateral approach of hip joint 1

沿股骨干方向，以股骨大转子顶端为中心，经大转子后侧 1/3 下行至股骨外侧，在髋关节外侧做一弧形皮肤切口。

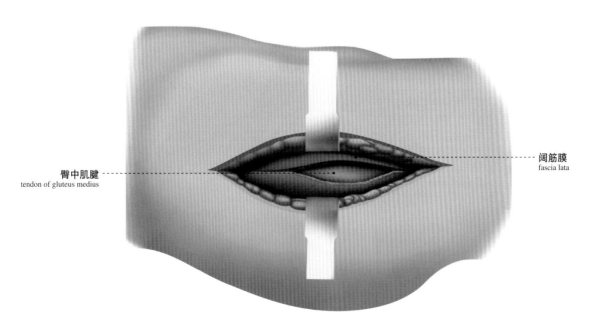

臀中肌腱
tendon of gluteus medius

阔筋膜
fascia lata

520. 髋关节后外侧入路 2
Posterolateral approach of hip joint 2

沿阔筋膜张肌后缘切开阔筋膜。

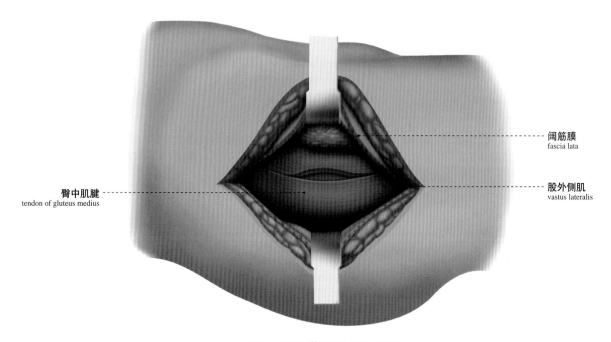

臀中肌腱
tendon of gluteus medius

阔筋膜
fascia lata

股外侧肌
vastus lateralis

521. 髋关节后外侧入路 3

Posterolateral approach of hip joint 3

在大转子尖上方劈开臀中肌，在大转子侧面向远端延长切口直至分开 2 cm 的股外侧肌。

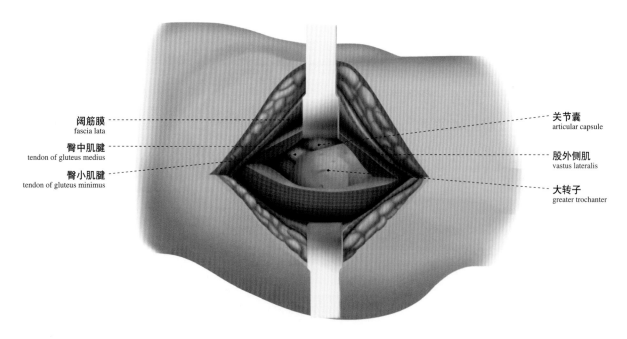

阔筋膜
fascia lata

臀中肌腱
tendon of gluteus medius

臀小肌腱
tendon of gluteus minimus

关节囊
articular capsule

股外侧肌
vastus lateralis

大转子
greater trochanter

522. 髋关节后外侧入路 4

Posterolateral approach of hip joint 4

切取前侧皮瓣，分开臀小肌肌腱以便显露关节囊前方。

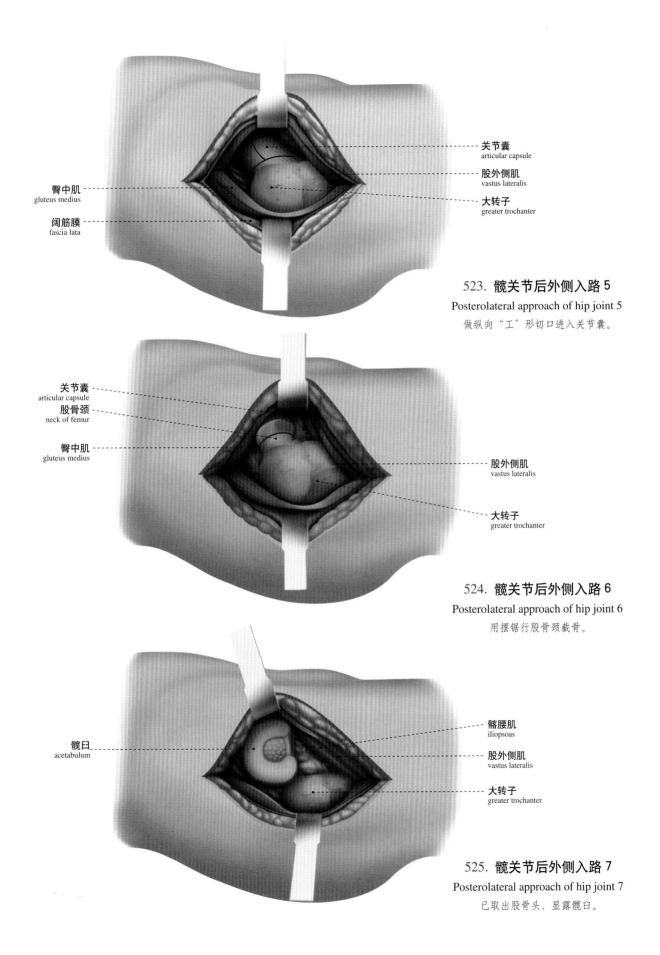

关节囊
articular capsule

股外侧肌
vastus lateralis

大转子
greater trochanter

臀中肌
gluteus medius

阔筋膜
fascia lata

523. 髋关节后外侧入路 5
Posterolateral approach of hip joint 5

做纵向"工"形切口进入关节囊。

关节囊
articular capsule

股骨颈
neck of femur

臀中肌
gluteus medius

股外侧肌
vastus lateralis

大转子
greater trochanter

524. 髋关节后外侧入路 6
Posterolateral approach of hip joint 6

用摆锯行股骨颈截骨。

髂腰肌
iliopsoas

髋臼
acetabulum

股外侧肌
vastus lateralis

大转子
greater trochanter

525. 髋关节后外侧入路 7
Posterolateral approach of hip joint 7

已取出股骨头，显露髋臼。

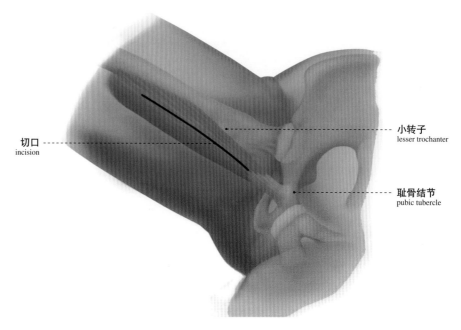

切口
incision

小转子
lesser trochanter

耻骨结节
pubic tubercle

526. 髋关节内侧入路 1
Medial approach of hip joint 1

皮肤切口起自耻骨结节下 3 cm，沿长收肌向下纵行切开。

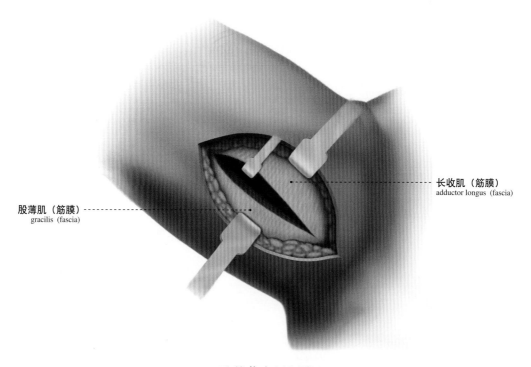

股薄肌（筋膜）
gracilis（fascia）

长收肌（筋膜）
adductor longus（fascia）

527. 髋关节内侧入路 2
Medial approach of hip joint 2

用手指钝性分开长收肌和股薄肌。

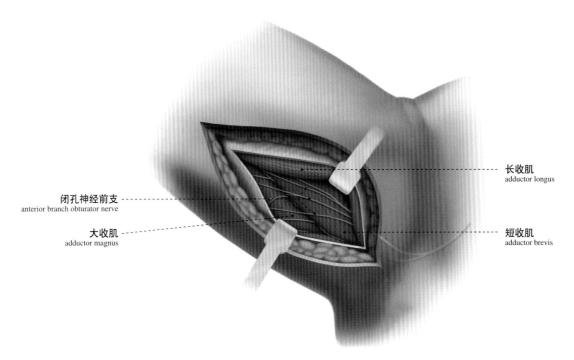

闭孔神经前支
anterior branch obturator nerve

大收肌
adductor magnus

长收肌
adductor longus

短收肌
adductor brevis

528. 髋关节内侧入路 3
Medial approach of hip joint 3

牵开长收肌和股薄肌，显露出短收肌和位于其浅面的闭孔神经前支。

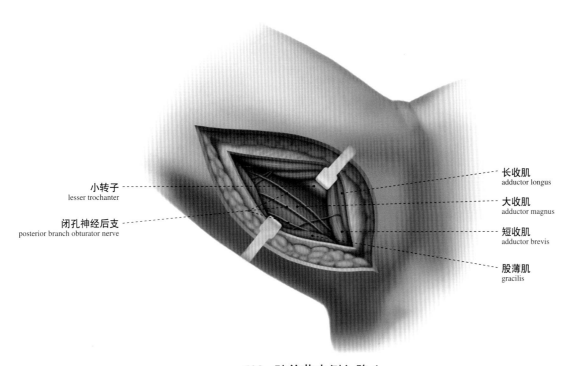

小转子
lesser trochanter

闭孔神经后支
posterior branch obturator nerve

长收肌
adductor longus

大收肌
adductor magnus

短收肌
adductor brevis

股薄肌
gracilis

529. 髋关节内侧入路 4
Medial approach of hip joint 4

向内侧牵开短收肌，显露大收肌和位于其浅面的闭孔神经后支，切口的深部为股骨小转子。

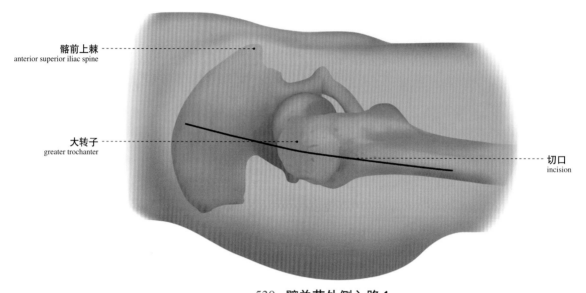

髂前上棘
anterior superior iliac spine

大转子
greater trochanter

切口
incision

530. 髋关节外侧入路 1
Lateral approach of hip joint 1

以大转子尖端为中心做一 8~15 cm 长的纵向直切口。

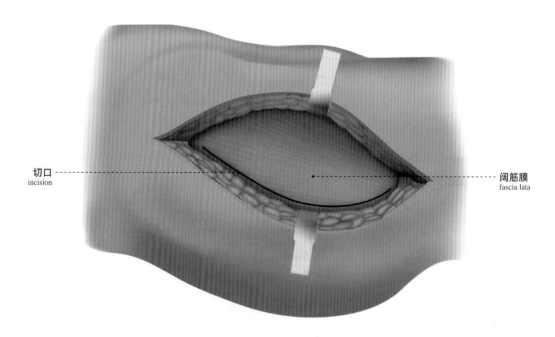

切口
incision

阔筋膜
fascia lata

531. 髋关节外侧入路 2
Lateral approach of hip joint 2

切开阔筋膜张肌后的阔筋膜。

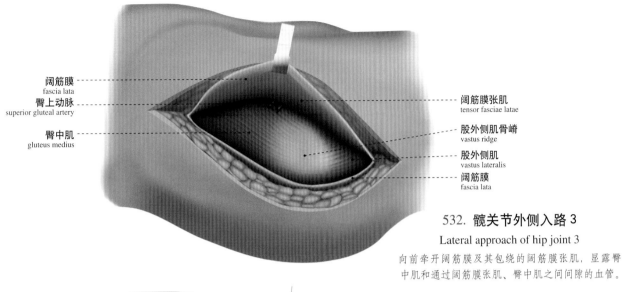

阔筋膜
fascia lata

臀上动脉
superior gluteal artery

臀中肌
gluteus medius

阔筋膜张肌
tensor fasciae latae

股外侧肌骨嵴
vastus ridge

股外侧肌
vastus lateralis

阔筋膜
fascia lata

532. 髋关节外侧入路 3

Lateral approach of hip joint 3

向前牵开阔筋膜及其包绕的阔筋膜张肌，显露臀中肌和通过阔筋膜张肌、臀中肌之间间隙的血管。

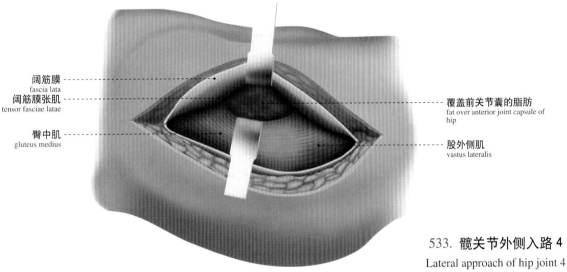

阔筋膜
fascia lata

阔筋膜张肌
tensor fasciae latae

臀中肌
gluteus medius

覆盖前关节囊的脂肪
fat over anterior joint capsule of hip

股外侧肌
vastus lateralis

533. 髋关节外侧入路 4

Lateral approach of hip joint 4

向后牵开臀中肌，向前牵开阔筋膜张肌，显露关节囊外的脂肪层。

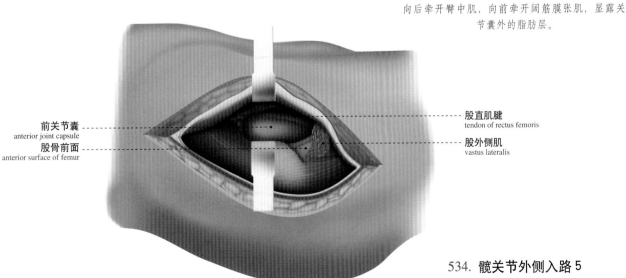

前关节囊
anterior joint capsule

股骨前面
anterior surface of femur

股直肌腱
tendon of rectus femoris

股外侧肌
vastus lateralis

534. 髋关节外侧入路 5

Lateral approach of hip joint 5

钝性分离脂肪垫，显露前关节囊和股直肌肌腱。

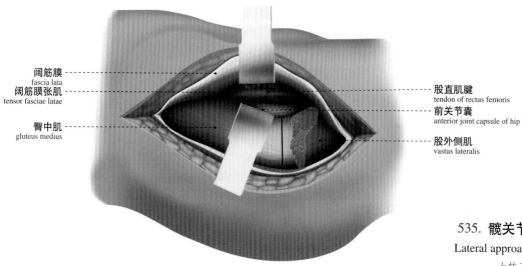

阔筋膜
fascia lata

阔筋膜张肌
tensor fasciae latae

臀中肌
gluteus medius

股直肌腱
tendon of rectus femoris

前关节囊
anterior joint capsule of hip

股外侧肌
vastus lateralis

535. 髋关节外侧入路 6
Lateral approach of hip joint 6

大转子截骨。

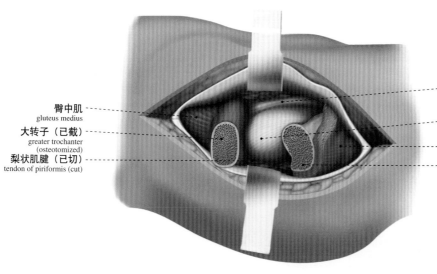

臀中肌
gluteus medius

大转子（已截）
greater trochanter
(osteotomized)

梨状肌腱（已切）
tendon of piriformis (cut)

股直肌腱
tendon of rectus femoris

前关节囊
anterior joint capsule of hip

股外侧肌
vastus lateralis

股骨近端（大转子截骨处）
proximal femur (sight of
osteotomized greater trochanter)

536. 髋关节外侧入路 7
Lateral approach of hip joint 7

将大转子截骨部分连同附着的臀中肌向上
翻转，显露关节囊。

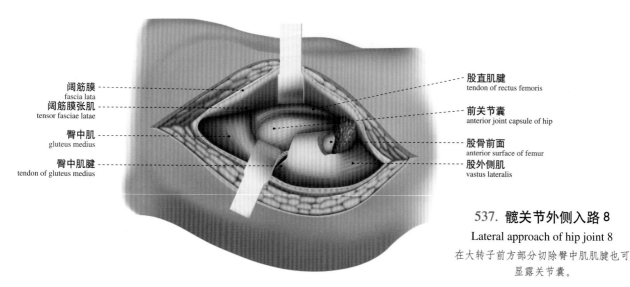

阔筋膜
fascia lata

阔筋膜张肌
tensor fasciae latae

臀中肌
gluteus medius

臀中肌腱
tendon of gluteus medius

股直肌腱
tendon of rectus femoris

前关节囊
anterior joint capsule of hip

股骨前面
anterior surface of femur

股外侧肌
vastus lateralis

537. 髋关节外侧入路 8
Lateral approach of hip joint 8

在大转子前方部分切除臀中肌肌腱也可
显露关节囊。

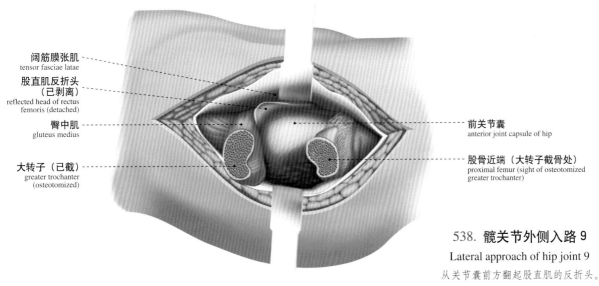

阔筋膜张肌
tensor fasciae latae

股直肌反折头
（已剥离）
reflected head of rectus
femoris (detached)

臀中肌
gluteus medius

大转子（已截）
greater trochanter
(osteotomized)

前关节囊
anterior joint capsule of hip

股骨近端（大转子截骨处）
proximal femur (sight of osteotomized
greater trochanter)

538. 髋关节外侧入路 9
Lateral approach of hip joint 9

从关节囊前方翻起股直肌的反折头。

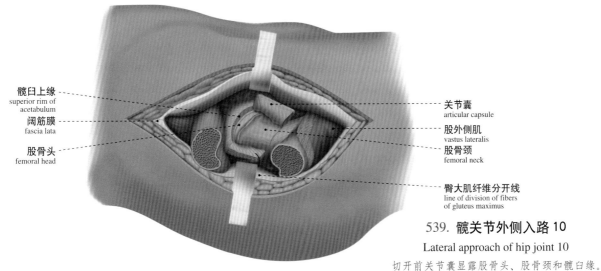

髋臼上缘
superior rim of
acetabulum

阔筋膜
fascia lata

股骨头
femoral head

关节囊
articular capsule

股外侧肌
vastus lateralis

股骨颈
femoral neck

臀大肌纤维分开线
line of division of fibers
of gluteus maximus

539. 髋关节外侧入路 10
Lateral approach of hip joint 10

切开前关节囊显露股骨头、股骨颈和髋臼缘。
如果需要进一步显露近端，向近端切开阔筋膜
直至髂嵴并沿髂嵴向前。为便于髋关节脱位，
切开紧张的阔筋膜和臀大肌纤维。

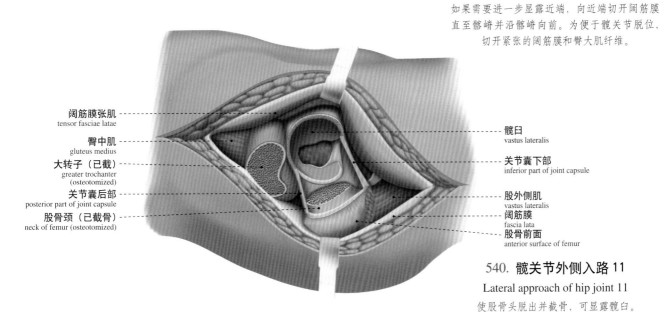

阔筋膜张肌
tensor fasciae latae

臀中肌
gluteus medius

大转子（已截）
greater trochanter
(osteotomized)

关节囊后部
posterior part of joint capsule

股骨颈（已截骨）
neck of femur (osteotomized)

髋臼
vastus lateralis

关节囊下部
inferior part of joint capsule

股外侧肌
vastus lateralis

阔筋膜
fascia lata

股骨前面
anterior surface of femur

540. 髋关节外侧入路 11
Lateral approach of hip joint 11

使股骨头脱出并截骨，可显露髋臼。

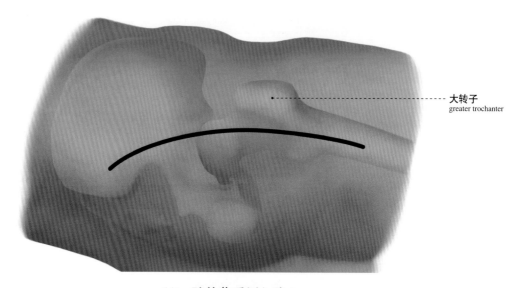

大转子
greater trochanter

541. 髋关节后侧入路 1
Posterior approach of hip joint 1

自髂后上棘外下方约 5 cm 处，沿臀大肌纤维方向至股骨大转子后缘，继转向肌骨干方向，向下延伸约 5 cm，切口呈弧形。

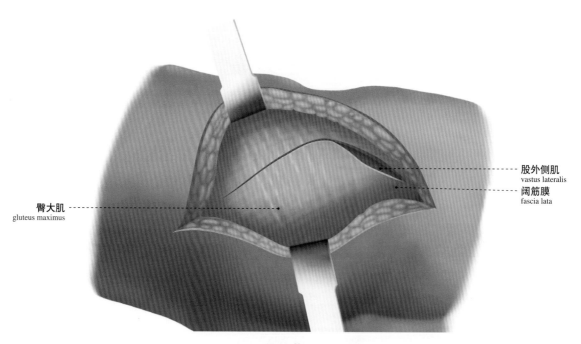

臀大肌
gluteus maximus

股外侧肌
vastus lateralis

阔筋膜
fascia lata

542. 髋关节后侧入路 2
Posterior approach of hip joint 2

沿皮肤切口线切开阔筋膜。

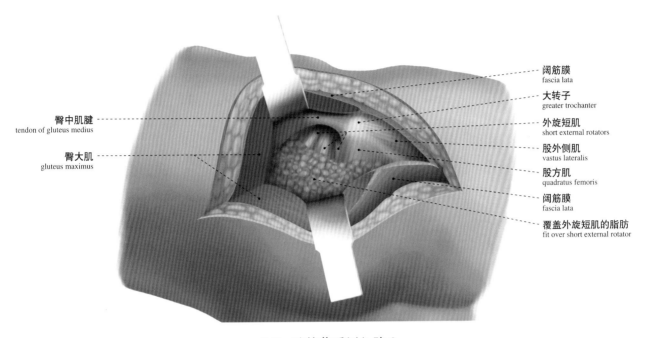

臀中肌腱
tendon of gluteus medius

臀大肌
gluteus maximus

阔筋膜
fascia lata

大转子
greater trochanter

外旋短肌
short external rotators

股外侧肌
vastus lateralis

股方肌
quadratus femoris

阔筋膜
fascia lata

覆盖外旋短肌的脂肪
fit over short external rotator

543. 髋关节后侧入路 3

Posterior approach of hip joint 3

钝性分离臀大肌，牵开臀大肌，显露出深层的髋关节外旋肌，其表面覆盖有脂肪组织。

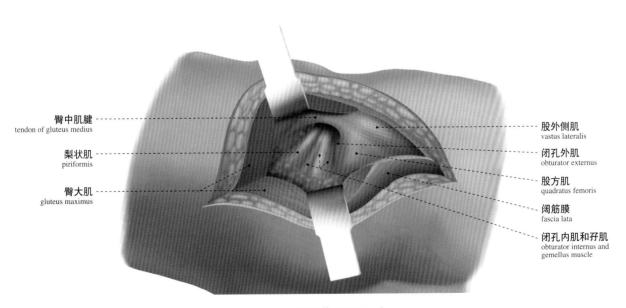

臀中肌腱
tendon of gluteus medius

梨状肌
piriformis

臀大肌
gluteus maximus

股外侧肌
vastus lateralis

闭孔外肌
obturator externus

股方肌
quadratus femoris

阔筋膜
fascia lata

闭孔内肌和孖肌
obturator internus and gemellus muscle

544. 髋关节后侧入路 4

Posterior approach of hip joint 4

向后内侧推开脂肪组织，显露髋关节外旋短肌止点，注意保护被包围在脂肪组织中的坐骨神经。

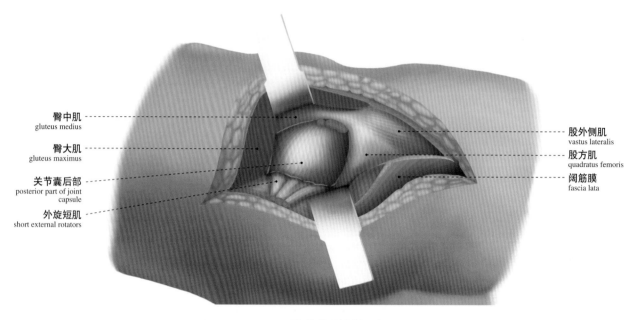

臀中肌
gluteus medius

臀大肌
gluteus maximus

关节囊后部
posterior part of joint
capsule

外旋短肌
short external rotators

股外侧肌
vastus lateralis

股方肌
quadratus femoris

阔筋膜
fascia lata

545. 髋关节后侧入路 5
Posterior approach of hip joint 5

将切断的外旋肌翻向内侧保护坐骨神经，显露髋关节囊后部。

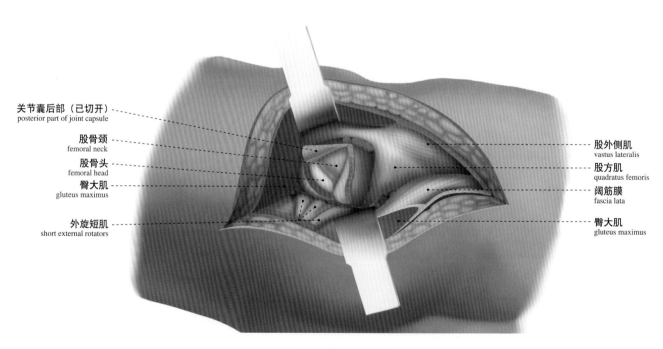

关节囊后部（已切开）
posterior part of joint capsule

股骨颈
femoral neck

股骨头
femoral head

臀大肌
gluteus maximus

外旋短肌
short external rotators

股外侧肌
vastus lateralis

股方肌
quadratus femoris

阔筋膜
fascia lata

臀大肌
gluteus maximus

546. 髋关节后侧入路 6
Posterior approach of hip joint 6

T 形切开关节囊，显露股骨头、股骨颈及髋臼后缘。

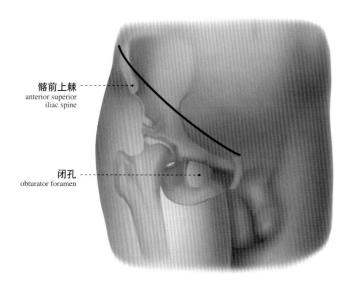

髂前上棘
anterior superior
iliac spine

闭孔
obturator foramen

547. 髋臼的髂腹股沟入路 1
Ilioinguinal approach of acetabulum 1

自髂前上棘上方 5 cm 处开始向前做弧形切口，向内侧
延伸切口，经过耻骨结节上方，止于中线。

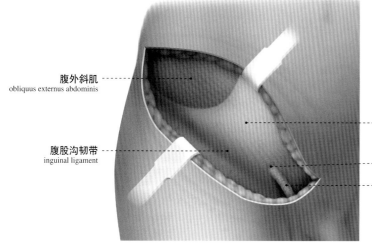

腹外斜肌
obliquus externus abdominis

腹外斜肌筋膜
external oblique fascia

腹股沟韧带
inguinal ligament

腹股沟管浅环
superficial inguinal ring

精索外筋膜
external spermatic fascia

548. 髋臼的髂腹股沟入路 2
Ilioinguinal approach of acetabulum 2

沿皮肤切口分离皮下脂肪，显露腹外斜肌腱膜。

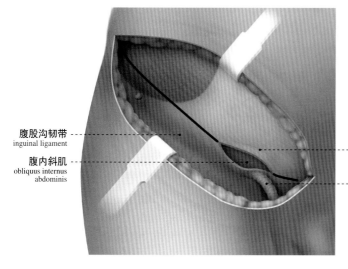

腹股沟韧带
inguinal ligament

腹内斜肌
obliquus internus
abdominis

腹外斜肌筋膜
external oblique fascia

精索外筋膜
external spermatic fascia

549. 髋臼的髂腹股沟入路 3
Ilioinguinal approach of acetabulum 3

自腹股沟管浅环至髂前上棘之间分离腹外斜肌肌腱膜。

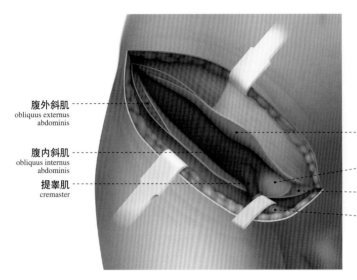

腹外斜肌
obliquus externus
abdominis

腹内斜肌
obliquus internus
abdominis

提睾肌
cremaster

腹外斜肌筋膜
external oblique fascia

联合腱
conjoined tendon

锥状肌
pyramidalis

精索外筋膜
external spermatic
fascia

550. 髋臼的髂腹股沟入路 4
Ilioinguinal approach of acetabulum 4

用橡皮条游离精索或圆韧带，可以显露腹
股沟管后壁。

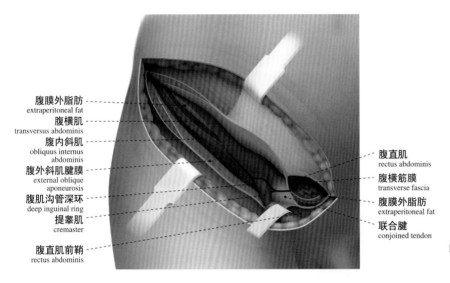

腹膜外脂肪
extraperitoneal fat

腹横肌
transversus abdominis

腹内斜肌
obliquus internus
abdominis

腹外斜肌腱膜
external oblique
aponeurosis

腹肌沟管深环
deep inguinal ring

提睾肌
cremaster

腹直肌前鞘
rectus abdominis

腹直肌
rectus abdominis

腹横筋膜
transverse fascia

腹膜外脂肪
extraperitoneal fat

联合腱
conjoined tendon

551. 髋臼的髂腹股沟入路 5
Ilioinguinal approach of acetabulum 5

自腹直肌在耻骨联合上止点近端 1 cm 处将
其分离。分开构成腹股沟管后壁的肌肉。

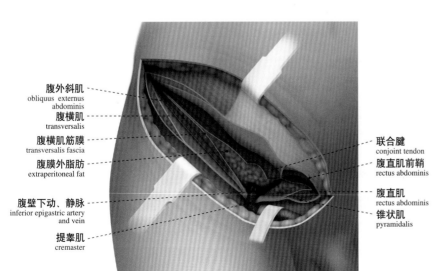

腹外斜肌
obliquus externus
abdominis

腹横肌
transversalis

腹横肌筋膜
transversalis fascia

腹膜外脂肪
extraperitoneal fat

腹壁下动、静脉
inferior epigastric artery
and vein

提睾肌
cremaster

联合腱
conjoint tendon

腹直肌前鞘
rectus abdominis

腹直肌
rectus abdominis

锥状肌
pyramidalis

552. 髋臼的髂腹股沟入路 6
Ilioinguinal approach of acetabulum 6

分离并结扎腹壁下血管，完成腹股沟管后
壁肌肉的分离。

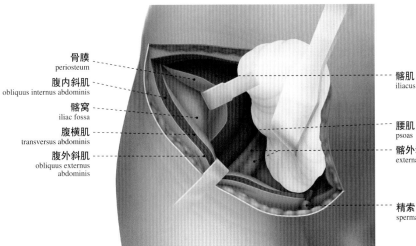

骨膜
periosteum

腹内斜肌
obliquus internus abdominis

髂窝
iliac fossa

腹横肌
transversus abdominis

腹外斜肌
obliquus externus abdominis

髂肌
iliacus

腰肌
psoas

髂外动、静脉
external iliac artery and vein

精索
spermatic cord

553. 髋臼的髂腹股沟入路 7
Ilioinguinal approach of acetabulum 7

用纱布才将腹膜向上推显露股血管，从髂骨
内壁游离髂肌。

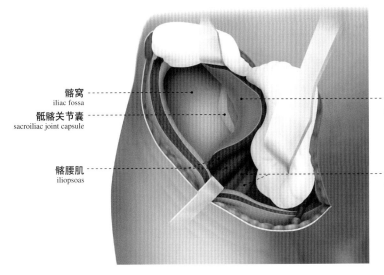

髂窝
iliac fossa

骶髂关节囊
sacroiliac joint capsule

髂腰肌
iliopsoas

骨膜
periosteum

髂外动、静脉
external iliac artery and vein

554. 髋臼的髂腹股沟入路 8
Ilioinguinal approach of acetabulum 8

继续从髂骨内壁剥离髂肌，显露骶髂关节。
用橡皮条穿过股鞘。

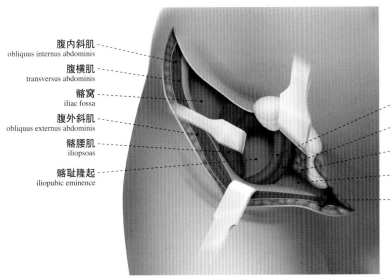

腹内斜肌
obliquus internus abdominis

腹横肌
transversus abdominis

髂窝
iliac fossa

腹外斜肌
obliquus externus abdominis

髂腰肌
iliopsoas

髂耻隆起
iliopubic eminence

髂外动脉
external iliac artery

髂外静脉
external iliac vein

Retzius 间隙（侧面）
cave of Retzius (lateral aspect)

耻骨上支
superior pubic ramus

精索
spermatic cord

555. 髋臼的髂腹股沟入路 9
Ilioinguinal approach of acetabulum 9

向内或外牵开髂腰肌和股动脉鞘，以便显露髋臼
内侧面、耻骨上支和骶髂关节周围的髂骨内面。

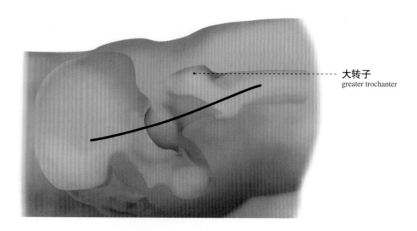

大转子
greater trochanter

556. 髋臼后侧入路 1

Posterior approach of acetabulum 1

以大转子为中心做一纵向切口，自髂嵴下延伸至大转子尖下 10 cm。

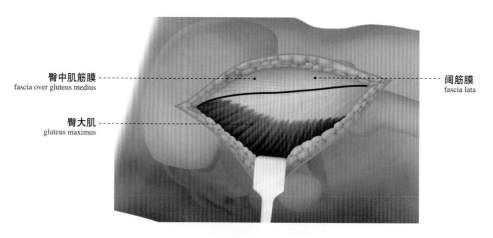

臀中肌筋膜
fascia over gluteus medius

臀大肌
gluteus maximus

阔筋膜
fascia lata

557. 髋臼后侧入路 2

Posterior approach of acetabulum 2

沿皮肤切口切开阔筋膜，沿臀大肌前缘向上延长切口。

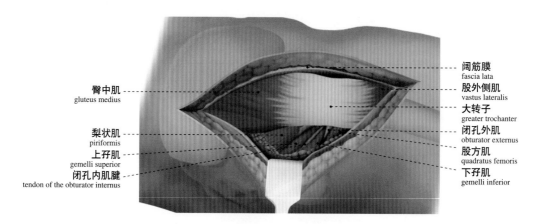

臀中肌
gluteus medius

梨状肌
piriformis

上孖肌
gemelli superior

闭孔内肌腱
tendon of the obturator internus

阔筋膜
fascia lata

股外侧肌
vastus lateralis

大转子
greater trochanter

闭孔外肌
obturator externus

股方肌
quadratus femoris

下孖肌
gemelli inferior

558. 髋臼后侧入路 3

Posterior approach of acetabulum 3

牵拉筋膜的分离缘，显露梨状肌和外旋短肌。

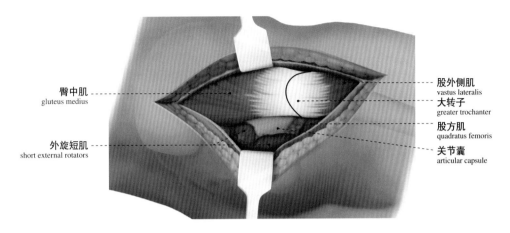

臀中肌
gluteus medius

外旋短肌
short external rotators

股外侧肌
vastus lateralis

大转子
greater trochanter

股方肌
quadratus femoris

关节囊
articular capsule

559. 髋臼后侧入路 4
Posterior approach of acetabulum 4

在股骨止点处分离外旋短肌和梨状肌。

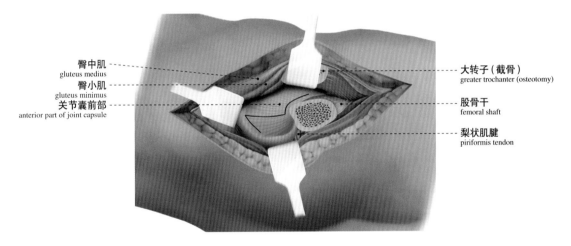

臀中肌
gluteus medius

臀小肌
gluteus minimus

关节囊前部
anterior part of joint capsule

大转子（截骨）
greater trochanter (osteotomy)

股骨干
femoral shaft

梨状肌腱
piriformis tendon

560. 髋臼后侧入路 5
Posterior approach of acetabulum 4

屈曲和外旋髋关节以便显露前髋关节囊。自髋臼背面游离臀小肌止点。

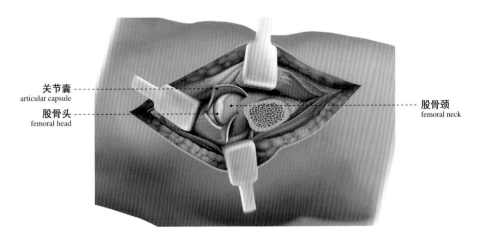

关节囊
articular capsule

股骨头
femoral head

股骨颈
femoral neck

561. 髋臼后侧入路 6
Posterior approach of acetabulum 6

自髋关节囊前侧行 T 形关节囊切开术，显露股骨头和股骨颈，以及髋臼前唇。

股　部

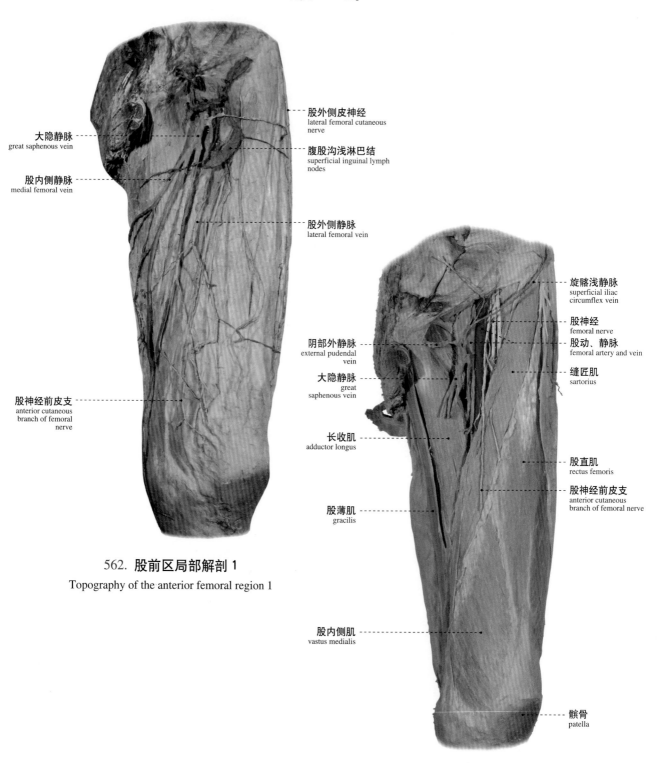

大隐静脉
great saphenous vein

股内侧静脉
medial femoral vein

股神经前皮支
anterior cutaneous
branch of femoral
nerve

股外侧皮神经
lateral femoral cutaneous
nerve

腹股沟浅淋巴结
superficial inguinal lymph
nodes

股外侧静脉
lateral femoral vein

562. 股前区局部解剖 1
Topography of the anterior femoral region 1

阴部外静脉
external pudendal
vein

大隐静脉
great
saphenous vein

长收肌
adductor longus

股薄肌
gracilis

股内侧肌
vastus medialis

旋髂浅静脉
superficial iliac
circumflex vein

股神经
femoral nerve

股动、静脉
femoral artery and vein

缝匠肌
sartorius

股直肌
rectus femoris

股神经前皮支
anterior cutaneous
branch of femoral nerve

髌骨
patella

563. 股前区局部解剖 2
Topography of the anterior femoral region 2

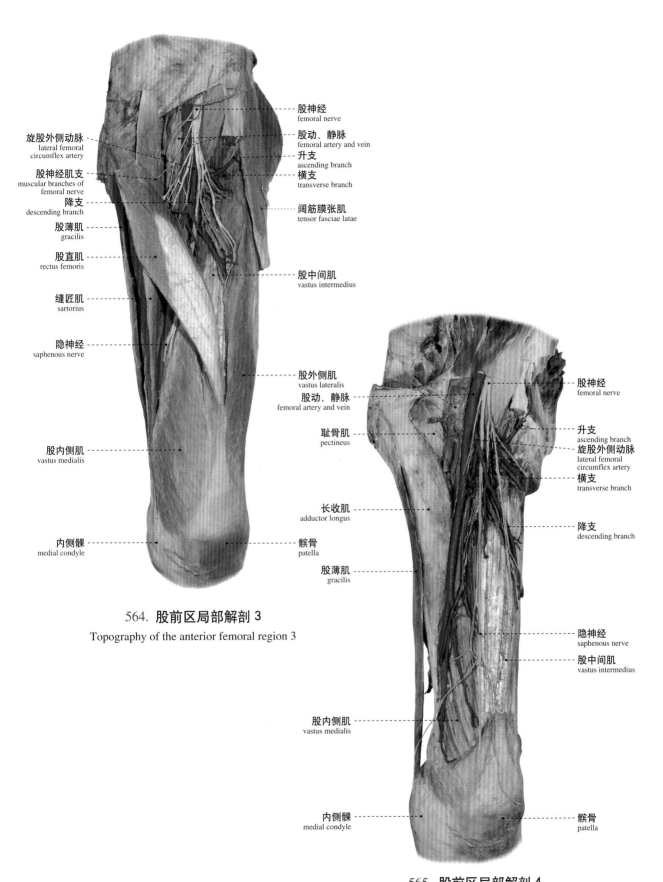

旋股外侧动脉
lateral femoral
circumflex artery

股神经肌支
muscular branches of
femoral nerve

降支
descending branch

股薄肌
gracilis

股直肌
rectus femoris

缝匠肌
sartorius

隐神经
saphenous nerve

股内侧肌
vastus medialis

内侧髁
medial condyle

股神经
femoral nerve

股动、静脉
femoral artery and vein

升支
ascending branch

横支
transverse branch

阔筋膜张肌
tensor fasciae latae

股中间肌
vastus intermedius

股外侧肌
vastus lateralis

股动、静脉
femoral artery and vein

髌骨
patella

564. 股前区局部解剖 3

Topography of the anterior femoral region 3

耻骨肌
pectineus

长收肌
adductor longus

股薄肌
gracilis

股内侧肌
vastus medialis

内侧髁
medial condyle

股神经
femoral nerve

升支
ascending branch

旋股外侧动脉
lateral femoral
circumflex artery

横支
transverse branch

降支
descending branch

隐神经
saphenous nerve

股中间肌
vastus intermedius

髌骨
patella

565. 股前区局部解剖 4

Topography of the anterior femoral region 4

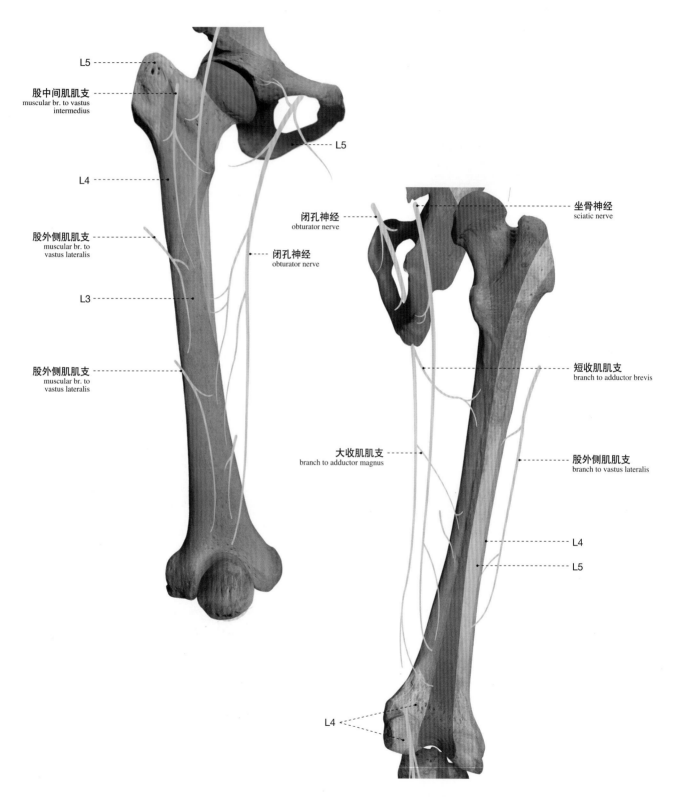

L5

股中间肌肌支
muscular br. to vastus
intermedius

L4

股外侧肌肌支
muscular br. to
vastus lateralis

L3

股外侧肌肌支
muscular br. to
vastus lateralis

L5

闭孔神经
obturator nerve

闭孔神经
obturator nerve

坐骨神经
sciatic nerve

短收肌肌支
branch to adductor brevis

大收肌肌支
branch to adductor magnus

股外侧肌肌支
branch to vastus lateralis

L4

L5

L4

566. 股骨的节段神经支配和周围神经供给
Segmental innervation and peripheral nerves supply of the femur

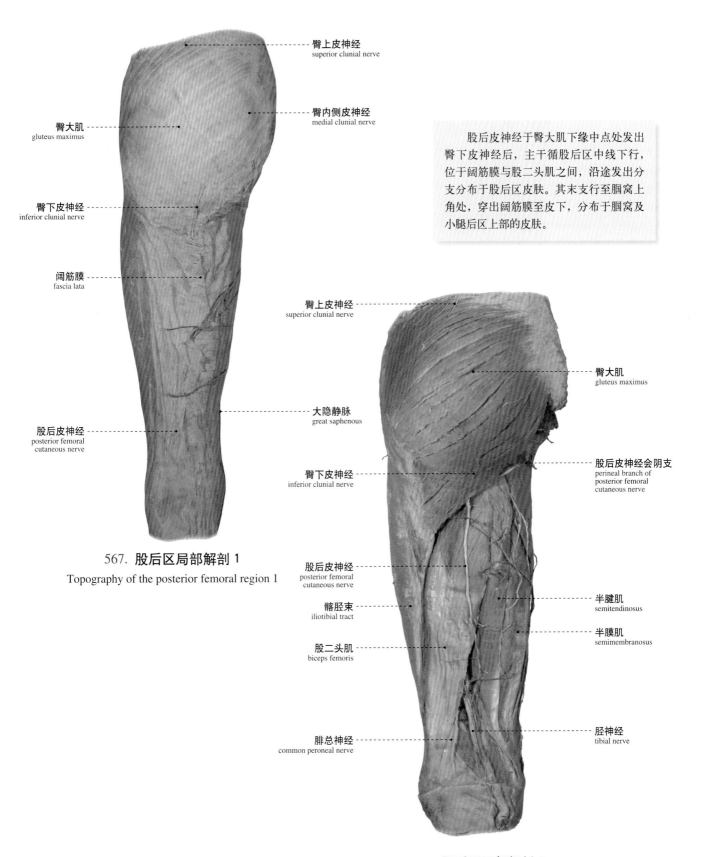

臀上皮神经
superior clunial nerve

臀内侧皮神经
medial clunial nerve

臀大肌
gluteus maximus

臀下皮神经
inferior clunial nerve

阔筋膜
fascia lata

股后皮神经
posterior femoral
cutaneous nerve

股后皮神经于臀大肌下缘中点处发出臀下皮神经后，主干循股后区中线下行，位于阔筋膜与股二头肌之间，沿途发出分支分布于股后区皮肤。其末支行至腘窝上角处，穿出阔筋膜至皮下，分布于腘窝及小腿后区上部的皮肤。

臀上皮神经
superior clunial nerve

臀大肌
gluteus maximus

股后皮神经会阴支
perineal branch of
posterior femoral
cutaneous nerve

大隐静脉
great saphenous

臀下皮神经
inferior clunial nerve

股后皮神经
posterior femoral
cutaneous nerve

半腱肌
semitendinosus

髂胫束
iliotibial tract

半膜肌
semimembranosus

股二头肌
biceps femoris

腓总神经
common peroneal nerve

胫神经
tibial nerve

567. 股后区局部解剖 1
Topography of the posterior femoral region 1

568. 股后区局部解剖 2
Topography of the posterior femoral region 2

坐骨神经是全身最粗大的神经，自梨状肌下缘出盆腔后在股骨大转子与坐骨结节间连线的中点处垂直下降进入股后部，临床上常用此点作为检查坐骨神经的压痛点。在股后部位于大收肌和股二头肌长头之间，到股后部中 1/3 与下 1/3 交界处分为胫神经与腓总神经。坐骨神经沿途发出肌支到股二头肌长头、半腱肌和半膜肌，只有股二头肌短头受来自腓总神经的肌支支配。

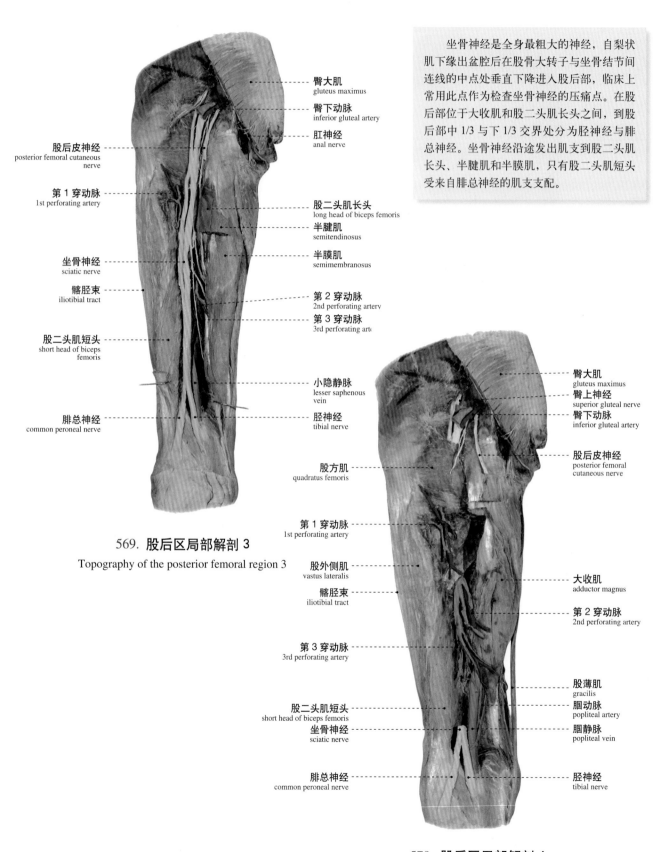

臀大肌
gluteus maximus

臀下动脉
inferior gluteal artery

肛神经
anal nerve

股后皮神经
posterior femoral cutaneous nerve

第 1 穿动脉
1st perforating artery

股二头肌长头
long head of biceps femoris

半腱肌
semitendinosus

半膜肌
semimembranosus

坐骨神经
sciatic nerve

髂胫束
iliotibial tract

第 2 穿动脉
2nd perforating artery

第 3 穿动脉
3rd perforating artery

股二头肌短头
short head of biceps femoris

小隐静脉
lesser saphenous vein

腓总神经
common peroneal nerve

胫神经
tibial nerve

股方肌
quadratus femoris

569. 股后区局部解剖 3

Topography of the posterior femoral region 3

臀大肌
gluteus maximus

臀上神经
superior gluteal nerve

臀下动脉
inferior gluteal artery

股后皮神经
posterior femoral cutaneous nerve

第 1 穿动脉
1st perforating artery

股外侧肌
vastus lateralis

髂胫束
iliotibial tract

大收肌
adductor magnus

第 2 穿动脉
2nd perforating artery

第 3 穿动脉
3rd perforating artery

股薄肌
gracilis

腘动脉
popliteal artery

股二头肌短头
short head of biceps femoris

坐骨神经
sciatic nerve

腘静脉
popliteal vein

腓总神经
common peroneal nerve

胫神经
tibial nerve

570. 股后区局部解剖 4

Topography of the posterior femoral region 4

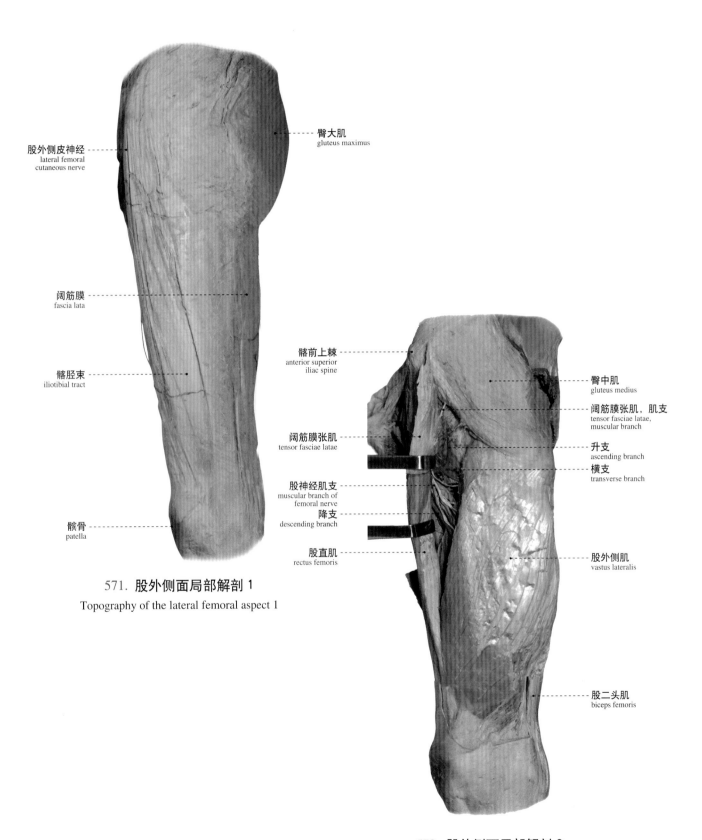

股外侧皮神经
lateral femoral
cutaneous nerve

臀大肌
gluteus maximus

阔筋膜
fascia lata

髂胫束
iliotibial tract

髌骨
patella

571. 股外侧面局部解剖 1

Topography of the lateral femoral aspect 1

髂前上棘
anterior superior
iliac spine

阔筋膜张肌
tensor fasciae latae

股神经肌支
muscular branch of
femoral nerve

降支
descending branch

股直肌
rectus femoris

臀中肌
gluteus medius

阔筋膜张肌，肌支
tensor fasciae latae,
muscular branch

升支
ascending branch

横支
transverse branch

股外侧肌
vastus lateralis

股二头肌
biceps femoris

572. 股外侧面局部解剖 2

Topography of the lateral femoral aspect 2

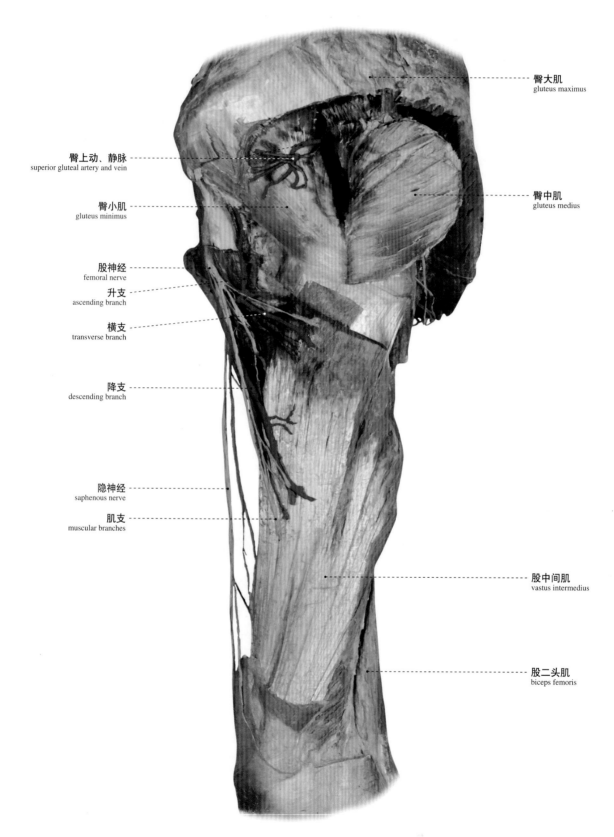

臀大肌
gluteus maximus

臀上动、静脉
superior gluteal artery and vein

臀小肌
gluteus minimus

臀中肌
gluteus medius

股神经
femoral nerve

升支
ascending branch

横支
transverse branch

降支
descending branch

隐神经
saphenous nerve

肌支
muscular branches

股中间肌
vastus intermedius

股二头肌
biceps femoris

573. 股外侧面局部解剖 3
Topography of the lateral femoral aspect 3

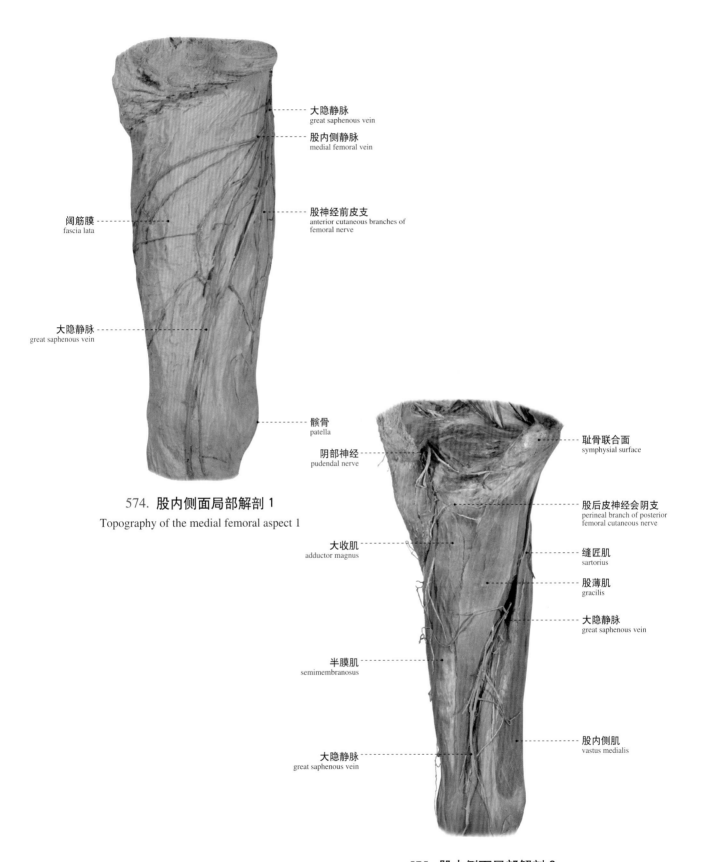

大隐静脉
great saphenous vein

股内侧静脉
medial femoral vein

股神经前皮支
anterior cutaneous branches of femoral nerve

阔筋膜
fascia lata

大隐静脉
great saphenous vein

髌骨
patella

574. 股内侧面局部解剖 1
Topography of the medial femoral aspect 1

阴部神经
pudendal nerve

大收肌
adductor magnus

半膜肌
semimembranosus

大隐静脉
great saphenous vein

耻骨联合面
symphysial surface

股后皮神经会阴支
perineal branch of posterior femoral cutaneous nerve

缝匠肌
sartorius

股薄肌
gracilis

大隐静脉
great saphenous vein

股内侧肌
vastus medialis

575. 股内侧面局部解剖 2
Topography of the medial femoral aspect 2

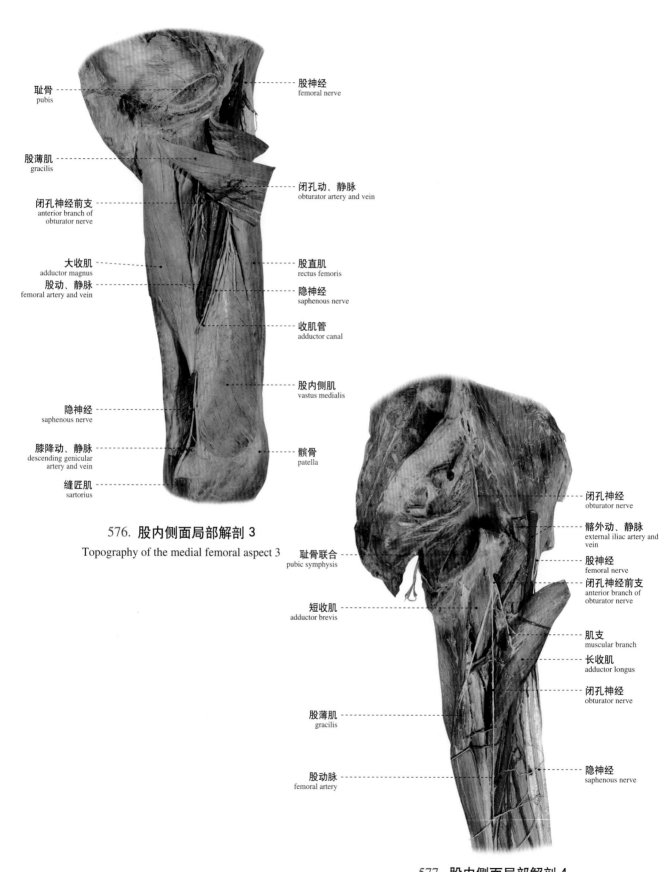

耻骨
pubis

股薄肌
gracilis

闭孔神经前支
anterior branch of
obturator nerve

大收肌
adductor magnus

股动、静脉
femoral artery and vein

隐神经
saphenous nerve

膝降动、静脉
descending genicular
artery and vein

缝匠肌
sartorius

股神经
femoral nerve

闭孔动、静脉
obturator artery and vein

股直肌
rectus femoris

隐神经
saphenous nerve

收肌管
adductor canal

股内侧肌
vastus medialis

髌骨
patella

576. 股内侧面局部解剖 3
Topography of the medial femoral aspect 3

耻骨联合
pubic symphysis

短收肌
adductor brevis

股薄肌
gracilis

股动脉
femoral artery

闭孔神经
obturator nerve

髂外动、静脉
external iliac artery and
vein

股神经
femoral nerve

闭孔神经前支
anterior branch of
obturator nerve

肌支
muscular branch

长收肌
adductor longus

闭孔神经
obturator nerve

隐神经
saphenous nerve

577. 股内侧面局部解剖 4
Topography of the medial femoral aspect 4

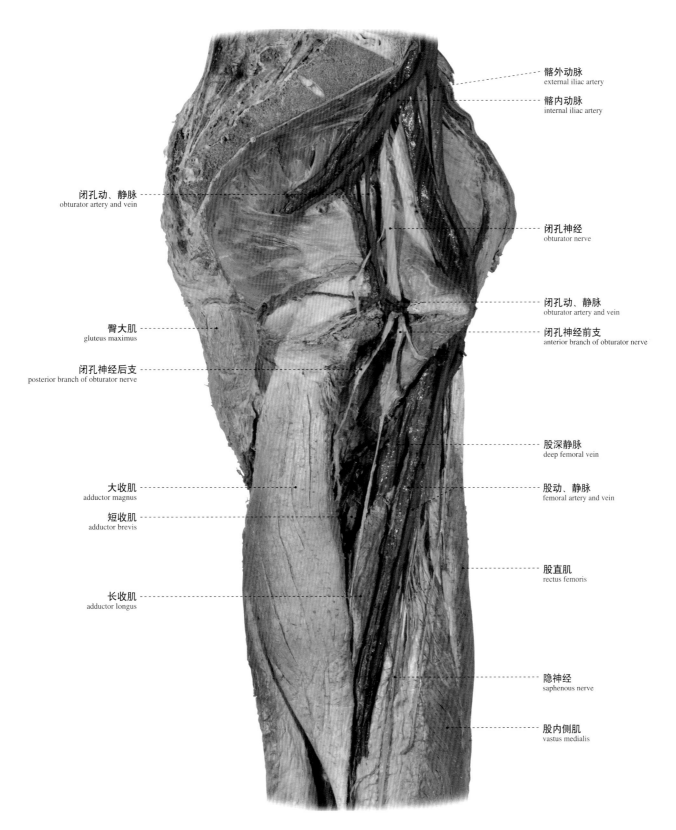

髂外动脉
external iliac artery

髂内动脉
internal iliac artery

闭孔动、静脉
obturator artery and vein

闭孔神经
obturator nerve

闭孔动、静脉
obturator artery and vein

臀大肌
gluteus maximus

闭孔神经前支
anterior branch of obturator nerve

闭孔神经后支
posterior branch of obturator nerve

股深静脉
deep femoral vein

大收肌
adductor magnus

股动、静脉
femoral artery and vein

短收肌
adductor brevis

股直肌
rectus femoris

长收肌
adductor longus

隐神经
saphenous nerve

股内侧肌
vastus medialis

578. 股内侧面局部解剖 5

Topography of the medial femoral aspect 5

股部手术入路

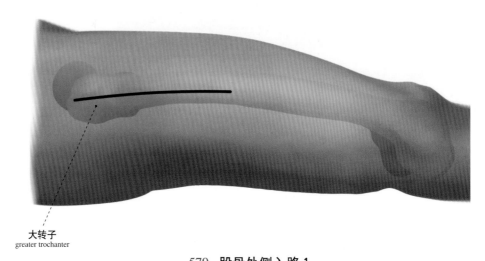

大转子
greater trochanter

579. 股骨外侧入路 1
Lateral approach of femur 1

起自大转子顶点上方 2~4 cm，经大转子中点，沿大腿外侧做一纵切口。

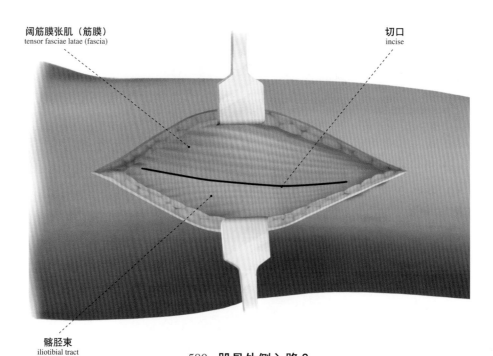

阔筋膜张肌（筋膜）
tensor fasciae latae (fascia)

切口
incise

髂胫束
iliotibial tract

580. 股骨外侧入路 2
Lateral approach of femur 2

沿阔筋膜张肌后缘切开阔筋膜。

阔筋膜
fascia lata

股外侧肌
vastus lateralis

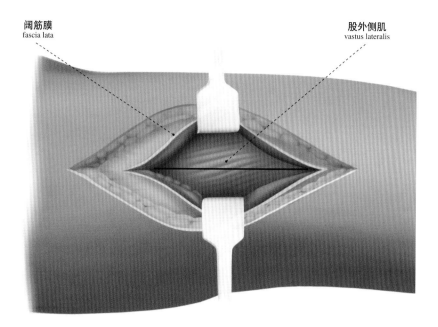

581. 股骨外侧入路 3

Lateral approach of femur 3

向前侧牵开阔筋膜及阔筋膜张肌，显露股外侧肌。

股外侧肌
vastus lateralis

股骨
femur

阔筋膜
fascia lata

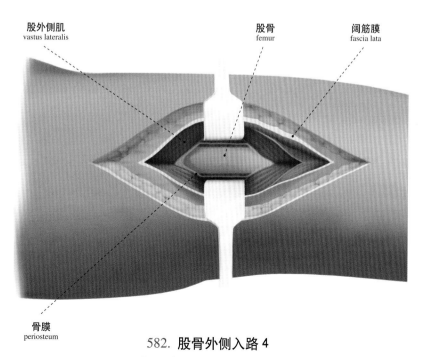

骨膜
periosteum

582. 股骨外侧入路 4

Lateral approach of femur 4

插入两牵开器，分别达股骨干的前方与后方，钝性分开股外侧肌，进行骨膜下剥离，显露股骨干。

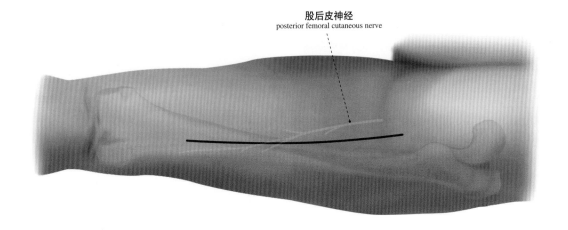

583. 股骨后侧入路 1

Posterior approach of femur 1

在大腿后侧正中线，做一长约 20 cm 的皮肤切口，上端止于臀皱襞下缘

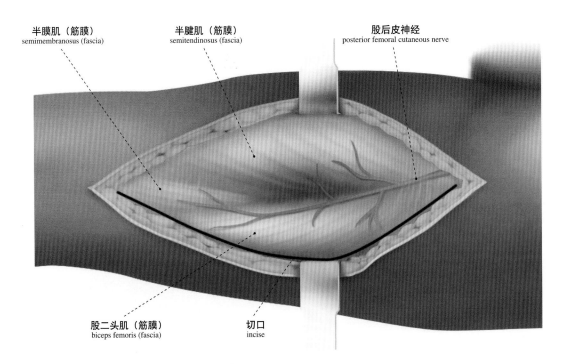

584. 股骨后侧入路 2

Posterior approach of femur 2

切开深筋膜，注意不要损伤股后皮神经。

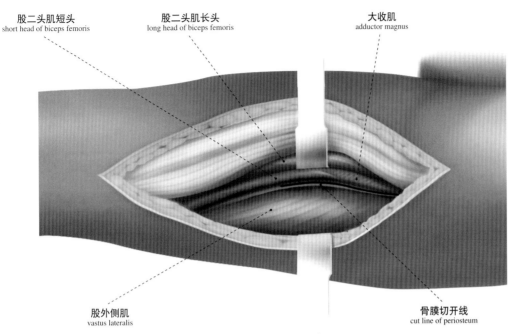

股二头肌短头
short head of biceps femoris

股二头肌长头
long head of biceps femoris

大收肌
adductor magnus

股外侧肌
vastus lateralis

骨膜切开线
cut line of periosteum

585. 股骨后侧入路 3
Posterior approach of femur 3

辨明股二头肌外侧缘，分开股二头肌和股外侧肌。

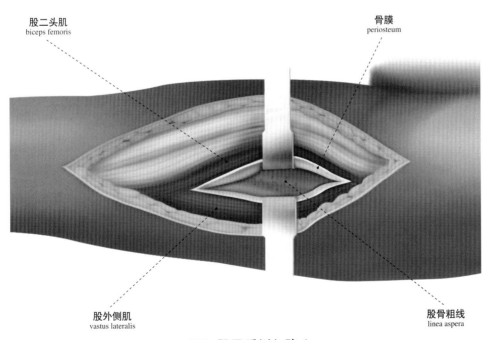

股二头肌
biceps femoris

骨膜
periosteum

股外侧肌
vastus lateralis

股骨粗线
linea aspera

586. 股骨后侧入路 4
Posterior approach of femur 4

在切口上部，自股骨粗线锐性剥离股二头肌短头起点，将其向内侧牵开，显露股骨中段上部后面。

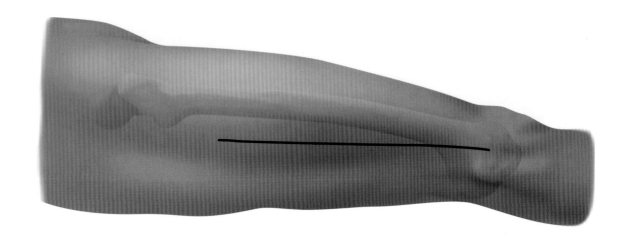

587. 股骨后外侧入路 1
Posterolateral approach of femur 1

在大腿后外侧做一纵行皮肤切口，终止于股骨外上髁。

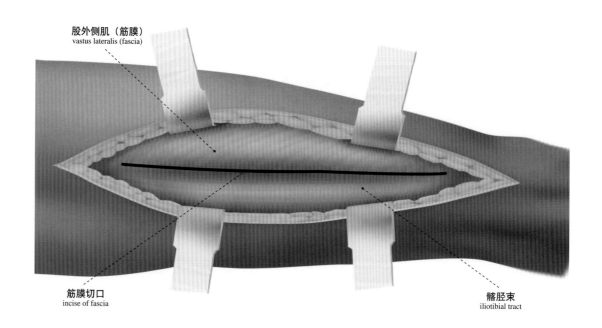

股外侧肌（筋膜）
vastus lateralis (fascia)

筋膜切口
incise of fascia

髂胫束
iliotibial tract

588. 股骨后外侧入路 2
Posterolateral approach of femur 2

沿髂胫束前缘切开阔筋膜。

股外侧肌
vastus lateralis

阔筋膜
fascia lata

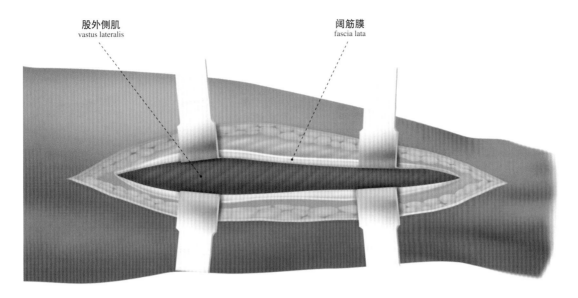

589. 股骨后外侧入路 3
Posterolateral approach of femur 3

股外侧肌位于阔筋膜深面。

股外侧肌
vastus lateralis

阔筋膜
fascia lata

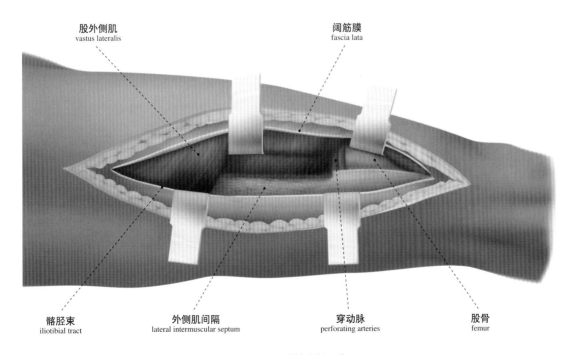

髂胫束
iliotibial tract

外侧肌间隔
lateral intermuscular septum

穿动脉
perforating arteries

股骨
femur

590. 股骨后外侧入路 4
Posterolateral approach of femur 4

向前牵开股外侧肌，剥离起自外侧肌间隔的股外侧肌纤维。注意不要损伤经外侧肌间隔进入股外侧肌的穿动脉。

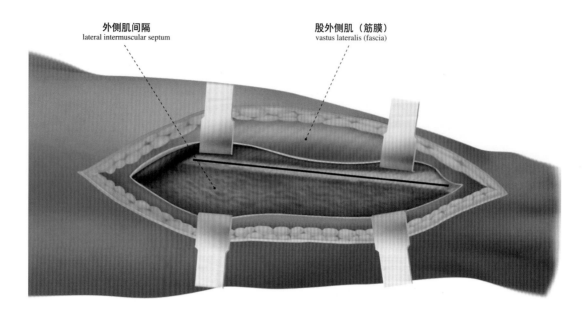

外侧肌间隔
lateral intermuscular septum

股外侧肌（筋膜）
vastus lateralis (fascia)

591. 股骨后外侧入路 5

Posterolateral approach of femur 5

沿股骨粗线的前缘切开骨膜。

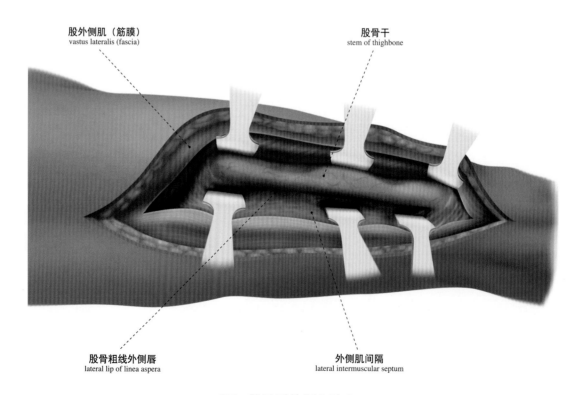

股外侧肌（筋膜）
vastus lateralis (fascia)

股骨干
stem of thighbone

股骨粗线外侧唇
lateral lip of linea aspera

外侧肌间隔
lateral intermuscular septum

592. 股骨后外侧入路 6

Posterolateral approach of femur 6

骨膜下剥离显露股骨干。

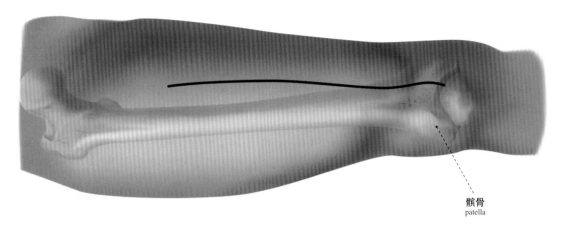

髌骨
patella

593. 股骨远端 2/3 前内侧入路 1
2/3 anteromedial approach of distal femur 1

在大腿前内侧，沿股直肌与股内侧肌之间的间隙做一长 10~15 cm 纵行切口。

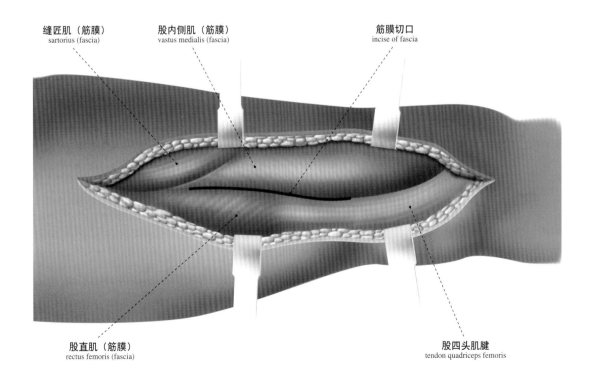

缝匠肌（筋膜）
sartorius (fascia)

股内侧肌（筋膜）
vastus medialis (fascia)

筋膜切口
incise of fascia

股直肌（筋膜）
rectus femoris (fascia)

股四头肌腱
tendon quadriceps femoris

594. 股骨远端 2/3 前内侧入路 2
2/3 anteromedial approach of distal femur 2

沿皮肤切口切开阔筋膜，辨认股内侧肌和股直肌之间的间隙。

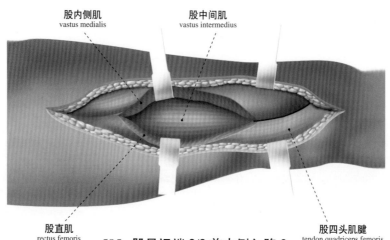

股内侧肌
vastus medialis

股中间肌
vastus intermedius

股直肌
rectus femoris

股四头肌腱
tendon quadriceps femoris

595. 股骨远端 2/3 前内侧入路 3

2/3 anteromedial approach of distal femur 3

分开股内侧肌和股直肌，显露股中间肌，在切口下部自髌旁切开髌内侧支持带和关节囊。

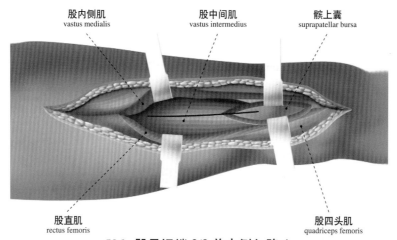

股内侧肌
vastus medialis

股中间肌
vastus intermedius

髌上囊
suprapatellar bursa

股直肌
rectus femoris

股四头肌
quadriceps femoris

596. 股骨远端 2/3 前内侧入路 4

2/3 anteromedial approach of distal femur 4

沿股四头肌腱的内侧缘切开，保留股内侧肌的肌止部。向上切开股中间肌，直达股骨骨膜下。

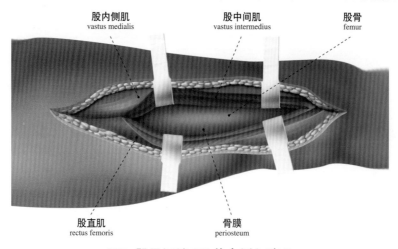

股内侧肌
vastus medialis

股中间肌
vastus intermedius

股骨
femur

股直肌
rectus femoris

骨膜
periosteum

597. 股骨远端 2/3 前内侧入路 5

2/3 anteromedial approach of distal femur 5

向两侧剥离骨膜，显露股骨干。

膝 部

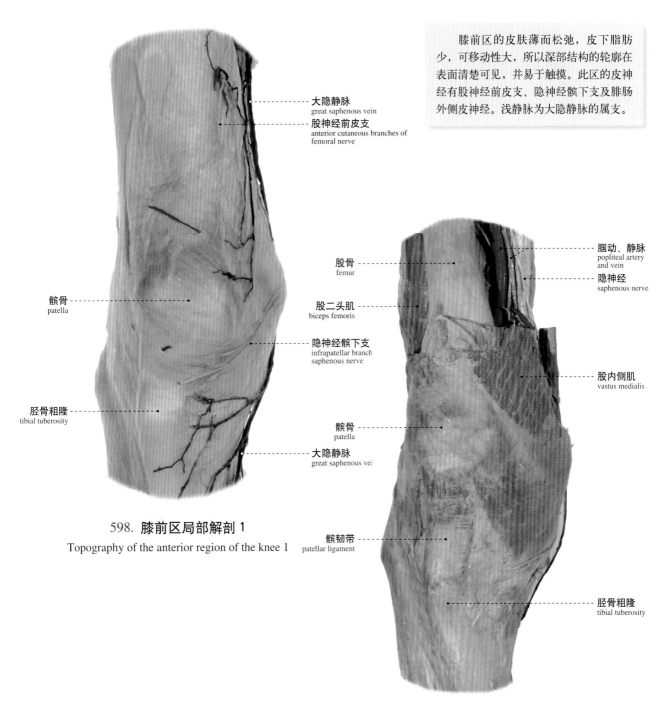

膝前区的皮肤薄而松弛，皮下脂肪少，可移动性大，所以深部结构的轮廓在表面清楚可见，并易于触摸。此区的皮神经有股神经前皮支、隐神经髌下支及腓肠外侧皮神经。浅静脉为大隐静脉的属支。

大隐静脉
great saphenous vein

股神经前皮支
anterior cutaneous branches of femoral nerve

髌骨
patella

胫骨粗隆
tibial tuberosity

598. 膝前区局部解剖 1
Topography of the anterior region of the knee 1

股骨
femur

股二头肌
biceps femoris

隐神经髌下支
infrapatellar branch saphenous nerve

髌骨
patella

大隐静脉
great saphenous vein

腘动、静脉
popliteal artery and vein

隐神经
saphenous nerve

股内侧肌
vastus medialis

髌韧带
patellar ligament

胫骨粗隆
tibial tuberosity

599. 膝前区局部解剖 2
Topography of the anterior region of the knee 2

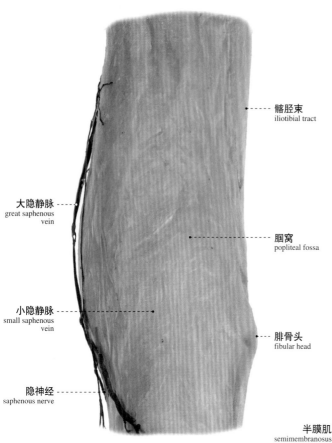

髂胫束
iliotibial tract

大隐静脉
great saphenous vein

腘窝
popliteal fossa

小隐静脉
small saphenous vein

腓骨头
fibular head

隐神经
saphenous nerve

600. 膝后区局部解剖 1
Topography of the posterior region of the knee 1

腘窝的内容主要有胫神经、腓总神经、腘动脉和腘静脉及其分属支。

胫神经：居腘窝最浅面，为坐骨神经的直接延续，沿股部后面垂直下行，进入小腿浅、深二层肌肉之间。胫神经分出肌支至腓肠肌、趾肌、比目鱼肌与腘肌。其皮支为腓肠内侧皮神经，分布于小腿后面的皮肤。关节支至膝关节，支配膝关节。

腓总神经：在股后部中份自坐骨神经分出，沿股二头肌腱的内侧下行，至腓骨颈的外侧，分为2个终末支，即腓浅神经和腓深神经，分布于小腿前外侧面。腓总神经在腘窝的分出腓骨外侧皮神经和腓肠神经吻合支，为皮神经，以及膝上外支和膝下外支，为关节支，与同名动脉伴行，分布于膝关节。

腘动脉：位置最深，自收肌腱裂孔开始，贴股骨腘面下降至腘窝，斜行向外下，初在胫神经内侧，在股骨两髁间处，居于神经、静脉的深面，至腘肌下缘分为胫前动脉与胫后动脉两个终支。腘动脉发出多数肌支滋养股二头肌、股外侧肌、半膜肌、腓肠肌、腘肌、跖肌等。腘动脉发出关节支有膝上内动脉、膝下内动脉、膝上外动脉、膝下外动脉和膝中动脉，参加构成膝关节动脉网。

腘静脉：与腘动脉伴行，共同包于一个血管鞘中。腘静脉接收腘静脉各属支的浅行静脉及小隐静脉的静脉血。

半膜肌
semimembranosus

半腱肌
semitendinosus

腘动、静脉
popliteal artery and vein

股薄肌
gracilis

膝上内动脉
medial superior genicular artery

大隐静脉
great saphenous vein

腓肠肌内侧头
medial head of gastrocnemius

胫神经肌支
muscular branches of tibial nerve

股二头肌
biceps femoris

坐骨神经
sciatic nerve

膝上外动、静脉
lateral superior genicular artery and vein

胫神经
tibial nerve

小隐静脉
small saphenous vein

腓神经交通支
communicating branch of peroneal nerve

腓肠肌外侧头
lateral head of gastrocnemius

腓总神经
common peroneal nerve

腓肠外侧皮神经
lateral sural cutaneous nerve

601. 膝后区局部解剖 2
Topography of the posterior region of the knee 2

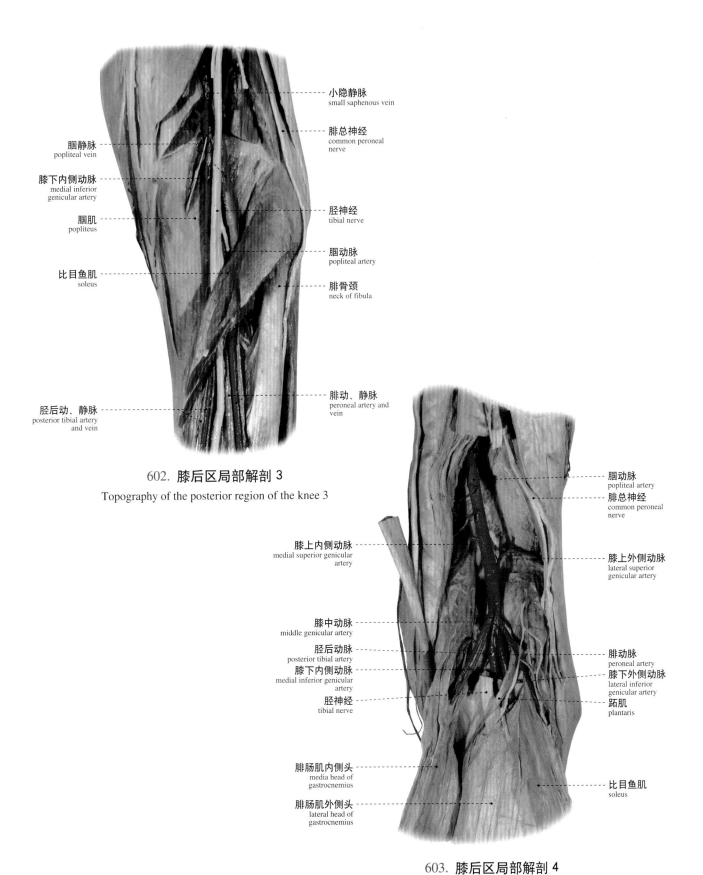

小隐静脉
small saphenous vein

腓总神经
common peroneal
nerve

腘静脉
popliteal vein

膝下内侧动脉
medial inferior
genicular artery

胫神经
tibial nerve

腘肌
popliteus

腘动脉
popliteal artery

比目鱼肌
soleus

腓骨颈
neck of fibula

腓动、静脉
peroneal artery and
vein

胫后动、静脉
posterior tibial artery
and vein

602. 膝后区局部解剖 3

Topography of the posterior region of the knee 3

腘动脉
popliteal artery

腓总神经
common peroneal
nerve

膝上内侧动脉
medial superior genicular
artery

膝上外侧动脉
lateral superior
genicular artery

膝中动脉
middle genicular artery

胫后动脉
posterior tibial artery

腓动脉
peroneal artery

膝下内侧动脉
medial inferior
genicular
artery

膝下外侧动脉
lateral inferior
genicular artery

胫神经
tibial nerve

跖肌
plantaris

腓肠肌内侧头
media head of
gastrocnemius

比目鱼肌
soleus

腓肠肌外侧头
lateral head of
gastrocnemius

603. 膝后区局部解剖 4

Topography of the posterior region of the knee 4

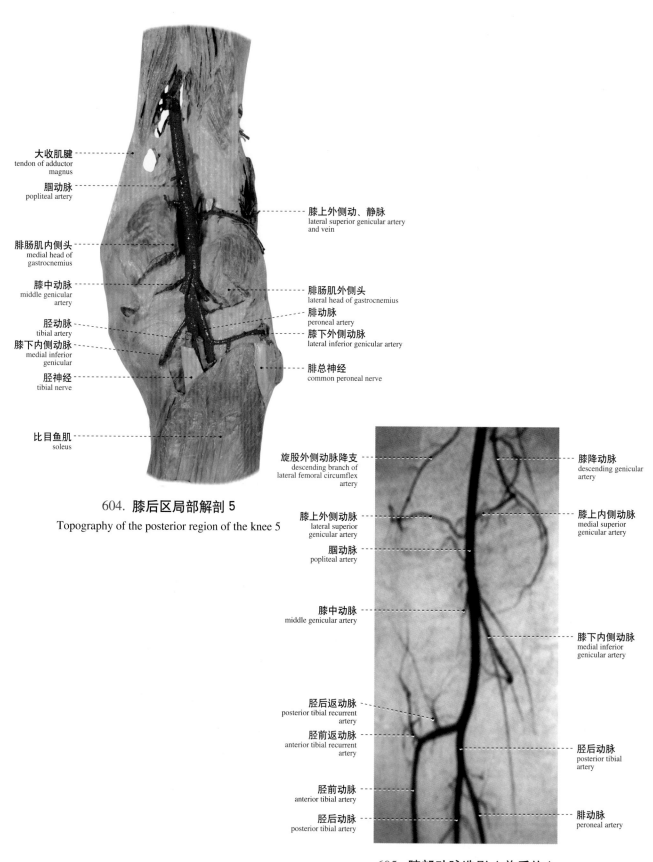

大收肌腱
tendon of adductor magnus

腘动脉
popliteal artery

腓肠肌内侧头
medial head of gastrocnemius

膝中动脉
middle genicular artery

胫动脉
tibial artery

膝下内侧动脉
medial inferior genicular

胫神经
tibial nerve

比目鱼肌
soleus

膝上外侧动、静脉
lateral superior genicular artery and vein

腓肠肌外侧头
lateral head of gastrocnemius

腓动脉
peroneal artery

膝下外侧动脉
lateral inferior genicular artery

腓总神经
common peroneal nerve

604. 膝后区局部解剖 5
Topography of the posterior region of the knee 5

旋股外侧动脉降支
descending branch of lateral femoral circumflex artery

膝上外侧动脉
lateral superior genicular artery

腘动脉
popliteal artery

膝中动脉
middle genicular artery

胫后返动脉
posterior tibial recurrent artery

胫前返动脉
anterior tibial recurrent artery

胫前动脉
anterior tibial artery

胫后动脉
posterior tibial artery

膝降动脉
descending genicular artery

膝上内侧动脉
medial superior genicular artery

膝下内侧动脉
medial inferior genicular artery

胫后动脉
posterior tibial artery

腓动脉
peroneal artery

605. 膝部动脉造影（前后位）
Angiography of the knee (anteroposterior view)

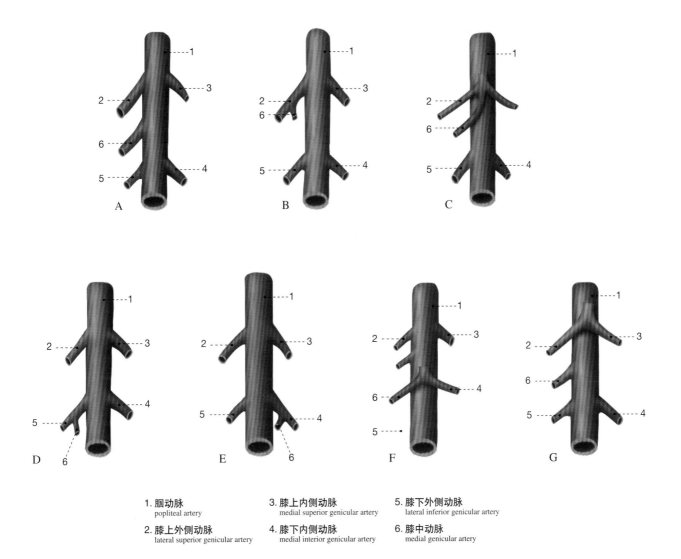

1. 腘动脉
   popliteal artery

2. 膝上外侧动脉
   lateral superior genicular artery

3. 膝上内侧动脉
   medial superior genicular artery

4. 膝下内侧动脉
   medial interior genicular artery

5. 膝下外侧动脉
   lateral inferior genicular artery

6. 膝中动脉
   medial genicular artery

606. 腘动脉分支类型

Types of branches of the popliteal artery

A. 膝中动脉起自腘动脉；B. 膝中动脉起自膝上外侧动脉；C. 膝上内、外侧动脉共干，并发出膝中动脉；D. 膝中动脉起自膝下外侧动脉；E. 膝中动脉起自膝下内侧动脉；F. 膝下内、外侧动脉共干，膝中动脉起自腘动脉；G. 膝上内、外侧动脉共干，膝中动脉起自腘动脉

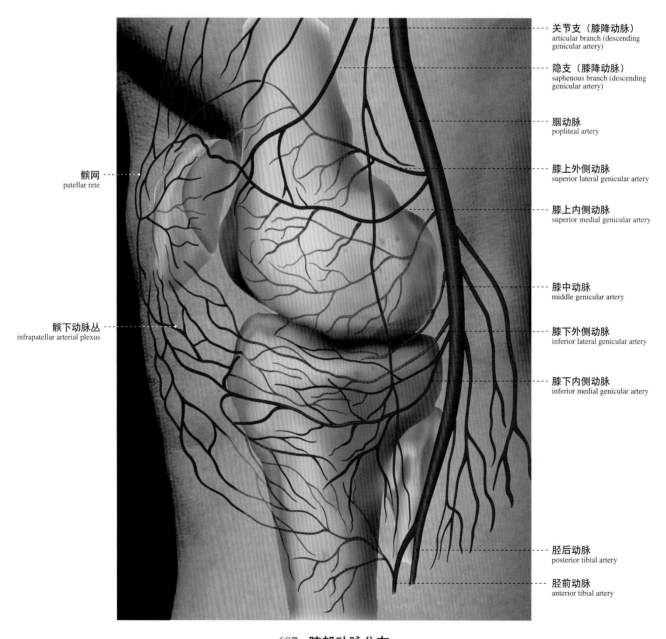

髌网
patellar rete

髌下动脉丛
infrapatellar arterial plexus

关节支（膝降动脉）
articular branch (descending genicular artery)

隐支（膝降动脉）
saphenous branch (descending genicular artery)

腘动脉
popliteal artery

膝上外侧动脉
superior lateral genicular artery

膝上内侧动脉
superior medial genicular artery

膝中动脉
middle genicular artery

膝下外侧动脉
inferior lateral genicular artery

膝下内侧动脉
inferior medial genicular artery

胫后动脉
posterior tibial artery

胫前动脉
anterior tibial artery

607. 膝部动脉分布
Arterial distribution of the knee region

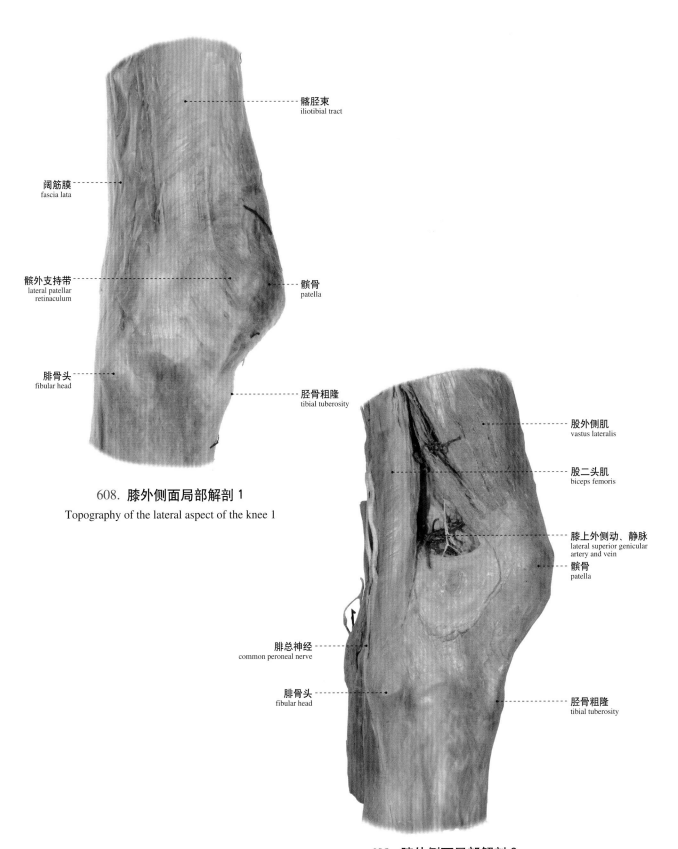

髂胫束
iliotibial tract

阔筋膜
fascia lata

髌外支持带
lateral patellar
retinaculum

髌骨
patella

腓骨头
fibular head

胫骨粗隆
tibial tuberosity

608. 膝外侧面局部解剖 1

Topography of the lateral aspect of the knee 1

股外侧肌
vastus lateralis

股二头肌
biceps femoris

膝上外侧动、静脉
lateral superior genicular
artery and vein

髌骨
patella

腓总神经
common peroneal nerve

腓骨头
fibular head

胫骨粗隆
tibial tuberosity

609. 膝外侧面局部解剖 3

Topography of the lateral aspect of the knee 3

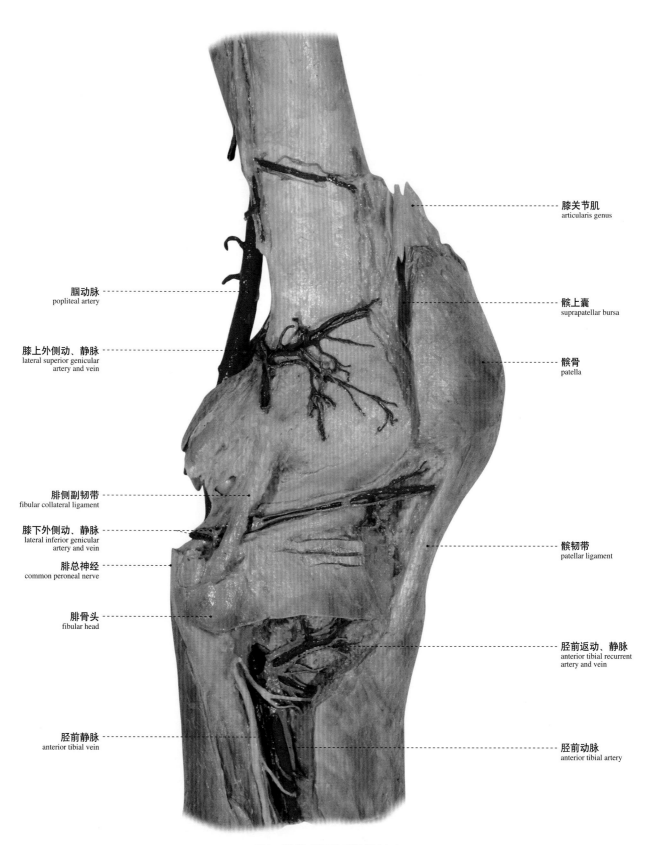

胭动脉
popliteal artery

膝上外侧动、静脉
lateral superior genicular
artery and vein

腓侧副韧带
fibular collateral ligament

膝下外侧动、静脉
lateral inferior genicular
artery and vein

腓总神经
common peroneal nerve

腓骨头
fibular head

胫前静脉
anterior tibial vein

膝关节肌
articularis genus

髌上囊
suprapatellar bursa

髌骨
patella

髌韧带
patellar ligament

胫前返动、静脉
anterior tibial recurrent
artery and vein

胫前动脉
anterior tibial artery

610. 膝外侧面局部解剖 4

Topography of the lateral aspect of the knee 4

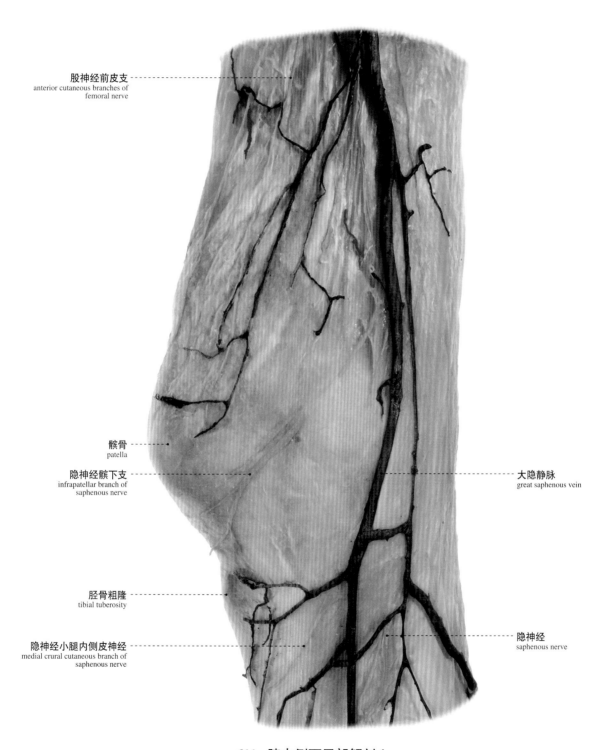

股神经前皮支
anterior cutaneous branches of
femoral nerve

髌骨
patella

隐神经髌下支
infrapatellar branch of
saphenous nerve

胫骨粗隆
tibial tuberosity

隐神经小腿内侧皮神经
medial crural cutaneous branch of
saphenous nerve

大隐静脉
great saphenous vein

隐神经
saphenous nerve

611. 膝内侧面局部解剖 1

Topography of the medial aspect of the knee 1

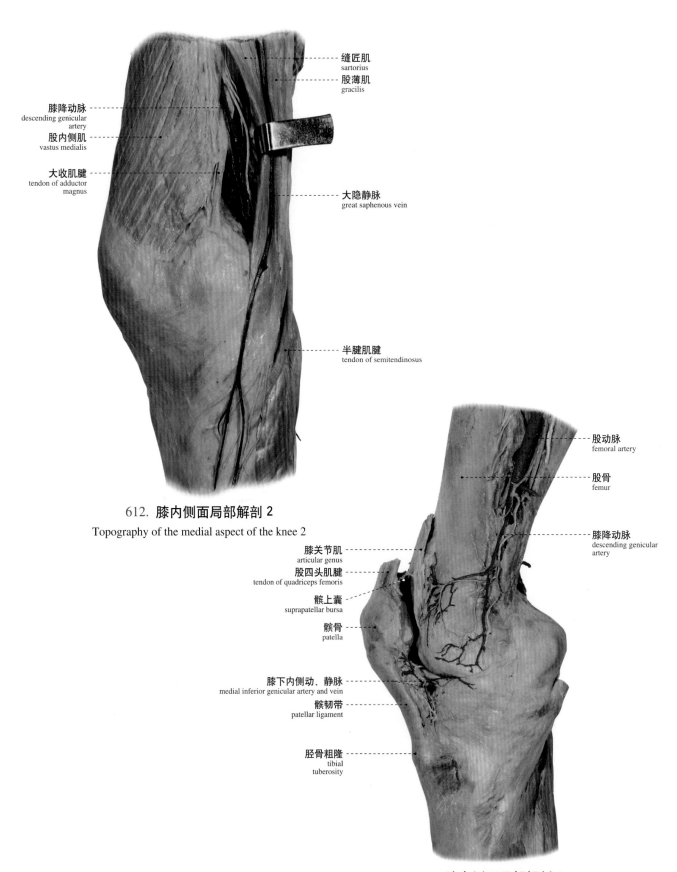

缝匠肌
sartorius

股薄肌
gracilis

膝降动脉
descending genicular artery

股内侧肌
vastus medialis

大收肌腱
tendon of adductor magnus

大隐静脉
great saphenous vein

半腱肌腱
tendon of semitendinosus

612. 膝内侧面局部解剖 2
Topography of the medial aspect of the knee 2

股动脉
femoral artery

股骨
femur

膝降动脉
descending genicular artery

膝关节肌
articular genus

股四头肌腱
tendon of quadriceps femoris

髌上囊
suprapatellar bursa

髌骨
patella

膝下内侧动、静脉
medial inferior genicular artery and vein

髌韧带
patellar ligament

胫骨粗隆
tibial tuberosity

613. 膝内侧面局部解剖 3
Topography of the medial aspect of the knee 3

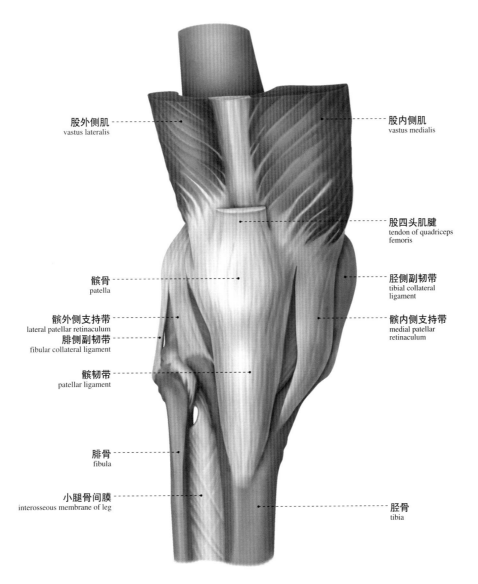

股外侧肌
vastus lateralis

股内侧肌
vastus medialis

股四头肌腱
tendon of quadriceps femoris

髌骨
patella

胫侧副韧带
tibial collateral ligament

髌外侧支持带
lateral patellar retinaculum

腓侧副韧带
fibular collateral ligament

髌内侧支持带
medial patellar retinaculum

髌韧带
patellar ligament

腓骨
fibula

小腿骨间膜
interosseous membrane of leg

胫骨
tibia

614. 膝关节囊和韧带（前面观）
Capsula and ligaments of the knee joint (anterior aspect)

　　膝关节囊的纤维层附着于股骨、胫骨和髌骨关节面的周缘。关节囊和韧带的主要功能是保持膝关节的稳定。关节囊前面不完整为股四头肌腱、髌骨和髌韧带所代替。两侧有髌内侧支持带、髌外侧支持带予以加强。囊的后面有腘斜韧带和腘弓状韧带予以加强。

　　胫侧副韧带：位于膝关节内侧，起自股骨内上髁收肌结节下方，止于胫骨内面关节缘下方 4~5 cm 处。胫侧副韧带在保持膝关节内侧的稳定性和调节关节的活动上起重要作用。

　　腓侧副韧带：为一长约 5 cm 的强韧圆索结构，位于股骨外上髁与腓骨小头之间，上端紧靠腘肌腱沟上方。全长不与关节囊相连。伸膝时此韧带紧张，与髂胫束共同限制膝关节内收和胫骨的旋转活动。在屈膝时松弛，允许小腿做少许内收和外旋运动。

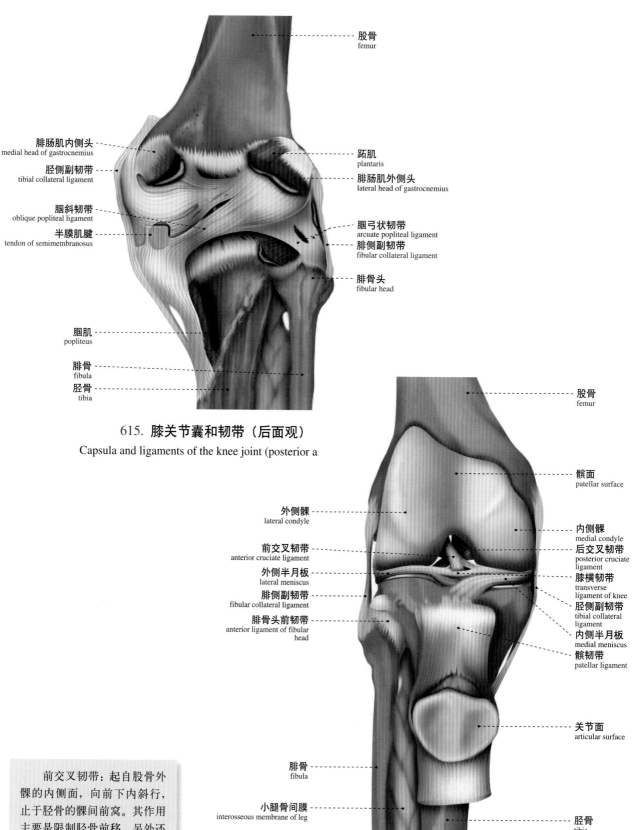

腓肠肌内侧头
medial head of gastrocnemius

胫侧副韧带
tibial collateral ligament

腘斜韧带
oblique popliteal ligament

半膜肌腱
tendon of semimembranosus

腘肌
popliteus

腓骨
fibula

胫骨
tibia

股骨
femur

跖肌
plantaris

腓肠肌外侧头
lateral head of gastrocnemius

腘弓状韧带
arcuate popliteal ligament

腓侧副韧带
fibular collateral ligament

腓骨头
fibular head

615. 膝关节囊和韧带（后面观）
Capsula and ligaments of the knee joint (posterior as

股骨
femur

髌面
patellar surface

外侧髁
lateral condyle

前交叉韧带
anterior cruciate ligament

外侧半月板
lateral meniscus

腓侧副韧带
fibular collateral ligament

腓骨头前韧带
anterior ligament of fibular head

腓骨
fibula

小腿骨间膜
interosseous membrane of leg

内侧髁
medial condyle

后交叉韧带
posterior cruciate ligament

膝横韧带
transverse ligament of knee

胫侧副韧带
tibial collateral ligament

内侧半月板
medial meniscus

髌韧带
patellar ligament

关节面
articular surface

胫骨
tibia

前交叉韧带：起自股骨外
髁的内侧面，向前下内斜行，
止于胫骨的髁间前窝。其作用
主要是限制胫骨前移，另外还
有限制膝关节过伸，限制小腿
外旋，限制膝外展和内收。

616. 膝关节交叉韧带（前面观）
Cruciate ligament of the knee joint (anterior aspect)

后交叉初带：起自股骨内侧髁的外侧面，向后下外斜行，止于胫骨的髁间后窝。其作用是限制胫骨后移。

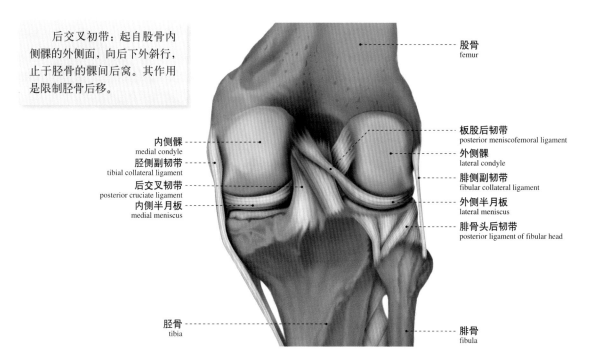

内侧髁
medial condyle

胫侧副韧带
tibial collateral ligament

后交叉韧带
posterior cruciate ligament

内侧半月板
medial meniscus

胫骨
tibia

股骨
femur

板股后韧带
posterior meniscofemoral ligament

外侧髁
lateral condyle

腓侧副韧带
fibular collateral ligament

外侧半月板
lateral meniscus

腓骨头后韧带
posterior ligament of fibular head

腓骨
fibula

617. 膝关节交叉韧带（后面观）
Cruciate ligament of the knee joint (posterior aspect)

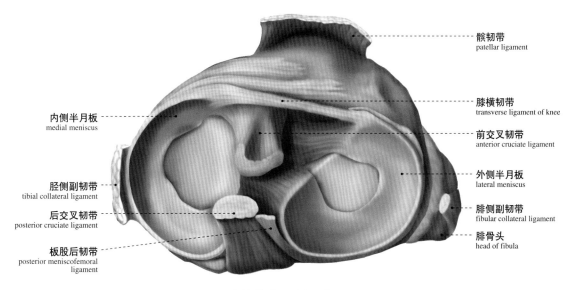

内侧半月板
medial meniscus

胫侧副韧带
tibial collateral ligament

后交叉韧带
posterior cruciate ligament

板股后韧带
posterior meniscofemoral ligament

髌韧带
patellar ligament

膝横韧带
transverse ligament of knee

前交叉韧带
anterior cruciate ligament

外侧半月板
lateral meniscus

腓侧副韧带
fibular collateral ligament

腓骨头
head of fibula

618. 膝关节半月板（上面观）
Meniscus of the knee joint (superior aspect)

　　半月板为两个半月形的纤维软骨盘，介于股骨和胫骨之间，系由致密环状纤维所组成。其中含少量软骨组织，具有一定弹性，在关节运动时有缓冲作用。半月板有二块，介于股骨、胫骨的内髁之间者称内侧半月板，介于股骨、胫骨的外髁之间者称外侧半月板。

　　内侧半月板呈 C 形，比外侧半月板大而薄，开口大。前角附着于胫骨髁间前窝，前交叉韧带的前方；后角附着于髁间后窝，恰在后交叉韧带的前方，其周缘与胫侧副韧带相连。

　　外侧半月板近似环形，有前后两角，两角之间有一较小的开口，各附着于胫骨的髁间隆起的前、后方，其外缘不与腓侧副韧带相连。

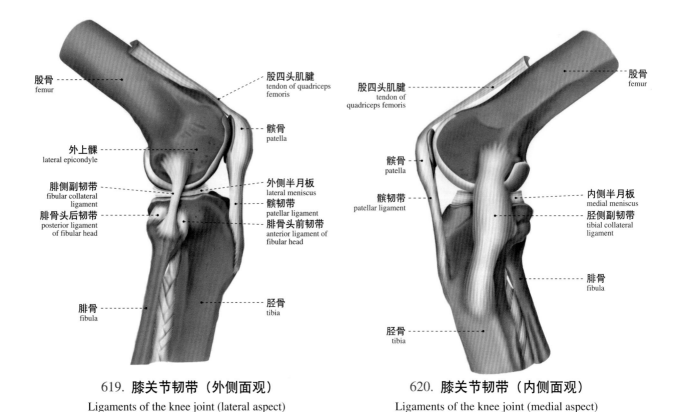

股骨
femur

股四头肌腱
tendon of quadriceps
femoris

髌骨
patella

外上髁
lateral epicondyle

腓侧副韧带
fibular collateral
ligament

腓骨头后韧带
posterior ligament
of fibular head

外侧半月板
lateral meniscus

髌韧带
patellar ligament

腓骨前韧带
anterior ligament of
fibular head

腓骨
fibula

胫骨
tibia

619. 膝关节韧带（外侧面观）

Ligaments of the knee joint (lateral aspect)

股四头肌腱
tendon of
quadriceps femoris

髌骨
patella

髌韧带
patellar ligament

股骨
femur

内侧半月板
medial meniscus

胫侧副韧带
tibial collateral
ligament

腓骨
fibula

胫骨
tibia

620. 膝关节韧带（内侧面观）

Ligaments of the knee joint (medial aspect)

　　膝关节腔是由股骨、胫骨、髌骨的关节面和周围的滑膜围成。膝关节的滑膜是全身关节中面积最大的，滑膜形成一些皱襞和绒毛，分泌滑液，滑膜中分布有丰富的感觉神经终末，受到刺激时引起疼痛。

股四头肌腱
quadriceps tendon

髌上囊
suprapatellar bursa

股骨
femur

髌骨
patella

后上外侧隐窝
superolateral posterior
recess

后上内侧隐窝
superomedial
posterior recess

腓侧副韧带
fibular collateral
ligament

外侧半月板
lateral meniscus

髌韧带
patellar ligament

髌下囊
infrapatellar bursa

腓骨
fibula

胫骨
tibia

621. 膝关节腔

Cavity of the knee joint

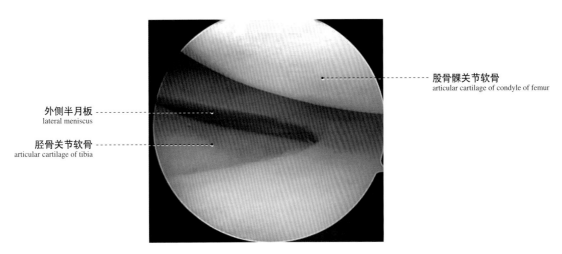

外侧半月板
lateral meniscus

胫骨关节软骨
articular cartilage of tibia

股骨髁关节软骨
articular cartilage of condyle of femur

622. 膝关节镜像 1
Arthroscopy image of the knee joint 1

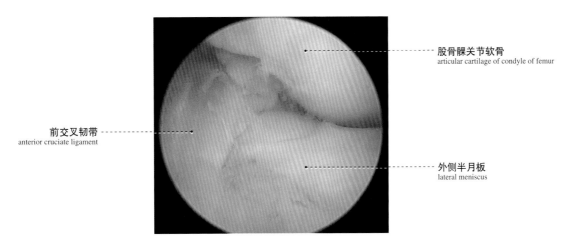

前交叉韧带
anterior cruciate ligament

股骨髁关节软骨
articular cartilage of condyle of femur

外侧半月板
lateral meniscus

623. 膝关节镜像 2
Arthroscopy image of the knee joint 2

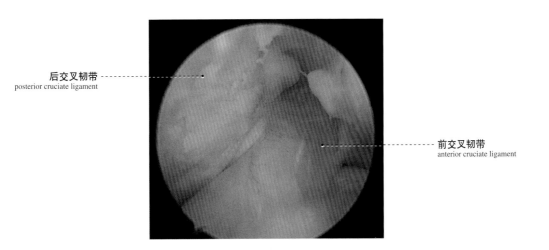

后交叉韧带
posterior cruciate ligament

前交叉韧带
anterior cruciate ligament

624. 膝关节镜像 3
Arthroscopy image of the knee joint 3

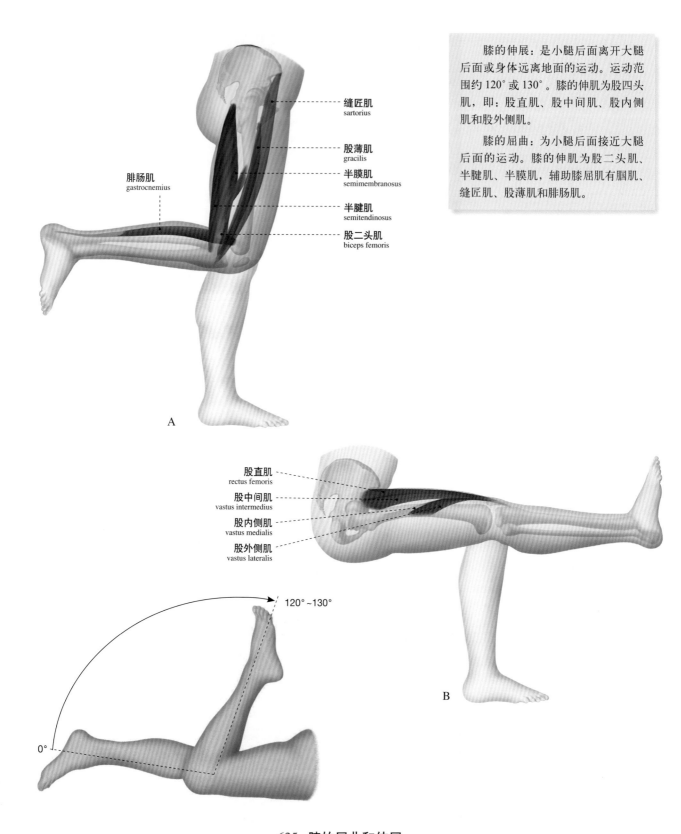

膝的伸展：是小腿后面离开大腿后面或身体远离地面的运动。运动范围约120°或130°。膝的伸肌为股四头肌，即：股直肌、股中间肌、股内侧肌和股外侧肌。

膝的屈曲：为小腿后面接近大腿后面的运动。膝的伸肌为股二头肌、半腱肌、半膜肌，辅助膝屈肌有腘肌、缝匠肌、股薄肌和腓肠肌。

缝匠肌
sartorius

股薄肌
gracilis

半膜肌
semimembranosus

腓肠肌
gastrocnemius

半腱肌
semitendinosus

股二头肌
biceps femoris

A

股直肌
rectus femoris

股中间肌
vastus intermedius

股内侧肌
vastus medialis

股外侧肌
vastus lateralis

120°~130°

0°

B

625. 膝的屈曲和伸展

Flexion and extension of the knee

A. 屈曲；B. 伸展

膝在屈曲状态下，小腿可围绕其长轴进行回旋。足尖向内转动为内旋，范围约30°。内旋肌有缝匠肌、股薄肌、半腱肌、半膜肌、腘肌和腓肠肌外侧头。足尖向外转动为外旋，范围约40°。外旋肌有股二头肌、阔筋膜张肌和腓肠肌内侧头。

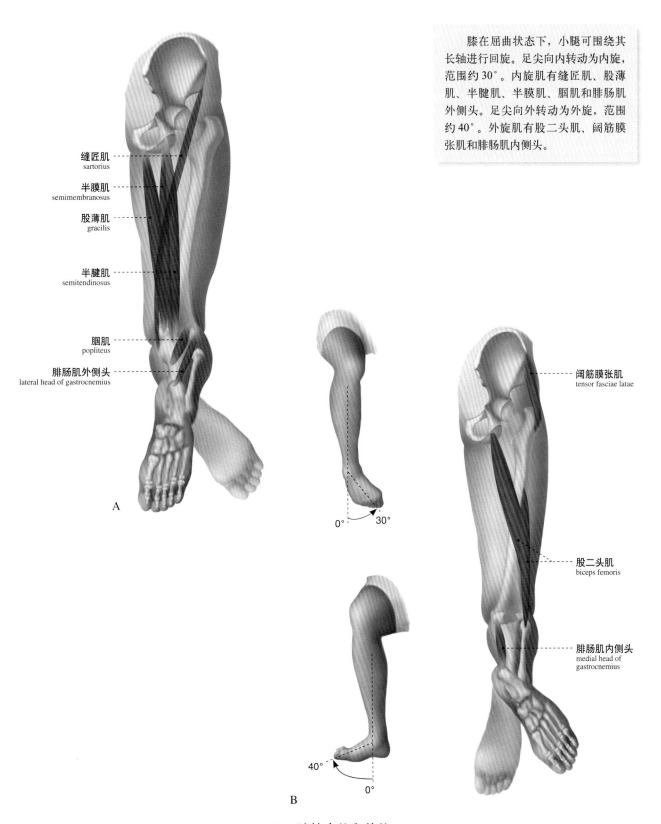

缝匠肌
sartorius

半膜肌
semimembranosus

股薄肌
gracilis

半腱肌
semitendinosus

腘肌
popliteus

腓肠肌外侧头
lateral head of gastrocnemius

A

0°　30°

阔筋膜张肌
tensor fasciae latae

股二头肌
biceps femoris

腓肠肌内侧头
medial head of gastrocnemius

40°　0°

B

626. 膝的内旋和外旋
Internal and lateral rotation of the knee

A. 内旋；B. 外旋

膝部手术入路

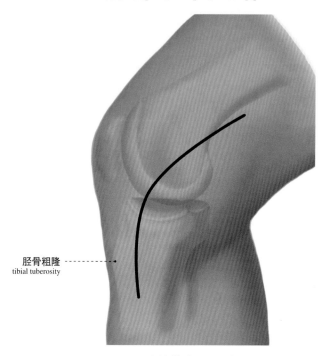

胫骨粗隆
tibial tuberosity

627. 膝关节内侧入路 1
Medial approach of knee joint 1

切口起自收肌结节上 2 cm 处，弧形向下经过髌骨内缘的内侧 3 cm 处，止于关节线下 6 cm。

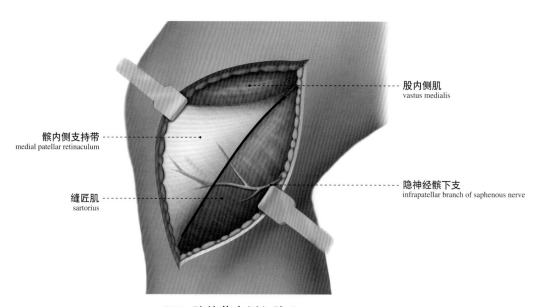

髌内侧支持带
medial patellar retinaculum

缝匠肌
sartorius

股内侧肌
vastus medialis

隐神经髌下支
infrapatellar branch of saphenous nerve

628. 膝关节内侧入路 2
Medial approach of knee joint 2

牵开皮瓣显露膝部筋膜，注意，隐神经髌下支横行经过手术野、沿缝匠肌前缘切开筋膜。

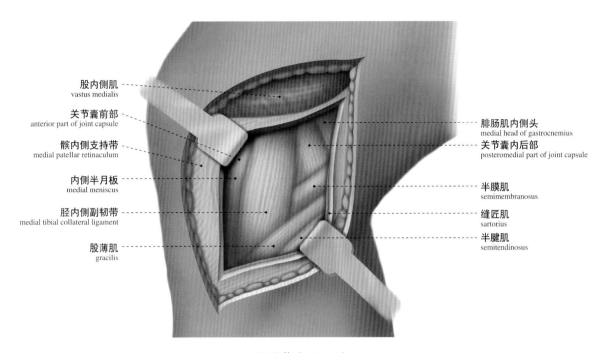

股内侧肌
vastus medialis

关节囊前部
anterior part of joint capsule

髌内侧支持带
medial patellar retinaculum

内侧半月板
medial meniscus

胫内侧副韧带
medial tibial collateral ligament

股薄肌
gracilis

腓肠肌内侧头
medial head of gastrocnemius

关节囊后部
posteromedial part of joint capsule

半膜肌
semimembranosus

缝匠肌
sartorius

半腱肌
semitendinosus

629. 膝关节内侧入路 3

Medial approach of knee joint 3

屈曲膝关节，向后牵开缝匠肌，显露半腱肌和股薄肌。

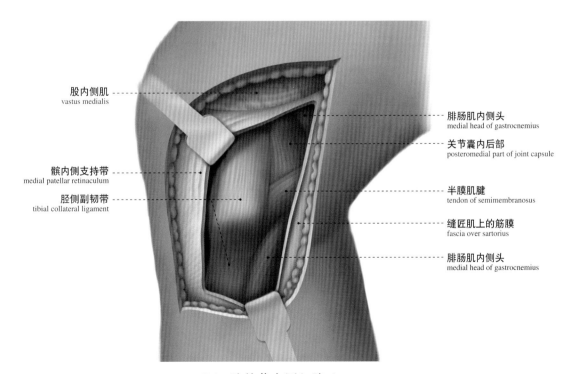

股内侧肌
vastus medialis

髌内侧支持带
medial patellar retinaculum

胫侧副韧带
tibial collateral ligament

腓肠肌内侧头
medial head of gastrocnemius

关节囊内后部
posteromedial part of joint capsule

半膜肌腱
tendon of semimembranosus

缝匠肌上的筋膜
fascia over sartorius

腓肠肌内侧头
medial head of gastrocnemius

630. 膝关节内侧入路 4

Medial approach of knee joint 4

将缝匠肌、半腱肌和股薄肌向后牵开，显露胫侧副韧带的胫骨附关处。

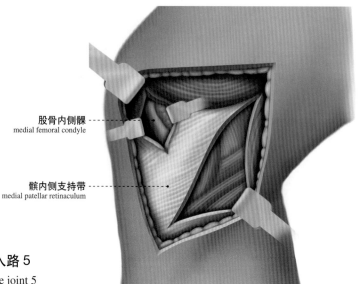

股骨内侧髁
medial femoral condyle

髌内侧支持带
medial patellar retinaculum

631. 膝关节内侧入路 5
Medial approach of knee joint 5

在胫侧副韧带前方做一纵行切口，进入关节。

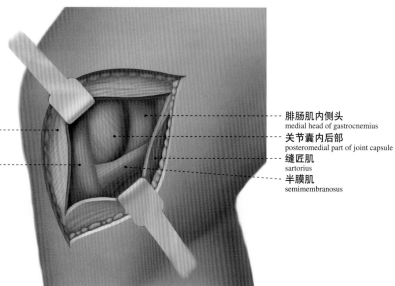

髌内侧支持带
medial patellar retinaculum

胫侧副韧带
tibial collateral ligament

腓肠肌内侧头
medial head of gastrocnemius

关节囊内后部
posteromedial part of joint capsule

缝匠肌
sartorius

半膜肌
semimembranosus

632. 膝关节内侧入路 6
Medial approach of knee joint 6

将缝匠肌、半腱肌和股薄肌向后牵开，显露膝关节
囊后部和腓肠肌内侧头与半膜肌的相交部。

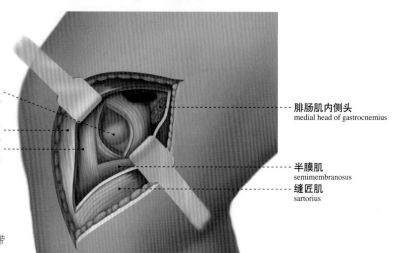

股骨内侧髁
medial femoral condyle

髌内侧支持带
medial patellar retinaculum

胫侧副韧带
tibial collateral ligament

腓肠肌内侧头
medial head of gastrocnemius

半膜肌
semimembranosus

缝匠肌
sartorius

633. 膝关节内侧入路 7
Medial approach of knee joint 7

从膝关节囊后部分离腓肠肌内侧头，在胫侧副韧带
后方切开关节囊，显露膝关节的后内角。

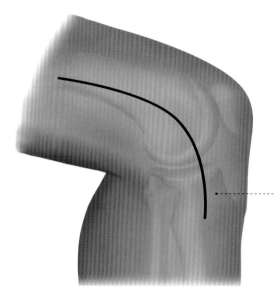

Gerdy 结节
Gerdy's tubercle

634. 膝关节外侧入路 1
Lateral approach of knee joint 1

在膝关节外侧作一弧形切口，起自髌骨外缘的外侧 3 cm 处，向下经胫骨 Gerdy 结节，止于关节线下 4~5 cm 处。

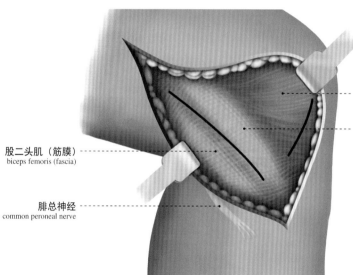

髌外侧支持带
lateral patellar retinaculum

髂胫束
iliotibial tract

股二头肌（筋膜）
biceps femoris (fascia)

腓总神经
common peroneal nerve

635. 膝关节外侧入路 2
Lateral approach of knee joint 2

于髂胫束和股二头肌之间切开筋膜，显露腓侧副韧带和关节后方复合体，在前方做一单独的筋膜切口。

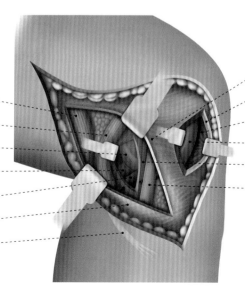

股二头肌
biceps femoris

腓肠肌外侧头
lateral head of gastrocnemius

股骨外侧髁
lateral femoral condyle

外侧半月板
lateral meniscus

腘肌腱
tendon of popliteus

股二头肌腱
tendon of biceps femoris

腓总神经
common peroneal nerve

髂胫束
iliotibial tract

关节囊前外部
anterolateral part joint capsule

滑膜
synovium

股骨外侧髁
lateral femoral condyle

关节囊
joint capsule

腓侧副韧带
fibular collateral ligament

636. 膝关节外侧入路 3
Lateral approach of knee joint 3

分别在腓侧副韧带的前方和后方切开关节囊，进达膝关节的前外侧部分和后外侧部分，膝上外侧动脉已结扎。

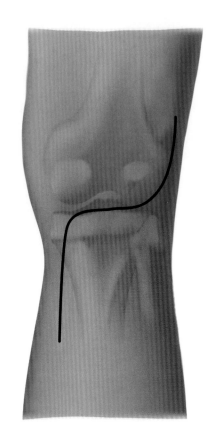

637. 膝关节后侧入路 1

Posterior approach of knee joint 1

腘窝上做一弧形切口，在股二头肌上方外侧开始，斜向
经过腘窝，在腓肠肌内侧头上转向下方。

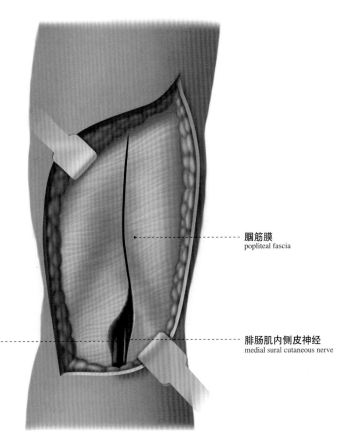

腘筋膜
popliteal fascia

小隐静脉
small saphenous vein

腓肠肌内侧皮神经
medial sural cutaneous nerve

638. 膝关节后侧入路 2

Posterior approach of knee joint 2

牵开皮瓣，显示小隐静脉和腓肠内侧皮神经，腘筋膜切
口在小隐静脉的内侧。

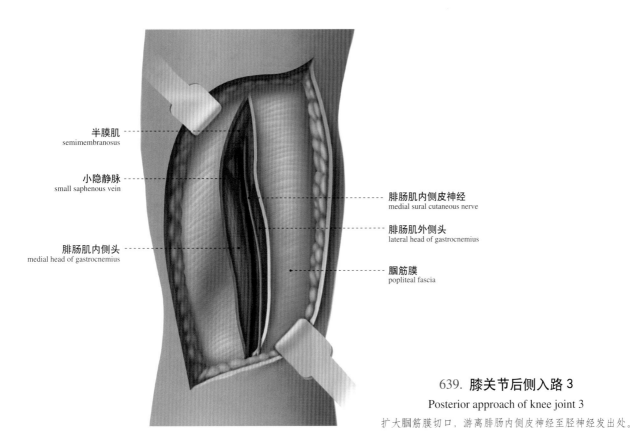

半膜肌
semimembranosus

小隐静脉
small saphenous vein

腓肠肌内侧头
medial head of gastrocnemius

腓肠肌内侧皮神经
medial sural cutaneous nerve

腓肠肌外侧头
lateral head of gastrocnemius

腘筋膜
popliteal fascia

639. 膝关节后侧入路 3
Posterior approach of knee joint 3

扩大腘筋膜切口，游离腓肠内侧皮神经至胫神经发出处。

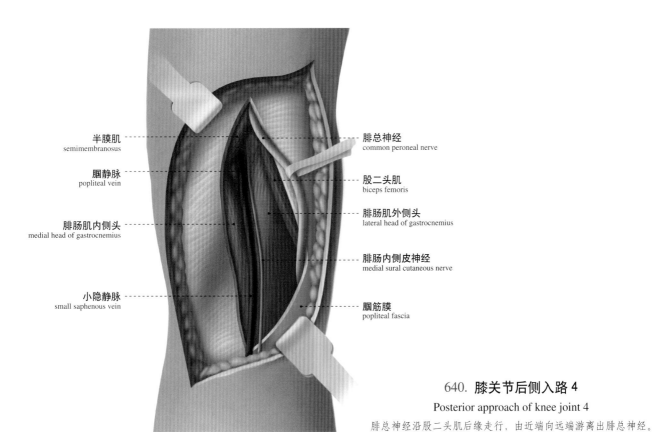

半膜肌
semimembranosus

腘静脉
popliteal vein

腓肠肌内侧头
medial head of gastrocnemius

小隐静脉
small saphenous vein

腓总神经
common peroneal nerve

股二头肌
biceps femoris

腓肠肌外侧头
lateral head of gastrocnemius

腓肠内侧皮神经
medial sural cutaneous nerve

腘筋膜
popliteal fascia

640. 膝关节后侧入路 4
Posterior approach of knee joint 4

腓总神经沿股二头肌后缘走行，由近端向远端游离出腓总神经。

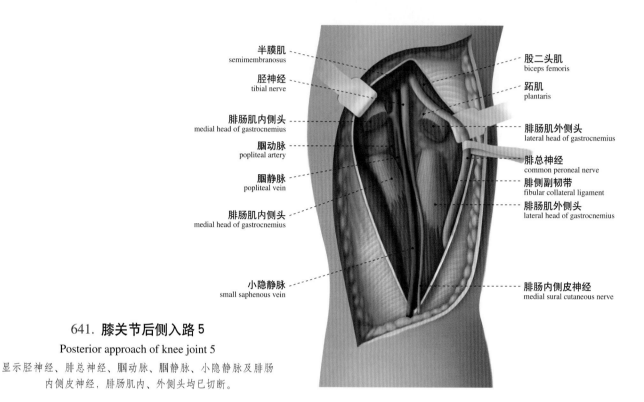

半膜肌
semimembranosus

胫神经
tibial nerve

腓肠肌内侧头
medial head of gastrocnemius

腘动脉
popliteal artery

腘静脉
popliteal vein

腓肠肌内侧头
medial head of gastrocnemius

小隐静脉
small saphenous vein

股二头肌
biceps femoris

跖肌
plantaris

腓肠肌外侧头
lateral head of gastrocnemius

腓总神经
common peroneal nerve

腓侧副韧带
fibular collateral ligament

腓肠肌外侧头
lateral head of gastrocnemius

腓肠内侧皮神经
medial sural cutaneous nerve

641. 膝关节后侧入路 5
Posterior approach of knee joint 5

显示胫神经、腓总神经、腘动脉、腘静脉、小隐静脉及腓肠
内侧皮神经，腓肠肌内、外侧头均已切断。

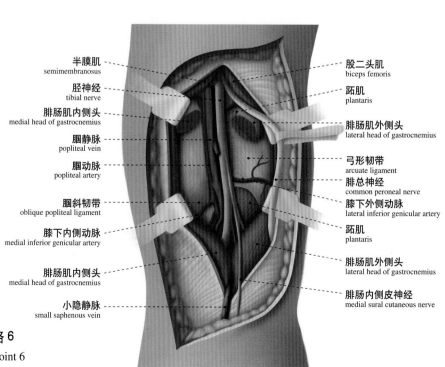

半膜肌
semimembranosus

胫神经
tibial nerve

腓肠肌内侧头
medial head of gastrocnemius

腘静脉
popliteal vein

腘动脉
popliteal artery

腘斜韧带
oblique popliteal ligament

膝下内侧动脉
medial inferior genicular artery

腓肠肌内侧头
medial head of gastrocnemius

小隐静脉
small saphenous vein

股二头肌
biceps femoris

跖肌
plantaris

腓肠肌外侧头
lateral head of gastrocnemius

弓形韧带
arcuate ligament

腓总神经
common peroneal nerve

膝下外侧动脉
lateral inferior genicular artery

跖肌
plantaris

腓肠肌外侧头
lateral head of gastrocnemius

腓肠内侧皮神经
medial sural cutaneous nerve

642. 膝关节后侧入路 6
Posterior approach of knee joint 6

牵开腓肠肌内、外侧头，显露关节囊后内侧部和后外侧部。

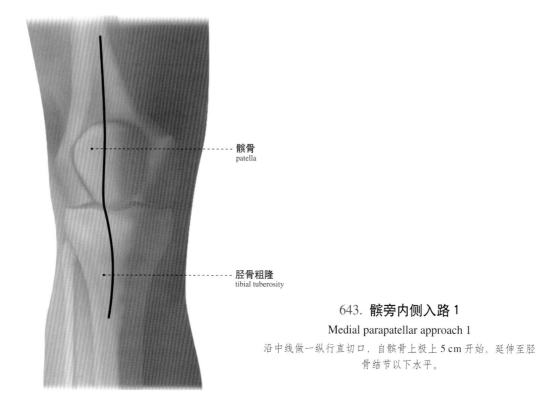

髌骨
patella

胫骨粗隆
tibial tuberosity

643. 髌旁内侧入路 1

Medial parapatellar approach 1

沿中线做一纵行直切口，自髌骨上极上 5 cm 开始，延伸至胫骨结节以下水平。

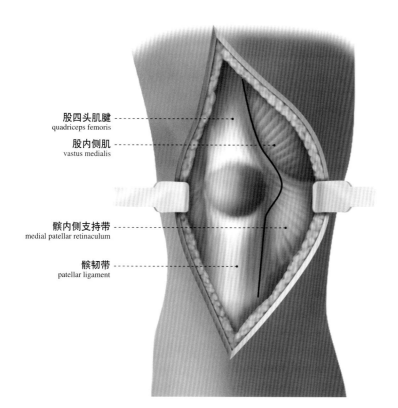

股四头肌腱
quadriceps femoris

股内侧肌
vastus medialis

髌内侧支持带
medial patellar retinaculum

髌韧带
patellar ligament

644. 髌旁内侧入路 2

Medial parapatellar approach 2

于髌骨内缘切开髌内侧支持带及关节囊。

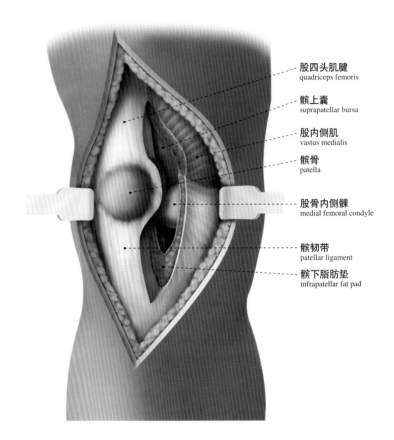

股四头肌腱
quadriceps femoris

髌上囊
suprapatellar bursa

股内侧肌
vastus medialis

髌骨
patella

股骨内侧髁
medial femoral condyle

髌韧带
patellar ligament

髌下脂肪垫
infrapatellar fat pad

645. 髌旁内侧入路 3
Medial parapatellar approach 3

分别向上、下沿股四头肌腱内缘和髌韧带内缘
切开关节囊，进达关节腔。

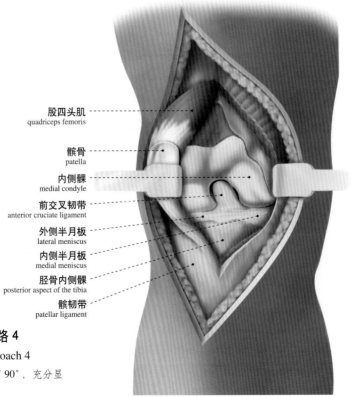

股四头肌
quadriceps femoris

髌骨
patella

内侧髁
medial condyle

前交叉韧带
anterior cruciate ligament

外侧半月板
lateral meniscus

内侧半月板
medial meniscus

胫骨内侧髁
posterior aspect of the tibia

髌韧带
patellar ligament

646. 髌旁内侧入路 4
Medial parapatellar approach 4

将髌骨向外侧脱位，屈曲膝关节 90°，充分显
露膝关节内部。

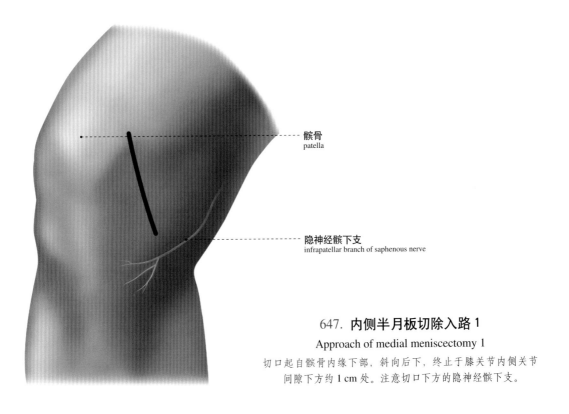

647. 内侧半月板切除入路 1

Approach of medial meniscectomy 1

切口起自髌骨内缘下部，斜向后下，终止于膝关节内侧关节
间隙下方约 1 cm 处。注意切口下方的隐神经髌下支。

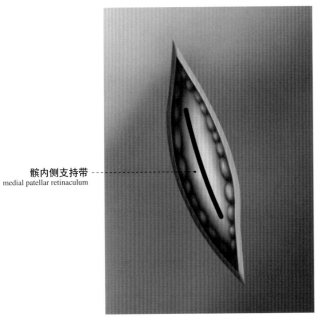

648. 内侧半月板切除入路 2

Approach of medial meniscectomy 2

切开髌内侧支持带。

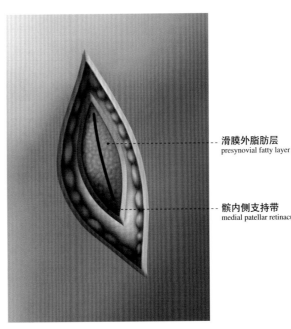

649. 内侧半月板切除入路 3

Approach of medial meniscectomy 3

切开关节囊，显露滑膜外脂肪。

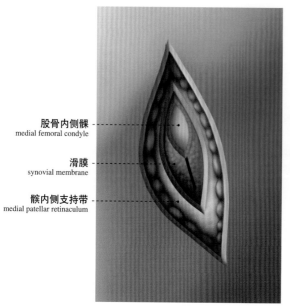

股骨内侧髁
medial femoral condyle

滑膜
synovial membrane

髌内侧支持带
medial patellar retinaculum

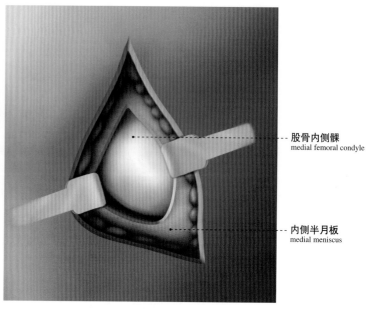

股骨内侧髁
medial femoral condyle

内侧半月板
medial meniscus

650. 内侧半月板切除入路 4

Approach of medial meniscectomy 4

在切口上部切开滑膜，显露股骨内侧髁。

651. 内侧半月板切除入路 5

Approach of medial meniscectomy 5

切开关节囊与滑膜至关节间隙稍上处，慎勿切伤髌下脂肪垫、内侧半月板及冠状韧带。

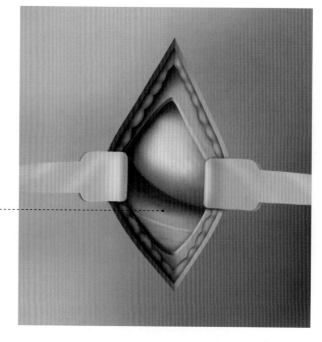

内侧半月板
medial meniscus

652. 内侧半月板切除入路 6

Approach of medial meniscectomy 6

屈膝 90°，牵开切口，显露内侧半月板。

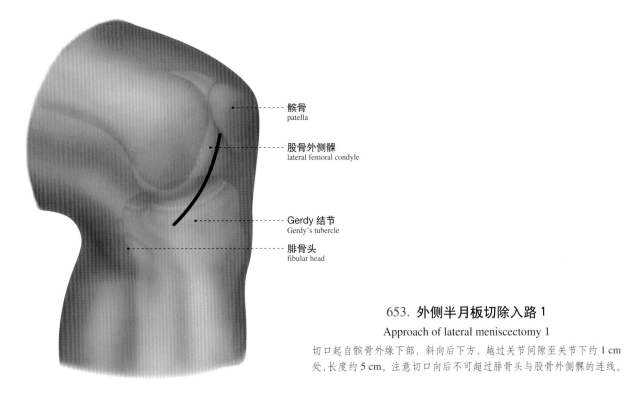

髌骨
patella

股骨外侧髁
lateral femoral condyle

Gerdy 结节
Gerdy's tubercle

腓骨头
fibular head

653. 外侧半月板切除入路 1
Approach of lateral meniscectomy 1

切口起自髌骨外缘下部，斜向后下方，越过关节间隙至关节下约 1 cm 处，长度约 5 cm。注意切口向后不可超过腓骨头与股骨外侧髁的连线。

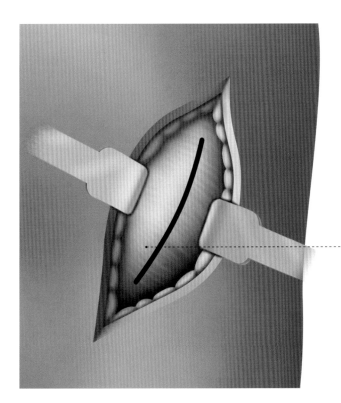

髌骨外侧支持带
lateral patellar retinaculum

654. 外侧半月板切除入路 2
Approach of lateral meniscectomy 2

沿皮肤切口方向切开膝关节囊。

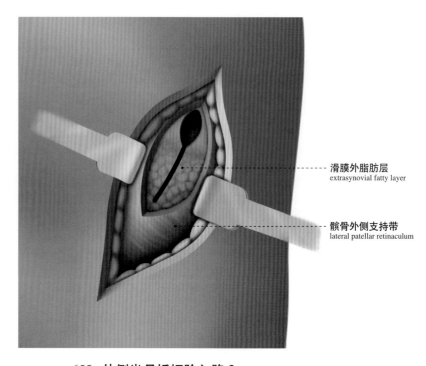

滑膜外脂肪层
extrasynovial fatty layer

髌骨外侧支持带
lateral patellar retinaculum

655. 外侧半月板切除入路 3

Approach of lateral meniscectomy 3

切开滑膜和滑膜外脂肪垫进入关节，避免损伤下方的半月板。

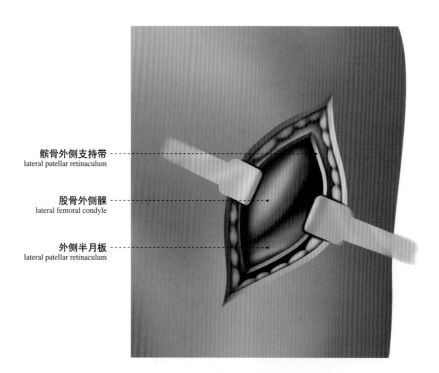

髌骨外侧支持带
lateral patellar retinaculum

股骨外侧髁
lateral femoral condyle

外侧半月板
lateral patellar retinaculum

656. 外侧半月板切除入路 4

Approach of lateral meniscectomy 4

牵开切口，显露外侧半月板。

小 腿 部

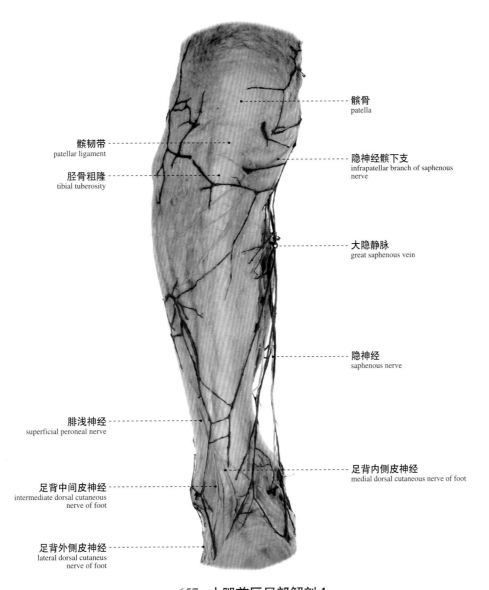

髌骨
patella

髌韧带
patellar ligament

隐神经髌下支
infrapatellar branch of saphenous nerve

胫骨粗隆
tibial tuberosity

大隐静脉
great saphenous vein

隐神经
saphenous nerve

腓浅神经
superficial peroneal nerve

足背内侧皮神经
medial dorsal cutaneous nerve of foot

足背中间皮神经
intermediate dorsal cutaneous nerve of foot

足背外侧皮神经
lateral dorsal cutaneus nerve of foot

657. 小腿前区局部解剖 1
Topography of the anterior crural region 1

大隐静脉：起自足背静脉弓内端，经内踝前缘与胫骨前肌腱的沟中沿小腿内侧面向上后行。至小腿中部，走在胫骨前嵴后方约 3.5 cm 处，再上行走在膝内后方，距股骨内上髁约 2 cm 处。

隐神经：在小腿上段，隐神经位于大隐静脉的后方，近小腿中、下段则越过静脉绕行至前方，分布于小腿内侧及足内侧缘的皮肤。

腓浅神经：走在腓骨肌和趾长伸肌之间，于小腿下 1/3 高度穿出深筋膜下降，在伸肌上支持带浅面分为足背内侧皮神经和足背中间皮神经。

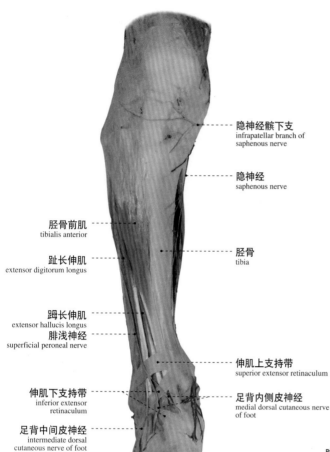

伸肌上支持带：又名小腿横韧带，位于踝关节稍上方，由小腿下部的深筋膜增厚而成，横向附着于胫、腓骨前缘。

伸肌下支持带：又名小腿十字韧带，位于伸肌上支持带远侧的足背区，呈横置的 Y 形。外侧束附着于跟骨外侧面的前份，内侧分为远、近两束，近侧束附着于内踝，远侧束向内下方与足底腱膜相续。伸肌下支持带向深部发出两个纤维隔，围成三个骨纤维性管：内侧管、中间管和外侧管。

隐神经髌下支
infrapatellar branch of
saphenous nerve

隐神经
saphenous nerve

胫骨前肌
tibialis anterior

趾长伸肌
extensor digitorum longus

𧿹长伸肌
extensor hallucis longus

腓浅神经
superficial peroneal nerve

伸肌下支持带
inferior extensor
retinaculum

足背中间皮神经
intermediate dorsal
cutaneous nerve of foot

胫骨
tibia

伸肌上支持带
superior extensor retinaculum

足背内侧皮神经
medial dorsal cutaneous nerve
of foot

658. 小腿前区局部解剖 2
Topography of the anterior crural region 2

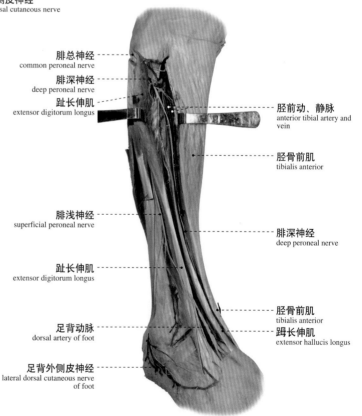

腓总神经
common peroneal nerve

腓深神经
deep peroneal nerve

趾长伸肌
extensor digitorum longus

腓浅神经
superficial peroneal nerve

趾长伸肌
extensor digitorum longus

足背动脉
dorsal artery of foot

足背外侧皮神经
lateral dorsal cutaneous nerve
of foot

胫前动、静脉
anterior tibial artery and
vein

胫骨前肌
tibialis anterior

腓深神经
deep peroneal nerve

胫骨前肌
tibialis anterior

𧿹长伸肌
extensor hallucis longus

胫前动脉：在胫骨粗隆水平起自腘动脉，穿过骨间膜上孔，沿骨间膜前面下行于趾长伸肌、𧿹长伸肌与胫骨前肌之间，直至踝部。继经𧿹长伸肌的深面，向下外方至足背，延续为足背动脉。胫前动脉在小腿上部发出胫前返动脉和胫后返动脉，参与膝关节血管网的形成。在小腿下部发出内踝前动脉和外踝前动脉。沿途分出肌支到附近各肌。

腓深神经：为腓总神经绕过腓骨颈的外侧面，走在腓骨长肌深面时分出，穿前肌间隔和趾长伸肌。它与胫前动脉伴行，先行在其外侧，继之绕其前方而到内侧，向下到足背，途中发出分支支配前肌群。

659. 小腿前区局部解剖 3
Topography of the anterior crural region 3

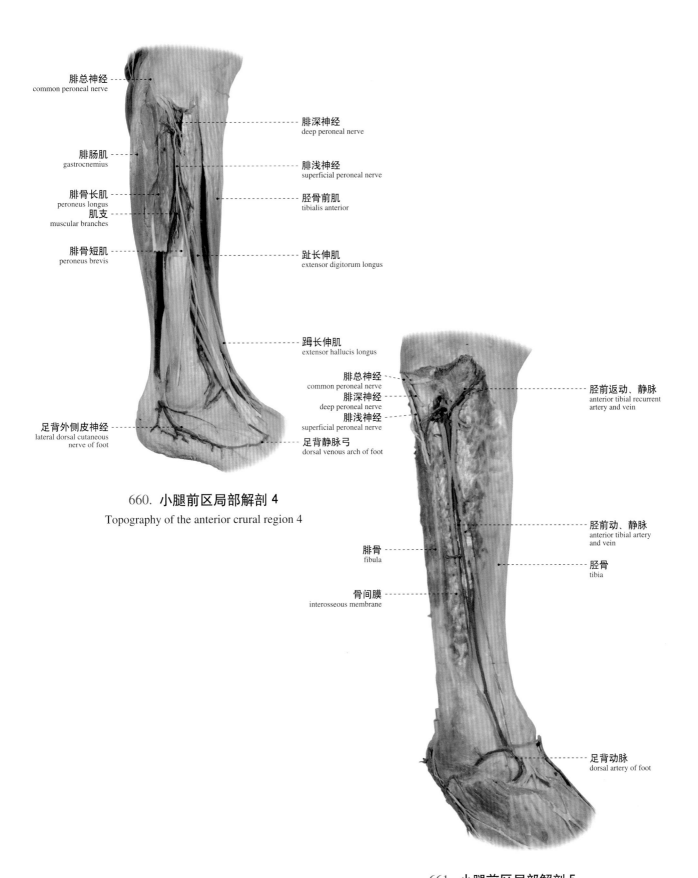

腓总神经
common peroneal nerve

腓深神经
deep peroneal nerve

腓肠肌
gastrocnemius

腓浅神经
superficial peroneal nerve

腓骨长肌
peroneus longus

胫骨前肌
tibialis anterior

肌支
muscular branches

腓骨短肌
peroneus brevis

趾长伸肌
extensor digitorum longus

蹈长伸肌
extensor hallucis longus

腓总神经
common peroneal nerve

胫前返动、静脉
anterior tibial recurrent
artery and vein

腓深神经
deep peroneal nerve

腓浅神经
superficial peroneal nerve

足背外侧皮神经
lateral dorsal cutaneous
nerve of foot

足背静脉弓
dorsal venous arch of foot

胫前动、静脉
anterior tibial artery
and vein

腓骨
fibula

胫骨
tibia

骨间膜
interosseous membrane

足背动脉
dorsal artery of foot

660. 小腿前区局部解剖 4
Topography of the anterior crural region 4

661. 小腿前区局部解剖 5
Topography of the anterior crural region 5

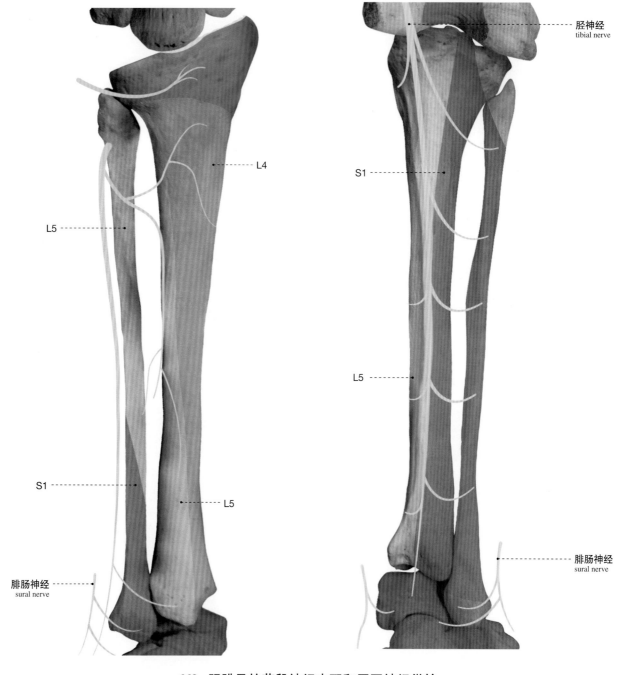

胫神经
tibial nerve

L4

L5

S1

L5

S1

L5

腓肠神经
sural nerve

腓肠神经
sural nerve

662. 胫腓骨的节段神经支配和周围神经供给
Segmental innervation and peripheral nerves supply of the tibia and the fibula

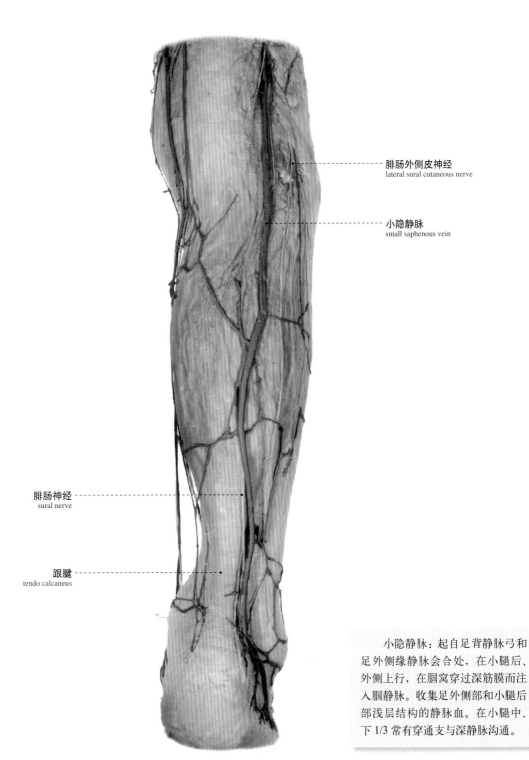

腓肠外侧皮神经
lateral sural cutaneous nerve

小隐静脉
small saphenous vein

腓肠神经
sural nerve

跟腱
tendo calcaneus

小隐静脉：起自足背静脉弓和
足外侧缘静脉会合处，在小腿后、
外侧上行，在腘窝穿过深筋膜而注
入腘静脉。收集足外侧部和小腿后
部浅层结构的静脉血。在小腿中、
下 1/3 常有穿通支与深静脉沟通。

663. 小腿后区局部解剖 1

Topography of the posterior crural region 1

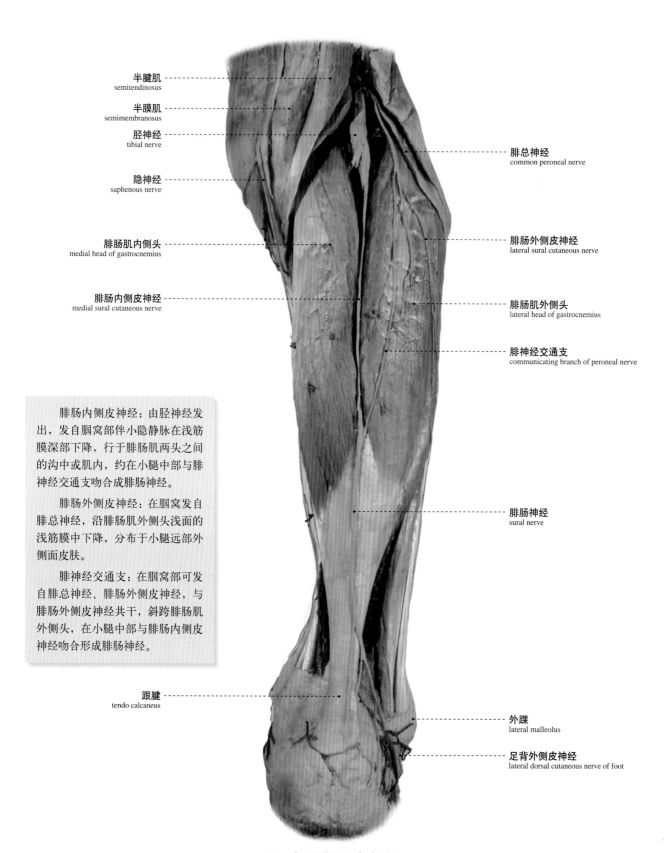

半腱肌
semitendinosus

半膜肌
semimembranosus

胫神经
tibial nerve

隐神经
saphenous nerve

腓肠肌内侧头
medial head of gastrocnemius

腓肠内侧皮神经
medial sural cutaneous nerve

腓总神经
common peroneal nerve

腓肠外侧皮神经
lateral sural cutaneous nerve

腓肠肌外侧头
lateral head of gastrocnemius

腓神经交通支
communicating branch of peroneal nerve

腓肠神经
sural nerve

跟腱
tendo calcaneus

外踝
lateral malleolus

足背外侧皮神经
lateral dorsal cutaneous nerve of foot

腓肠内侧皮神经：由胫神经发出，发自腘窝部伴小隐静脉在浅筋膜深部下降，行于腓肠肌两头之间的沟中或肌内，约在小腿中部与腓神经交通支吻合成腓肠神经。

腓肠外侧皮神经：在腘窝发自腓总神经，沿腓肠肌外侧头浅面的浅筋膜中下降，分布于小腿远部外侧面皮肤。

腓神经交通支：在腘窝部可发自腓总神经、腓肠外侧皮神经，与腓肠外侧皮神经共干，斜跨腓肠肌外侧头，在小腿中部与腓肠内侧皮神经吻合形成腓肠神经。

664. 小腿后区局部解剖 2

Topography of the posterior crural region 2

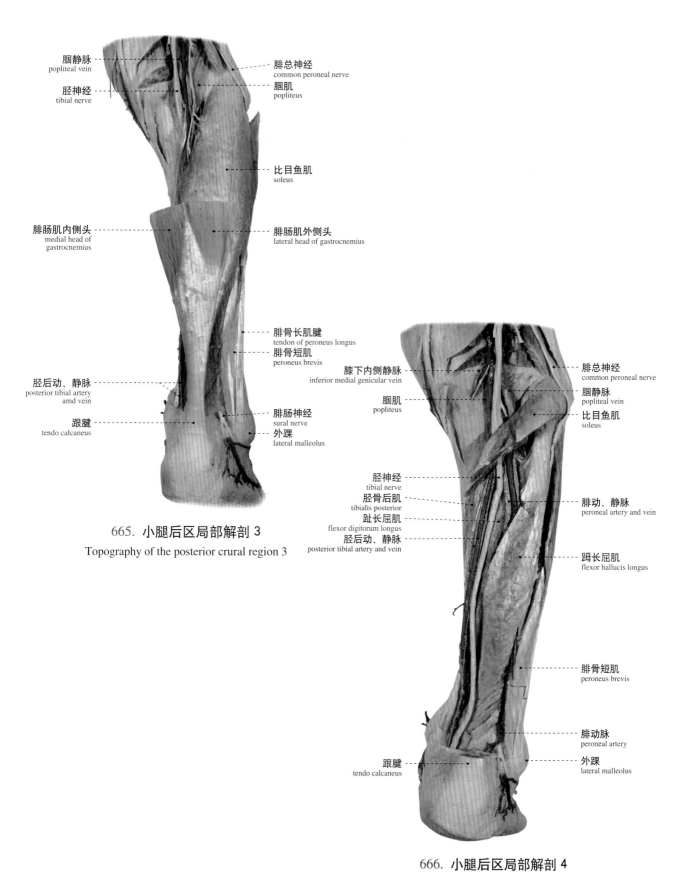

腘静脉
popliteal vein

胫神经
tibial nerve

腓总神经
common peroneal nerve

腘肌
popliteus

比目鱼肌
soleus

腓肠肌内侧头
medial head of
gastrocnemius

腓肠肌外侧头
lateral head of gastrocnemius

腓骨长肌腱
tendon of peroneus longus

腓骨短肌
peroneus brevis

胫后动、静脉
posterior tibial artery
amd vein

跟腱
tendo calcaneus

腓肠神经
sural nerve

外踝
lateral malleolus

665. 小腿后区局部解剖 3
Topography of the posterior crural region 3

膝下内侧静脉
inferior medial genicular vein

腘肌
popliteus

胫神经
tibial nerve

胫骨后肌
tibialis posterior

趾长屈肌
flexor digitorum longus

胫后动、静脉
posterior tibial artery and vein

腓总神经
common peroneal nerve

腘静脉
popliteal vein

比目鱼肌
soleus

腓动、静脉
peroneal artery and vein

蹈长屈肌
flexor hallucis longus

腓骨短肌
peroneus brevis

腓动脉
peroneal artery

跟腱
tendo calcaneus

外踝
lateral malleolus

666. 小腿后区局部解剖 4
Topography of the posterior crural region 4

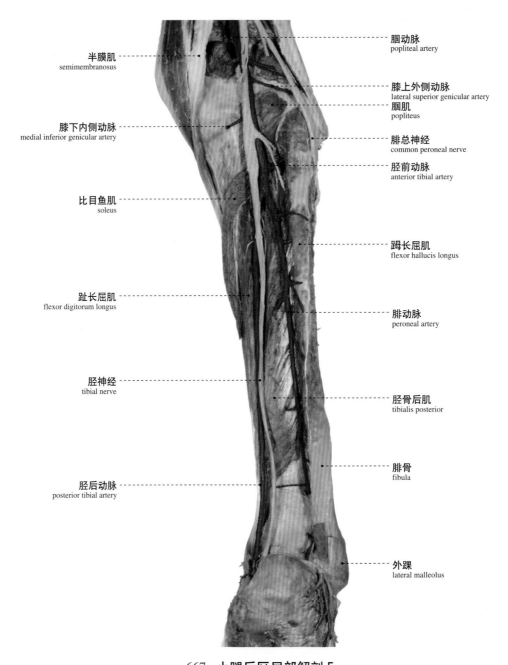

半膜肌
semimembranosus

膝下内侧动脉
medial inferior genicular artery

比目鱼肌
soleus

趾长屈肌
flexor digitorum longus

胫神经
tibial nerve

胫后动脉
posterior tibial artery

腘动脉
popliteal artery

膝上外侧动脉
lateral superior genicular artery

腘肌
popliteus

腓总神经
common peroneal nerve

胫前动脉
anterior tibial artery

踇长屈肌
flexor hallucis longus

腓动脉
peroneal artery

胫骨后肌
tibialis posterior

腓骨
fibula

外踝
lateral malleolus

667. 小腿后区局部解剖 5

Topography of the posterior crural region 5

胫后动脉：为腘动脉的直接延续。起始于股骨内、外上髁连线下方约 10 cm 处的腘肌下缘，经比目鱼肌腱弓深面，下降于小腿后侧浅深两层屈肌之间。至小腿下 1/3 部，动脉行于趾长屈肌腱外缘与跟腱内缘之间，向下至内踝与跟骨结节之间踇展肌起端的深面，分支为足底内侧动脉和足底外侧动脉。

腓动脉：由胫后动脉的起始处以下约 3 cm 处分出，约在腓骨上 1/3 段起自胫后动脉，紧贴腓骨的后内侧，走在腓骨与踇长屈肌之间，向下至外踝后方，终于外踝后动脉。腓动脉与胫后动脉之间以交通支相连，它们各有两条同名静脉伴行。腓动脉在下行过程中，分别发出腓骨滋养动脉、弓状动脉和肌支，呈节段性匀称排列，分布于骨膜表面及肌肉。

胫神经：居腘窝中间最浅面，胫神经与胫后动脉伴行，穿经比目鱼肌腱弓，走在小腿后面浅、深层肌之间。胫神经上段位于胫后动脉的内侧，下行越至其外侧。二者经内踝与跟结节之间的踝管，各分为 2 支到足底。沿途发支支配后群深层各肌。有踇长屈肌支、趾长屈肌支和胫骨后肌支。

小腿部手术入路

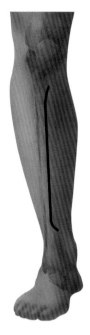

668. 胫骨前侧入路 1

Anterior approach of shin 1

在小腿前面平行于胫骨前缘,在其外侧约
1 cm 处做一纵向弧形切口。

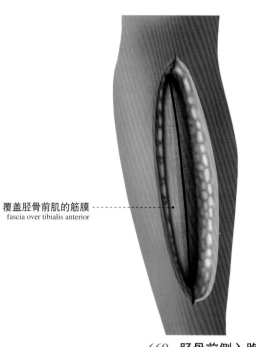

覆盖胫骨前肌的筋膜 - - - - - -
fascia over tibialis anterior

669. 胫骨前侧入路 2

Anterior approach of shin 2

掀起覆盖于胫骨前肌内侧部和胫骨内侧面的皮瓣,切开
胫骨前肌内侧缘的深筋膜,暴露胫骨的外侧面。

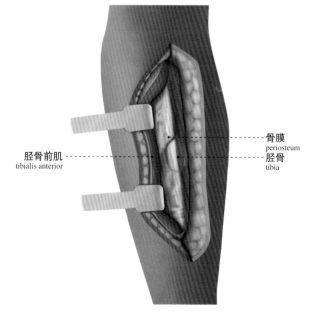

胫骨前肌 - - - - - -
tibialis anterior

骨膜
periosteum

胫骨
tibia

670. 胫骨前侧入路 3

Anterior approach of shin 3

从胫骨外侧面掀起胫骨前肌,切开骨膜,必要时适当剥离骨膜。

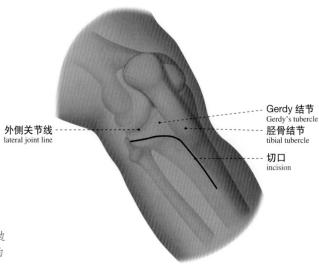

Gerdy 结节
Gerdy's tubercle

外侧关节线
lateral joint line

胫骨结节
tibial tubercle

切口
incision

671. 胫骨前外侧入路 1
Anterolateral approach of shin 1

做一 S 形切口，起自关节线近端 3~5 cm，恰好位于髌腱边缘的外侧，弧形向前越过 Gerdy 结节，在胫骨前缘外侧约 1 cm 处向远端延长切口。

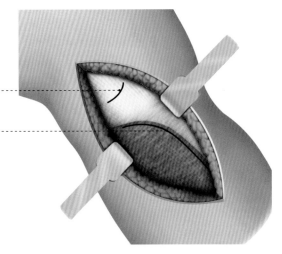

在胫骨平台近端下方越过髌韧带和关节囊的切口
incision below proximal border of tibial plateau through patellar retinaculum and joint capsule

越过胫骨前肌近端内侧起点的切口
incision through proximal, medial origin of tibialis anterior

672. 胫骨前外侧入路 2
Anterolateral approach of shin 2

在切口近端向深部切开皮下组织，显露膝关节囊的外侧面。向下纵向切开膝关节囊至外侧半月板的上缘。注意不要切开外侧半月板。在关节线的下方，向深部切开皮下组织，显露覆盖在胫骨前肌表面的筋膜。

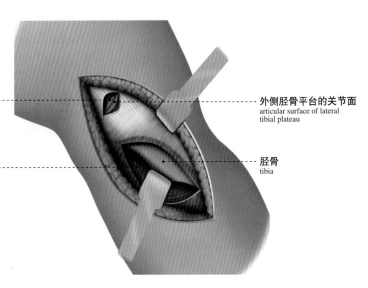

同外侧半月板一起牵开的髌韧带、关节囊
patellar retinaculum and joint capsule reflected up with lateral meniscus

外侧胫骨平台的关节面
articular surface of lateral tibial plateau

胫骨前肌
tibialis anterior

胫骨
tibia

673. 胫骨前外侧入路 3
Anterolateral approach of shin 3

在近端，切开关节滑膜组织显露膝关节，仔细剥离外侧半月板下方附着的软组织，显露位于外侧半月板下表面和其下方胫骨平台之间的平面，在远端，切开覆盖在胫骨前肌表面的筋膜组织，将肌腹从胫骨干的侧面游离。

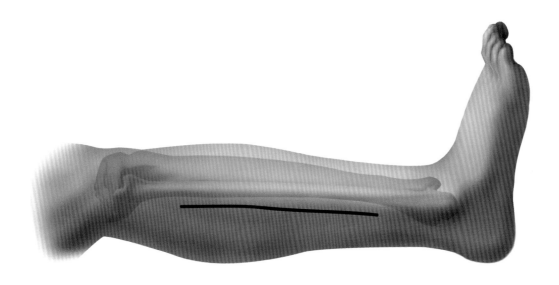

674. 胫骨后外侧入路 1
Posterolateral approach of shin 1

沿腓肠肌外侧缘做一纵切口。

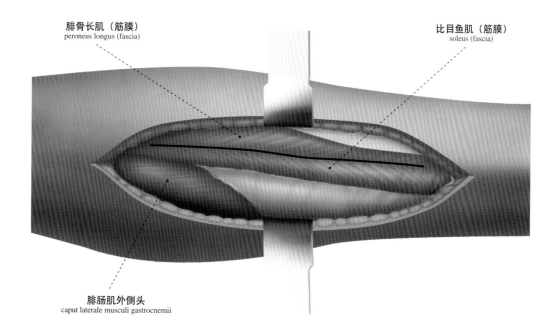

腓骨长肌（筋膜）
peroneus longus (fascia)

比目鱼肌（筋膜）
soleus (fascia)

腓肠肌外侧头
caput laterale musculi gastrocnemii

675. 胫骨后外侧入路 2
Posterolateral approach of shin 2

掀开皮瓣，沿切口切开深筋膜，找出腓肠肌外侧头和比目鱼肌与腓骨长、短肌之间的神经界面。

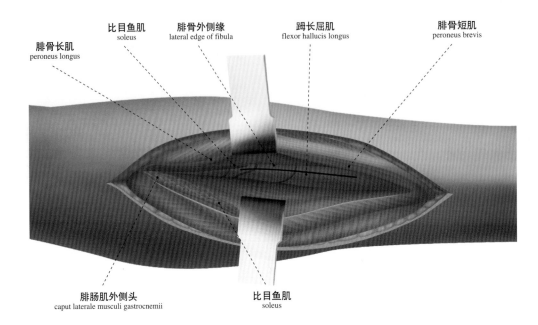

腓骨长肌
peroneus longus

比目鱼肌
soleus

腓骨外侧缘
lateral edge of fibula

踇长屈肌
flexor hallucis longus

腓骨短肌
peroneus brevis

腓肠肌外侧头
caput laterale musculi gastrocnemii

比目鱼肌
soleus

676. 胫骨后外侧入路 3

Posterolateral approach of shin 3

在腓骨的起点剥离比目鱼肌，与腓肠肌一同牵向后、内方，剥离踇长屈肌在腓骨的起点。

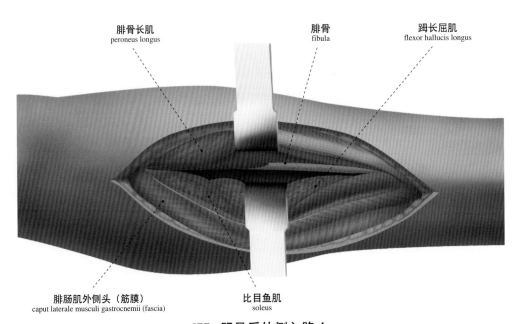

腓骨长肌
peroneus longus

腓骨
fibula

踇长屈肌
flexor hallucis longus

腓肠肌外侧头（筋膜）
caput laterale musculi gastrocnemii (fascia)

比目鱼肌
soleus

677. 胫骨后外侧入路 4

Posterolateral approach of shin 4

剥离比目鱼肌在腓骨的起点，牵向后内方，继续向后方解剖，到达腓骨后面。

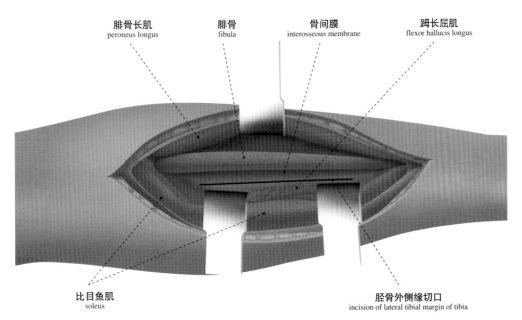

腓骨长肌　　　　　　腓骨　　　　　　骨间膜　　　　　　　　拇长屈肌
peroneus longus　　　fibula　　　interosseous membrane　　flexor hallucis longus

比目鱼肌　　　　　　　　　　　　　　　　　胫骨外侧缘切口
soleus　　　　　　　　　　　　　incision of lateral tibial margin of tibia

678. 胫骨后外侧入路 5
Posterolateral approach of shin 5

越过骨间膜向内侧游离，剥离起于骨间膜的胫骨后肌纤维。再越过骨间膜进行游离，直至见到胫骨的后面，切开胫骨外侧缘的骨膜。

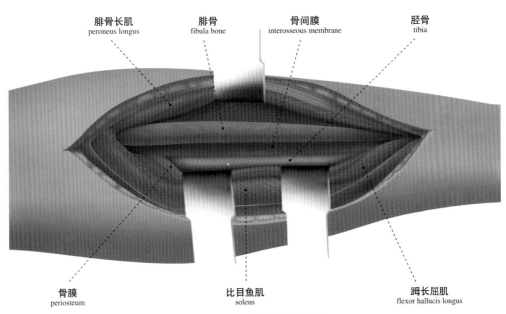

腓骨长肌　　　　　　腓骨　　　　　　骨间膜　　　　　　　　胫骨
peroneus longus　　fibula bone　　interosseous membrane　　tibia

骨膜　　　　　　　　比目鱼肌　　　　　　　　拇长屈肌
periosteum　　　　　soleus　　　　　　flexor hallucis longus

679. 胫骨后外侧入路 6
Posterolateral approach of shin 6

骨膜下剥离起自胫骨后面的肌肉，剥离胫骨后面的肌肉应注意保护神经和血管。

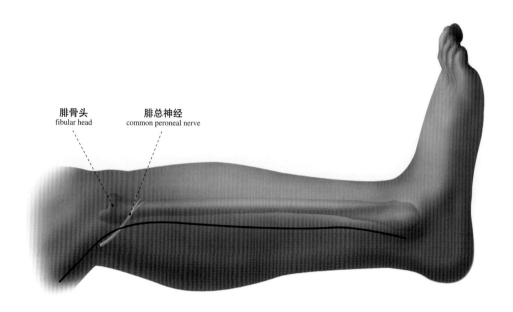

腓骨头
fibular head

腓总神经
common peroneal nerve

680. 腓骨入路 1

Approach of fibula 1

在腓骨后方做一长的纵切口。

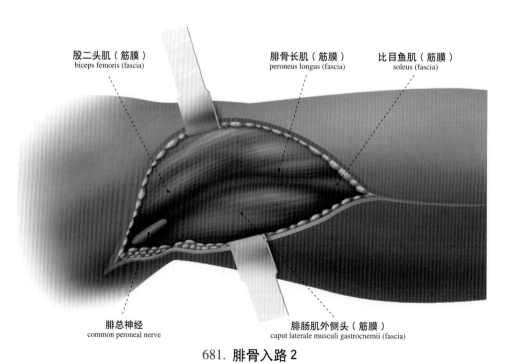

股二头肌（筋膜）
biceps femoris (fascia)

腓骨长肌（筋膜）
peroneus longus (fascia)

比目鱼肌（筋膜）
soleus (fascia)

腓总神经
common peroneal nerve

腓肠肌外侧头（筋膜）
caput laterale musculi gastrocnemii (fascia)

681. 腓骨入路 2

Approach of fibula 2

在切口近端沿股二头肌后缘暴露腓总神经。

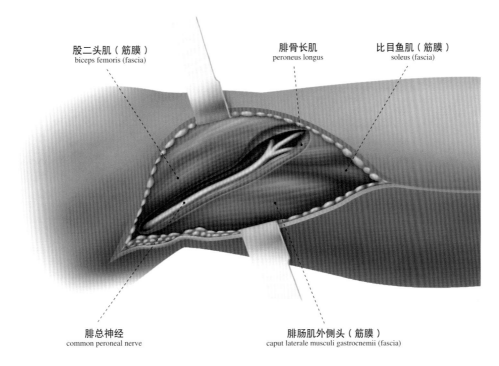

股二头肌（筋膜）
biceps femoris (fascia)

腓骨长肌
peroneus longus

比目鱼肌（筋膜）
soleus (fascia)

腓总神经
common peroneal nerve

腓肠肌外侧头（筋膜）
caput laterale musculi gastrocnemii (fascia)

682. 腓骨入路 3
Approach of fibula 3

继续向远侧暴露环绕腓骨颈位于腓骨长肌实质内的腓总神经。

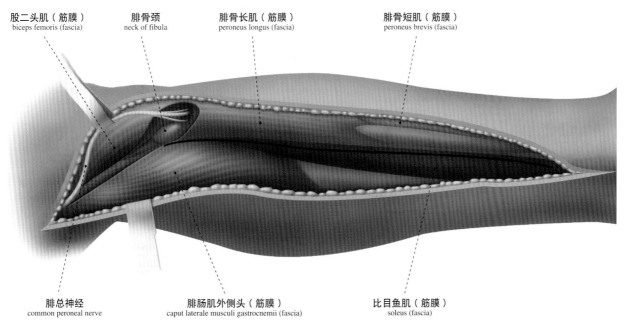

股二头肌（筋膜）
biceps femoris (fascia)

腓骨颈
neck of fibula

腓骨长肌（筋膜）
peroneus longus (fascia)

腓骨短肌（筋膜）
peroneus brevis (fascia)

腓总神经
common peroneal nerve

腓肠肌外侧头（筋膜）
caput laterale musculi gastrocnemii (fascia)

比目鱼肌（筋膜）
soleus (fascia)

683. 腓骨入路 4
Approach of fibula 4

向前牵开腓总神经，切开腓骨肌与比目鱼肌之间的深筋膜。

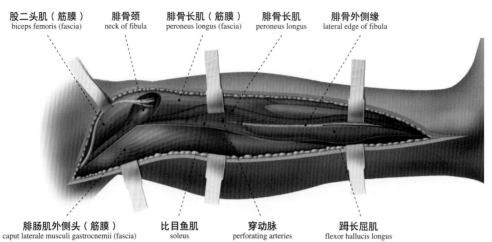

股二头肌（筋膜）
biceps femoris (fascia)

腓骨颈
neck of fibula

腓骨长肌（筋膜）
peroneus longus (fascia)

腓骨长肌
peroneus longus

腓骨外侧缘
lateral edge of fibula

腓肠肌外侧头（筋膜）
caput laterale musculi gastrocnemii (fascia)

比目鱼肌
soleus

穿动脉
perforating arteries

蹈长屈肌
flexor hallucis longus

684. 腓骨入路 5

Approach of fibula 5

分出腓骨肌与比目鱼肌之间的肌间平面，向下达腓骨外侧缘，由远侧向近侧，从腓骨后面剥离屈肌。

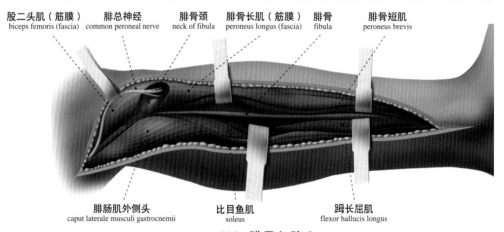

股二头肌（筋膜）
biceps femoris (fascia)

腓总神经
common peroneal nerve

腓骨颈
neck of fibula

腓骨长肌（筋膜）
peroneus longus (fascia)

腓骨
fibula

腓骨短肌
peroneus brevis

腓肠肌外侧头
caput laterale musculi gastrocnemii

比目鱼肌
soleus

蹈长屈肌
flexor hallucis longus

685. 腓骨入路 6

Approach of fibula 6

从腓骨后面剥离蹈长屈肌和比目鱼肌，从远侧至近侧，从腓骨前面剥离腓骨肌。

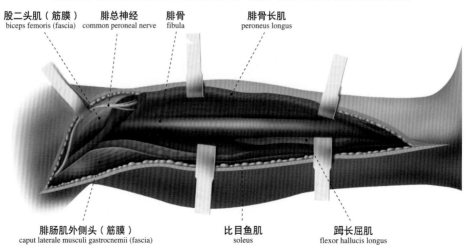

股二头肌（筋膜）
biceps femoris (fascia)

腓总神经
common peroneal nerve

腓骨
fibula

腓骨长肌
peroneus longus

腓肠肌外侧头（筋膜）
caput laterale musculi gastrocnemii (fascia)

比目鱼肌
soleus

蹈长屈肌
flexor hallucis longus

686. 腓骨入路 7

Approach of fibula 7

向前牵拉腓骨肌，由近侧至远侧，从腓骨前缘剥离骨间膜。

踝 足 部

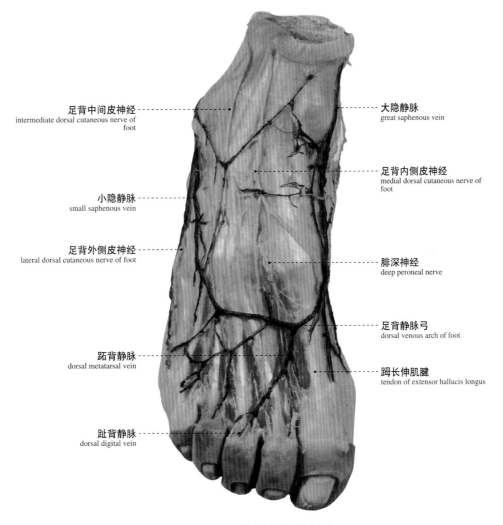

足背中间皮神经
intermediate dorsal cutaneous nerve of foot

小隐静脉
small saphenous vein

足背外侧皮神经
lateral dorsal cutaneous nerve of foot

跖背静脉
dorsal metatarsal vein

趾背静脉
dorsal digital vein

大隐静脉
great saphenous vein

足背内侧皮神经
medial dorsal cutaneous nerve of foot

腓深神经
deep peroneal nerve

足背静脉弓
dorsal venous arch of foot

踇长伸肌腱
tendon of extensor hallucis longus

687. 足背区局部解剖 1

Topography of the dorsal region of the foot 1

　　足背浅静脉：每一趾有两条趾背静脉。起自甲床静脉丛，沿趾背后行，于趾蹼处成跖背静脉，3~4 条跖背静脉注入足背静脉弓，横行于跖骨头连线上。弓的内、外两端沿足背内、外缘后行，途中收纳足内、外侧缘静脉并分别延续为大隐静脉和小隐静脉。

　　足背内侧皮神经：向下内侧行，越伸肌支持带浅面，分 2 支。内侧支分布于踇趾内侧皮肤，外侧支分布于第 2 趾蹼毗邻缘皮肤。

　　足背中间皮神经：经伸肌支持带浅面，至足背外侧部分 2 支。内侧支分布于第 3 趾蹼毗邻缘，外侧支分布于第 4 趾蹼毗邻缘。

　　足背外侧皮神经：于外踝后方接续于腓肠神经，主干于外踝前下方约 1.5 cm 处发出分 1~2 条分支。

　　腓深神经：内侧终支于第 1 跖骨间隙穿出深筋膜，分 2 皮支，踇背外侧神经和第 2 趾背内侧神经，分布于第 1 趾蹼相对缘及邻近的骨膜、跖趾关节和趾间关节。

外踝
lateral malleolus

腓骨第三肌腱
tendon of peroneus tertius

足背动、静脉
dorsal artery and vein of foot

趾长伸肌腱
tendon of extensor digitorum longus

趾背动脉
dorsal digital artery

胫骨
tibia

胫骨前肌腱
tendon of tibialis anterior

踇长伸肌腱
tendon of extensor hallucis longus

踇短伸肌腱
tendon of extensor hallucis brevis

趾短伸肌腱
tendon of extensor digitorum longus

688. 足背区局部解剖 2
Topography of the dorsal region of the foot 2

足背动脉在足背的主要分支：

跗内侧动脉：有 2~3 支，经踇长伸肌腱深面走向足内侧缘，分别达于胫骨前肌止点的前后。该动脉与内踝网相连，滋养附近足骨及踇趾侧诸肌。

跗外侧动脉：比跗侧动脉粗大，于伸肌下支持带的下缘发自足背动脉，穿经趾短伸肌深面向外下行，参加足背动脉网。

弓形动脉：在第 1 跖骨底处发自足背动脉，在各趾短伸肌腱的深面呈弓状向外行。由弓形动脉分出 3 条动脉，分别走向第 2~4 跖骨间隙，供给各趾的相邻部位，且与足底弓所发出的穿经跖骨间隙的穿支吻合。弓形动脉的终支分布于足外侧缘及小趾的外侧部。

外踝前动脉：常为 1 条，是足背动脉第 1 个分支，2 条时则分别起自胫前动脉和足背动脉。该动脉经踇长伸肌和腓骨第 3 肌腱后方，分布于踝关节外侧、跗骨窦和趾短伸肌起始部，与腓动脉穿支和跗外侧动脉升支吻合。

内踝前动脉：约于踝关节下方起自足背动脉，有 2~3 支，有时为足背动脉第 1 分支或起自胫前动脉。经踇长伸肌腱和胫骨前肌腱后方，分布于踝关节内侧，并与胫后动脉和足底内侧动脉分支吻合。

外踝
lateral malleolus

胫前动、静脉
anterior tibial artery and vein

跗外侧动、静脉
lateral tarsal artery and vein

趾短伸肌
extensor digitorum brevis

足背动、静脉
dorsal artery and vein of foot

趾短伸肌腱
tendon of extensor digitorum brevis

趾长伸肌腱
tendon of extensor digitorum longus

趾背动脉
dorsal digital artery

胫骨
tibia

内踝
medial malleolus

腓深神经
deep peroneal nerve

跗内侧动、静脉
medial tarsal artery and vein

踇短伸肌腱
tendon of extensor hallucis brevis

踇长伸肌腱
tendon of extensor hallucis longus

689. 足背区局部解剖 3
Topography of the dorsal region of the foot 3

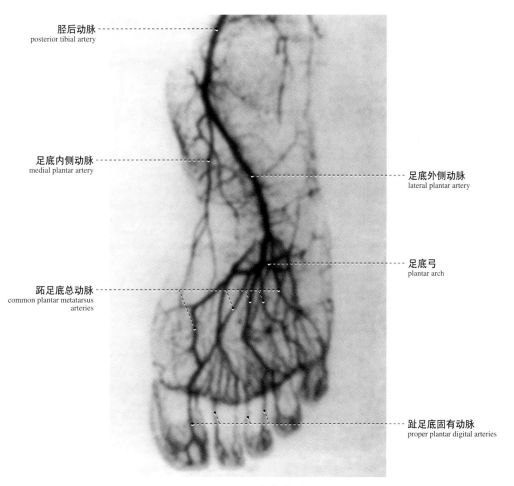

胫后动脉
posterior tibial artery

足底内侧动脉
medial plantar artery

足底外侧动脉
lateral plantar artery

足底弓
plantar arch

跖足底总动脉
common plantar metatarsus
arteries

趾足底固有动脉
proper plantar digital arteries

690. 足动脉造影
Angiography of the foot arteries

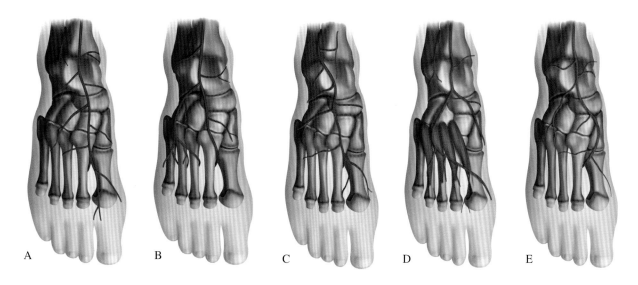

A   B   C   D   E

691. 足背动脉类型
Types of the dorsalis pedis artery

A. Ⅰ型；B. Ⅱ型；C. Ⅲ型；D. Ⅳ型；E. Ⅴ型

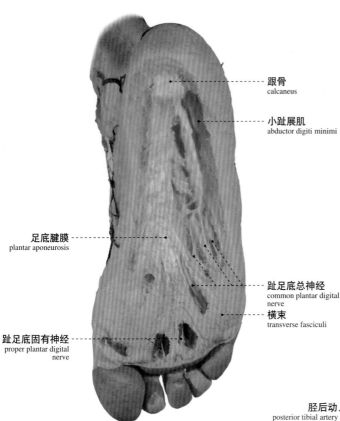

跟骨
calcaneus

小趾展肌
abductor digiti minimi

足底腱膜
plantar aponeurosis

趾足底总神经
common plantar digital nerve

横束
transverse fasciculi

趾足底固有神经
proper plantar digital nerve

692. 足底区局部解剖 1

Topography of the plantar region of the foot 1

足底腱膜是起自跟骨结节向前称扇形分布，止于 5 个跖骨头及近节趾骨基底的纤维腱性组织。其作用是维持足的纵弓、缓冲震荡的作用。

足底内侧动脉：在屈肌支持带深面由胫后动脉分出，伴行同名静脉，先于踇展肌深面，后于踇展肌与踇短屈肌之间伴足底内侧神经前行，至第 1 跖骨底迅速变细，于踇趾内缘与第 1 跖背动脉分支吻合。另发 3 小支与趾底总神经伴行，在第 1、2、3 趾间隙转向深部，与跖底动脉吻合。分布于足内侧的肌肉、关节及皮肤。

足底外侧动脉：较大，自胫后动脉分出后，伴行同名静脉斜向前外方，经趾短屈肌与足底方肌之间，至第 5 跖骨底处，分为浅、深两支。浅支直接分布于小趾外侧缘；深支经小趾短屈肌与趾长屈肌腱及蚓状肌之间转入深层，参加足底弓。

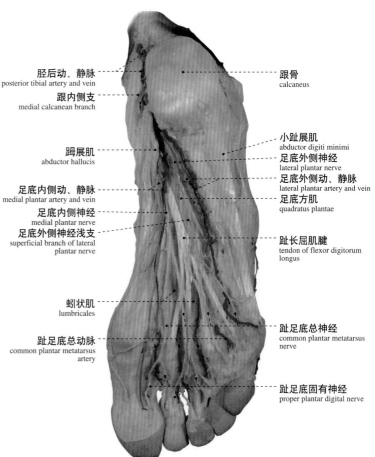

胫后动、静脉
posterior tibial artery and vein

跟内侧支
medial calcanean branch

踇展肌
abductor hallucis

足底内侧动、静脉
medial plantar artery and vein

足底内侧神经
medial plantar nerve

足底外侧神经浅支
superficial branch of lateral plantar nerve

蚓状肌
lumbricales

趾足底总动脉
common plantar metatarsus artery

跟骨
calcaneus

小趾展肌
abductor digiti minimi

足底外侧神经
lateral plantar nerve

足底外侧动、静脉
lateral plantar artery and vein

足底方肌
quadratus plantae

趾长屈肌腱
tendon of flexor digitorum longus

趾足底总神经
common plantar metatarsus nerve

趾足底固有神经
proper plantar digital nerve

693. 足底区局部解剖 2

Topography of the plantar region of the foot 2

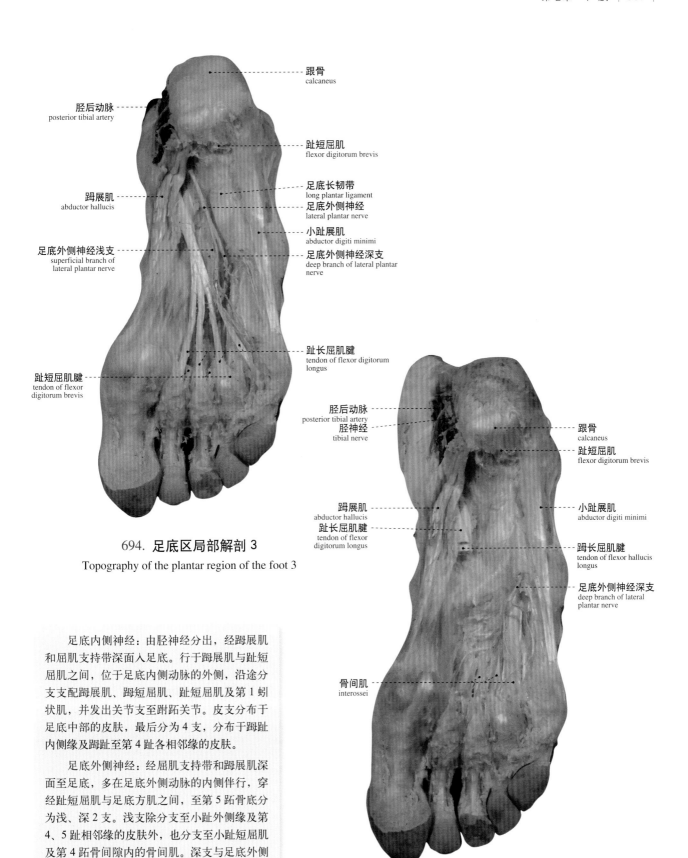

694. 足底区局部解剖 3

Topography of the plantar region of the foot 3

跟骨
calcaneus

胫后动脉
posterior tibial artery

趾短屈肌
flexor digitorum brevis

足底长韧带
long plantar ligament

足底外侧神经
lateral plantar nerve

小趾展肌
abductor digiti minimi

足底外侧神经深支
deep branch of lateral plantar nerve

拇展肌
abductor hallucis

足底外侧神经浅支
superficial branch of lateral plantar nerve

趾长屈肌腱
tendon of flexor digitorum longus

趾短屈肌腱
tendon of flexor digitorum brevis

胫后动脉
posterior tibial artery

胫神经
tibial nerve

跟骨
calcaneus

趾短屈肌
flexor digitorum brevis

拇展肌
abductor hallucis

趾长屈肌腱
tendon of flexor digitorum longus

小趾展肌
abductor digiti minimi

拇长屈肌腱
tendon of flexor hallucis longus

足底外侧神经深支
deep branch of lateral plantar nerve

骨间肌
interossei

足底内侧神经：由胫神经分出，经拇展肌和屈肌支持带深面入足底。行于拇展肌与趾短屈肌之间，位于足底内侧动脉的外侧，沿途分支支配拇展肌、拇短屈肌、趾短屈肌及第1蚓状肌，并发出关节支至跗跖关节。皮支分布于足底中部的皮肤，最后分为4支，分布于拇趾内侧缘及拇趾至第4趾各相邻缘的皮肤。

足底外侧神经：经屈肌支持带和拇展肌深面至足底，多在足底外侧动脉的内侧伴行，穿经趾短屈肌与足底方肌之间，至第5跖骨底分为浅、深2支。浅支除分支至小趾外侧缘及第4、5趾相邻缘的皮肤外，也分支至小趾短屈肌及第4跖骨间隙内的骨间肌。深支与足底外侧动脉伴行转入深层。足底外侧神经还分出肌支至拇收肌、足底方肌、小趾展肌、第2~4蚓状肌及其余的骨间肌。

695. 足底区局部解剖 4

Topography of the plantar region of the foot 4

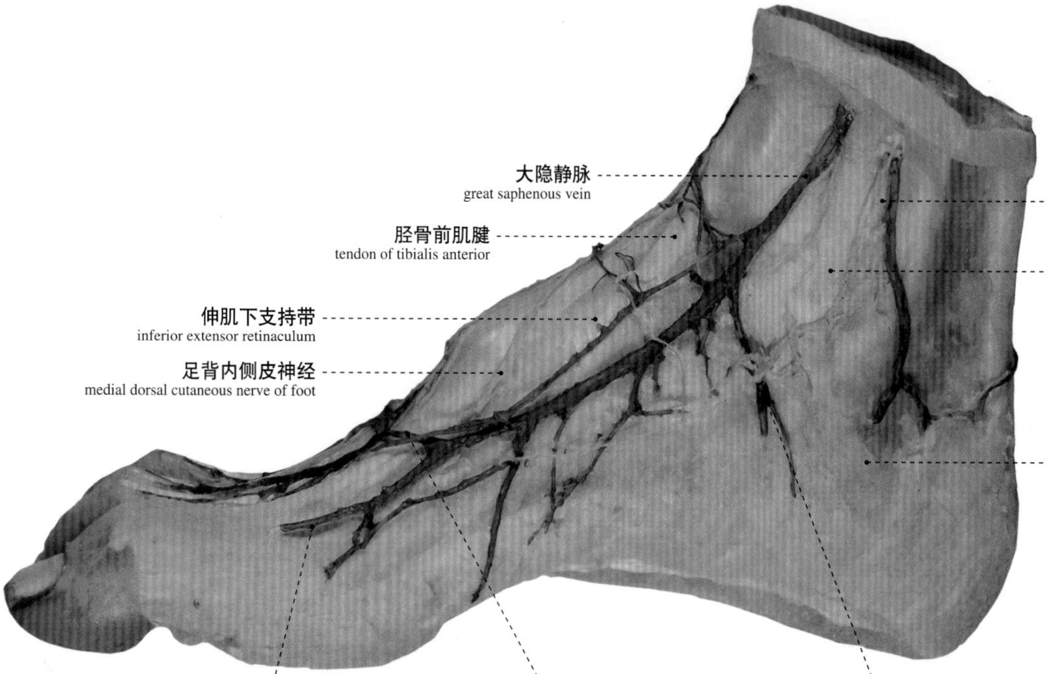

大隐静脉
great saphenous vein

胫骨前肌腱
tendon of tibialis anterior

伸肌下支持带
inferior extensor retinaculum

足背内侧皮神经
medial dorsal cutaneous nerve of foot

隐神经
saphenous nerve

内踝
medial malleolus

屈肌支持带
flexor retinaculum

趾背静脉
dorsal digital vein

足背静脉弓
dorsal venous arch of foot

足内侧缘静脉
medial marginal vein of foot

696. 足内侧面局部解剖 1
Topography of the medial aspect of the foot 1

趾背静脉：趾背静脉汇入足背静脉弓，足背静脉弓内端沿足背内侧缘上行，沿途收纳多支足内侧缘静脉，与最后一支内侧缘静脉会合后，改名大隐静脉。

隐神经：常为 2 支，伴大隐静脉而行，分布于足内侧缘，远方可达踇趾内侧缘。

足背内侧皮神经：沿足背内侧缘前行，其内侧支分布于踇趾背内缘。

小隐静脉：由足背静脉弓外端与最后一支足外侧缘静脉汇合而成，沿外踝后缘上行。

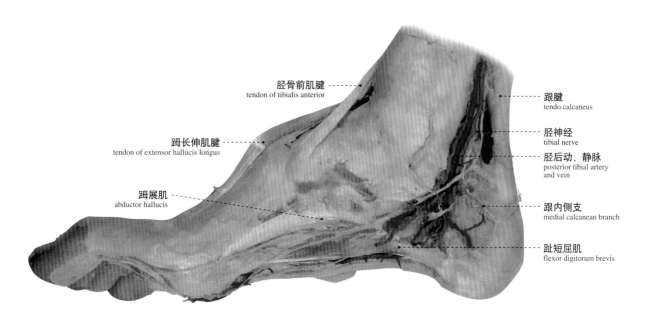

胫骨前肌腱
tendon of tibialis anterior

跟腱
tendo calcaneus

𧿹长伸肌腱
tendon of extensor hallucis longus

胫神经
tibial nerve

胫后动、静脉
posterior tibial artery
and vein

𧿹展肌
abductor hallucis

跟内侧支
medial calcanean branch

趾短屈肌
flexor digitorum brevis

697. 足内侧面局部解剖 2

Topography of the medial aspect of the foot 2

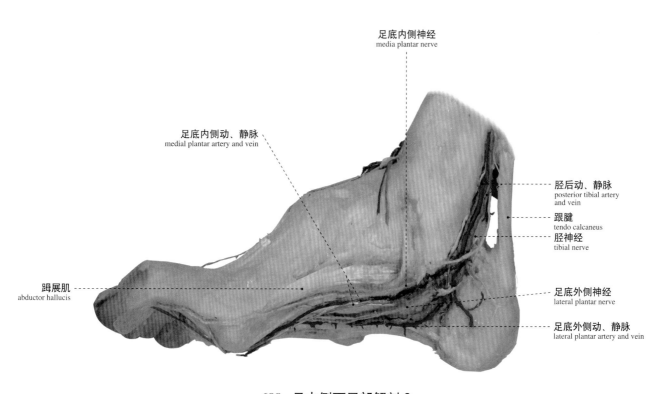

足底内侧神经
media plantar nerve

足底内侧动、静脉
medial plantar artery and vein

胫后动、静脉
posterior tibial artery
and vein

跟腱
tendo calcaneus

胫神经
tibial nerve

𧿹展肌
abductor hallucis

足底外侧神经
lateral plantar nerve

足底外侧动、静脉
lateral plantar artery and vein

698. 足内侧面局部解剖 3

Topography of the medial aspect of the foot 3

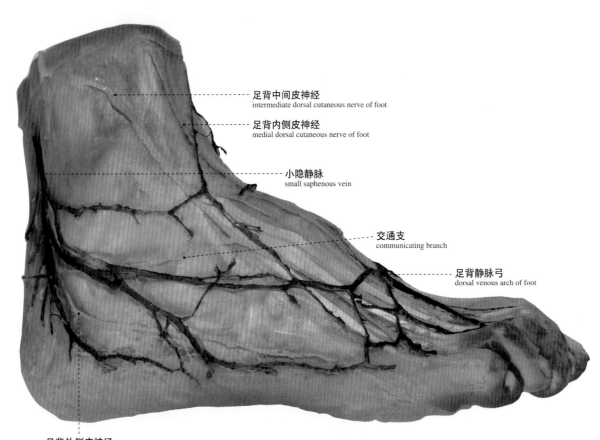

足背中间皮神经
intermediate dorsal cutaneous nerve of foot

足背内侧皮神经
medial dorsal cutaneous nerve of foot

小隐静脉
small saphenous vein

交通支
communicating branch

足背静脉弓
dorsal venous arch of foot

足背外侧皮神经
lateral dorsal cutaneous nerve of foot

699. 足外侧面局部解剖 1

Topography of the lateral aspect of the foot 1

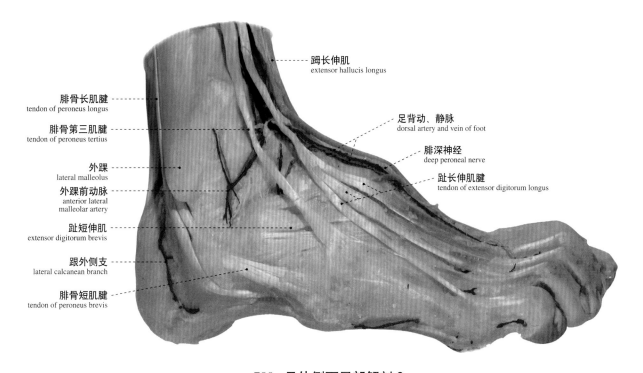

腘长伸肌
extensor hallucis longus

腓骨长肌腱
tendon of peroneus longus

腓骨第三肌腱
tendon of peroneus tertius

外踝
lateral malleolus

外踝前动脉
anterior lateral
malleolar artery

趾短伸肌
extensor digitorum brevis

跟外侧支
lateral calcanean branch

腓骨短肌腱
tendon of peroneus brevis

足背动、静脉
dorsal artery and vein of foot

腓深神经
deep peroneal nerve

趾长伸肌腱
tendon of extensor digitorum longus

700. 足外侧面局部解剖 2
Topography of the lateral aspect of the foot 2

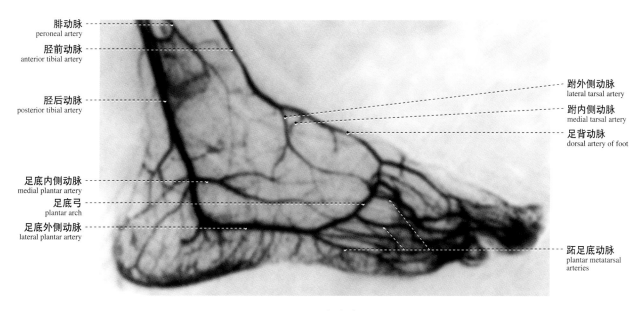

腓动脉
peroneal artery

胫前动脉
anterior tibial artery

胫后动脉
posterior tibial artery

足底内侧动脉
medial plantar artery

足底弓
plantar arch

足底外侧动脉
lateral plantar artery

跗外侧动脉
lateral tarsal artery

跗内侧动脉
medial tarsal artery

足背动脉
dorsal artery of foot

跖足底动脉
plantar metatarsal
arteries

701. 足动脉造影
Angiography of the foot arteries

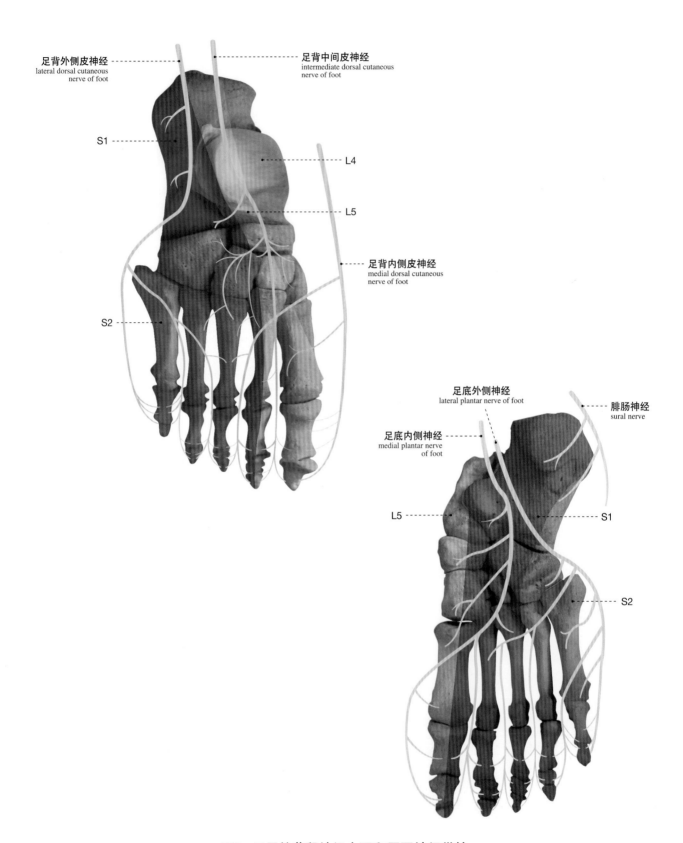

足背外侧皮神经
lateral dorsal cutaneous
nerve of foot

足背中间皮神经
intermediate dorsal cutaneous
nerve of foot

S1

L4

L5

足背内侧皮神经
medial dorsal cutaneous
nerve of foot

S2

足底外侧神经
lateral plantar nerve of foot

腓肠神经
sural nerve

足底内侧神经
medial plantar nerve
of foot

L5

S1

S2

702. 足骨的节段神经支配和周围神经供给

Segmental innervation and peripheral nerves supply of the bones of the foot

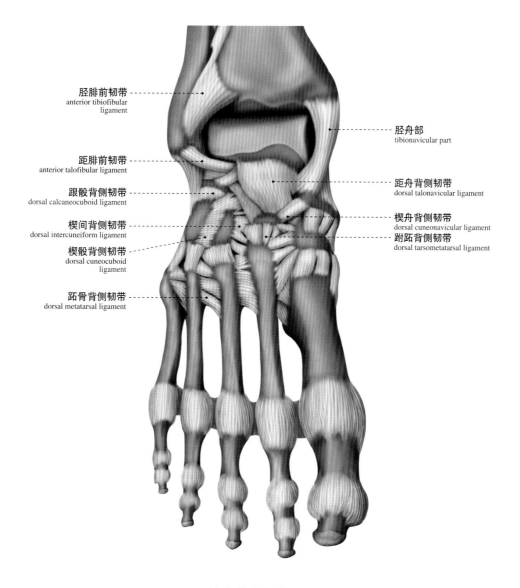

胫腓前韧带
anterior tibiofibular ligament

距腓前韧带
anterior talofibular ligament

跟骰背侧韧带
dorsal calcaneocuboid ligament

楔间背侧韧带
dorsal intercuneiform ligament

楔骰背侧韧带
dorsal cuneocuboid ligament

跖骨背侧韧带
dorsal metatarsal ligament

胫舟部
tibionavicular part

距舟背侧韧带
dorsal talonavicular ligament

楔舟背侧韧带
dorsal cuneonavicular ligament

跗跖背侧韧带
dorsal tarsometatarsal ligament

703. 足的关节和韧带（背面观）
Joints and ligaments of the foot (dorsal aspect)

踝关节韧带有前韧带、后韧带、内侧韧带和外侧韧带。

前韧带：为一薄膜，附着于两踝前面和胫骨下端，向下附着于距骨颈的上面。

后韧带：为几条从胫骨下面和胫腓后韧带到距骨后面的韧带。踇长屈肌腱通过踝关节的后方，为一条有力的后侧支持带。

内侧韧带：也称为三角韧带，居踝关节内侧、前方和后方。自内踝呈扇形向下，止于距骨、舟骨和跟骨，坚固地弥补了内踝短缺的部分。此韧带由通过的胫骨后肌和趾长屈肌的肌腱加强，限制足过度外翻。内侧韧带可分胫距前部、胫距后部、胫舟部和胫跟部4部分。

外侧韧带：从前方向后方也分别有3条韧带固定踝关节的外侧和前侧，分别是：距腓前韧带、跟腓韧带和距腓后韧带。距腓前韧带的作用是限制关节内翻，防止距骨前移。跟腓韧带也是限制踝关节的内翻，如果断裂可出现明显的足内翻。距腓后韧带最坚强，如果出现断裂，踝关节的背伸明显增加，比如在跟腱断裂的时候，往往伴有距腓后韧带的损伤。

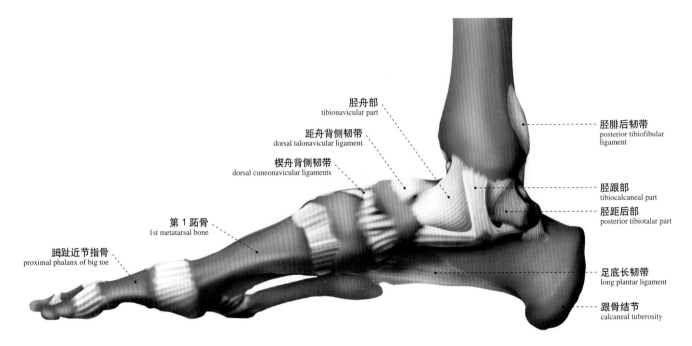

胫舟部
tibionavicular part

距舟背侧韧带
dorsal talonavicular ligament

楔舟背侧韧带
dorsal cuneonavicular ligaments

第 1 跖骨
1st metatarsal bone

踇趾近节指骨
proximal phalanx of big toe

胫腓后韧带
posterior tibiofibular
ligament

胫跟部
tibiocalcaneal part

胫距后部
posterior tibiotalar part

足底长韧带
long plantar ligament

跟骨结节
calcaneal tuberosity

704. 足的关节和韧带（内侧面观）
Joints and ligaments of the foot (medial aspect)

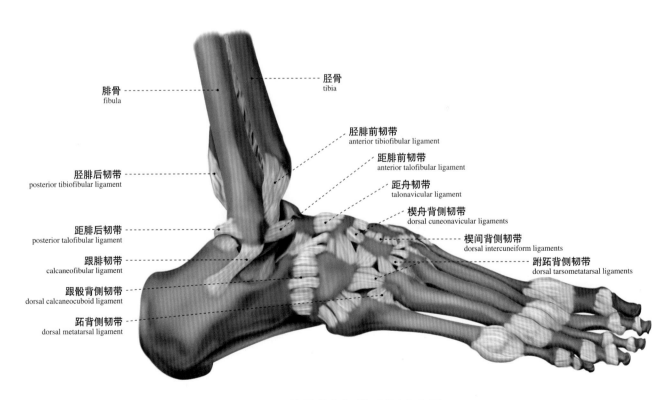

腓骨
fibula

胫骨
tibia

胫腓前韧带
anterior tibiofibular ligament

距腓前韧带
anterior talofibular ligament

距舟韧带
talonavicular ligament

楔舟背侧韧带
dorsal cuneonavicular ligaments

胫腓后韧带
posterior tibiofibular ligament

距腓后韧带
posterior talofibular ligament

跟腓韧带
calcaneofibular ligament

跟骰背侧韧带
dorsal calcaneocuboid ligament

跖背侧韧带
dorsal metatarsal ligament

楔间背侧韧带
dorsal intercuneiform ligaments

跗跖背侧韧带
dorsal tarsometatarsal ligaments

705. 足的关节和韧带（外侧面观）
Joints and ligaments of the foot (lateral aspect)

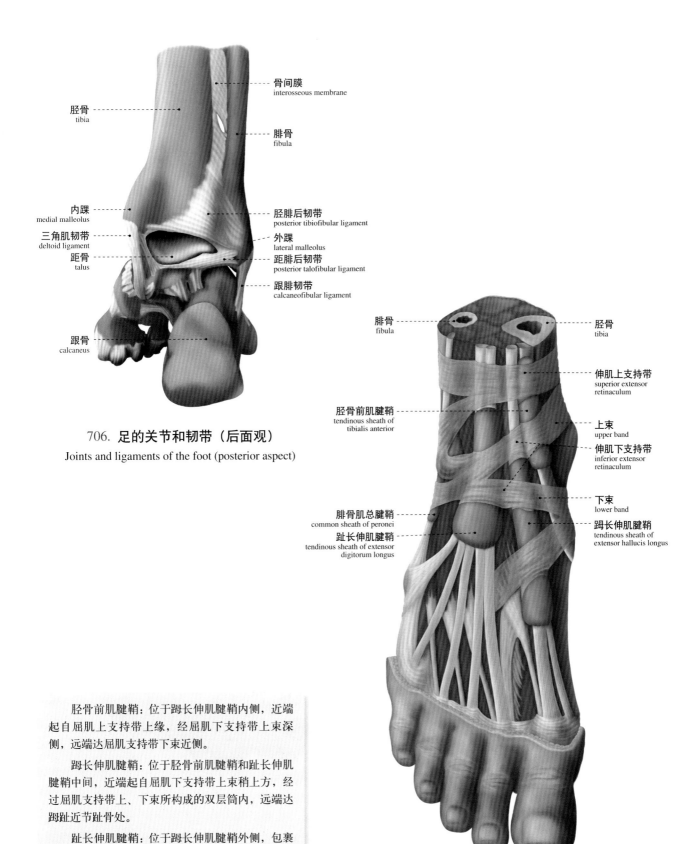

706. 足的关节和韧带（后面观）

Joints and ligaments of the foot (posterior aspect)

骨间膜
interosseous membrane

胫骨
tibia

腓骨
fibula

内踝
medial malleolus

三角肌韧带
deltoid ligament

距骨
talus

跟骨
calcaneus

胫腓后韧带
posterior tibiofibular ligament

外踝
lateral malleolus

距腓后韧带
posterior talofibular ligament

跟腓韧带
calcaneofibular ligament

腓骨
fibula

胫骨
tibia

伸肌上支持带
superior extensor retinaculum

胫骨前肌腱鞘
tendinous sheath of tibialis anterior

上束
upper band

伸肌下支持带
inferior extensor retinaculum

下束
lower band

腓骨肌总腱鞘
common sheath of peronei

趾长伸肌腱鞘
tendinous sheath of extensor digitorum longus

踇长伸肌腱鞘
tendinous sheath of extensor hallucis longus

　　胫骨前肌腱鞘：位于踇长伸肌腱鞘内侧，近端起自屈肌上支持带上缘，经屈肌下支持带上束深侧，远端达屈肌支持带下束近侧。

　　踇长伸肌腱鞘：位于胫骨前肌腱鞘和趾长伸肌腱鞘中间，近端起自屈肌下支持带上束稍上方，经过屈肌支持带上、下束所构成的双层筒内，远端达踇趾近节趾骨处。

　　趾长伸肌腱鞘：位于踇长伸肌腱鞘外侧，包裹趾长伸肌腱和腓骨第三肌腱，起自屈肌上支持带上缘，比踇长伸肌腱鞘稍高，经屈肌下支持带干的双层筋膜管，远端到达第 3 跖骨中部。

707. 足背腱滑膜鞘

Tendinous synovial sheaths of dorsum of the foot

胫骨后肌腱鞘：近端约内踝上方 4 cm 处，远端止于腱在舟骨粗隆抵止的近侧。

蹈长屈肌腱鞘：近端约平齐内踝平面，远端止于第 1 跖骨底平面。

趾长屈肌腱鞘：近端约内踝上方 2.5 cm 处，远端止于舟骨平面。

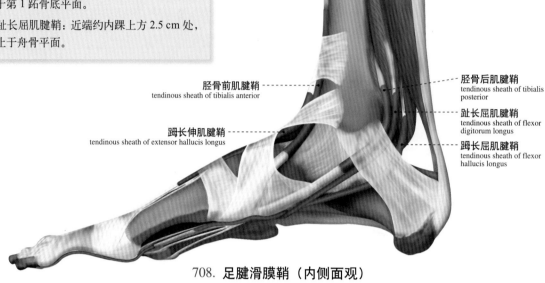

胫骨前肌腱鞘
tendinous sheath of tibialis anterior

蹈长伸肌腱鞘
tendinous sheath of extensor hallucis longus

胫骨后肌腱鞘
tendinous sheath of tibialis posterior

趾长屈肌腱鞘
tendinous sheath of flexor digitorum longus

蹈长屈肌腱鞘
tendinous sheath of flexor hallucis longus

708. 足腱滑膜鞘（内侧面观）
Tendinous synovial sheaths of the foot (medial aspect)

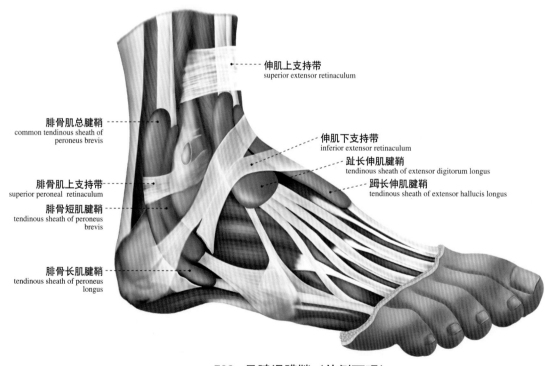

伸肌上支持带
superior extensor retinaculum

腓骨肌总腱鞘
common tendinous sheath of peroneus brevis

腓骨肌上支持带
superior peroneal retinaculum

腓骨短肌腱鞘
tendinous sheath of peroneus brevis

腓骨长肌腱鞘
tendinous sheath of peroneus longus

伸肌下支持带
inferior extensor retinaculum

趾长伸肌腱鞘
tendinous sheath of extensor digitorum longus

蹈长伸肌腱鞘
tendinous sheath of extensor hallucis longus

709. 足腱滑膜鞘（外侧面观）
Tendinous synovial sheaths of the foot (lateral aspect)

腓骨肌总腱鞘：近端起于外踝尖上方约 5 cm 处，行于腓骨肌上支持带深面，包裹腓骨长肌腱和腓骨短肌腱，腓骨短肌腱在前，腓骨长肌腱在后，此时为一总鞘。当总鞘行至跟骨外侧面时，分为二鞘，包裹腓骨长肌腱的腱鞘为腓骨长肌腱鞘，包裹腓骨短肌腱的腱鞘为腓骨短肌腱鞘，腓骨短肌腱鞘在上，止于外踝尖远侧 4 cm 处。腓骨长肌腱鞘在下，止于第 5 跖骨粗隆后方腱转至足底后，被腓骨长肌足底腱鞘包裹。

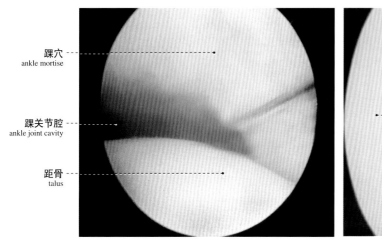

踝穴
ankle mortise

踝关节腔
ankle joint cavity

距骨
talus

710. 踝关节镜像 1

Arthroscopic image of the ankle joint 1

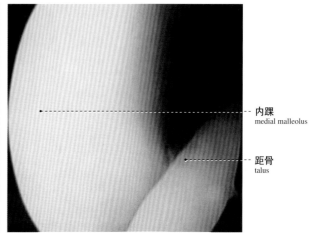

内踝
medial malleolus

距骨
talus

711. 踝关节镜像 2

Arthroscopic image of the ankle joint 2

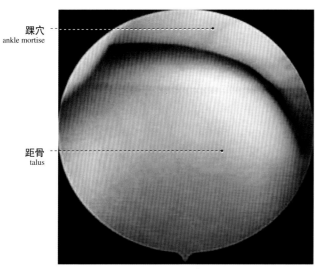

踝穴
ankle mortise

距骨
talus

712. 踝关节镜像 3

Arthroscopic image of the ankle joint 3

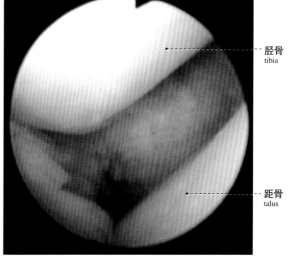

胫骨
tibia

距骨
talus

713. 踝关节镜像 4

Arthroscopic image of the ankle joint 4

足的外翻：足外翻肌原发外翻肌为腓骨长肌和腓骨短肌，辅助外翻肌有腓骨第3肌和趾长伸肌。

足的内翻：足内翻肌原发内翻肌为胫骨后肌和胫骨前肌，辅助内翻肌有趾长屈肌、踇长屈肌和踇长伸肌。

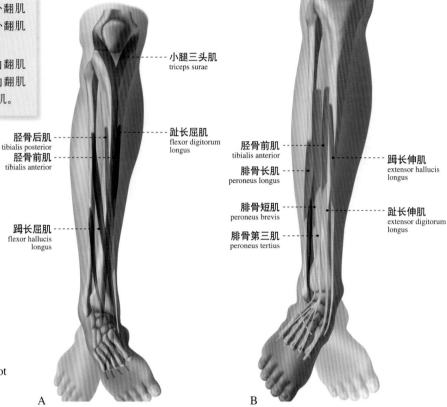

714. 足的内翻和外翻

Eversion ang inversion of the foot

A. 内翻；B. 外翻

踝的跖屈：踝的跖屈肌有腓肠肌、比目鱼肌、胫骨后肌、踇长屈肌、趾长屈肌、腓骨长肌和腓骨短肌。

踝的背屈：踝的背屈肌有胫骨前肌、踇长伸肌、趾长伸肌、腓骨第3肌。

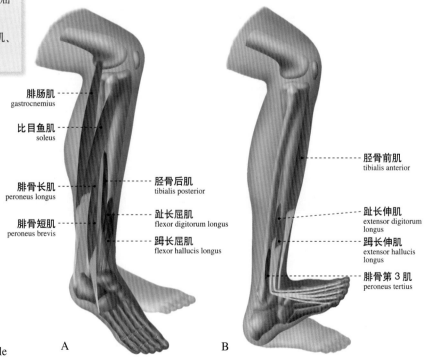

715. 踝的背屈肌和跖屈肌

Dorsiflexors and plantaflexors of the ankle

A. 跖屈；B. 背屈

踝足部手术入路

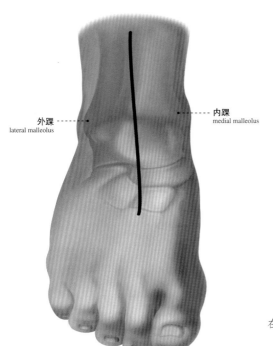

外踝
lateral malleolus

内踝
medial malleolus

716. 踝关节前侧入路 1
Anterior approach of ankle 1

在踝关节前做一 15 cm 长的纵切口，起自关节近侧约 10 cm 处，
向远侧约在两踝连线的中点越过关节，终止于足背。

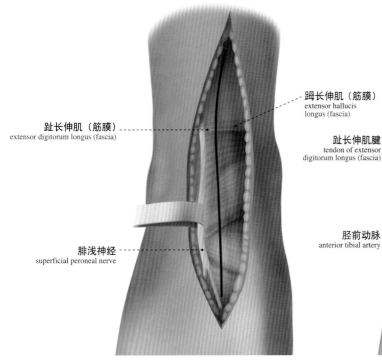

趾长伸肌（筋膜）
extensor digitorum longus (fascia)

蹑长伸肌（筋膜）
extensor hallucis
longus (fascia)

腓浅神经
superficial peroneal nerve

717. 踝关节前侧入路 2
Anterior approach of ankle 2

找到并保护腓浅神经。沿皮肤切口切开伸肌支持。

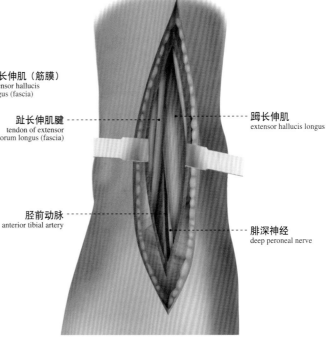

趾长伸肌腱
tendon of extensor
digitorum longus (fascia)

蹑长伸肌
extensor hallucis longus

胫前动脉
anterior tibial artery

腓深神经
deep peroneal nerve

718. 踝关节前侧入路 3
Anterior approach of ankle 3

判明蹑长伸肌与趾长伸肌之间的间隙并注意其中有无血管神经束。

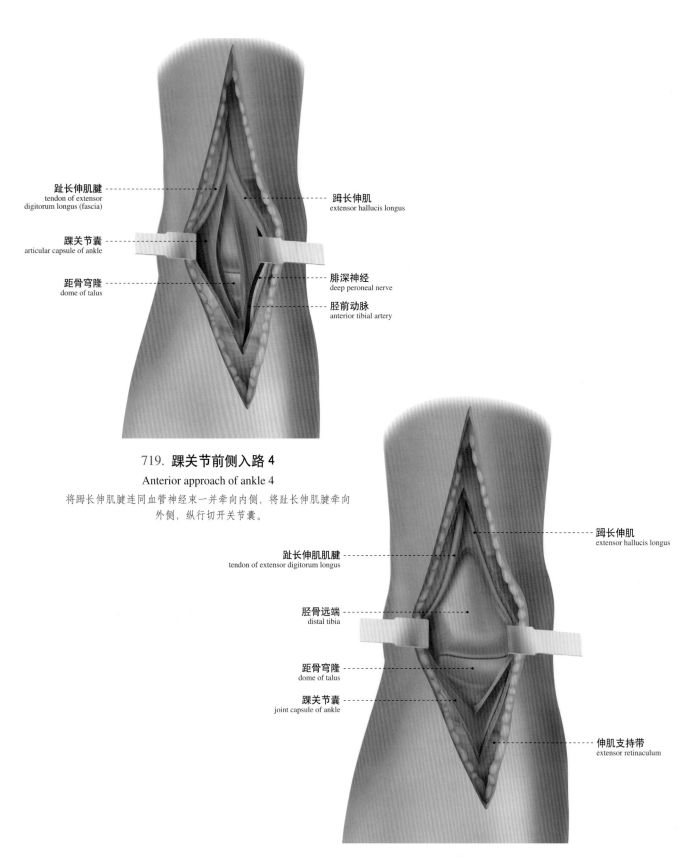

趾长伸肌腱
tendon of extensor
digitorum longus (fascia)

蹈长伸肌
extensor hallucis longus

踝关节囊
articular capsule of ankle

距骨穹隆
dome of talus

腓深神经
deep peroneal nerve

胫前动脉
anterior tibial artery

719. 踝关节前侧入路 4
Anterior approach of ankle 4

将蹈长伸肌腱连同血管神经束一并牵向内侧，将趾长伸肌腱牵向外侧，纵行切开关节囊。

蹈长伸肌
extensor hallucis longus

趾长伸肌肌腱
tendon of extensor digitorum longus

胫骨远端
distal tibia

距骨穹隆
dome of talus

踝关节囊
joint capsule of ankle

伸肌支持带
extensor retinaculum

720. 踝关节前侧入路 5
Anterior approach of ankle 5

牵开关节囊以显露踝关节。

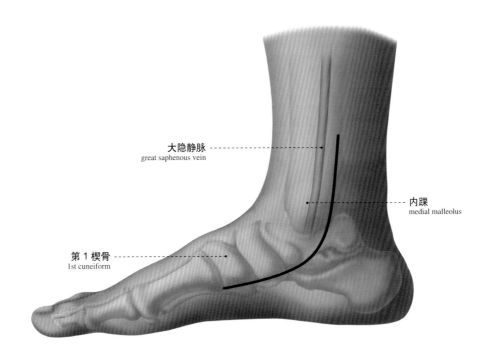

大隐静脉
great saphenous vein

内踝
medial malleolus

第 1 楔骨
1st cuneiform

721. 踝关节内侧入路 1
Medial approach of ankle 1

在踝关节内侧以内踝尖端为中心做 10 cm 长的纵切口。切口起自胫骨内侧面，向下至内踝后，弧形转向足中部内侧。

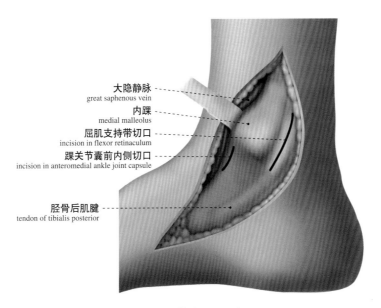

大隐静脉
great saphenous vein

内踝
medial malleolus

屈肌支持带切口
incision in flexor retinaculum

踝关节囊前内侧切口
incision in anteromedial ankle joint capsule

胫骨后肌腱
tendon of tibialis posterior

722. 踝关节内侧入路 2
Medial approach of ankle 2

小心牵开皮瓣保护大隐静脉及其伴行的隐神经。切开屈肌支持带，另做一小切口进入关节囊前部。

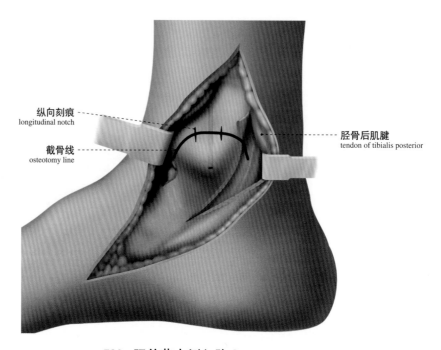

纵向刻痕
longitudinal notch

截骨线
osteotomy line

胫骨后肌腱
tendon of tibialis posterior

723. 踝关节内侧入路 3
Medial approach of ankle 3

将胫骨后肌腱向后侧牵开。在内踝尖斜向胫骨髓腔钻孔，再在准备截骨处于骨面上做出两条纵行刻痕，以便截骨后能重新准确地对合。

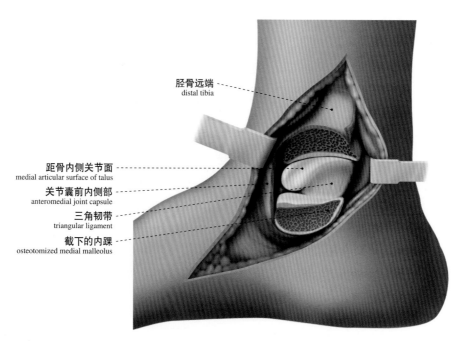

胫骨远端
distal tibia

距骨内侧关节面
medial articular surface of talus

关节囊前内侧部
anteromedial joint capsule

三角韧带
triangular ligament

截下的内踝
osteotomized medial malleolus

724. 踝关节内侧入路 4
Medial approach of ankle 4

将已做截骨的内踝向下翻开。

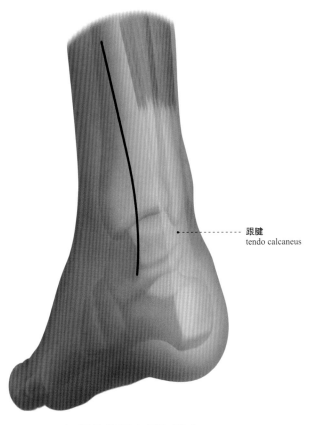

725. 踝关节后内侧入路 1

Posterior medial approach of ankle 1

在内踝与跟腱之间的中点线上做一 8~10 cm 长的纵切口。

跟腱
tendo calcaneus

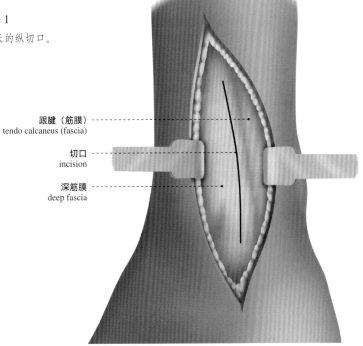

跟腱（筋膜）
tendo calcaneus (fascia)

切口
incision

深筋膜
deep fascia

726. 踝关节后内侧入路 2

Posterior medial approach of ankle 2

沿皮肤切口线切开深筋膜。

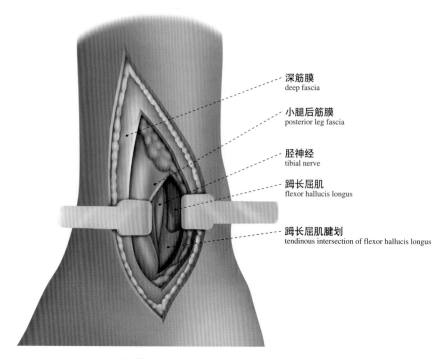

深筋膜
deep fascia

小腿后筋膜
posterior leg fascia

胫神经
tibial nerve

踇长屈肌
flexor hallucis longus

踇长屈肌腱划
tendinous intersection of flexor hallucis longus

727. 踝关节后内侧入路 3
Posterior medial approach of ankle 3

将跟腱及跟腱后的脂肪向后侧牵开，显露深屈肌筋膜鞘，切开此鞘并找到踇长屈肌的肌纤维。

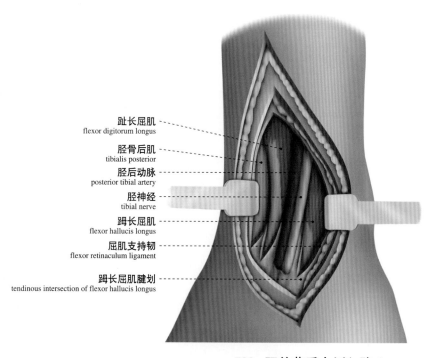

趾长屈肌
flexor digitorum longus

胫骨后肌
tibialis posterior

胫后动脉
posterior tibial artery

胫神经
tibial nerve

踇长屈肌
flexor hallucis longus

屈肌支持韧
flexor retinaculum ligament

踇长屈肌腱划
tendinous intersection of flexor hallucis longus

728. 踝关节后内侧入路 4
Posterior medial approach of ankle 4

辨明胫后动脉和胫神经。然后切开覆盖踇长屈肌腱和其他踝关节内侧肌腱上的骨纤维管，以便游离这些结构并将其向内侧牵开。

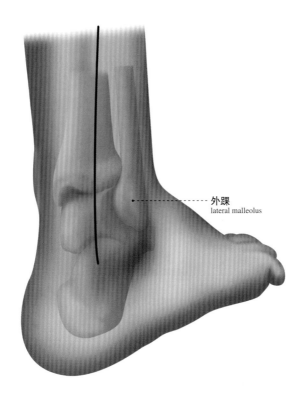

外踝
lateral malleolus

729. 踝关节后外侧入路 1

Posterolateral approach of ankle 1

在外踝后缘与跟腱外缘之间的中央做 10 cm 长的纵切口。

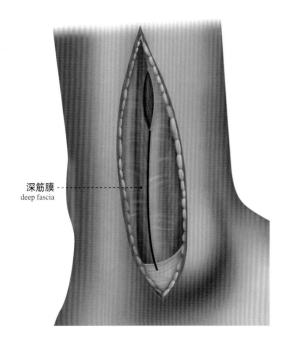

深筋膜
deep fascia

730. 踝关节后外侧入路 2

Posterolateral approach of ankle 2

游离皮瓣，沿皮肤切口线切开小腿深筋膜，找到绕踝关节前行的两腓骨肌腱。

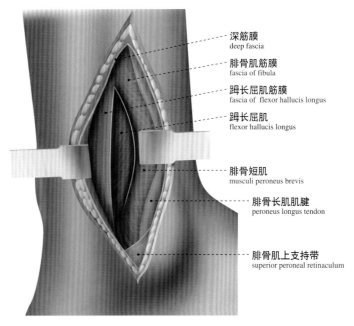

深筋膜
deep fascia

腓骨肌筋膜
fascia of fibula

蹞长屈肌筋膜
fascia of flexor hallucis longus

蹞长屈肌
flexor hallucis longus

腓骨短肌
musculi peroneus brevis

腓骨长肌肌腱
peroneus longus tendon

腓骨肌上支持带
superior peroneal retinaculum

731. 踝关节后外侧入路 3

Posterolateral approach of ankle 3

切开腓骨肌支持带，将两肌腱游离并牵向前外侧。切开蹞长屈肌上的筋膜以显露其肌纤维。

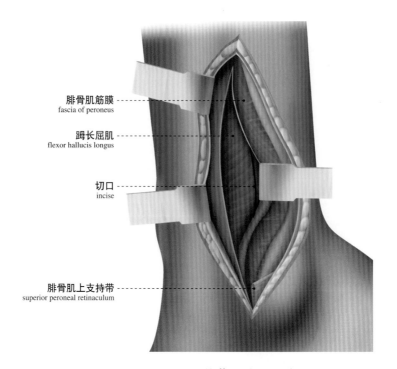

腓骨肌筋膜
fascia of peroneus

蹞长屈肌
flexor hallucis longus

切口
incise

腓骨肌上支持带
superior peroneal retinaculum

732. 踝关节后外侧入路 4
Posterolateral approach of ankle 4

经蹞长屈肌外侧纤维从腓骨起始处做一纵行切口。

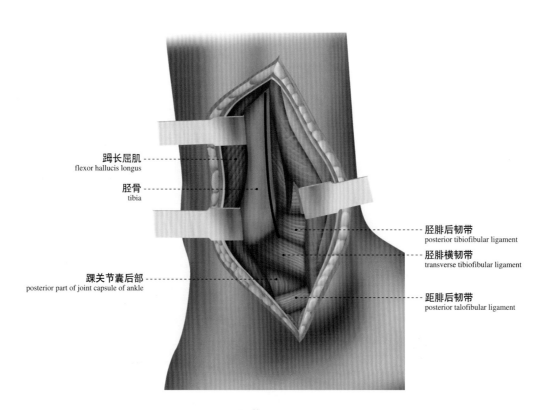

蹞长屈肌
flexor hallucis longus

胫骨
tibia

踝关节囊后部
posterior part of joint capsule of ankle

胫腓后韧带
posterior tibiofibular ligament

胫腓横韧带
transverse tibiofibular ligament

距腓后韧带
posterior talofibular ligament

733. 踝关节后外侧入路 5
Posterolateral approach of ankle 5

将蹞长屈肌向内侧牵开，以显露胫骨后侧的骨膜。

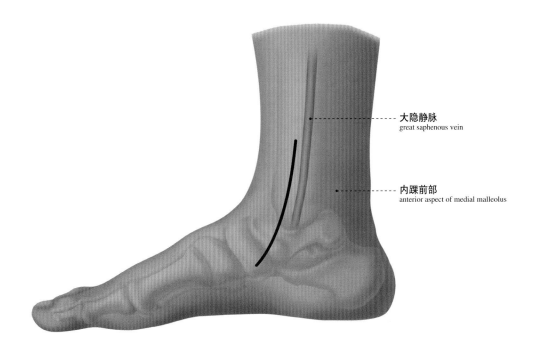

大隐静脉
great saphenous vein

内踝前部
anterior aspect of medial malleolus

734. 内踝前侧入路 1

Anterior approach of medial ankle 1

在踝关节内侧做纵向弧形切口，切口长度约 10 cm，中点位于内踝尖的前方。

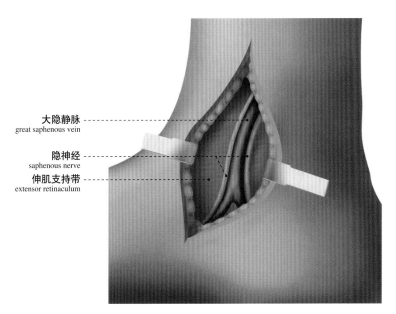

大隐静脉
great saphenous vein

隐神经
saphenous nerve

伸肌支持带
extensor retinaculum

735. 内踝前侧入路 2

Anterior approach of medial ankle 2

牵开皮瓣，辨明大隐静脉及其伴行的隐神经。

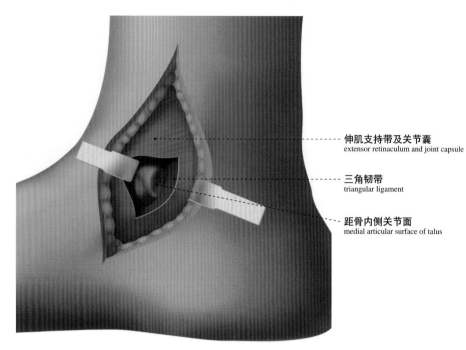

伸肌支持带及关节囊
extensor retinaculum and joint capsule

三角韧带
triangular ligament

距骨内侧关节面
medial articular surface of talus

736. 内踝前侧入路 3

Anterior approach of medial ankle 3

在踝关节囊前部切一小切口，以便看到关节面。

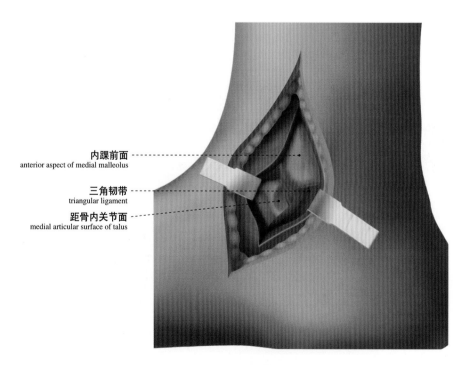

内踝前面
anterior aspect of medial malleolus

三角韧带
triangular ligament

距骨内关节面
medial articular surface of talus

737. 内踝前侧入路 4

Anterior approach of medial ankle 4

劈开三角韧带，以便对折断的内踝做内固定。

向两侧牵开皮瓣，在内踝后侧切开屈肌支持带。

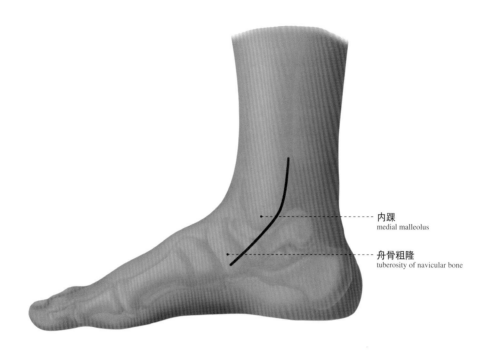

内踝
medial malleolus

舟骨粗隆
tuberosity of navicular bone

738. 内踝后侧入路 1
Posterior approach of medial ankle 1

沿内踝后缘做一弧形切口。

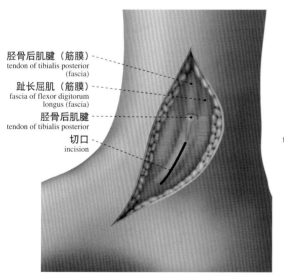

胫骨后肌腱（筋膜）
tendon of tibialis posterior (fascia)

趾长屈肌（筋膜）
fascia of flexor digitorum longus (fascia)

胫骨后肌腱
tendon of tibialis posterior

切口
incision

739. 内踝后侧入路 2
Posterior approach of medial ankle 2

向两侧牵开皮瓣，在内踝后侧切开屈肌支持带。

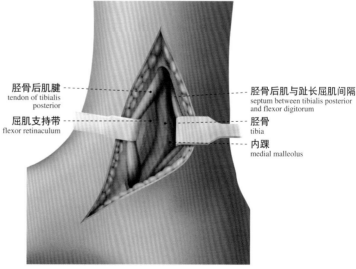

胫骨后肌腱
tendon of tibialis posterior

屈肌支持带
flexor retinaculum

胫骨后肌与趾长屈肌间隔
septum between tibialis posterior and flexor digitorum

胫骨
tibia

内踝
medial malleolus

740. 内踝后侧入路 3
Posterior approach of medial ankle 3

向前牵开胫骨后肌腱，游离并向后牵开内踝后方
其余的结构以显露内踝的后面。

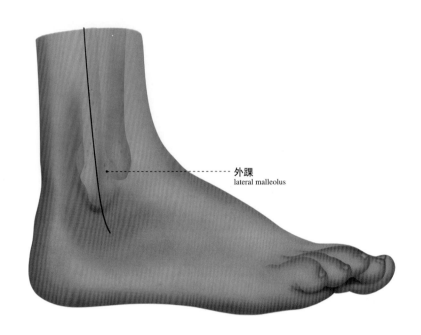

外踝
lateral malleolus

741. 外踝外侧入路 1

Lateral approach of lateral ankle 1

沿腓骨后缘至其远端 10~15 cm 长的直切口，然后转向前方，至外踝尖端下。

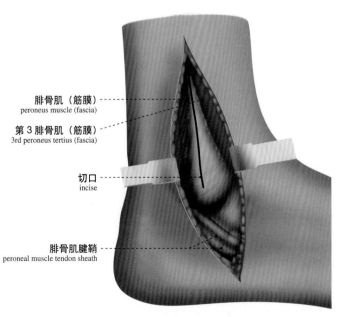

腓骨肌（筋膜）
peroneus muscle (fascia)

第 3 腓骨肌（筋膜）
3rd peroneus tertius (fascia)

切口
incise

腓骨肌腱鞘
peroneal muscle tendon sheath

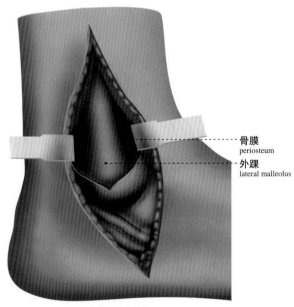

骨膜
periosteum

外踝
lateral malleolus

742. 外踝外侧入路 2

Lateral approach of lateral ankle 2

纵行切开腓骨皮下面的骨膜。

743. 外踝外侧入路 3

Lateral approach of lateral ankle 3

骨膜下显露腓骨远端。

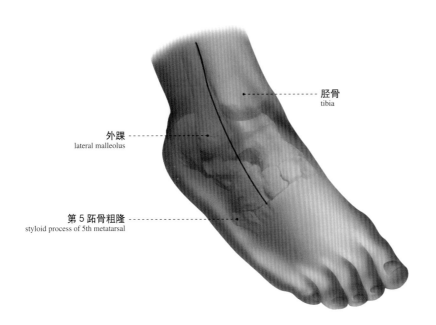

胫骨
tibia

外踝
lateral malleolus

第 5 跖骨粗隆
styloid process of 5th metatarsal

744. 踝关节和后足前外侧入路 1

Anterolateral approach of ankle and posterior foot 1

在踝关节前外侧入做一长约 15 cm 略带弧形的切口，切口始于踝关节近侧约 5 cm，腓骨前缘前方 2 cm 处。切口弧形向下，在外踝尖内侧 2 cm 处越过踝关节，继续切至足部，终止于第五跖骨内侧 2 cm。

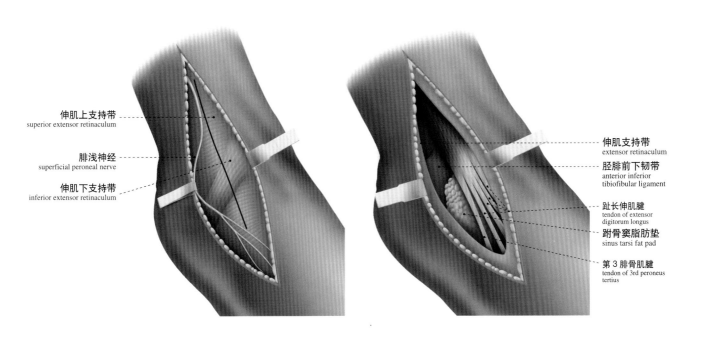

伸肌上支持带
superior extensor retinaculum

腓浅神经
superficial peroneal nerve

伸肌下支持带
inferior extensor retinaculum

伸肌支持带
extensor retinaculum

胫腓前下韧带
anterior inferior tibiofibular ligament

趾长伸肌腱
tendon of extensor digitorum longus

跗骨窦脂肪垫
sinus tarsi fat pad

第 3 腓骨肌腱
tendon of 3rd peroneus tertius

745. 踝关节和后足前外侧入路 2

Anterolateral approach of ankle and posterior foot 2

沿皮肤切口线切开深筋膜及上、下伸肌支持带。小心保护腓浅神经。

746. 踝关节和后足前外侧入路 3

Anterolateral approach of ankle and posterior foot 3

辨明第 3 腓骨肌及趾长伸肌，在切口上半部分沿它们的外侧切到骨面。

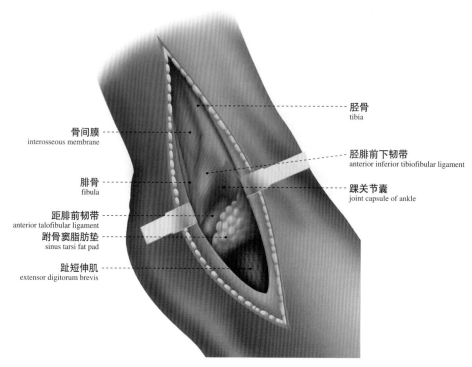

骨间膜
interosseous membrane

腓骨
fibula

距腓前韧带
anterior talofibular ligament

跗骨窦脂肪垫
sinus tarsi fat pad

趾短伸肌
extensor digitorum brevis

胫骨
tibia

胫腓前下韧带
anterior inferior tibiofibular ligament

踝关节囊
joint capsule of ankle

747. 踝关节和后足前外侧入路 4

Anterolateral approach of ankle and posterior foot 4

将伸肌向内侧牵开以显露胫骨远端及踝关节囊的前面。

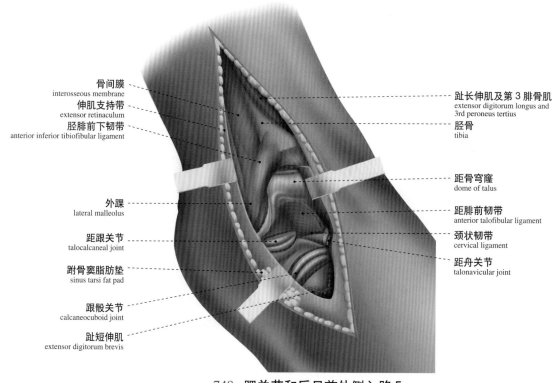

骨间膜
interosseous membrane

伸肌支持带
extensor retinaculum

胫腓前下韧带
anterior inferior tibiofibular ligament

外踝
lateral malleolus

距跟关节
talocalcaneal joint

跗骨窦脂肪垫
sinus tarsi fat pad

跟骰关节
calcaneocuboid joint

趾短伸肌
extensor digitorum brevis

趾长伸肌及第 3 腓骨肌
extensor digitorum longus and
3rd peroneus tertius

胫骨
tibia

距骨穹窿
dome of talus

距腓前韧带
anterior talofibular ligament

颈状韧带
cervical ligament

距舟关节
talonavicular joint

748. 踝关节和后足前外侧入路 5

Anterolateral approach of ankle and posterior foot 5

由起点处剥离趾短伸肌，并向远侧牵开，剥离跗骨窦脂肪垫并向下翻开，切开关节囊。

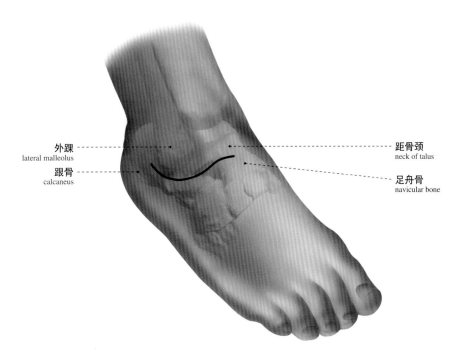

外踝
lateral malleolus

跟骨
calcaneus

距骨颈
neck of talus

足舟骨
navicular bone

749. 足后部外侧入路 1

Lateral approach of posterior foot 1

做一弧形切口，起自外踝远端并略微偏后，沿后足外侧及跗骨窦表面向远端延长切口，然后弯向内侧，止于距跟舟关节。

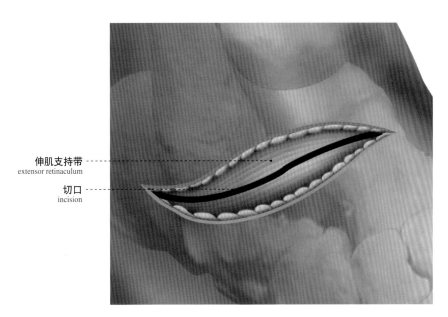

伸肌支持带
extensor retinaculum

切口
incision

750. 足后部外侧入路 2

Lateral approach of posterior foot 2

沿皮肤切口线切开深筋膜。

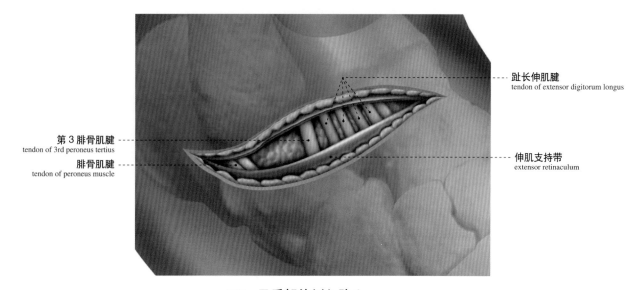

第 3 腓骨肌腱
tendon of 3rd peroneus tertius

腓骨肌腱
tendon of peroneus muscle

趾长伸肌腱
tendon of extensor digitorum longus

伸肌支持带
extensor retinaculum

751. 足后部外侧入路 3
Lateral approach of posterior foot 3
小心切勿损伤越过切口远端的第 3 腓骨肌腱和趾长伸肌腱。

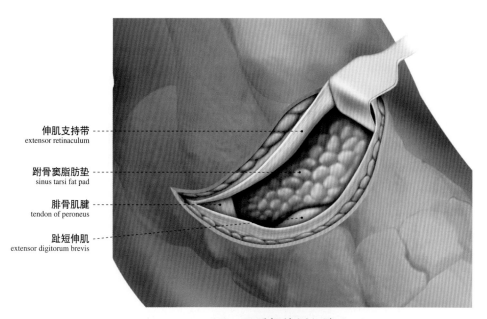

伸肌支持带
extensor retinaculum

跗骨窦脂肪垫
sinus tarsi fat pad

腓骨肌腱
tendon of peroneus

趾短伸肌
extensor digitorum brevis

752. 足后部外侧入路 4
Lateral approach of posterior foot 4
将伸肌腱向内侧牵开。

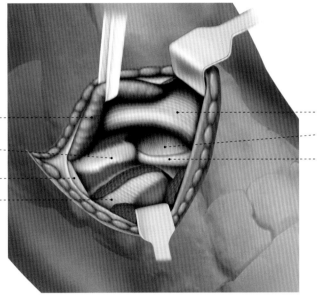

跗骨窦脂肪垫
sinus tarsi fat pad

后距跟关节囊
joint capsule of posterior talocalcaneal joint

腓骨肌腱
tendon of peroneus

跟骰关节囊
joint capsule of calcaneocuboid joint

距腓前韧带
anterior talofibular ligament

距骨颈韧带
ligament of neck of talus

分歧韧带
bifurcated ligament

753. 足后部外侧入路 5
Lateral approach of posterior foot 5

将脂肪垫连同皮瓣一并牵开，将趾短伸肌起端剥下，将此肌向远侧牵开，以显露在创口远端的距跟舟关节囊背侧部，以及在较外侧的跟骰关节囊背侧部。

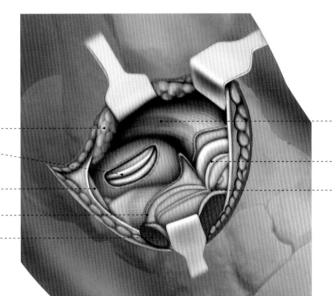

跗骨窦脂肪垫
sinus tarsi fat pad

距跟关节
talocalcanean joint

腓骨肌腱
peroneus muscle

跟骰关节
calcaneocuboid joint

趾短伸肌
extensor digitorum brevis

距腓前韧带
anterior talofibular ligament

距舟关节
talonavicular joint

骰舟关节
cuboid navicular joint

754. 足后部外侧入路 6
Lateral approach of posterior foot 6

切开相应关节的关节囊。

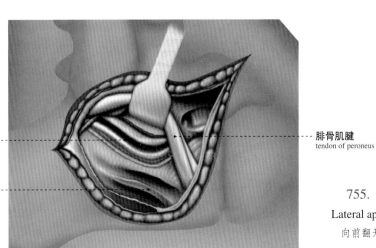

距跟关节
talocalcanean joint

腓骨肌下支持带
inferior peroneal retinaculum

腓骨肌腱
tendon of peroneus

755. 足后部外侧入路 7
Lateral approach of posterior foot 7

向前翻开腓骨肌腱，切开距跟后关节的关节囊。

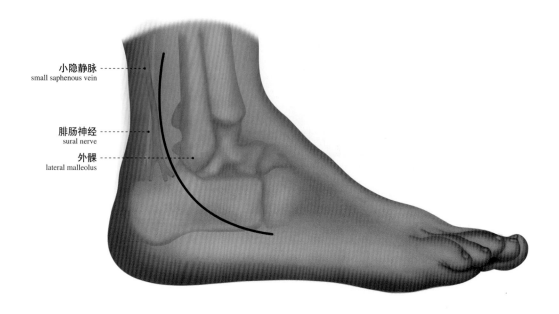

小隐静脉
small saphenous vein

腓肠神经
sural nerve

外踝
lateral malleolus

756. 距跟关节外侧入路 1

Lateral approach of subtalar joint 1

在踝关节外侧作 10~13 cm 长的弧形切口。

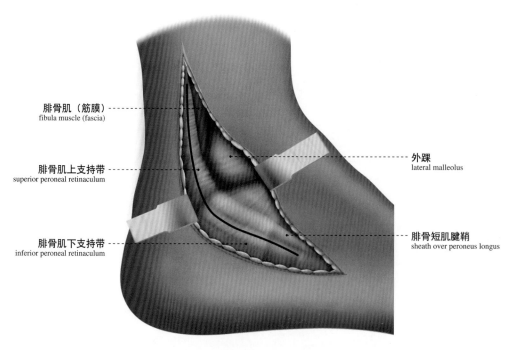

腓骨肌（筋膜）
fibula muscle (fascia)

腓骨肌上支持带
superior peroneal retinaculum

腓骨肌下支持带
inferior peroneal retinaculum

外踝
lateral malleolus

腓骨短肌腱鞘
sheath over peroneus longus

757. 距跟关节外侧入路 2

Lateral approach of subtalar joint 2

沿切口上部走向切开深筋膜。

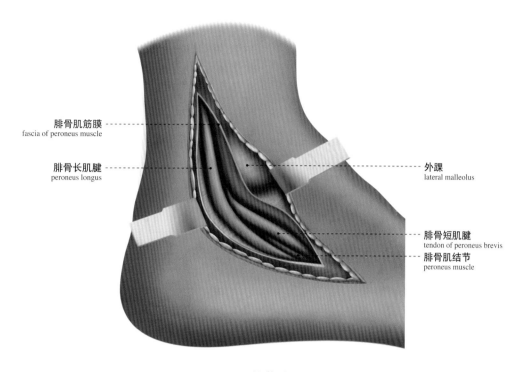

758. 距跟关节外侧入路 3

Lateral approach of subtalar joint 3

切开腓骨肌下支持带，显露腓骨长肌腱和腓骨短肌腱。

腓骨肌筋膜
fascia of peroneus muscle

腓骨长肌腱
peroneus longus

外踝
lateral malleolus

腓骨短肌腱
tendon of peroneus brevis

腓骨肌结节
peroneus muscle

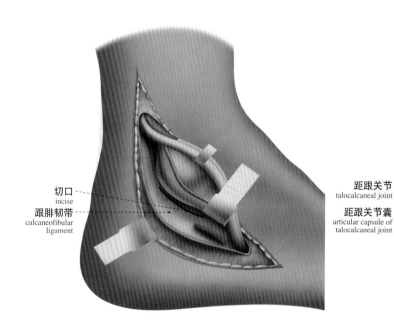

切口
incise

跟腓韧带
calcaneofibular
ligament

759. 距跟关节外侧入路 4

Lateral approach of subtalar joint 4

游离两腓骨肌腱并将其向前越过腓骨远端牵开。辨明跟
腓韧带，将其横行切开，以切开距跟关节的关节囊。

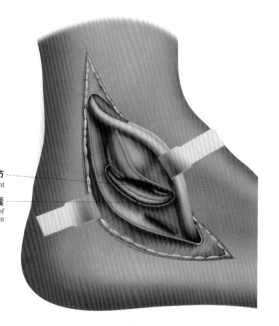

距跟关节
talocalcaneal joint

距跟关节囊
articular capsule of
talocalcaneal joint

760. 距跟关节外侧入路 5

Lateral approach of subtalar joint 5

切开关节囊以显露距跟关节。

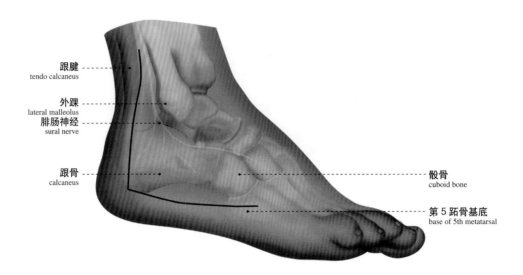

跟腱
tendo calcaneus

外踝
lateral malleolus

腓肠神经
sural nerve

跟骨
calcaneus

骰骨
cuboid bone

第 5 跖骨基底
base of 5th metatarsal

761. 跟骨外侧入路 1
Lateral approach of calcaneus 1

远端切口起自第 5 跖骨基底，沿足背的光滑皮肤与足底皱褶皮肤的交汇处向后延伸。另一切口起自足跟皮肤上方 6~8 cm，腓骨后面与跟腱外侧缘中点的地方，向远端延长，与第一切口交汇于跟骨外侧。

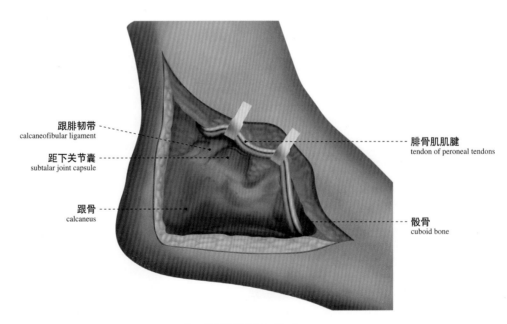

跟腓韧带
calcaneofibular ligament

距下关节囊
subtalar joint capsule

跟骨
calcaneus

腓骨肌肌腱
tendon of peroneal tendons

骰骨
cuboid bone

762. 跟骨外侧入路 2
Lateral approach of calcaneus 2

切开皮肤及皮下组织，注意不要翻起任何皮瓣。在远端切口，垂直向下做锐性分离至跟骨的外侧面。翻开由骨膜、皮下组织、皮肤构成的全厚皮瓣，腓骨肌腱同皮瓣一起翻开。

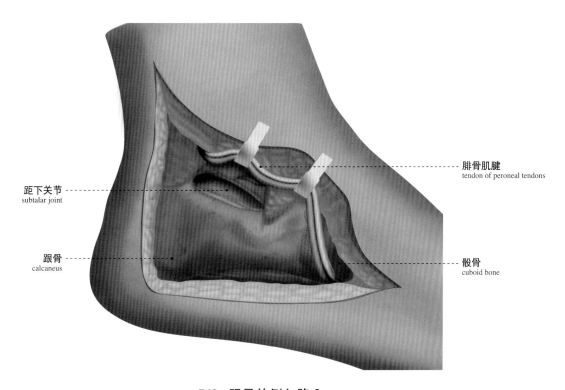

距下关节
subtalar joint

跟骨
calcaneus

腓骨肌腱
tendon of peroneal tendons

骰骨
cuboid bone

763. 跟骨外侧入路 3
Lateral approach of calcaneus 3

继续游离前侧皮瓣。切开跟腓韧带显露距下关节。继续向近端分离，显露跟骨体和距下关节。在远端切开跟骰关节囊显露关节。

参考书目

[1] Schuenke M，Schulte E，Schumacher U. THIEME Atlas of Anatomy, Neck and Internal Organs. Thieme Stuttgart.

[2] Schuenke M，Schulte E，Schumacher U. THIEME Atlas of Anatomy, General Anatomy and Musculoskeletal System. Thieme Stuttgart.

[3] Schuenke M，Schulte E，Schumacher U. THIEME Atlas of Anatomy, Head and Neuroanatomy. Thieme Stuttgart.

[4] Putz R，Sobotta PR. Atlas der Anatomie des Menschen. Band 2, 21st edition. Elsevier，Pte Ltd.

[5] Standring S. GRAY'S Anatomy Susan Standring. Churchill Livingstone Elsevier.

[6] Netter FH. Atlas of Human Anatomy. SAUNDERS Elsevier.

[7] Bontrager KL，Lampignano JP. 王继琛译 . 放射技术与相关解剖 . 北京大学医学出版社 .

[8] Moore KL，Persaud TVN. The Developing Human. Saunders Elsevier.

[9] David W，Stoller MR. 廉宗澄译 . 关节镜和外科解剖图片集 . 天津科技翻译出版公司 .

[10] Agur AMR. Grant's Atlas of Anatomy. Lippincott Williams & Wilkins Inc.

[11] Stoller DW. MRI, Arthroscopy, and Surgical Anatomy of the Joints. Lippincott Williams & Wilkins lnc.

[12] 高士濂 . 实用解剖图谱 · 上肢分册 . 上海科学技术出版社 .

[13] 高士濂 . 实用解剖图谱 · 下肢分册 . 上海科学技术出版社 .

[14] 托尼 · 史密斯 . 左焕琛译 . 人体 . 上海科学技术出版社 .

[15] Agur AMR, Dalley AF. 左焕琛译 . Grant 解剖学图谱 . 上海科学技术出版社 .

[16] 金征宇 . 超高场 MR 全身应用图谱 . 中国协和医科大学出版社 .

[17] 张朝佑 . 人体解剖学 . 人民卫生出版社 .

[18] 郭光文，王序 . 人体解剖彩色图谱 . 人民卫生出版社 .

[19] 柏树令，段坤昌，陈金宝 . 人体解剖学彩色图谱 . 上海科学技术出版社 .

[20] 石玉秀，邓纯忠，孙桂媛，等 . 组织学与胚胎学彩色图谱 . 上海科学技术出版社 .

[21] 段坤昌，王振宇，李庆生 . 颅脑颈部应用解剖学彩色图谱 . 辽宁科学技术出版社 .

[22] 金连弘 . 人体断面解剖学彩色图谱 . 人民卫生出版社 .

[23] 姜树学，马述盛．断面解剖与 MRI、CT、ECT 对照图谱．辽宁科学技术出版社．

[24] 梁长虹，赵振军．多层螺旋 CT 血管成像．人民军医出版社．

[25] 徐达传．骨科临床解剖学图谱．山东科学技术出版社．

[26] 汪忠镐，舒畅．血管外科临床解剖学图谱．山东科学技术出版社．

[27] 单鸿，姜在波，马壮．临床血管解剖学．世界图书出版公司．

[28] 梁常虹，赵振军．多层螺旋 CT 血管成像．人民军医出版社．

[29] 倪磊．膝关节镜彩色图谱．科学出版社．

[30] 苗华，周建生．骨科手术入路解剖学．安徽科学技术出版社．

[31] Hoppenfeld S, de Boer P, Buckley R. Surgical Exposures in Orthopaedics: The Anatomic Approach . Lippincott Williams & Wilkins.

[32] 王坏经．局部解剖学．高等教育出版社．

[33] 刘树伟，李瑞锡．局部解剖学．人民卫生出版社．

[34] 徐国成，韩秋生，舒强，等．局部解剖学彩色图谱．辽宁科学技术出版社．

[35] 舒强，徐国成，鹿晓理．局部解剖学．高等教育出版社．

[36] 苗华，周建生．骨科手术入路解剖学．安徽科学技术出版社．

对提供参考书目的作者和出版社，在此一并表示衷心的感谢。